国家卫生健康委员会"十四五"规划教材

全 国 高 等 学 校 教 材

供基础、临床、预防、口腔医学类专业用

新形态教材

中医学

Chinese Medicine

第 10 版

主 编 | 徐巍 范恒

副 主 编 | 金红 陈震 张杰

数 字 主 编 | 徐巍 李平

数字副主编 | 陈震 杜广中 林龙飞

人民卫生出版社

·北 京·

图书在版编目（CIP）数据

中医学 / 徐巍，范恒主编. -- 10 版. -- 北京：
人民卫生出版社，2024. 7. --（全国高等学校五年制本
科临床医学专业第十轮规划教材）. -- ISBN 978-7-117
-36590-1

Ⅰ. R2

中国国家版本馆 CIP 数据核字第 20242Z1N48 号

人卫智网	www.ipmph.com	医学教育、学术、考试、健康，购书智慧智能综合服务平台
人卫官网	www.pmph.com	人卫官方资讯发布平台

中 医 学
Zhongyixue
第 10 版

主　　编：徐　巍　范　恒
出版发行：人民卫生出版社（中继线 010-59780011）
地　　址：北京市朝阳区潘家园南里 19 号
邮　　编：100021
E - mail：pmph @ pmph.com
购书热线：010-59787592　010-59787584　010-65264830
印　　刷：人卫印务（北京）有限公司
经　　销：新华书店
开　　本：850×1168　1/16　　印张：25
字　　数：740 千字
版　　次：1983 年 11 月第 1 版　　2024 年 7 月第 10 版
印　　次：2024 年 8 月第 1 次印刷
标准书号：ISBN 978-7-117-36590-1
定　　价：82.00 元
打击盗版举报电话：010-59787491　E-mail：WQ @ pmph.com
质量问题联系电话：010-59787234　E-mail：zhiliang @ pmph.com
数字融合服务电话：4001118166　E-mail：zengzhi @ pmph.com

编委名单

新形态教材使用说明

　　新形态教材是充分利用多种形式的数字资源及现代信息技术，通过二维码将纸书内容与数字资源进行深度融合的教材。本套教材全部以新形态教材形式出版，每本教材均配有特色的数字资源和电子教材，读者阅读纸书时可以扫描二维码，获取数字资源、电子教材。

　　电子教材是纸质教材的电子阅读版本，其内容及排版与纸质教材保持一致，支持手机、平板及电脑等多终端浏览，具有目录导航、全文检索功能，方便与纸质教材配合使用，进行随时随地阅读。

获取数字资源与电子教材的步骤

1 扫描封底红标二维码，获取图书"使用说明"。

2 揭开红标，扫描绿标激活码，注册／登录人卫账号获取数字资源与电子教材。

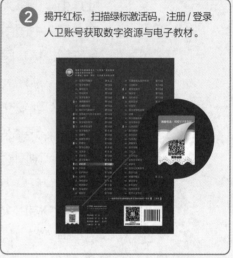

3 扫描书内二维码或封底绿标激活码，随时查看数字资源和电子教材。

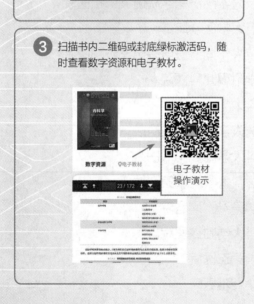

4 登录 zengzhi.ipmph.com 或下载应用体验更多功能和服务。

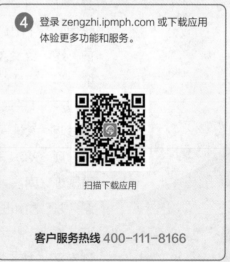

扫描下载应用

客户服务热线 400-111-8166

读者信息反馈方式

　　欢迎登录"人卫 e 教"平台官网"medu.pmph.com"，在首页注册登录后，即可通过输入书名、书号或主编姓名等关键字，查询我社已出版教材，并可对该教材进行读者反馈、图书纠错、撰写书评以及分享资源等。

序言

百年大计,教育为本。教育立德树人,教材培根铸魂。

过去几年,面对突如其来的新冠疫情,以习近平同志为核心的党中央坚持人民至上、生命至上,团结带领全党全国各族人民同心抗疫,取得疫情防控重大决定性胜利。在这场抗疫战中,我国广大医务工作者为最大限度保护人民生命安全和身体健康发挥了至关重要的作用。事实证明,我国的医学教育培养出了一代代优秀的医务工作者,我国的医学教材体系发挥了重要的支撑作用。

党的二十大报告提出到 2035 年建成教育强国、健康中国的奋斗目标。我们必须深刻领会党的二十大精神,深刻理解新时代、新征程赋予医学教育的重大使命,立足基本国情,尊重医学教育规律,不断改革创新,加快建设更高质量的医学教育体系,全面提高医学人才培养质量。

尺寸教材,国家事权,国之大者。面对新时代对医学教育改革和医学人才培养的新要求,第十轮教材的修订工作落实习近平总书记的重要指示精神,用心打造培根铸魂、启智增慧、适应时代需求的精品教材,主要体现了以下特点。

1. 进一步落实立德树人根本任务。遵循《习近平新时代中国特色社会主义思想进课程教材指南》要求,努力发掘专业课程蕴含的思想政治教育资源,将课程思政贯穿于医学人才培养过程之中。注重加强医学人文精神培养,在医学院校普遍开设医学伦理学、卫生法以及医患沟通课程基础上,新增蕴含医学温度的《医学人文导论》,培养情系人民、服务人民、医德高尚、医术精湛的仁心医者。

2. 落实"大健康"理念。将保障人民全生命周期健康体现在医学教材中,聚焦人民健康服务需求,努力实现"以治病为中心"转向"以健康为中心",推动医学教育创新发展。为弥合临床与预防的裂痕作出积极探索,梳理临床医学教材体系中公共卫生与预防医学相关课程,建立更为系统的预防医学知识结构。进一步优化重组《流行病学》《预防医学》等教材内容,撤销内容重复的《卫生学》,推进医防协同、医防融合。

3. 守正创新。传承我国几代医学教育家探索形成的具有中国特色的高等医学教育教材体系和人才培养模式,准确反映学科新进展,把握跟进医学教育改革新趋势新要求,推进医科与理科、工科、文科等学科交叉融合,有机衔接毕业后教育和继续教育,着力提升医学生实践能力和创新能力。

4. 坚持新形态教材的纸数一体化设计。数字内容建设与教材知识内容契合,有效服务于教学应用,拓展教学内容和学习过程;充分体现"人工智能+"在我国医学教育数字化转型升级、融合发展中的促进和引领作用。打造融合新技术、新形式和优质资源的新形态教材,推动重塑医学教育教学新生态。

5. 积极适应社会发展,增设一批新教材。包括:聚焦老年医疗、健康服务需求,新增《老年医学》,维护老年健康和生命尊严,与原有的《妇产科学》《儿科学》等形成较为完整的重点人群医学教材体系;重视营养的基础与一线治疗作用,新增《临床营养学》,更新营养治疗理念,规范营养治疗路径,提升营养治疗技能和全民营养素养;以满足重大疾病临床需求为导向,新增《重症医学》,强化重症医学人才的规范化培养,推进实现重症管理关口前移,提升应对突发重大公共卫生事件的能力。

我相信,第十轮教材的修订,能够传承老一辈医学教育家、医学科学家胸怀祖国、服务人民的爱国精神,勇攀高峰、敢为人先的创新精神,追求真理、严谨治学的求实精神,淡泊名利、潜心研究的奉献精神,集智攻关、团结协作的协同精神。在人民卫生出版社与全体编者的共同努力下,新修订教材将全面体现教材的思想性、科学性、先进性、启发性和适用性,以全套新形态教材的崭新面貌,以数字赋能医学教育现代化、培养医学领域时代新人的强劲动力,为推动健康中国建设作出积极贡献。

教育部医学教育专家委员会主任委员

教育部原副部长

林蕙青

2024 年 5 月

全国高等学校五年制本科临床医学专业
第十轮 规划教材修订说明

全国高等学校五年制本科临床医学专业国家卫生健康委员会规划教材自 1978 年第一轮出版至今已有 46 年的历史。近半个世纪以来，在教育部、国家卫生健康委员会的领导和支持下，以吴阶平、裘法祖、吴孟超、陈灏珠等院士为代表的几代德高望重、有丰富的临床和教学经验、有高度责任感和敬业精神的国内外著名院士、专家、医学家、教育家参与了本套教材的创建和每一轮教材的修订工作，使我国的五年制本科临床医学教材从无到有、从少到多、从多到精，不断丰富、完善与创新，形成了课程门类齐全、学科系统优化、内容衔接合理、结构体系科学的由纸质教材与数字教材、在线课程、专业题库、虚拟仿真和人工智能等深度融合的立体化教材格局。这套教材为我国千百万医学生的培养和成才提供了根本保障，为我国培养了一代又一代高水平、高素质的合格医学人才，为推动我国医疗卫生事业的改革和发展作出了历史性巨大贡献，并通过教材的创新建设和高质量发展，推动了我国高等医学本科教育的改革和发展，促进了我国医药学相关学科或领域的教材建设和教育发展，走出了一条适合中国医药学教育和卫生事业发展实际的具有中国特色医药学教材建设和发展的道路，创建了中国特色医药学教育教材建设模式。老一辈医学教育家和科学家们亲切地称这套教材是中国医学教育的"干细胞"教材。

本套第十轮教材修订启动之时，正是全党上下深入学习贯彻党的二十大精神之际。党的二十大报告首次提出要"加强教材建设和管理"，表明了教材建设是国家事权的重要属性，体现了以习近平同志为核心的党中央对教材工作的高度重视和对"尺寸课本、国之大者"的殷切期望。第十轮教材的修订始终坚持将贯彻落实习近平新时代中国特色社会主义思想和党的二十大精神进教材作为首要任务。同时以高度的政治责任感、使命感和紧迫感，与全体教材编者共同把打造精品落实到每一本教材、每一幅插图、每一个知识点，与全国院校共同将教材审核把关贯穿到编、审、出、修、选、用的每一个环节。

本轮教材修订全面贯彻党的教育方针，全面贯彻落实全国高校思想政治工作会议精神、全国医学教育改革发展工作会议精神、首届全国教材工作会议精神，以及《国务院办公厅关于深化医教协同进一步推进医学教育改革与发展的意见》（国办发〔2017〕63 号）与《国务院办公厅关于加快医学教育创新发展的指导意见》（国办发〔2020〕34 号）对深化医学教育机制体制改革的要求。认真贯彻执行《普通高等学校教材管理办法》，加强教材建设和管理，推进教育数字化，通过第十轮规划教材的全面修订，打造新一轮高质量新形态教材，不断拓展新领域、建设新赛道、激发新动能、形成新优势。

其修订和编写特点如下：

1. 坚持教材立德树人课程思政　认真贯彻落实教育部《高等学校课程思政建设指导纲要》，以教材思政明确培养什么人、怎样培养人、为谁培养人的根本问题，落实立德树人的根本任务，积极推进习近平新时代中国特色社会主义思想进教材进课堂进头脑，坚持不懈用习近平新时代中国特色社会主义思想铸魂育人。在医学教材中注重加强医德医风教育，着力培养学生"敬佑生命、救死扶伤、甘于奉献、大爱无疆"的医者精神，注重加强医者仁心教育，在培养精湛医术的同时，教育引导学生始终把人民群众生命安全和身体健康放在首位，提升综合素养和人文修养，做党和人民信赖的好医生。

2. 坚持教材守正创新提质增效　为了更好地适应新时代卫生健康改革及人才培养需求，进一步优化、完善教材品种。新增《重症医学》《老年医学》《临床营养学》《医学人文导论》，以顺应人民健康迫切需求，提高医学生积极应对突发重大公共卫生事件及人口老龄化的能力，提升医学生营养治疗技能，培养医学生传承中华优秀传统文化、厚植大医精诚医者仁心的人文素养。同时，不再修订第9版《卫生学》，将其内容有机融入《预防医学》《医学统计学》等教材，减轻学生课程负担。教材品种的调整，凸显了教材建设顺应新时代自我革新精神的要求。

3. 坚持教材精品质量铸就经典　教材编写修订工作是在教育部、国家卫生健康委员会的领导和支持下，由全国高等医药教材建设学组规划，临床医学专业教材评审委员会审定，院士专家把关，全国各医学院校知名专家教授编写，人民卫生出版社高质量出版。在首届全国教材建设奖评选过程中，五年制本科临床医学专业第九轮规划教材共有13种教材获奖，其中一等奖5种、二等奖8种，先进个人7人，并助力人卫社荣获先进集体。在全国医学教材中获奖数量与比例之高，独树一帜，足以证明本套教材的精品质量，再造了本套教材经典传承的又一重要里程碑。

4. 坚持教材"三基""五性"编写原则　教材编写立足临床医学专业五年制本科教育，牢牢坚持教材"三基"（基础理论、基本知识、基本技能）和"五性"（思想性、科学性、先进性、启发性、适用性）编写原则。严格控制纸质教材编写字数，主动响应广大师生坚决反对教材"越编越厚"的强烈呼声；提升全套教材印刷质量，在双色印制基础上，全彩教材调整纸张类型，便于书写、不反光。努力为院校提供最优质的内容、最准确的知识、最生动的载体、最满意的体验。

5. 坚持教材数字赋能开辟新赛道　为了进一步满足教育数字化需求，实现教材系统化、立体化建设，同步建设了与纸质教材配套的电子教材、数字资源及在线课程。数字资源在延续第九轮教材的教学课件、案例、视频、动画、英文索引词读音、AR互动等内容基础上，创新提供基于虚拟现实和人工智能等技术打造的数字人案例和三维模型，并在教材中融入思维导图、目标测试、思考题解题思路，拓展数字切片、DICOM等图像内容。力争以教材的数字化开发与使用，全方位服务院校教学，持续推动教育数字化转型。

第十轮教材共有56种，均为国家卫生健康委员会"十四五"规划教材。全套教材将于2024年秋季出版发行，数字内容和电子教材也将同步上线。希望全国广大院校在使用过程中能够多提供宝贵意见，反馈使用信息，以逐步修改和完善教材内容，提高教材质量，为第十一轮教材的修订工作建言献策。

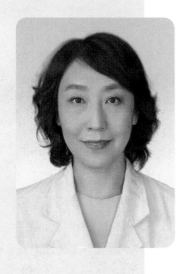

徐 巍

女,1966 年 1 月出生于黑龙江哈尔滨。医学博士后,二级教授,主任医师,博士研究生导师。现任哈尔滨医科大学中西医结合一级学科带头人,哈尔滨医科大学附属第一医院中医学教研室主任,中医科、中西医结合科主任。国家临床重点专科中医专业肿瘤科建设单位学科带头人;国家中医药管理局国家区域中医(肿瘤)诊疗中心培育单位学科带头人。第七批全国老中医药专家学术经验继承工作指导老师,黑龙江省名中医,龙江名医。兼任世界中医药学会联合会综合医院中医药工作委员会会长;中国抗癌协会中西整合神经内分泌肿瘤专业委员会主任委员;中华中医药学会肿瘤分会第六届专业委员会名誉副主任委员;黑龙江省中医药学会肿瘤专业委员会主任委员。

从事医教研工作近 30 年。研究生第二轮规划教材《中西医结合肿瘤临床研究》第二主编;八年制及"5+3"一体化临床医学专业第四轮规划教材《中医学》第一副主编;五年制本科临床医学专业第九轮规划教材《中医学》(第 9 版)副主编。

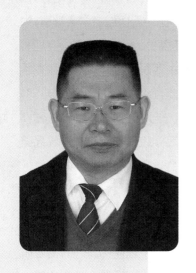

范 恒

男,1966 年出生于湖北浠水。医学博士后,教授,主任医师,博士生(后)导师,科主任、教研室主任,华中科技大学同济医学院中西医结合系副主任,国家临床重点专科学科带头人,国家中西医协同"旗舰"科室带头人。第七批全国老中医药专家学术经验继承工作指导老师,全国优秀中医临床人才,湖北省中青年知名中医及武汉市中医名师。兼任中华中医药学会亚健康专业委员会副主任委员,中国中西医结合学会诊断专业委员会副主任委员,中国民族医药学会老年病分会副会长,世界中医药学会联合会森林康养研究专业委员会副会长,教育部全国高等学校中西医结合类专业教学指导委员会委员,湖北省中医药学会亚健康专业委员会主任委员,湖北省中医师协会消化病专业委员会主任委员,国家自然科学基金及科技部重大专项评审专家,中华医学会、湖北省及武汉市医疗事故鉴定委员会专家等。从事医教研工作 34 年,擅长消化病、肿瘤病、老年病、疑难病等的中西医结合诊治。主持国家及省部级科研课题 10 余项(国家自然科学基金 5 项),参与国家及省部级课题 20 余项,获省部级科研奖项 10 余项,其中省科技进步奖二等奖 2 项、中国民族医药学会科学技术奖二等奖 1 项(均排名第一)等;发表论文 200 余篇(SCI 收录 40 余篇),出版教材和专著 18 部(主编 9 部)。

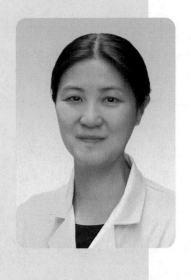

金 红

女,1965 年出生于上海。医学博士,二级教授,硕士生导师,湖南省高校青年骨干教师,国家医师资格考试湖南考区中医类别首席考官。现任湖南师范大学医学院中医药学教研室主任,校精品课程"中医学""养生漫谈"负责人。兼任国际数字医学学会数字中医药分会常务委员,中国中西医结合学会诊断专业委员会委员,湖南省中医药和中西医结合学会中医基础专业委员会副主任委员,《湖南中医杂志》编委。

从事医教研工作 37 年,获湖南省高等教育省级教学成果奖二等奖1 项,湖南省科技进步奖三等奖 1 项,湖南省中医药科技进步奖一等奖1 项。主持科研及教改项目 22 项。独著《生命与养生》,主编《湖南省传统医学师承和确有专长人员考核指南》,译著 1 部,作为主编 / 副主编 / 常务编委出版国家规划教材及学术专著 21 部。发表中英文学术论文 69 篇,其中第一作者 / 通信作者 42 篇。

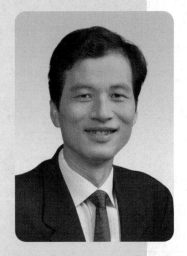

陈 震

男,1969 年 7 月出生于浙江杭州。主任医师,教授,博士生导师。现任复旦大学附属肿瘤医院副院长;兼任中国中西医结合学会理事,中国中西医结合学会肿瘤专业委员会副主任委员,上海市抗癌协会理事长,上海市中西医结合学会副会长。开展中西医结合肿瘤临床和教学工作 23 年,以晚期肝癌、胰腺癌的中西医结合治疗为主要研究方向,重点研究肿瘤证型的生物学基础及演进。作为副主编编著专业著作9 部。以第一完成人获 2023 年教育部高等学校科学研究优秀成果奖(科学技术)二等奖,2020 年中国中西医结合学会科技奖一等奖。

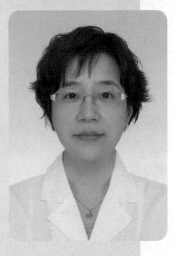

张 杰

女,1971 年出生于辽宁锦州。医学博士,主任医师,教授,博士研究生导师,辽宁省名中医,辽宁省"兴辽人才",中国医科大学附属第一医院中医教研室主任、中医科主任、国家中医药管理局国家区域中医(风湿病)诊疗中心建设单位学术带头人。兼任中华中医药学会综合医院中医药工作委员会副主任委员,世界中医药学会联合会综合医院中医药工作委员会副会长。

从事医教研工作 30 年,主张从脾论治类风湿关节炎,提出"内生痰湿"是类风湿的核心病机。主持参与国家级、省级课题多项;获中华中医药学会二等奖 1 项,省精品课程 1 项,省一流课程 1 项。主编 / 参编高等教育出版社及人民卫生出版社等医学规划教材多部。

前言

中医药学是中国传统医学体系中最核心的组成部分,以其特有的理论体系和丰富的诊疗经验为中华民族的繁衍生息作出了巨大贡献,屹立于世界医学之林。中医药学凝集着深邃的哲学智慧和中华民族几千年的健康养生理念及实践经验,是中国古代科学的瑰宝,也是打开中华文明宝库的钥匙。中西医并重已经成为中国特色医药卫生与健康事业的重要特征和显著优势。

医学生学习中医药学的基础知识、基本理论、基本技能及完善知识体系,是培养高质量、高素质、高水平合格医学人才的根本需求,是推动中西医药相互补充、协调发展,为人民群众提供更加优质的健康服务的必然要求。

《中医学》作为全国高等医学院校"干细胞"教材第一批入选课程,历经九轮修订,此次编写在继承前九版的基础上吸纳广大教师和学生在教材使用过程中的反馈意见,并补充新时代中医药学发展的新知识、新实践、新成果。教材主体框架仍分为上、中、下三篇。上篇主要是中医基础理论,主要展示中医学的源流和特色;中篇是方药与针灸,注重历史成就和创新发展成果的呈现;下篇是临床部分,增添不同学科优势病种的中医药防病治病的独特作用,注重与时代知识背景相适应的病种分类的规范化和学生学习的系统化衔接。在教材编写过程中,编写组力求原汁原味地介绍传统中医药学的理论,并将中医药学随时代进步发展展现的历史成就融入各个篇章之中。

本教材是融合教材,主干教材还配有数字资源,另配套有《中医学学习指导与习题集》(第4版),对巩固、提炼、拓展知识有所裨益。

中医药学博大精深,一本《中医学》教材难以全面展示;同时,教材建设是一项长期的工作和任务,需要不断充实提高。《中医学》编委会全体成员认真、努力,力求做到精准、科学、实用,但也难免有疏漏之处,恳切希望广大师生在教学过程中对教材提出宝贵意见和建议,以期进一步修改完善。

徐 巍 范 恒

2024 年 2 月

目录

上　篇

第一章 | 导 论

【内容提要】

中医学是具有独特理论体系和丰富诊疗经验的传统医学体系,是我国优秀传统文化的重要组成部分。本章主要介绍了中医学发展历程和历史成就,中医学理论体系的哲学基础和基本特点,中医学与其他医学的交流和发展展望。

【学习要点】

1. 掌握中医学理论体系的基本特点及四大经典、温病学的主要贡献。
2. 熟悉中医学的历史成就。
3. 了解中医学发展史及与其他医学的交流。

中华民族在世界上创造了璀璨的古代文明,在与自然和疾病作斗争的过程中不断积累经验,逐步总结提升,并在不同的历史阶段完善和丰富,形成具有独特理论风格和丰富诊疗经验的传统医学体系。中医学凝聚着深邃的哲学智慧和中华民族几千年健康养生理念及实践经验,是中国古代科学的瑰宝,也是打开中华文明宝库的钥匙,为中华民族的繁衍生息作出了巨大贡献。时至今日,它仍然在人类的医疗和保健事业中发挥着重要作用,并以其特有的理论体系和丰富的诊疗经验屹立于世界医学之林。

第一节 | 中医学的历史沿革

一、中医学的起源

根据考古发现,在距今170多万年前我们的祖先就在这片广袤的土地上繁衍生息,在漫长的岁月中谋求生存与发展,创造了远古文化,创造了人类文明。我们的祖先在与自然和疾病的长期斗争中不断摸索,逐步积累了原始的医药卫生知识,总结出与疾病作斗争的经验。神话传说"伏羲制九针""神农尝百草""'鱼鳖螺蛤'之类'燔而食之'",即是祖先探索总结医药知识的反映。

(一)卫生保健的起源

人类为了求得生存、保护自身自发地形成了疗伤治病的感性认识,继而又积极主动地摸索并有意识地进行各项养生疗病活动,逐渐积累了初步的医药卫生知识。

火的使用和人工取火的发明,改变了人们获取生活资料的方法,推动了人类由生食走向熟食,从而扩大了食物的来源和种类,而且还对食物起到消毒和灭菌作用,大大地缩短了人体消化食物的过程,减少了疾病发生,增进了健康,延长了寿命。火的使用与发明,在人类卫生保健史上有着极其重要的意义。

导引,是由原始舞蹈演化而来,利用摇筋骨、动肢节的舞蹈动作,"导引按跷"以达到消肿、止痛、舒壮筋骨和宣畅气血的作用。导引由于对疾病防治确有疗效而流传至今,并成为后世推拿及体育疗法的重要内容。

(二)药物的起源

历史上流传着各种药物起源的神话传说,如伏羲氏"尝味百药而制九针,以拯夭枉焉"(《帝王世纪》）等。人类最初积累药物知识多是经过无数次的尝试和经验积累,逐步了解到一些动植物的功效和毒性,进而有意识地选择食用以减轻病痛。如神农"尝百草之滋味,水泉之甘苦,令民知所避就"（《淮南子·修务训》）,《山海经》关于"河罗之鱼……食之已痈"和青耕鸟、珠鳖鱼、三足鳖"可以御疫"的记载等,皆是古代人们从食用动植物中发现药物的佐证。随着金属冶炼时代的到来,人们对矿物的性能逐步了解,并利用某些矿物治疗疾病,如发现了盐水明目、芒硝泻下、硫黄壮阳和水银杀虫的作用,相继出现了矿物药。

据考古发掘,人工酿酒在仰韶文化时期即已开始,商代遗存的青铜酒器说明饮酒已普遍存在于当时。酒是医学史上重要的发明,它不仅能通经活络、提振精神,还能麻醉镇痛、消毒杀菌,并且充当溶媒炮制药物。药酒的出现和发展成为后世中药预防和治疗疾病的重要方法,故《汉书·食货志》有"酒为百药之长"之说。

汤药是中医治疗疾病的主要剂型,相传是商代汤王宰相兼厨师伊尹发明的,即"伊尹汤液"。汤药的应用使生药变熟药,使单药变复方,并根据证候的变化不断调整用药,减少了药物的副作用,拓宽了用药范围,是中药方剂发展的标志。

（三）针灸与外治法的起源

针灸疗法是我国宝贵医学遗产的重要组成部分,是我们祖先的一项重大发明。针灸术的起源一般定在新石器时代。当时人们掌握了磨制技术,能制出种类较多又相对精细实用的石器,适合于治病,称为砭石,其中稍经敲打的粗糙石器,如针形、三棱形、刀形、剑形、锥形等是我国最早的原始外科工具,用于切割痈疡、放血排脓等,如《灵枢·玉版》中"故其已成脓血者,其唯砭石铍锋之所取也"。其后逐渐出现骨针、竹针、金属针等,后世用的刀、针也是在砭石的基础上发展而来的。

灸法,《说文解字·火部》谓"灸,灼也"。烘火取暖,身体某些固有的病痛得到减轻或缓解,进而逐步发展成以兽皮或树皮包上烧热的石块或沙土,贴附在身体某一部位,既舒适又方便,且能保持较长的热感,以治疗病痛;有时采用树枝或干草做燃料,点燃后,熏烤某些疼痛部位,同样达到治病止痛的目的。这就是原始的热熨法和灸法（后世经发展改用布包炒盐或其他矿物、植物药炒热熨疗）。王冰注解《素问·异法方宜论》称"火艾烧灼,谓之灸焫"。"灸"字的含义,是指长时间用"火"治病,所以古代也有人直接称灸法为"火"。用艾叶作为灸治原料是常用的方法。由于艾叶具有温经、止痛、易燃、点燃后热力穿透性好、性味芳香、遍地生长和易于贮存等特点,故后世将其作为灸法的主要原料。

原始社会人兽杂处,对于厮杀格斗、跌打损伤所致伤痛,人们用泥土、野草、树叶和树皮、草木灰等敷裹伤口,逐渐发现了一些适合于敷治外伤的外用药。为了减轻外伤所致的剧痛和出血,自然会用手抚摸或压迫伤处,从而形成了较早的按摩术和止血法。

经过不断探索和长期医疗实践的积累,对于疾病的认识已有疟、疥、耳鸣、下利、不眠、疾首、疾耳、疾目、疾鼻等记载在甲骨文中,表明当时对疾病已有了初步认识。

华夏文明在长期的演化过程中积累了丰富的医药知识,它来源于感性认识,逐渐形成了理性认识,经过反复验证,不断更新、创造和发展,形成了中华民族特有的传统医药理论体系。

二、中医学理论体系的形成与发展

中医学理论体系的形成与发展大致经历了以下阶段。

（一）春秋战国、两汉时期——理论体系萌芽奠基阶段

我国春秋战国、两汉时期政治、经济、科技、文化发达,特别是春秋战国时期"诸子蜂起,百家争鸣",思想空前活跃,对中国思想史、科技史、文化史都产生了深远影响,为中医学的发展和理论体系的初步构建提供了前所未有的条件。中医学形成了较为系统、完整的学术体系,产生了《黄帝内经》《黄帝八十一难经》《伤寒杂病论》和《神农本草经》四大经典医书,其中:《黄帝内经》确立了中医学理论体系;《黄帝八十一难经》在《黄帝内经》的基础上有所补充和发展;《伤寒杂病论》奠定了中医学辨证论治理论体系的基础;《神农本草经》奠定了中药学理论体系的基础。

  《黄帝内经》简称《内经》，以问答体的形式，托名黄帝与大臣岐伯、雷公、伯高、鬼臾区等的对话以讨论医学问题。《黄帝内经》包括《素问》和《灵枢》两部分，原书各9卷，每卷9篇，各为81篇，合计162篇，是我国早期的一部医学总集，是在其他更古老的医学文献基础上撰写的，汇集古代众多医家经验和理论，非一时一人所书就。《黄帝内经》较系统地阐述了中医学的基本问题，其中《素问》主要论述人的生理、病理、疾病的诊断治疗及预防等，并阐释了阴阳五行、精、气、血、津液、病因病机、辨证原则、诊法治则、预防养生以及行医规范和医德要求等。《灵枢》重点介绍了经络、腧穴、针具、刺法和治疗原则，同时《灵枢·四时气》在世界医学史上更是最早记载了用腹腔穿刺放腹水的方法。《黄帝内经》全面总结了秦汉以前的医学成就，为中医学的发展奠定了理论基础。

  《黄帝八十一难经》简称《难经》，成书于汉之前而稍后于《黄帝内经》，传说为渤海郡秦越人(扁鹊)所作，但有待进一步考证。《难经》以问答形式阐释《内经》精义，讨论了八十一个医学理论难题，主要论述了脉学、脏腑、经络、腧穴、针法及一些病证的分析。《难经》首创了"独取寸口"的脉诊法，确立了三部九候诊脉法。它在《黄帝内经》的基础上有所发展，是继《黄帝内经》之后的又一部医学经典。

  《神农本草经》是我国现存最早的一部药物学专著，是许多医药学家不断搜集各种药物学资料加工整理而成，托名于神农所著，大约成书于东汉时期，反映了我国东汉以前药物学的经验与成就。《神农本草经》共三卷，收载药物365种，其中植物药252种，动物药67种，矿物药46种。根据药物的性能功效不同分为上、中、下品，"上药一百二十种为君，主养命以应天，无毒，多服久服不伤人，欲轻身益气不老延年者，本上经；中药一百二十种为臣，主养性以应人，无毒有毒，斟酌其宜，欲遏病补虚羸者，本中经；下药一百二十五种为佐使，主治病以应地，多毒，不可久服，欲除寒热邪气、破积聚、愈疾者，本下经"，这是中国药学最早、最原始的药物分类法。《神农本草经》奠定了中药学的基本理论，提出了组方规律与原则——方剂的君臣佐使；指出了药物配伍的七情和合；阐述了药物的性味、产地、真伪鉴别及炮制方法；记载了用药原则和方法，如用药宜忌、药用剂量、服药时间、诸药制使等。《神农本草经》较早地指出了绝非所有的药物都可以配合使用，有的药物配合使用后，能相互增进疗效，有的能抑制另一种药物的毒性，有的药物配合使用后会产生毒副作用等，因此根据药物的性味、功效不同，必须配合得宜。《神农本草经》为中药理论体系的形成与发展奠定了基础，书中所记载的许多药物通过继承和发扬至今仍在临床应用，疗效可靠。

  《伤寒杂病论》为东汉末年伟大的医学家张机(字仲景)所著，原著因战乱而散失，后经晋代王叔和及宋代林亿等整理，分为《伤寒论》及《金匮要略》两书。《伤寒论》共10卷，总计397条，载方113首，以六经论伤寒，将外感病演化过程中出现的各种证候和转归进行分析归纳并制订相应的治法。《金匮要略》共6卷，总计25篇，载方262首，以脏腑论杂病，论述内科兼及外、妇科疾病，并有急救、食禁等内容，开启了后世脏腑辨证之先河，为中医临床各科的辨证和治疗提供了示范。两书实收方剂269首，使用药物214种，基本概括了临床各科的常用方剂，其中许多方剂至今仍在临床中普遍应用；同时还创造了许多剂型，所载方剂剂型大致有汤剂、丸剂、散剂、酒剂、洗剂、浴剂、熏剂、膏剂、滴耳剂、灌鼻剂、肛门栓剂、阴道栓剂等。大量切合临床实际的有效方剂组方严谨，充分体现了君、臣、佐、使须根据病情变化和兼证不同进行加减化裁的原则，因此《伤寒杂病论》被后世誉为"众方之宗，群方之祖"。张机继承了《黄帝内经》等古代医籍的基本理论，结合当时人民同疾病作斗争的丰富经验及自身医疗实践，对杂病的预防、病因、病机、诊断及治疗等均有较全面的论述，使理论与实践紧密结合，确立了融理法方药于一体的辨证论治原则。临床医学专著《伤寒杂病论》是我国医学史上影响最大的著作之一。

  20世纪70年代至21世纪初，我国各地的汉墓相继出土了一批医书及人体医学模型。在湖南长沙马王堆、甘肃武威旱滩坡、湖北江陵张家山、四川成都老官山等考古发掘中，古医书如《阴阳十一脉灸经》甲、乙本，《足臂十一脉灸经》，《脉法》，《五十二病方》，《导引图》，《养生方》，《胎产书》，《杂疗方》，《治百病方》，《脉书》，《引书》等，都是后世已经失传了的医书，连《汉书·艺文志》也未能收录。这部分医书可能成书于战国以前，甚至可以上溯到春秋时期。《足臂十一脉灸经》和《阴阳十一脉灸经》全面地论述了人体 11 条经脉的循行走向和所主治的疾病，是我国最早的专论经络学说的文献。《足臂十一脉灸经》中记载了三联律脉及其危险性："循脉如三人参春，不过三日死。"这也是世界医学史上关于三联律脉的最早认识。《五十二病方》在世界医学史上最早记载了用水银制剂治疗癣疥等外科病及对外伤创口施行酒剂清理消毒和药物治疗。此外，该书还记载了手术治疗痔瘘。帛书《胎产书》是中国最早的妇产科著作，书中详细记录了胎儿在母体中的发育情况，对十月怀胎不同阶段的胎儿形态变化都进行了描述。帛画《导引图》是我国最早的医疗体操图，共有 44 幅人物图像，描绘的是一套防病健身的导引术势，是世界上最早的医疗保健体操图。东汉末年华佗创制麻醉剂"麻沸散"，开创了麻醉药用于外科手术的先河，是世界医学史上最早的全身麻醉药。湖北省云梦睡虎地出土的秦简中记载有"疠迁所"，这是世界医学史上最早的麻风病隔离场所。

（二）两晋隋唐时期——理论充实、学科发展阶段

从两晋至隋唐五代近 700 年历史，是我国君主专制社会的上升时期，其中隋、唐时期，我国成为当时世界高度文明和富庶的大国，科学文化进步令世人瞩目。这一时期中医学发展表现出如下特点：中医理论体系不断充实，一批分支学科在分化日趋成熟，进步突出，并已呈现全面繁荣的局面，出现了我国现存最早的第一部针灸专著——皇甫谧的《针灸甲乙经》，它系统论述了有关脏腑、经络等理论，初步形成了经络、针灸理论。最早的外科专著《刘涓子鬼遗方》，最早的伤科专著《仙授理伤续断秘方》，较早的妇科专著《经效产宝》在这一时期也相继问世。这一时期，医学发展的突出表现在还有一些著名医家的综合性医书涌现，如葛洪的《肘后备急方》、孙思邈的《备急千金要方》和《千金翼方》、王焘的《外台秘要》等，其中《外台秘要》中记述了消渴患者尿甜、黄疸的尿检验法和金针拨障治疗白内障等当时比较先进的治疗理念和方法。同时临证医药著作显著增多，其中以荟萃临证方药为主要内容。王叔和的《脉经》总结了公元 3 世纪以前的脉学知识，标志着古代脉法进入全新的发展时期。巢元方的《诸病源候论》对疾病的病候病机进行了新的阐述，丰富了病因病机学的内容，为中医病理学的形成作出了杰出贡献，其中还记载了多项重大的发现和发明，如肠吻合术、结扎血管止血、漆过敏症、天花和麻疹的鉴别方法等。葛洪《肘后备急方》提出了利用狂犬脑浆防治狂犬病，是免疫疗法的先驱。该书记载了"青蒿一握，以水二升渍，绞取汁，尽服之"治疗疟疾，绞汁而不用水煎的方法启发了屠呦呦。屠呦呦采用低沸点溶剂成功提取了青蒿提取物，因此荣获了 2015 年诺贝尔生理学或医学奖。

药物学方面，在《神农本草经》的基础上，相继出现了《新修本草》《本草拾遗》《蜀本草》《食疗本草》等药物学专著，其中《新修本草》是我国政府颁行的第一部药典，也是世界上第一部由政府编撰颁行的药典，比纽伦堡政府颁行的《纽伦堡药典》（欧洲最早药典）早 800 余年。《新修本草》全书总 54 卷，其中正经 20 卷、药图 25 卷、图经 7 卷、目录 2 卷，全书共载药 844 种（一说 850 种），分玉石、草木、兽禽、虫、鱼、果、菜、米谷、有名未用 9 类。该书内容丰富，取材精要，除国内药物外，还吸收了外来药物，如安息香、龙脑香、胡椒、诃子等。本书也是唐政府规定的医学生必修课之一。南北朝时期的《僧深集方》记载了用鹿的甲状腺制成"五瘿丸"，用于治疗甲状腺素缺乏的甲状腺肿大，这是最早而有效的器官疗法记载。梁代《类苑》中还记载了世界上最早的药物牙粉配方，用于牙齿保健。被视为近代化学先驱的炼丹术起源于中国，晋唐时期发展较快，孙思邈炼制的用于治疗疟疾的"太一神精丹"是世界上最早使用砒霜治疟疾的良方，比欧洲早约一千年。

（三）宋、金、元时期——学术争鸣、理论突破阶段

宋、金、元时期历经 400 多年，宋代经济发展达到新阶段，科学技术进步突出，标志着我国古代文明走在世界前列的重要发明——火药、指南针和活字印刷术在这个时代最后完成并应用，尤其是活字印刷术为医药文化的广泛传播发展奠定了基础。中医学在这一时期基础理论和临床各科有显著发展，对后世及国外都产生了深远影响。金元时期涌现出各具特色的医学流派，最具代表性的为河间学派和易水学派，被后世誉为"金元四大家"的刘完素、张从正、朱震亨是河间学派的三大医家，"金元

四大家"的另一位医家李杲和他的师父张元素是易水学派的代表人物。当时卓有成就的学派代表医家的创新开创了中医学术的交流与争鸣,极大地推动了中医理论的创新和发展。

刘完素,字守真,号通玄处士、河间居士,金代河间人,故后人也称他为刘河间。他重视当时盛行的源于《黄帝内经》的"五运六气"学说,但不拘于它的宿命教条的机械模式。刘完素突出的学术思想是"火热论"。他认为伤寒临证各种证候的出现多与火热有关,而六气中暑火居其二,同时风、燥、湿、寒在病理变化中皆能化火生热,所以强调"六气皆从火化""五志过极皆能化火",火热是伤寒诸症的重要病因。据此,刘完素治病擅用寒凉药物以清泻火热,被后人称为"寒凉派"。

张从正,字子和,号戴人,金代考城人。理论上倡导攻邪,"病由邪生,攻邪已病"。他继承了刘完素的学术思想,认为邪致病,就要攻治,病去则止,不必尽剂,更不可迷信补药。攻邪以《伤寒杂病论》的汗、下、吐三法为基础,并扩大了汗、下、吐三法的应用范围。张从正还十分重视社会环境、精神因素等致病。"九气"(怒、喜、悲、恐、寒、暑、惊、思、劳)作祟,多生疾病,因此在临证时强调因人、因地、因时制宜。他把这一原则称为"达时变"。这一思想发展了《黄帝内经》的整体观,特别是人与社会环境和机体与情志的整体观,从而丰富了中医学中有关心身医学、医学社会学的内涵。张从正临证时擅于攻下,被后世称为"攻下派"。

李杲,字明之,号东垣老人,金代真定人。李杲发挥《黄帝内经》中"有胃气则生,无胃气则死"的见解,主张"内伤脾胃,百病由生",并形成了独创性的脾胃论学说。李杲认为内伤脾胃主要有三条,即饮食不节、劳逸过度和精神因素。他认为这几种因素是错综交织的,而精神因素是内伤脾胃发病过程中的主导因素。李杲在临证实践中善用补上、中、下三焦元气,分别采取"调理脾胃""升举清阳"为主的治法,创建了至今临床效验显著的经典名方如升阳益胃汤、补中益气汤等,故被后世称为"补土派"。

朱震亨,字彦修,元代婺州义乌人。因家居丹溪,后人尊称丹溪先生。朱震亨的学术思想是在《黄帝内经》"少火""壮火"基础上,创造性地阐明了相火有常有变的规律,侧重内在火热的病机探讨。《格致余论》在"相火论"的基础上提出"阳常有余,阴常不足"之说,认为相火之动是永恒的,但正常的动属"生"为生理,异常的动属"贼"为病理,这即为相火的两重性。这一理论补充了刘完素的"火热论",也发展了李杲的"阴火"说。朱震亨联系人体的精血难成易亏、"情欲无涯"相火易于妄动的特点,得出"阳常有余,阴常不足"的结论。临证中朱震亨认为只凭滋阴降火不能完全解决"相火妄动"致病的问题,因此提出"收心养性""以防此火之动于妄也"之法。同时他也强调节制食欲、色欲的重要性,"固纵口味"会"为口伤身","殉情纵欲"会亏阴精,因此他治病以"保养金水二脏"为要。因朱震亨治病以滋阴降火为主,后世称其为"滋阴派"。

"金元四大家"引发的学术争鸣改变了以往"泥古不化"的保守局面,活跃了当时的中医理论研究气氛,对祖国医学的发展产生了深远影响。

宋、金、元时期古籍的整理与方书的编撰达到新高度,如:《太平圣惠方》中保存了两汉隋唐时众多名方;《太平惠民和剂局方》中的牛黄清心丸、藿香正气散等经典名方至今仍应用于临床,疗效显著。同时,医学理论与实践推陈出新:北宋时期医家庞安时《伤寒总病论》首先提出温病与伤寒分治,不仅认识到温病有相当强的传染性和流行性,而且对温病的治疗、预防、预后、康复等有着全面而独到的认识和应对方法。病因学方面:南宋的陈言(字无择)在《三因极一病证方论》中确立了"内因""外因""不内外因"的病因分类,是对宋代以前病因理论的总结,对后世病因学的发展影响极为深远,是我国较早的病因学专著。诊断学方面:南宋的《察病指南》为现存较早的诊断学专著;元代杜清碧的《敖氏伤寒金镜录》论述了各种舌苔的主要证候及治法,是我国现存的第一部验舌专著。法医学走向规范:宋代宋慈依据历代法医知识和当时执法检验经验而编写的《洗冤集录》是我国最早的法医学专著,该书先后被译为朝鲜、日本、法、荷兰、英、德、俄等多种文字,成为各国审理死伤案件的重要参考书。针灸学有了很大发展:宋代发明了子午流注针法并发明了世界上最早的医学教学模型——针灸铜人,为针灸的科学和规范应用奠定基础。专科化的发展达到新高度:专科代表性医家所提出的理论与方法推动了当时专科的进步,如宋代钱乙的《小儿药证直诀》丰富了脏腑辨证内容,陈自明的《外科精要》标志着外、伤科分立,元代发明了治疗脊椎骨折的悬吊复位法和外科缝合曲针。

(四) 明清时期(鸦片战争前)——综合集成、成熟创新阶段

明清至清代鸦片战争发生前国家统一,经济、文化、科技发展推动了中医学发展。明代以前,中医学在世界医学发展中处于领先地位;明清时期仍稳步发展,中医基础理论走向集成并深化发展。此期对前期中医学理论和经验进行了综合整理,出现了大批的集成性医学全书、丛书和类书,如《证治准绳》《医学纲目》《景岳全书》《张氏医通》《医宗金鉴》《四库全书·子部·医家类》《古今图书集成·医部全录》《古今医统大全》《先醒斋医学广笔记》《医学心悟》《寿世保元》《医学入门》等。临床各科进入系统和规范化总结阶段,对疾病的认识、治疗和预防有明显的进步。明代赵献可、张介宾等在《黄帝内经》《难经》命门理论的基础上,发展形成了“命门学说”;李中梓提出“肾为先天本,脾为后天本”的论断,至今仍被广泛应用;外科和伤科发明了医疗用具,出版了麻风病和梅毒病专著;妇科著作甚丰,现存有100余部;儿科对痘疹的防治更加重视;五官科、针灸、按摩、养生等都较前有了长足进步。各科的发展还表现在医学家们潜心于某些常见病症的研究,涌现出了一批治虚劳、中风、吐血、郁证、痘疹、麻风、梅毒、外科、伤科、喉科的专家及专著。这一时期出现了最早的医学杂志《吴医汇讲》,最早的民间医学学术团体“一体堂宅仁医会”,《汤头歌诀》《医学三字经》《濒湖脉诀》等中医科普读物广泛流行,《外科正宗》《外科证治全生集》《疡科心得集》《傅青主女科》《审视瑶函》《针灸大成》等专科专著对后世影响巨大。

明清时期中医学发展另一显著特点是医学的创新。代表中医学术创新和突破的著作是《本草纲目》《温疫论》和《医林改错》。

明代李时珍所著《本草纲目》是我国古代最伟大的药物学巨著。《本草纲目》对药物体系分类的创见,对世界植物学发展及进化论都产生了积极影响。该书分类科学,内容丰富,是明清医学创新最重要的代表之一,在世界科技史上占有重要地位。《本草纲目》出版后相继被译为朝鲜、日、拉丁、英、法、德、俄文流传于国外,在国内外产生极其深远的影响,当代英国科学史学家李约瑟称李时珍为“药物学界之王子”。李时珍在行医过程中,发现在以往的本草书中存在不少“舛谬差讹遗漏,不可枚数”,决心重新编著一部新的本草专书。李时珍历经27年,参考古书800余部,虚心向医生、药农、野老、樵夫、猎人、渔民等请教,不畏艰苦,奔走各地,亲赴深山旷野考察和收集各种植物、动物、矿物标本,而且还亲自栽培(薄荷、红花等)、试服(曼陀罗、何首乌等)药材,以取得正确认识。他以唐慎微的《经史证类备急本草》为基础,进行整理补充,并加进自己的发现和见解,三易其稿,共52卷,约190万字,全书载药1 892种,绘图1 000余幅,收集方剂11 096首,并将药物作了科学分类,分为16纲62类,其分类方法是当时最先进、最完备的分类系统。清代赵学敏的《本草纲目拾遗》、吴其濬的《植物名实图考》也在中药学、博物学等方面作出了重要贡献。以《本草纲目》为代表的上述三部著作,是我国近代药物学科学创新研究的先驱和代表。

《温疫论》代表温病学派的崛起,是中医学理论的重大创新和突破。明清以前,早在《黄帝内经》中就有“民乃疠,温病乃作”的记载,对温病的病因、分类、脉证、治疗原则等也有零散的记载。《难经》提出“伤寒有五,有中风,有伤寒,有湿温,有热病,有温病”之说,其中后三者成为后世温病学说的主要病证。后世历代医家对温病的论述颇多,如:隋代巢元方在《诸病源候论·温病诸候》里提出了温病具有“转相染易”的传染流行特点;宋元时期温病开始脱离伤寒学说体系,尤其刘完素明确提出热病初起,不可峻用辛温大热之药,主张采用辛凉之法以养阴退热、表里双解,打破了以往对外感热病初起一概用辛温解表和先表后里的传统治法;明代王履指出“温病不得混称伤寒”,主张“时行……瘟疫等,决不可以伤寒六经病诸方通治”,认为温病是伏热自内而发,治法应以清里热为主。明、清时期温病学无论在理论上还是在具体治疗措施上都有重大发展。明代吴有性在总结前人相关论述的基础上,通过深入细致的观察研究、探讨实践后,于1642年著成《温疫论》一书,创立了“戾气”学说,对瘟病病因的认识独树一帜,认为“夫瘟疫之为病,非风、非寒、非暑、非湿,乃天地间别有一种异气所感”。

吴有性把异气称为杂气、戾气、疠气或疫气,明确了戾气是物质性的,通过口鼻侵犯体内而引发疫情,具有大流行与散发性的不同表现,致病有地域性与季节性的不同,戾气的种类不同,所致疾病不同,侵犯脏腑部位也不一。人体感受戾气,是否致病则取决于戾气的量、毒力及人体的抵抗力等。同时吴有性还提出了治疗疫病的基本原则和注意点。吴有性"戾气"学说所含的内容是相当全面的,在细菌和其他微生物被人类发现之前,吴有性对疫病病因及特点能有如此见解,确实是中医病因学上的一大发展。清代的温病学家在不同程度上受到吴有性关于温病论述的启发和影响,清代叶桂和吴瑭分别创立了卫气营血和三焦的温病传变规律及其辨证论治方法,使温病学说日趋成熟,逐渐走向系统和完善,成为在病因、病机传变和辨证论治等方面自成体系的一门学科。清代对温病学派的形成和发展作出重要贡献的医家及其著作还有叶桂的《温热论》、薛雪的《湿热条辨》、吴瑭的《温病条辨》、王士雄的《温热经纬》等。

代表明清中医学革新趋势的另一力作是《医林改错》。它分为上、下两卷,是清代王清任于 1830 年撰写而成。他强调"业医诊病,当先明脏腑",主张"著书不明脏腑,岂不是痴人说梦;治病不明脏腑,何异于盲子夜行?"遂根据自己的观察及向人请教,绘成了"亲见改正脏腑图"于《医林改错》中,并配以文字阐述脏器的生理结构。他在书中以自己的解剖发现说明人的生理现象,囿于当时多方面条件限制,书中的脏器解剖有许多错漏之处,但王清任认真严谨、冲破阻力、开拓创新的精神在《医林改错》中不仅体现在脏器解剖的论述中,更是通过解剖生理临证实践重新认识疾病,创立了多种补气、行气、活血化瘀的方剂,如血府逐瘀汤、膈下逐瘀汤、少腹逐瘀汤、补阳还五汤等,现已成为调理气血的名方,至今仍在临床上广泛运用,其创立的瘀血致病理论及气血理论为医学发展作出了卓越贡献。

(五)近现代——中西医学交融碰撞阶段

从鸦片战争后至新中国成立,是民族危难关头中国反抗侵略和压迫进行不屈不挠斗争的历史,同时也是西方科技文化大规模传入、社会制度发生重大变革的历史。中西方文化激烈碰撞与交融,中医学受到西医学的巨大冲击,对中医"科学性"的质疑也甚嚣尘上,中医学遇到前所未有的困扰和挑战,出现过国粹主义、虚无主义、改良主义等不同观点和态度。在挑战和机遇并存中,由于社会需求和中医的临床疗效,一些中医流派逐渐成熟壮大,或以地域、师承而论,如新安医学、孟河医派、岭南医派、海派,或以学术源流而论,如温阳学派、伤寒学派,或以学科特色而论,如骨伤、温病、妇科、儿科等诸多名医学派,形成了中医学"一源多流"的格局。同时继续整理、汇总前人的中医学成就,如 20 世纪 30 年代的曹炳章主编《中国医学大成》,是一部汇集古今中医学的巨著;更有有识之士先后创办了中医院校、中医学术团体和中医杂志,成为近代中医学发展的重要标志。

西医学的传入与发展,使知识体系迥异的中医有识之士将西方医学与中医学融会贯通,继承和创新共举,以开放的学习态度吸收最新的现代医学成果,出现一批主张中西医汇通的著名医学家及著作,如张锡纯的《医学衷中参西录》、唐宗海的《中西汇通医书五种》、朱沛文的《华洋脏象约纂》、恽铁樵的《群经见智录》等。他们的努力对中医学的发展起到了促进作用,中西医学不同思想的交锋,客观上推动了中医学的发展。

(六)中华人民共和国成立后——中医药发展腾飞阶段

1949 年中华人民共和国成立以后,在党和政府关心和扶持下,中医药进入了新的发展阶段,开启了腾飞的里程。中医药的方针政策经历了三个历史阶段:①1950 年第一届全国卫生工作会议把"团结中西医"作为卫生工作三大方针之一。1958 年毛泽东主席在卫生部党组"西学中"班总结报告上批示:"中国医药学是一个伟大的宝库,应当努力发掘,加以提高",进一步确立了中医学的地位和作用。②在 1982 年修订颁布的《中华人民共和国宪法》中,将"发展现代医药和我国传统医药"正式载入总纲第二十一条,中医药事业从此有了政策支持和法律保障。1986 年国家中医管理局成立(1988 年更名为国家中医药管理局),各省、自治区、直辖市也相继成立了中医药管理机构,为中医药发展提供了组织保障。1997 年《中共中央、国务院关于卫生改革与发展的决定》进一步强调了"中西医并重",同时提出要"实现中医药现代化"。③2003 年,国务院颁布实施《中华人民共和国中医药条例》;2009 年国务院实施《国务院关于扶持和促进中医药事业发展的若干意见》,逐步形成了相对完善的中医药政策体系。2016 年 2 月,国务院印发《中医药发展战略规划纲要（2016—2030 年）》,把中医药发展上升为国家战略,对新时期推进中医药事业发展作出系统部署。2017 年 7 月 1 日,《中华人民共和国中医药法》颁布实施,为中医药事业发展提供了良好的政策环境和法制保障。2017 年 10 月,中国共产党第十九次全国代表大会报告强调了"坚持中西医并重,传承发展中医药事业",一系列鼓励中医药发展的政策措施相继出台实施。

新中国成立后,中医药事业发展成效卓著。中医药医务人员已服务全国城乡各地,中医药在常见病、多发病、慢性病、疑难病症及重大传染病防治中发挥了重要作用,已成为我国防治疾病的重要力量。国家在各省、自治区和直辖市均建立了独立设置的中医药高等院校和研究机构,从 1955 年开始成立中国中医研究院(现多更名为"中国中医科学院"),培养本科、硕士、博士及中医药科研人才,中医药教育及科研事业在持续发展壮大。经过 70 多年的发展,目前中医药人才队伍素质和科技创新水平不断攀升,不少学术研究取得了令人瞩目的成果,部分成果已达到世界领先水平。中药产业、中医类杂志、图书出版、古籍文献整理研究等相关方面也获得快速发展。中医学的独特性越来越受到国际的关注,中医也走出国门,成为代表中国形象的一张名片。古老的中医学在国家一系列方针政策的扶持和指引下,发展规模、发展水平和发展能力稳步提升,在社会发展中的地位和作用愈加重要,已成为独特的卫生资源、潜力巨大的经济资源、具有原创优势的科技资源、优秀的文化资源和重要的生态资源。中医药振兴发展迎来了天时、地利、人和的历史性机遇,孕育着新的腾飞。

中医学在不同时代的进步与发展,既是时代政治、经济和文化的反映,也是医学观念演化、医疗技术发展以及社会卫生保健变迁的缩影。随着社会巨大的进步,人们看待健康、疾病、生死的态度也发生重要转变,更加开放包容的中医学体系,在守正创新、传承发展中萌发出新的生机。中医药与西医药优势互补,相互促进,共同维护和增进民众健康,已经成为中国特色医药卫生与健康事业的重要特征和显著优势。

（徐　巍）

第二节 ｜ 中医学的哲学基础

哲学是关于自然现象、社会认知和人类思维及其发展运动规律的理论化、系统化的世界观和方法论。科学是自然、社会和思维的知识体系,科学的发展离不开哲学。医学是研究人类生命过程以及同疾病作斗争的一门科学体系,属于自然科学范畴。要探索生命的奥秘及健康与疾病的运动规律,医学就必须以先进的哲学思想为指导,构建其理论体系的世界观和方法论。中医学和科学一样离不开理论思维,需要世界观和方法论的指导。距今约 2 000 年前的战国至两汉时期,中国古代哲学思想得以长足发展,代表科学文化进步的元气论、阴阳学说、五行学说不仅渗透于天文、地理、政治、兵法与历法领域,也渗透至医学领域,并成为中医理论体系的重要组成部分。

中国古代哲学认为宇宙是动态的、有机的、变化万千的世界,"气"是最高哲学范畴,而"气"是世界的本原和天地万物同一的物质基础,宇宙的演化过程是气—阴阳—五行—万物变迁的过程;以气—阴阳—五行的逻辑系统,阐明物质世界一切事物的运动变化,揭示万物本质。元气论、阴阳学说和五行学说是中国古代关于世界本源和物质发展变化的宇宙观和方法论,这一中国古代哲学思想对中医学理论体系形成和发展有着深刻影响。中医学是中国传统的自然地研究人类生命过程、健康与疾病变化规律的生命科学体系,中医学蕴含中国传统文化,自然以古代哲学思想为指导,构建中医学独特理论体系的世界观与方法论。

中医学用精气、阴阳、五行等学说,阐述关于人体生命、健康、疾病等一系列医学问题,是以整体观念为主导,以脏腑、经络和精、气、血、津液的生理病理为基础,以辨证论治为诊疗特点的独特的医学理论体系。《黄帝内经》《难经》《神农本草经》《伤寒杂病论》等医学专著的问世,标志着中医学理论体系的形成。气是物质世界的本原,标示物质存在的基本概念。万物变化皆因气,人之生属气之聚,气与医学相结合并应用于中医学之中,形成了中医学的元气论。阴阳学说是中国古代朴素的对立统一论,以元气论为基础,气是阴阳对立的统一体,物质世界通过阴阳二气的相互作用,不断地发生、发展、运动变化着;中医学以阴阳学说为基础,构建中医学自身科学观与方法论,冀以阐述生命的起源与本质以及机体的生理功能、病理变化和病证辨治规律。五行学说是中国古代朴素的系统论,中医学以五行学说系统论的观点,探索事物的运动变化及其相互关系,揭示人体健康、病证及其辨治规律。

中医学借助古代哲学思想与方法构筑其独特的医学理论体系,而古代哲学思想与方法又逐渐萌发于这一认识人体生命现象过程的土壤之中;中医学以中国古代哲学的元气论、阴阳学说、五行学说为世界观和方法论,与自身固有的理论和经验相融合,以诠释人体的形态结构、生命活动过程、疾病的病因、病机变化、辨证与防治规律及其与外环境的关系,因此,元气论、阴阳学说、五行学说也就成为了中医学理论体系的重要组成部分。

一、元气论

元气论是中国古代哲人认识世界的自然观,萌生于先秦,成熟于战国末年和秦汉,历代不断充实发展,对中国传统文化影响深刻,亦称"气一元论"。元气论认为世界的一切现象皆源于气,世界的一切事物皆属气的不同形态。元气论应用于中医学之中,形成中医学认识生命活动现象的世界观和方法论,即中医学元气论。

(一)元气论的主要内容

1. 气的基本概念及分类 气是中国古代哲学表示物质存在的基本范畴,是运动着的、至精至微的物质实体,是构成宇宙万物的最基本元素。气的概念源于"云气说"。《说文解字》载:"气,云气也。"说明"气"原本是古人对云气的认识与描述,后又被引申为无形无象、不断运动而又充斥天地的一种原始物质,由此成为构成物质世界的基础。先秦时期出现的气的多种概念受两汉时期的"元气说"同化,气是构成宇宙万物最基本的、最原始的物质,即后世所称的"元气一元论"。

在中国古代哲学气的演变过程中,有"气""元气"和"精气"之称谓。气是极细微的物质,是构成世界万物的本原。元气论之"气"指构成自然界万物的、活跃的细微物质。元气是产生和构成世界万物的原始物质,即原气。元气一词首见于《鹖冠子·秦录篇》:"故天地成于元气,万物乘于天地。"中医学认为人体之元气是人体生命动力的源泉,分为元阴之气与元阳之气,其发源于肾,包括"命门",由先天之精化生,赖以后天之精不断滋养,藏于脐下之"丹田",借"三焦"通路输布全身,推动脏腑组织活动。精气是无法看到的极细微的精粹物质,亦称"精"。"精也者,气之精者也",《管子》将"精气"与"精"并称,认为精气属世界的本原。"凡物之精,此则为生。下生五谷,上为列星,流于天地之间……是故此气也"(《管子·内业》)。后世思想家一般认为精气是构成人体生命和精神的物质。

2. 气的基本特征

(1)气是构成天地万物的本原:在天体自然演变初期,整个宇宙弥漫着混混沌沌的、性状不定的、烟云缥缈的无形物质——气。在这一物质作用下,出现了天地,再化生为万物,元气论据此认为气是构成万物的本原。气以弥散"无形"和聚合"有形"的形式存在并被人们感知,不是虚幻的,也不是超感觉的。

《素问·六节藏象论》载"气合而有形"。"无形"与"有形"处于相互转化状态,"无形"之气聚合可成有形之物,"有形物"中之气也可离而复归弥散,无形之气与有形之物均是气的不同存在方式。元气论宏观辩证地把握不同物质的基本存在形式及其相互之间的转化关系,提供了解释复杂多样、千变万化的宏观世界锐利的思想武器。

(2)气是运动不息的物质:借助自然界之"风""云"等气活泼多动、变幻无常的特性,古人认为气亦颇为活跃、生机勃发、运动不息,而以"气"构成的整个自然界当然处于不停地运动与变化之中。

气的运动变化促成了自然界一切事物的纷繁变化。《素问·六微旨大论》载:"气之升降,天地之更用也……升已而降,降者谓天;降已而升,升者谓地。天气下降,气流于地;地气上升,气腾于天。故高下相召,升降相因,而变作矣。"天地之气的升降出入,引发了天地间的千变万化。

气的运动具有普遍性。《素问·六微旨大论》载气"以升降出入,无器不有"。气在不停息的运动中,使整个自然界充满了活力:既孕育产生无数新事物,使之成长壮大;也遏抑许多旧事物,摧枯拉朽使之逐渐衰退凋谢,乃至消亡。《素问·五常政大论》载:"气始而生化,气散而有形,气布而蕃育,气终而象变,其致一也。"可见,古人认为自然法则之新陈代谢过程的实现,都是气运动变化的结果。

气的运动取决于自身所固有的"阴"与"阳"两个方面的相互作用。"阳"主升、浮、动、散、排斥等,"阴"主降、沉、静、聚、吸引等。阴阳之间时刻进行着相互渗透、彼此推荡、胜负来回、屈伸交替的运动变化,气自身内在的阴阳平衡与交替决定着气的运动,而不依赖于外界的推动。

（3）气是感应现象或万物之间的中介:气是自然感应现象中起中介作用的物质。古人认为相距甚远的物体,在气的中介下彼此能相互感应,如乐器共鸣、磁石吸铁、阳燧取火于日、月盈亏而有潮汐一样,皆以气参与其间产生自然感应,即"气有潜通"。气的中介作用实现人与自然界的和谐统一,即天人相应。气既参与日月、昼夜、季节、气候交替变换,又调节人体生理功能与病理过程,通过气的中介影响人类与自然界的活动变化。宋代朱熹《朱子语类》载"人之气与天地之气常相接无间断",《灵枢·岁露》载"人与天地相参也,与日月相应也"。弥漫于空间的无形之气,不仅在物与物的相互感应中起中介作用,而且还使自然界有机联系成一个整体。《庄子·知北游》有"通天下一气耳"的理论观点。

（4）天地精气化生为人:宇宙万物皆由精或气构成,人是宇宙万物之一,自然由天地阴阳之气交合而化生。《素问·保命全形论》载:"天地合气,命之曰人。"《管子·内业》载:"人之生也,天出其精,地出其形,合此以为人。"人生由天地阴阳精气凝聚,人死复散为气,人之生死皆因气之聚散。《庄子·知北游》载:"人之生,气之聚也。聚则为生,散则为死。"

3. 气化、气化类型、形气转化和气机

（1）气化泛指气的作用所产生的变化:元气论认为万物的生成与变化皆缘于气,万物生、长、化、灭,均为气的不同形态变化所致。在气的作用下,事物出现形态、性能、表现形式的各种变化,均属"气化"的结果。气化的过程分为"化"与"变"两种类型。《素问·天元纪大论》载"物生谓之化,物极谓之变",化与变皆因气的运动。

（2）气化的类型:一为"化"。化指气的渐进、缓和、不明显的运动,致使发生量多少的改变,即"量变"。《素问·六微旨大论》载:"其微也,为物之化。"《正蒙·神化》载:"气有阴阳,推行有渐为化。"二为"变"。变指气的激进、剧烈、明显的运动,致使发生根本性的质的改变,即"质变"。《素问·六微旨大论》载:"其甚也,为物之变。"《正蒙·神化》载:"化而裁之谓之变,以著显微也。"

（3）形气转化:形与气间的相互转换变化。

1）气与形之间的转化:无形之气交感聚合为有形之物,属"气生形"的形气转化过程;有形之物消散为无形之气,属"形化气"的形气转化过程。

2）气与气之间的转化:无形之气间也可相互转化,《素问·阴阳应象大论》载:"地气上为云,天气下为雨。"

3）形与形之间的转化:有形之物在气的推动下相互转化,如冰化水、水化雾等。

4）有形之物自身的不断更新变化:自然界植物自身一年四时的生长化收藏过程、人体自身的生长壮老已生命过程,均属有形之物自身更新变化过程。自然界形气转化井然有序,永无休止。

（4）气机是指气有序的运动:永不停息地运动是气的根本属性,任何事物发生、发展与变化,不过是气的运动的最终体现。在古人的认识中,人体的生命活动,依靠气永不停息地运动来推动,而升降与出入是生命运动的基本形式。各种人体功能与生命活动,都是依赖气机的升降出入运动方得以进行。如果气的运动不再协调稳定,气机紊乱失常,人就会发生疾病;严重的是气机停息,人就会死亡。

故《素问·六微旨大论》曰："出入废则神机化灭,升降息则气立孤危。故非出入,则无以生长壮老已;非升降,则无以生长化收藏。是以升降出入,无器不有。"

(二)元气论对中医学形成与发展的影响

中医学运用古代哲学的"气一元论"思想,逐渐形成了中医学理论体系基础的元气论,据此创建中医学整体观念与方法论,构成了中医学对人体与生命认识的基础,借以阐述生命过程的基本科学问题。

1. 说明生命过程的物质性与运动性 元气论认为气是万物的本原,而人作为万物之首,当由气凝聚而成。气维系着生命活动的全过程,气一旦离散,生命也随之终止,即人生命始于气聚、终于气散。《管子·枢言》载"有气则生,无气则死"。人的各种生命活动、精神心理感觉也由气的运动所产生。气在体内的"升、降、出、入"运动发挥着畅达气机、协调功能、推动血运、布散精微、排泄废物等作用,使得生命活动得以正常进行;气的运动也参与精神、意识、思维等心理活动。《素问·阴阳应象大论》载"人有五脏化五气,以生喜、怒、悲、忧、恐"。气的运动促进了人体生长发育,使生命充满活力;随着气的运动衰弱,人亦渐渐衰老;气的运动停止则生命终结。

2. 诠释人体的整体性与联系性 元气论认识的人与自然界万物的同一性,时刻进行着多样的物质、能量、信息的交换,使人与自然界密切相关而呈现着统一性与整体性。气构成了人体有形的组织和器官,且弥散于躯体组织和器官之间,周流不息,无所不至;无形之气贯通于有形的组织之间,使各部分密切关联,形成统一的整体;局部变化可影响整体,整体变化也可反映于局部;外在变化反映内在脏腑功能活动改变,内在脏腑功能改变亦可反映在体表;气属人体整体之本、联系之根,完善了中医学的整体观念。人和自然界的万物存在物质上的同一性,又通过各种物质与信息的交换保持密切的联系,使得人和自然界密切相关,呈现出统一性和整体性。

3. 解析人体的生理现象和病理过程 中医学借助元气论之"气",解释人体的生命活动与生理现象。《类经·摄生》载:"人之有生,全赖此气。"气是机体能量之源,运行于全身,推动激发着全身组织和器官的功能活动;气又遍布周身,具有抗御外邪、控摄机体阴液类物质外泄作用;机体代谢全过程与相关功能活动均属气的运动所产生。《难经·八难》强调"气者,人之根本也"。中医学认为,体内之气充沛、运行协调正常,则功能活动健全、抗病能力强,整体处于协调旺盛的健康状态。如若体内之气有虚实之变,或运行失常,致使整体或部分脏腑功能活动亢奋或减弱,出现病理状态,且易为邪气所侵而罹病。因此,注重调气促进机体康复,也是中医学临床重要的治疗手段之一。

二、阴阳学说

阴阳学说是在气一元论基础上建立起来的对立统一理论,是古人认识宇宙本原和解释宇宙变化的一种世界观和方法论,属于中国古代的唯物论和辩证法。它是运用阴阳对立统一关系,研究阴阳内涵及其运动变化规律,用以阐释自然界万物和现象所具有的相互对立依存、相互消长变化规律的学说。在长期的生活和生产实践中,通过对自然现象的观察,认识到宇宙间一切事物或事物内部都普遍存在着既相互对立又相互统一的阴阳两个方面,两者的运动变化促进了事物的发生、发展和变化,经过不断总结,逐渐形成了阴阳学说,并以此来阐释自然界的各种现象及其变化。阴阳学说认为世界是物质的,物质世界是在阴阳二气的相互作用下发生、发展和变化的。《易·系辞》提出"一阴一阳之谓道","道"指道理、规律。中医学借助阴阳学说阐明生命的起源和本质,人体生理功能和病理变化,疾病诊断、治疗和预防的根本规律。阴阳学说是中医学理论体系的哲学基础和重要组成部分,贯穿于中医学理论体系的全过程,有效指导着中医学临床实践,规定着中医学的发展。《灵枢·病传》载"明于阴阳,如惑之解,如醉之醒",《景岳全书·传忠录》载"能明彻阴阳,则医理虽玄,思过半矣",说明掌握阴阳学说对研习中医学至关重要。

(一)阴阳的概念及阴阳属性特点

1. 阴阳的概念 阴阳是对自然界相互关联的事物或现象对立双方的概括,或事物内部相互关联的对立双方的属性概括,属中国古代哲学范畴。《类经·阴阳类》载:"阴阳者,一分为二也。"阴阳最初涵义指日光的向背,朝向日光为阳,背向日光为阴。山阜朝向太阳,日出则阳光普照,温暖明亮,一派欣欣向荣为阳;山阜背向太阳,日落则月光清澈,清冷阴暗,万物寂静无声为阴。凡是向着阳光或阳光照射的地方为阳;凡是背着阳光或阳光照射不到的地方为阴。《说文》载"阴,暗也。水之南,山之北也","阳,高明也"。可见,最初对阴阳的认识仅是阳光的多少。

在此基础上,古人通过日常生活和生产实践,逐步观察到天地与日月、白昼与黑夜、夏热与冬寒、晴天与阴天等现象的变化,逐步认识到自然界相互关联的事物和现象存在相互对立又统一的双方或两个方面。古代哲学家以"阴"与"阳"概括整个物质世界的两个基本属性。《道德经·四十二章》载"万物负阴而抱阳",以此进行无限引申和扩大,阐述和推演一切事物发生、发展和变化的内在规律。《素问·阴阳应象大论》指出:"阴阳者,天地之道也,万物之纲纪,变化之父母,生杀之本始,神明之府也。"即是说阴阳是自然界的法则和普遍规律,是归纳事物的纲领,是事物变化的根源,是事物产生与消亡的缘由,是万物运动变化内在动力的场所。

2. 阴阳的基本特征　阴阳有其基本特征,这是划分事物或现象阴阳属性的依据。除了初始的"阴阳"特征外,能明确诠释阴阳特征的当属"水"与"火"的特性。《素问·阴阳应象大论》指出:"水火者,阴阳之征兆也。"水性寒凉、下行、湿润、阴暗,故水属阴;火性温热、升腾、干燥、光亮,故火属阳。从日光向背和水火特性认识阴阳的特征,即以水与火的特性表述阴阳特征。

通过抽象、比类、推演法,具有"向日"或"火"特性的事物或现象归属"阳",具有"背日"或"水"特性的事物或现象归属"阴";以气温言,温热为阳,寒冷为阴;以昼夜言,白昼为阳,黑夜为阴;以机体部位言,上部为阳,下部为阴;以动静言,运动为阳,静止为阴;以生命状态言,具有推动、温煦、亢奋等作用及相应特性的为阳,具有凝聚、滋润、抑制等作用及相应特性的为阴。

阴和阳的基本特征:以运动的、外向的、上升的、温热的、明亮的、积极的、进取的、刚强的、无形的、亢奋的属"阳"的范畴;以静止的、向内的、下降的、寒冷的、晦暗的、消极的、退守的、柔弱的、有形的、抑制的属"阴"的范畴。据此特征,将自然界一切事物和现象划分为阴阳两大类(表 1-1)。

表 1-1　事物与现象阴阳属性归类表

属性	空间	时间	季节	温度	湿度	重量	亮度	运动状态
阳	天、上、外、南	昼	春、夏	温、热	干燥	轻	明亮	动、升、兴奋、亢进
阴	地、下、内、北	夜	秋、冬	凉、寒	温润	重	晦暗	静、降、抑制、衰退

3. 阴阳属性的特点

(1)阴阳的抽象性:阴阳代表相互对立而又相互关联的两方面的属性,而不是指某一特定的事物或现象,是抽象的概念。《灵枢·阴阳系日月》载"阴阳者,有名而无形"。

(2)阴阳的普遍性:自然界存在着相互对立而又相互关联的事物和现象,宇宙间一切相关的事物和现象均可用阴阳加以概括。阳性积极、进取、刚强,凡具有这些特性的事物和现象以阳的属性概括;阴性消极、退守、柔弱,凡具有这些特性的事物和现象以阴的属性来概括。

在自然界:天气清轻为阳、地气重浊为阴,火热炎上为阳、水寒润下为阴;运动事物属阳、静止事物属阴,蒸腾气化的运动状态属阳、凝聚成形的静息状态属阴;古有"阳化气,阴成形"之说。在人体:具有推动、温煦、兴奋等作用的物质与功能属阳,具有凝聚、滋润、抑制等作用的物质与功能属阴。阴阳无处不在,具有普遍性。

(3)阴阳的相关性:划分事物或现象的阴阳属性,必须满足双方相互关联而又相互对立的基本条件,如天与地、白昼与黑夜、晴天与阴雨天、温热与寒冷、升与降、明与暗等。不相互关联的事物和现象则无从划分阴阳,所以阴阳属性的划分具有相关性。

(4)阴阳的相对性:事物的阴阳属性划分取决于阴阳双方性质、位置、趋势等方面的比较,不是绝对的、恒定不变的,而是相对的、可变的。比较的对象、时间、范围改变时,比较的结果也随之发生改变。《素问·金匮真言论》载"言人之阴阳,则外为阳、内为阴。言人身之阴阳,则背为阳、腹为阴。言人身之脏腑中阴阳,则脏者为阴、腑者为阳……肝、心、脾、肺、肾五脏皆为阴,胆、胃、大肠、小肠、膀胱、三焦六腑皆为阳"。这是比较的对象改变,致使阴阳属性的划分也发生变化。因此,事物的阴阳属性具有明显的相对性。

阴阳这种相对性集中表现为阴阳的无限可分性和阴阳的相互转化两个方面。自然界任何相互关联的事物或现象都可概括为阴阳两大类,而事物内部又可分为阴阳两个方面,每一事物内部的阴或阳的任何一方又可再分阴阳。《素问·金匮真言论》载"平旦至日中,天之阳,阳中之阳也;日中至黄昏,天之阳,阳中之阴也。合夜至鸡鸣,天之阴,阴中之阴也;鸡鸣至平旦,天之阴,阴中之阳也。故人亦应之"。说明白昼为阳、黑夜为阴,而属阳的白昼再分阴阳,则上午太阳渐升属阳中之阳,下午日落西山属阳中之阴;将属阴的黑夜再分阴阳,则上半夜夜色渐重为阴中之阴,下半夜东方渐白为阴中之阳。人体脏腑中,五脏藏精气属阴,六腑传化物属阳;五脏中,心肺在膈上属阳,肝、脾、肾在膈下属阴;脏中再分阴阳,心有心阴、心阳之分,肾有肾阴、肾阳之别。可见,阴中有阴、阳中有阳,阴中有阳、阳中有阴,阴阳之中可再分阴阳,永无止境,以至无穷。正如《素问·阴阳离合论》载"阴阳者,数之可十,推之可百,数之可千,推之可万,万之大,不可胜数,然其要一也",说明阴阳的无限可分。同时,在一定的条件下,阴和阳完全可以向着自己相反的方向转化,即阴可以转化为阳,阳也可以转化为阴。

阴阳所具有的抽象性、普遍性、相关性、相对性的特点,对揭示客观事物和现象的本质及其运动规律具有普遍的指导意义。

(二) 阴阳学说的主要内容

阴阳的对立制约、互根互用、消长平衡与转化关系是阴阳学说的核心内容,以此关系认识自然界万物的生长、发展、变化的内在机制和规律。

1. 阴阳的对立制约 阴阳的对立指阴阳的属性相反、相互斗争;阴阳的制约指属性相反的阴阳双方相互牵制和约束的关系。阴阳的对立制约,是指自然界一切相互关联的事物和现象都存在着相互矛盾和相互制约的两个方面。

(1) 阴阳相互对立:自然界一切相互关联的事物和现象都存在着相互矛盾的阴阳两个方面,如天与地、上与下、内与外、动与静、升与降、出与入、昼与夜、明与暗、寒与热、虚与实等。

(2) 阴阳相互制约:阴阳双方彼此相互牵制、约束的制约关系,并通过这种制约维持"阴平阳秘"状态。自然界四季(春、夏、秋、冬)之温、热、凉、寒的气候变化:春夏温热是因春夏阳气上升,抑制了秋冬寒凉之阴气;秋冬寒冷是因秋冬阴气的上升,抑制了春夏温热之阳气。《素问·脉要精微论》载:"是故冬至四十五日,阳气微上,阴气微下;夏至四十五日,阴气微上,阳气微下。"冬至到立春谓之一阳生,此时自然界阳气逐渐上升,阴气逐渐下降,夏季则阳气盛极,阴气伏藏;夏至到立秋谓之一阴生,此时自然界阴气逐渐上升,阳气逐渐下降,冬季则阴气盛极,阳气伏藏。如此循环,年复一年。正是由于自然界阴阳的相互制约,万物始终处于运动之中,生物才有"生长化收藏"和"生长壮老已"之变化。人体的生理活动正常进行,缘于机体阴阳的相互制约,始终维持动态平衡。白天阳气盛、阴气弱,阳主动,阴主静,故白天人精神振奋;夜间阴气盛、阳气弱,故夜晚人精神困倦。阴阳的相互制约也表现为阴阳的任何一方太过或不足,引起对方的减弱或亢盛,即太过者使对方减弱,不足者导致对方相对亢盛。疾病的发生、转化、痊愈的过程,就是抗病能力(正气)与致病因素(邪气)相互对抗、相互制约的过程。

"阳胜则阴病、阴胜则阳病"体现阴阳的对立制约关系,阳胜必然损伤人体的正气(阴液),阴胜也必然损伤人体的正气(阳气)。在治病过程中,运用阴阳对立制约关系,采取以静制动、以动制静,或以阴制阳、以阳制阴的应对措施,使阴阳趋于动态平衡,病祛身愈。《类经附翼·医易义》谓"动极者镇之以静,阴亢者胜之以阳"。

2. 阴阳的互根互用 指相互对立的事物或现象之间,始终存在着相互依赖、相互为用的关系,表现为以下两方面。

（1）阴阳相互依存:阴阳彼此均以对方的存在为前提,任何一方都不能脱离对方而单独存在。上为阳、下为阴,没有上也就无所谓下,没有下也就无所谓上;左为阳、右为阴,没有左就无所谓右,没有右也就无所谓左;热为阳、寒为阴,没有热就无所谓寒,没有寒也就无所谓热等。《医贯砭·阴阳论》指出,"阴阳又各互为其根,阳根于阴,阴根于阳;无阳则阴无以生,无阴则阳无以化",即阳依存于阴,阴依存于阳。阴阳相互依存是宇宙中普遍存在的规律。

（2）阴阳的相互为用:阴阳之间相互资生、相互促进的关系,即阴生阳,阳生阴。自然界四时与气候寒暑更替,夏天虽热,但雨水增多,阴从阳生;冬日虽寒,干燥少雨,阳从阴化;阴阳二气既对立制约,又互根互用,维持一年四季气候相应变化与稳定。《淮南子·天文训》称"阳生于阴,阴生于阳"。

精与气是构成人体和维持机体生命活动的最基本物质:精是体内液态精华物质,有形属阴;气是含有巨大能量运行不息的极精微物质,无形属阳。精是气的化生本原,能量的化生基础,谓之"阳依存于阴并化生于阴"。没有精则不能化生气,能量的产生有赖于精的转化,故精亏则气少。气是精的功能体现,化精的动力源泉,谓之"阴依存于阳而又化生于阳"。没有气则难以生精,精华物质的合成以消耗能量为代价,故气少则不能生精。气与血亦是构成人体和维持机体生命活动的基本物质,气为阳,血为阴。气为血之帅,能生血、运血、统血,故气运行正常有序,有助于血的生成和运行;血为气之母,能载气、养气,故血旺盛则促气充分发挥功能。精与气、气与血均存在着阴阳的互根互用关系,《素问·阴阳应象大论》载:"阳生阴长,阳杀阴藏。"可见自然界和人体也普遍存在阴阳的相互资生、相互促进关系。

阴阳互根互用的关系失常,阴阳的任何一方虚弱,不能资助另一方,必然导致另一方不足,出现阴阳互损的病理变化;甚者一方趋于消失,致使另一方失去存在前提,呈现"孤阳"或"孤阴"的"阴阳离决"状态,这意味着人体的"精气乃绝",生命即将终止。《素问·四气调神大论》载"阳气根于阴,阴气根于阳。无阴则阳无以生,无阳则阴无以化"。

阴阳的对立统一是宇宙中一切事物和现象运动变化的基本规律,是普遍存在的;而阴阳的对立制约和互根互用是在阴阳对立统一基础上的具体理解和深化。基于阴阳属性特征的划分,如精与气、气与血、精与神较多体现阴阳的互根互用,而水与火、寒与热的阴阳关系主要侧重阴阳的相互制约。张介宾所著《景岳全书·新方八阵·补略》载"以精气分阴阳,则阴阳不可离;以寒热分阴阳,则阴阳不可混"。

3. 阴阳的消长平衡　阴阳消长指阴阳运动中量的变化,消为减少、消耗,长为增多、增长,阴和阳双方始终处于不断的运动变化之中,在一定限度、一定时间、一定范围内的"阴消阳长""阳消阴长"之中维持相对平衡。阴阳的消长平衡符合于:事物的运动是绝对的,静止是相对的;消长是绝对的,平衡是相对的。主要表现为以下两方面。

（1）阴阳消长:表现为阴阳双方你强我弱或我强你弱,基本形式有阳消阴长、阴消阳长。

一年四时气候变换,由夏至秋及冬,气候由炎热渐转凉变寒,即是"阳消阴长"的过程;从冬至春及夏,气候由寒冷渐转暖变热,即是"阴消阳长"的过程。人体生理活动中,各种营养物质(阴)的化生,又必然消耗一定的能量(阳),这是"阳消阴长"的过程;各种功能活动(阳)的发挥,必然消耗一定的营养物质(阴),这是"阴消阳长"的过程。

（2）阴阳皆消与阴阳皆长:表现为阴阳双方的我强你强或你弱我弱,基本形式为阴阳俱长、阴阳俱消。气血是人体基本物质,气属阳,血属阴。气能生血,气虚日久,化血功能衰退,阳损及阴,可出现气血两虚,而血虚日久,气生化无源,阴损及阳,亦可出现气血两虚,即谓阴阳皆消。以补气则可生血,阴随阳长,以养血当可益气,阳随阴长,即谓阴阳皆长。

阴阳的消长仅是阴阳运动变化的一种形式。阴阳的此消彼长和此长彼消,是建立在阴阳对立制约基础上的盛衰变化(量变);而阴阳的皆消和皆长,是建立在阴阳互根互用基础上的强弱变化(量变)。前者量变是阴阳变化程度的不同,阴逐渐减少而阳逐渐增多,或阳逐渐减少而阴逐渐增多,虽体现的性质仍然不变(量变),但程度不同;后者量变是阴虚导致阳亦虚,阳虚导致阴亦虚,补阳可促阴长,补阴可促阳生,阴和阳是同时降低或升高,阴阳属性仍不发生变化(量变)。这两种量变均是事物性质没有发生变化。

阴阳的消长运动保持着相对的动态平衡。四时气候变迁,寒暑季节更替,阴阳消长不同,仅是量的多少变化,但仍是处于相对的平衡状态,并未超出一定的限度,仍处于阴阳总体协调的范围之内。若只有"阴消阳长"而无"阴长阳消",或仅有"阳消阴长"而无"阳长阴消",则破坏阴阳的相对平衡,形成阴阳偏盛或偏衰的阴阳失调病态。如此,则自然界非其时而有其气,意味着自然灾害的发生;人体则是病理状态。《素问·至真要大论》载"谨察阴阳所在而调之,以平为期",调整阴阳,恢复阴阳消长运动过程中的动态平衡是中医学主要治疗原则之一。

4. 阴阳的相互转化 指一切事物或现象中对立的双方,在一定条件下,向各自相反方向转变的运动方式;阴阳发生由"化"至"极"的量变到质变,致使事物向着相反的方向转化。

中医学认为阴阳转化的条件为"重"或"极",有"重阴必阳,重阳必阴""寒极生热,热极生寒"之说。"重"和"极"指事物发展到极限或顶点:原表现以阴(或阳)为主的事物有可能转化为表现以阳(或阴)为主的事物;寒"极"则向热转化,热"极"则向寒转化。人体生命活动过程中,物质与功能的新陈代谢,营养物质(阴)不断转化为功能活动(阳),而功能活动(阳)又不断转化为营养物质(阴),就是阴阳转化的具体表现之一。这一"物质与功能"代谢演变过程,即是阴阳"消长与转化、量变与质变"的统一。

人体生命活动的病变进程中,阴阳的转化也是存在的。急性感染患者,先出现高热、面赤、烦躁、脉数有力等阳热之象;病情进展至休克状态,则突然出现体温下降、面色苍白、四肢厥冷、精神萎靡、脉微欲绝等阴寒危象,这即阳热(实)证转化为阴寒(虚)证。若抢救及时,治疗得当,则可正气来复,四肢转温,阳气渐生,病情转危为安,这即是由阴证转为阳证。

(三) 阴阳学说在中医学中的应用

阴阳学说贯穿于中医学理论体系整体,据此说明人体结构、生理功能、病证演变规律,指导临床辨证论治。

1. 说明人体的组织结构 中医学以阴阳学说的方法划分作为有机整体之人的组织结构,《素问·宝命全形论》载"人生有形,不离阴阳"。按机体部位:上部为阳、下部为阴,体表为阳、体内为阴。按胸背:背部为阳、胸部为阴,腰部为阳、腹部为阴。按四肢:外侧为阳、内侧为阴。按脏腑,六腑为阳、五脏为阴;按五脏:心、肺居胸为阳,肝、脾、肾居腹为阴;而心有心阴、心阳,肾有肾阴、肾阳之分等(表1-2)。

表1-2　人体组织结构阴阳属性归类表

属性	部位	肢体	皮肉	脏腑	五脏	心	肾
阳	上部、体表、腰背	四肢外侧	皮肤	六腑	心肺	心阳	肾阳
阴	下部、体内、胸腹	四肢内侧	筋骨	五脏	肝脾肾	心阴	肾阴

2. 解释人体的生理功能 人体的生理活动依赖阴阳互相制约、互相促进并协调平衡,以阴阳动态平衡维持着机体的正常生理功能,即"阴平阳秘"。

(1)解释机体组织(物质)与功能的基本关系:中医学以"阴精(物质)与阳气(功能)"的运动变化概括人体生理活动。营养物质(阴)是功能活动(阳)的动力源泉,而功能活动(阳)又促进营养物质(阴)的化生;《素问·阴阳应象大论》载"阴在内,阳之守也;阳在外,阴之使也",说明物质属阴居于内,为属阳的功能而守,功能属阳现于外,为属阴的物质所遣,阴阳分居内外,各司其职。物质与功能、阴与阳共处于机体之中,保持着动态平衡,维系着人体正常的生命活动。

(2)解释生命活动的基本形式:阳主升,阴主降,而阴阳之中复有阴阳;阳中之阴则降,阴中之阳则升;人体阴与阳的升降交互运动,即是阴阳的升降出入,气的升降出入是人体生命活动的基本形式。

升降出入正常,则生命活动正常;升降出入失常,则生命活动异常。人体生理活动的"物质与功能"的运动变化、阴与阳升降出入交互运动,必须依赖于机体阴阳平衡。阴阳失调则疾病发生,阴阳分离、升降出入停止,则生命活动终结。《素问·生气通天论》载"阴平阳秘,精神乃治,阴阳离决,精气乃绝"。

3. 阐明人体的病理变化 疾病的发生是由病邪作用于人体,邪正相争,导致阴阳失调、脏腑组织损伤和生理功能失常的结果。而病邪可以分为阴阳两类。一般而言,六淫属阳邪,饮食居处、情志失调等属阴邪。阴阳之中复有阴阳,风邪、暑邪、火(热)邪为阳,寒邪、湿邪为阴。各种病因导致机体阴阳平衡破坏,出现阴阳偏盛或偏衰而发病,即谓"阴阳乖戾,疾病乃起"。尽管疾病的病理变化复杂多端,但均可以用阴阳失调来概括说明。阴阳失调表现为以下四种形式。

(1)阴阳偏盛:盛即亢奋、过胜之意,偏盛指外邪(阳邪/阴邪)侵犯,邪气并于阴或阳,使其偏于亢奋,以邪气盛、正气未伤为特征的病理状态,即阴或阳任何一方超过正常的病理变化。此类证候属实证,包括阳偏盛和阴偏盛。

1)阳偏盛:功能亢奋或热量过剩,出现阳热亢盛之高热、汗出、面赤、脉数等表现,即"阳盛则热"的实热证。阳胜则阴病,指阳胜致病的发展趋势,阳胜必然损伤人体阴液,致"阳盛伤阴"之证。

2)阴偏盛:脏腑组织功能抑制或障碍,温煦气化不足,出现阴寒至盛之形寒肢冷、面白腹胀、泻下清稀、脉沉等表现,即"阴盛则寒"之实寒证。阴胜则阳病,指阴胜致病的发展趋势,阴胜必然损伤人体阳气,致"阴盛伤阳"之证。

(2)阴阳偏衰:衰即衰减、不足之意,偏衰指阴或阳一方低于正常水平,以正气虚弱为特征的病理状态。此类证候属虚证,包括阳偏衰和阴偏衰。

1)阳偏衰:阳气不足,温煦功能低下,不能制约阴,则阴相对偏亢而出现面色苍白、畏寒肢冷、神疲倦卧、自汗、脉微等"阳虚则寒"之象,即虚寒证。

2)阴偏衰:机体阴液不足,无力制约阳,则阳相对偏亢而出现颧红潮热、盗汗咽燥、五心烦热、脉细数等"阴虚则热"之象,即虚热证。

实热证与虚热证均现"热"象,实寒证与虚寒证均现"寒"象,但中医病机属"实证"与"虚证"不同,实证治当"泻之",虚证治当"补之"。"阳胜则热,阴胜则寒;阳虚则寒,阴虚则热",是中医学的病机总纲。

(3)阴阳互损:阴阳互根互用关系失调而出现的病理变化。阴阳之任一方亏虚或功能减退,不能资助另一方或促进其化生,必然导致另一方的虚衰或功能减退,阴阳偏衰至一定程度时,便会出现"阳损及阴、阴损及阳"的阴阳互损状态。王冰注《素问·四气调神大论》称"阳气根于阴、阴气根于阳,无阴则阳无以生、无阳则阴无以化"。

阳损及阴:体内阳气虚弱到一定程度,无力化生阴液,出现阴液亏虚;阴损及阳:体内阴液亏虚到一定程度,不能滋养阳气,导致阳气亦虚。阳损及阴或阴虚及阳最终导致"阴阳两虚"。阴阳两虚是阴阳的对立处在低于正常水平的平衡状态,同样存在着偏于阳虚或偏于阴虚的不同,是病理状态而非生理状态。

(4)阴阳转化:在疾病的发展过程中,阴阳偏盛或偏衰的病理变化可以在一定的条件下各自向相反的方向转化,即阳证可以转化为阴证,阴证可以转化为阳证。阳热实证可转化为阴寒虚证,如外感阳热之邪,高热至极,突然出现四肢冰凉之虚脱证,由阳热实证转化为阴寒虚证;阴寒虚证可转化为阳热实证,如外感寒证,失治误治可致寒邪入里化热,寒证转化为热证。"寒极生热、热极生寒,重阴必阳、重阳必阴"即阐述此类病理变化,而"重"和"极"是转化的必备条件。邪正斗争,是疾病自我运动转化的内在原因,医疗护理是促使转化的外部条件,外因通过内因而起作用。由于阴中有阳,阳中有阴,所以阴证和阳证虽然是对立的,但这种对立又互相渗透,阳证之中还存在着阴证的因素,阳证之中也存在着阳证的因素,因此阳证和阴证之间可以互相转化。

4. 指导疾病的辨治 中医学认为阴阳失调是疾病发生、发展变化的基本病机。疾病的临床表现固然错综复杂,且千变万化,但均可概括于"阴阳"之中。《素问·阴阳应象大论》载"善诊者,察色按脉,先别阴阳"。

(1)指导临床辨证:临床以"阴阳"归纳病位(表、里)、病性(寒、热)、病势(虚、实)。表、热、实属阳,里、寒、虚属阴。以阴阳作为辨别证候的总纲,紧扣疾病本质,执简驭繁,有效地指导临床辨证。

通过望、闻、问、切四诊,临证辨别阴阳为首务。如望诊方面,以色泽辨阴阳:色泽鲜明为阳,色泽晦暗为阴。闻诊方面,以声息辨阴阳:语声高亢洪亮、言多而躁动、呼吸有力、声高气粗者属实、属热为阳;语声低微无力、言少而沉静、呼吸微弱、声低气怯者属虚、属寒为阴。问诊方面,以动静喜恶分阴阳:躁动不安、身热恶热属阳;蜷卧静默、身寒喜暖属阴。切诊方面,以脉象辨阴阳:寸为阳,尺为阴;数者为阳,迟者为阴;浮大洪滑为阳,沉小细涩为阴。实乃"微妙在脉,不可不察,察之有纪,从阴阳始"(《素问·脉要精微论》)。

(2)确立基本治则:调整阴阳是临床基本治则,即损其有余、补其不足,恢复阴阳的相对平衡。

损其有余:调治阴阳偏盛(实证)的基本原则,即实则泻之。阴或阳一方偏盛,机体正气尚未损及,治应损其有余。"阳盛则热",应治热以寒,以寒凉药泻其阳热,即"热者寒之";"阴盛则寒",应治寒以热,以温热药温散其阴寒,即"寒者热之"。"热者寒之"与"寒者热之"均属临床阴阳偏盛形成实证的治疗原则,亦称"实则泻之"。

阴阳偏盛的同时,可致另一方虚损,即阳胜则阴病、阴胜则阳病,如此不宜单纯损其有余,而须兼顾另一方不足。如逐寒或泻热的同时,佐以扶阳或益阴,"祛寒助阳"或"清热滋阴"即是此治法的体现。

补其不足:调治阴阳偏衰(虚证)的基本原则,即虚则补之。机体阴(液)或阳(气)的一方偏衰,正气不足,治应补其不足。"阴虚则热",治宜"滋阴壮水",即"阳病治阴",但不宜以寒凉之药直折虚热;"阳虚则寒",治宜"温阳益火",即"阴病治阳",但不宜以辛温之药发散虚寒。"滋阴壮水"或"温阳益火"均属阴阳偏衰形成虚证的治疗原则,亦称"虚则补之"。张介宾还提出了"阴中求阳""阳中求阴"的治法,《景岳全书·新方八阵·补略》强调"善补阳者,必于阴中求阳,则阳得阴助而生化无穷;善补阴者,必于阳中求阴,则阴得阳升而源泉不竭"。

损其有余、补其不足是临床治疗的基本原则,阳盛者泻热、阴盛者散寒,阳虚者温阳、阴虚者滋阴,调整阴阳的偏盛偏衰之象,使阴阳恢复到相对动态平衡的健康状态。

(3)辨识药物性能:中医学以阴阳概括药物的性味和功能,作为临床用药的依据。药物性能取决于药物气性味和升降浮沉,而药物的"气、味、升降浮沉"可用阴阳属性归纳(表1-3)。

表1-3　药物性味阴阳属性归类表

属性	四气	五味	升降浮沉
阴	寒、凉	酸、苦、咸	沉、降
阳	热、温	辛、甘(淡)	升、浮

1)归纳药性:药物有四性,包括寒、热、温、凉,亦称"四气"。能减轻或消除热证的药物(如黄芩、栀子),其性属寒或凉,寒与凉性药属阴;能减轻或消除寒证的药物(如附子、干姜),其性属温或热,温与热性药属阳。

2)辨别药味:药物有五味,包括辛、甘(淡)、酸、苦、咸,亦称"五味"。辛、甘(淡)味药属阳,酸、苦、咸味药属阴。药味不同,功效差异较大。《素问·至真要大论》载"辛甘发散为阳,酸苦涌泄为阴,咸味涌泄为阴,淡味渗泄为阳"。

3)分析升降浮沉:升指上升,降指下降,浮指浮散,沉指重镇。具有升阳发表、祛风散寒、涌吐、开窍等功效上行向外的药物,其性升浮属阳;具有清热泻下、利尿、重镇安神、潜阳息风、消导积滞、降逆收敛等功效下行向内的药物,其性沉降属阴。

中医学根据阴阳偏盛与偏衰,辨明病证的虚实寒热。依据辨证确定治疗原则,借助阴阳辨析药物性能,选择相应药物,纠治阴阳失衡状态,达到以平为期之治疗目的。

5. 指导养生和疾病预防 中医学认为保持机体的阴阳平衡与自然界阴阳变化协调一致,即能防病延年。人生存于自然界,顺应一年四时的变化,即春生、夏长、秋收、冬藏的万物生化规律,既延年益寿,又可达到防病治病的目的。"法于阴阳",即遵循自然界阴阳的变化规律来调理人体阴阳,保持人与自然界的统一,可使机体健康,并能预防疾病的发生;反之,不适应四时阴阳变化,致使机体阴阳失调,极易导致疾病的发生。《素问·四气调神大论》载"夫四时阴阳者,万物之根本也。所以圣人春夏养阳,秋冬养阴,以从其根",明确指出:春夏季节注意保养阳气,以为秋冬之用;秋冬季节注意维护阴液,以为春夏所需,便是防病摄生的根本。

三、五行学说

五行学说是研究木火土金水五行的概念、特性、生克制化乘侮规律,并用以阐释宇宙万物的发生、发展、变化及相互关系的一种哲学思想,属于中国古代(战国至两汉时期)唯物论和辩证法范畴及朴素的系统论。五行学说认为宇宙间的一切事物均由木、火、土、金、水五种基本要素组成,一切事物和现象的发展变化都是这五种物质不断运动与相互作用的结果。天地万物的运动秩序遵守五行相生、相克制约,即遵守五行生克制化的法则。按照木、火、土、金、水的性质和特点将自然界的一切事物和现象归纳为五大系统,借助五行生克制化的法则,维系和推动着事物的运动变化。古人将自然界的许多事物或现象进行比类、演绎、归类,最终形成木、火、土、金、水五行系统理论。五行学说对中医学理论体系的形成有着巨大的推动作用,成为中医学认识人体生命活动的主要方法之一。

(一)五行学说的基本概念

1. 五行的概念 五行之"五"指木、火、土、金、水五种基本物质或基本元素,五行之"行"指五种基本物质或元素行列次序及运动变化、运行不息的意思。"五行"指木、火、土、金、水五种基本物质或元素及其运动变化。五行强调事物的整体结构关系和运动制约形式。五行的概念,不是表示五种特殊的物质形态,而是代表五种功能属性,"是五种强大的力量不停地循环运动而不是消极无动性的基本(主要的)物质"(英·李约瑟《中国科学技术史》),是自然界客观事物内部阴阳运动变化过程中五种状态的抽象,属于抽象的概念,也是中国古代唯物主义哲学的重要范畴。

2. 五行学说的概念 五行学说是研究五行特性、归类方法及生克制化规律,用以阐释自然界万物相互关系和运动变化、探求自然规律的系统论和方法论。中医学运用五行学说阐述机体脏腑的生理功能、病理变化,局部与局部、局部与整体之间的有机联系,机体与外界环境的和谐统一,指导临床辨证和治疗。

(二)五行学说的主要内容

1. 对事物属性的五行分类

(1)五行的特性:古人通过长期生活实践,发现木、火、土、金、水各有其特性,《尚书·洪范》提出"水曰润下,火曰炎上,木曰曲直,金曰从革,土爰稼穑",以此进行抽象的比类演绎、分析归纳,逐渐形成关于五行特性的理性和抽象认识。

木的特性:"木曰曲直"。"曲直"指树干曲曲直直地向上、向外伸长舒展的生发姿态,借以类比具有生长、升发、条达、舒畅等特性的事物及现象,即具有此类特性的事物或现象归属"木"的范畴。

火的特性:"火曰炎上"。"炎上"指火具有温热、升腾、向上的特征,具有温热、升腾等特性的事物或现象归属"火"的范畴。

土的特性:"土爰稼穑"。"稼"指播种,"穑"指收获,"稼穑"指土地可供人们播种和收获农作物,具有生化、承载、受纳特性的事物或现象归属"土"的范畴。

金的特性:"金曰从革"。"从"指顺从、服从,"革"指革除、改革、变革。金具有能柔能刚、变革、肃杀的特性,引申为肃杀、潜降、收敛、清洁之意,具有此类性能的事物或现象归属"金"的范畴。

水的特性:"水曰润下"。"润下"指水具有滋润和向下的特性,具有寒凉、滋润、向下、静藏等特性的事物或现象归属"水"的范畴。

可以看出,五行学说中的五行特性,虽来源于木、火、土、金、水五者的具体观察,但古人将其运用于对一切事物五行属性的总概括,使它早已超脱各自原本的涵义,而具更为广泛、更抽象的意义。

(2)事物的五行归类:五行学说根据五行特性,类比事物和现象的性质、特点、作用特性,以划分事物的五行属性。类比归类的主要方法有直接与间接之分。

1)直接归类法:又称取象比类法。取象即从事物的形象(形态、作用、性质)中找出能反映本质的特有征象;类比即具有共同特征的个体集合。五行学说对事物进行"取象类比",以获得事物的五行属性。

方位配五行:旭日东升,与木之升发特性相类似,故东方归属木;南方炎热,与火之炎上特性相类似,故南方归属火;西部高原,日落之处,其气肃杀,与金之特性相类似,故西方归属金;北方气候寒冷,无霜期短,虫类蛰伏,与水寒凉、向下和静藏的特性相类似,故北方归属水;中央地带,气候适中,长养万物,统管四方,与土的特性相类似,故中部归属土。

五脏配五行:肝性喜舒展而主升,故肝归属木;心推动血液运行、温煦全身,故心归属火;脾主运化,为机体提供营养物质,故脾归属土;肺主宣肃而喜清降,故肺归属金;肾主水,司封藏,主水液,故肾归属水。

2)间接推演法:又称推演络绎法,即根据已知的某些事物的五行归属,扩展至其他相关事物,以得知这些事物的属性的推理方法。自然界许多事物无法以直接归类法纳入五行之中,鉴于此,古人运用推演络绎法归类,属中国古代的类推形式。

四季配五行:春主生发属木,春季多风,风与春季关系密切,风随春季而归属木;夏季属火,夏季炎热,热与夏季关系密切,热随夏季而归火;长夏属土,长夏较潮湿,湿与长夏密切关联,湿随长夏而归土;秋季属金,秋季气候干燥,燥与秋季密切关联,燥随秋而归金;冬主封藏属水,冬季寒冷,寒冷与冬季关系密切,寒冷随冬季而归水。

脏腑配五行:肝属木行,肝与胆相表里,肝主筋,肝开窍于目,故胆、筋、目随肝而归木;心属火行,心与小肠相表里,心主脉,心开窍于舌,故小肠、脉、舌随心而归火;脾属土行,脾与胃相表里,脾主肌肉、四肢,脾开窍于口,故胃、肌肉、四肢、口随脾而归土;肺属金行,肺与大肠相表里,肺主皮毛,肺开窍于鼻,故大肠、皮毛、鼻随肺而归金;肾属水行,肾与膀胱相表里,肾主骨生髓,肾开窍于耳及二阴,故膀胱、骨、髓、耳及二阴随肾而归水。

根据上述归类法,从而得出人体与自然界事物五行属性的归类,见表1-4。

表1-4　人体与自然界事物五行属性归类表

自然界									五行	人体								
五音	五时	五味	五色	五谷	五化	五气	五方	五季		五脏	五腑	五官	五体	五华	五志	五液	五神	五声
角	平旦	酸	青	麦	生	风	东	春	木	肝	胆	目	筋	爪	怒	泪	魂	呼
徵	日中	苦	赤	黍	长	暑	南	夏	火	心	小肠	舌	脉	面	喜	汗	神	笑
宫	日西	甘	黄	稷	化	湿	中	长夏	土	脾	胃	口	肉	唇	思	涎	意	歌
商	日入	辛	白	谷	收	燥	西	秋	金	肺	大肠	鼻	皮	毛	忧	涕	魄	哭
羽	夜半	咸	黑	豆	藏	寒	北	冬	水	肾	膀胱	耳	骨	发	恐	唾	志	呻

判别事物的五行属性归类,这是对各种事物和现象不同功能属性的总概括。无论是直接归类还是间接推演,凡被归入同一"行"类的事物或现象之间,多少存在着某些联系,这种联系可能属本质性的,也可能只是表象上的而非本质的,有的甚至牵强附会。必须注意:这一归类方法有其历史合理性的一面,同时,也有其局限性的一面。

总之,中医学在天人相应思想指导下,以五行为中心,以空间结构的五方、时间结构的五季、人体结构的五脏为基本框架,将自然界的各种事物和现象以及人体的生理病理现象,按其属性进行归纳,从而将人体的生命活动与自然界的事物或现象联系起来,形成了联系人体内外环境的五行结构系统,用以说明人体以及自然环境的统一。

2. 五行的正常调节机制　五行学说以五行间的相生与相克关系,探索自然界的事物或现象的发生、发展,阐释事物及现象之间或内部的自我调控机制。

(1)五行相生:"生"即资生、助长、促进之意。五行相生指木、火、土、金、水之间存在着有序的递相资生、助长、促进的关系。

《春秋繁露·五行对》载"天(自然界)有五行,木、火、土、金、水是也,木生火,火生土,土生金,金生水"。一年季节归属五行的"春、夏、长夏、秋、冬"依次出现,生物对应"生、长、化、收、藏"变化,体现自然界相生关系这一正常现象,机体生命活动同样存在着此相生现象。正是这种相生或促进作用,自然界有繁茂的景象,生命过程也能生机旺盛。

五行相生的次序:木生火,火生土,土生金,金生水,水生木(图1-1)。五行相生关系链之任何一行存在"生我与我生"两方面。"生我者"为我母,"我生者"为我子。以"木"为例,"生我者"是水,"我生者"是火,则水是木之"母",而火是木之"子"。五行相生关系亦称母子关系。

(2)五行相克:"克"即抑制、制约、约束和削弱之意。五行相克指木、火、土、金、水之间存在着有序的递相克制和制约的关系。

《素问·宝命全形论》载:"木得金而伐,火得水而灭,土得木而达,金得火而缺,水得土而绝。万物尽然,不可胜竭。"世间一个事物往往受到另一事物的抑制和约束,使事物保持正常协调发展,将其归纳为五行相克。正是这类相克机制,使自然界既生机蓬勃,又不亢而成害。

五行相克的次序:木克土,土克水,水克火,火克金,金克木(见图1-1)。五行相克关系链之任何一行都存在"克我与我克"两方面。"克我者"为我"所不胜","我克者"为我"所胜"。以"木"为例,"克我者"是金,则金是木"所不胜","我克者"是土,则土为木"所胜"。五行相克关系亦称所胜所不胜关系。

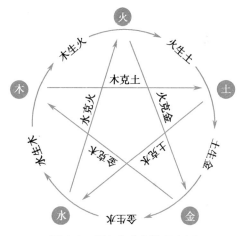

图1-1　五行生克制化示意图

(3)五行制化:制即制约、克制之意,化即生化、变化之意。五行制化指五行间具有生中有制、制中有生的生克协调关系。没有生(化),就没有事物的发生发展;没有克(制),就不可能正常协调发展。《类经图翼》载"造化之机,不可无生,亦不可无制。无生则发育无由,无制则亢而为害"。只有生中有制、制中有生,才能维持和促进事物的相对协调和正常发展。

生中有制:五行间相互资生,同时又相互克制。以"木"为例,水生木,木生火,而水又克火,维持三者间的协调平衡(图1-2)。

制中有生:五行间相互制约克制,同时又相互资生促进。以"木"为例,金克木,木克土,而土又能生金,维持三者间的协调平衡(图1-2)。

五行间存在着生克制化关系,五行中的任何一行都

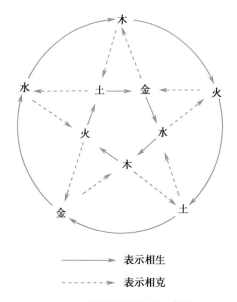

表示相生
表示相克

图1-2　**五行制化关系示意图**

有"生我、我生"和"克我、我克"四个方面的关系。五行生克制化的意义在于说明任何一个事物既受整体调节控制,而自身又影响着整体。通过这一复杂的调控机制,防止自身的某些太过或不及,以维持整体的动态平衡。

3.五行的异常调节机制 五行结构系统在异常情况下的自动调节机制为子母相及和乘侮胜复。

(1)子母相及:及,影响所及之意。子母相及是指五行生克制化遭到破坏后所出现的不正常的相生现象,包括母及于子和子及于母两个方面。母及于子与相生次序一致,子及于母则与相生的次序相反。如木行,影响到火行,叫作母及于子,而影响到水行,则叫作子及于母。

(2)五行乘侮:乘即太过,侮即欺侮,有恃强凌弱之意。五行乘侮指五行相克太过或不及的异常变化。《素问·五运行大论》上说:"气有余,则制己所胜而侮所不胜;其不及,则己所不胜侮而乘之,己所胜轻而侮之。"(图1-3)

相乘:五行间相克太过的异常变化,亦称倍克。相乘次序与相克同,即木乘土、土乘水、水乘火、火乘金、金乘木(图1-3)。

相侮:五行间反向克制的异常变化,亦称反克。相侮次序与相克反,即木侮金、金侮火、火侮水、水侮土、土侮木(图1-3)。

五行相乘、相侮发生的原因不外乎两方面:一行过弱(不及);一行过强(太过)。以"木"为例,木弱,被其所不胜金乘,受其所胜土侮;木强,乘其所胜土,侮其所不胜金(图1-4)。相乘是相克过度(太过),相侮是反克,相乘与相侮同时伴见。五行相乘指超过正常限度的太过相克,五行相侮指五行之间出现反克的异常现象,致使五行之间的平衡失调。

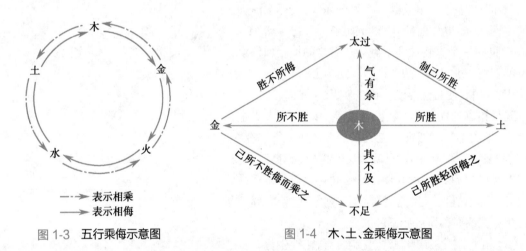

- - →表示相乘
——→表示相侮

图1-3 五行乘侮示意图   图1-4 木、土、金乘侮示意图

相生与相克是五行正常的资生和制约关系,属自然界正常现象、机体的生理状态。相乘与相侮是五行相克关系异常表现,属自然界异常现象、机体的病理状态。

(3)胜复调节:胜复指胜气和复气的关系。五行学说把由太过或不及引起的对"己所胜"的过度克制称为"胜气",而这种胜气在五行系统内必然招致一种相反的力量(报复之气),将其压制。这种能报复"胜气"之气,称为"复气",总称"胜复之气"。"有胜之气,其必来复也"(《素问·至真要大论》)。这是五行结构系统本身作为系统整体对于太过或不及的自行调节机制,旨在使之恢复正常制化调节状态。如木气太过,作为胜气则过度克土,而使土气偏衰,土衰不能制水,则水气偏胜而加剧克火,火气受制而减弱克金之力,于是金气旺盛,把太过的木气克伐下去,使其恢复正常。反之,若木气不足,则将受到金的过度克制,同时又因木衰不能制土而土气偏亢,土气偏亢则加强抑水而水气偏衰,水衰无以制火而火偏亢,火偏亢则导致金气偏衰而不能制木,从而使不及的木气复归于平,以维持其正常调节状态。故曰:"形有胜衰,谓五行之治,各有太过不及也……故其始也,有余而往,不足随之,不足而往,有余从之。"(《素问·天元纪大论》)

胜复的调节规律是:先有胜,后必有复,以报其胜。"胜气"重,"复气"也重;"胜气"轻,"复气"

NOTES

也轻。在五行具有相克关系的各行之间有多少太过,便会招致多少不及;有多少不及,便会招致多少太过。由于五行为单数,所以对于任何一行,有"胜气"必有"复气",而且数量上相等。故曰"有胜则复,无胜则否"(《素问·至真要大论》),"微者复微……甚则复甚"(《素问·五常政大论》)。这是五行运动的法则。通过胜复调节机制,使五行结构系统整体在局部出现较大不平衡的情况下,进行自身调节,继续维持其整体的相对平衡。

总之,五行结构系统具有两种调节机制:一为正常情况下的生克制化调节机制;一为异常情况下的子母相及、乘侮和胜复调节机制。通过这两种调节机制,形成并保障了五行结构系统的动态平衡和循环运动。

(三)五行学说在中医学中的应用

五行学说在中医学领域中的应用,主要是:以五行的事物属性归类和人体脏腑组织和器官的特点,说明脏腑的生理功能,解释人体脏腑功能、相互关系及其与自然界的联系;运用五行的生克制化规律来阐述人体五脏系统之间的脏与脏、脏与腑、腑与腑功能关系变化及人与外界环境的相互关系;以五行生克乘侮关系阐释脏腑病理变化、相互影响及其疾病的发生发展规律。五行学说体现于中医学理论脏腑结构的认识,有效地指导着养生康复和临床病证的辨证与治疗,加强了中医学关于人体以及人与外界环境是一个统一整体的论证,使中医学所采用的整体系统方法更进一步系统化。

1. 说明脏腑的生理功能及其相互关系　五行学说广泛地应用于中医学对人体脏腑构成、生理功能及其相互关系的认识,形成以五脏为核心,外联六腑及对应体、华、窍和四肢百骸的中医学藏象整体系统。

木有生长、升发、条达、舒畅等特性,与肝喜舒展主升的功能特点相近,且肝与胆相表里,主筋,开窍于目,故胆、筋、目均属肝系统,属"木"的范畴。火有温热、升腾等特性,与心推动血行、温煦全身的功能特点相近,且心与小肠相表里,主脉,开窍于舌,故小肠、脉、舌均属心系统,属"火"的范畴。土有生化、承载、受纳等特性,与脾主运化、为机体提供营养物质的功能特点相近,且脾与胃相表里,主肌肉、四肢,开窍于口,故胃、肌肉、四肢、口均属脾系统,属"土"的范畴。金有能柔能刚、变革、肃杀等特性,与肺主宣发肃降的功能特点相近,且肺与大肠相表里,主皮毛,开窍于鼻,故大肠、皮毛、鼻均属肺系统,属"金"的范畴。水有滋润和向下的特性,与肾主水、主纳气的功能特点相近,且肾与膀胱相表里,主骨生髓,开窍于耳及二阴,故膀胱、骨、髓、耳及二阴均属肾系统,属"水"的范畴。据此,五脏间存在生克关系,相互制约,维持着体内的动态平衡。

(1)说明五脏的生理功能:中医学依据五行学说之五行属性,比照五脏功能特点,将脏腑分属五行,以五行来说明五脏的生理特性。

木性曲直,枝叶条达,具有向上、向外、生长、舒展的特性,肝禀性喜条达舒畅,恶抑郁遏制,故肝属木,主疏泄。火性温热,其势炎上,具有蒸腾、热烈的气势,心"禀阳气"推动血行,温煦全身,故心属火,主血脉。土性生化、承载、受纳,具有化生万物的特性,脾性为后天之本,运化水谷,故脾属土,主运化。金性柔刚并济、变革肃杀,具有肃杀、潜降、收敛的特性,肺主宣降,故肺属金,主气,司呼吸,朝百脉,主治节,通调水道。水性滋润、向下,具有寒凉、滋润、向下、静藏的特性,肾主水,司封藏,故肾属水,主藏精,司二便。

五行学说将自然界五方、五时、五气、五味、五色与人体脏腑功能相联系,以同一"行"事物的"同气相求"特性,体现人体与自然的统一性与关联性。

(2)阐释五脏的相互关系:中医学运用五行的生克关系,揭示五脏生理功能及其相互的内在联系。中医学认为人体五脏功能是互相关联的,而非孤立的,即五脏间存在相互资生、相互制约的关系。

五脏相互资生关系:肝藏血以济心血,肝木济心火,即肝生心;心阳助脾阳运化,心火助脾土,即心生脾;脾健运以益肺气,脾土益肺金,即脾生肺;肺气清肃下行助肾纳气,肺金资肾水,即肺生肾;肾藏精滋养肝血,肾水滋肝木,即肾生肝。

五脏相互制约关系:肝疏泄以运脾气,令其不致壅塞,肝木制脾土,即肝克脾;脾健运以控肾水,使水不致泛滥,脾土制水,即脾克肾;肾水上抑心阳,使心火不致过亢,肾水制心火,即肾克心;心阳以制肺肃,使肺金清肃不致太过,心火制肺金,即心克肺;肺肃降抑制肝升发,防其太过,肺金制肝木,即肺克肝。

2. 阐释脏腑病理传变 中医学借助五行的生克关系变化,阐释脏腑病理变化的相互影响。本脏之病可传至他脏,他脏之病也可影响本脏,中医学称之为"传变"。

(1)相生关系的传变:病变顺着或逆着五行相生的次序传变,包括"母病及子"和"子病及母"。

母病及子:病变由母脏累及子脏,亦称"顺传"。肾水生肝木,肾为肝之母,肝为肾之子。临床肾精亏虚,所致肝血不足,出现肝肾阴虚之证,肾病及肝即母病及子,临床又称"水不涵木"。脾土生肺金,脾为肺之母,肺为脾之子。临床脾胃虚弱所致肺气不足,出现脾肺气虚之证,脾病及肺即母病及子。

子病及母:病变由子脏波及母脏,亦称"逆传"。子病及母有三种情况:①母子双亢。子亢导致母亢,如肝木生心火,心为肝之子,心火旺引起肝火旺,所致心肝火旺。②母子双虚。子弱上累母虚所致,如脾土生肺金,肺为脾之子,肺气虚弱可致脾运化功能异常。③子亢母虚。子脏亢损伤母气所致,又称"子盗母气",如肾水滋肝木,肝为肾之子,肝阳上亢,耗伤肾阴,致肝亢肾虚之证。

(2)相克关系的传变:病变顺着或逆着五行相克次序的传变,包括"相乘"与"相侮"。相乘:相克太过或被克不及的病理传变。机体生理状态下,肝木应制约脾土,若肝气过强(太过)横犯脾胃,则出现一系列病变,亦称肝木乘土;若脾虚(不及)而被肝乘,临床亦可出现"肝脾不和"的病理传变。

相侮:逆着相克次序的病理传变,即反克的病理传变。以肺与肝关系为例,机体生理状态下,肺金应制约肝木,若肺虚或肝旺,则出现肝木侮肺的病理传变,亦称"木火刑金"。

中医学以五行学说认识的五脏病理传变,说明脏腑病变的相互影响,但应注意病证传变并非绝对按照五行生克乘侮的关系进行,须从临床实际出发,把握疾病的传变。

3. 指导疾病辨证 中医学认为人体是一个有机的整体,脏腑功能可反映于体表,脏腑病变亦外现于体表,临床以患者面色、声音、口味、脉象等信息作为病证辨别的依据。五行学说认为:人体五脏与五色、五音、五味、脉象有其五行分类归属的联系,临床疾病辨证,当借助"望、闻、问、切"四诊所收集的临证资料,联系五行生克乘侮的变化规律,推断病位、病情及其传变趋势。如面见青色,喜食酸味,脉弦,可能与肝病有关;面见赤色,口苦,脉洪,辨证属心火亢盛;脾虚患者,面色见青,属木旺乘土;心病患者,面见偏黑,属肾水克心。

4. 指导临床治疗 疾病的发生与脏腑的生克乘侮关系密切,临床在对所病脏腑治疗的同时,也要根据脏腑五行属性及其生克乘侮规律,调整脏腑间的相互关系,控制疾病传变,取得整体疗效。

(1)指导控制疾病的传变:病变过程中,一脏之病常可波及他脏而使疾病发生传变。如面见青色,喜食酸味,脉弦,可能与肝病有关,若肝病迁延不愈,可出现肝病传脾,治疗当先健脾护胃,防其传变于脾,阻断病情发展。《难经·七十七难》载:"见肝之病,则知肝当传之于脾,故先实脾气。"

(2)确定治则与治法:中医学借助五行学说的生克乘侮关系确定临床治则与治法。

1)根据相生规律确定治则:《难经·六十九难》载"虚者补其母,实者泻其子",即脏虚证采用"补母脏"的原则,脏实证采用"泻子脏"的原则。根据五行学说"母能令子虚,子能令母实"的理论:当某脏现虚证时,其子脏也会现虚证;当某脏现实证时,其母脏也会现实证。母子两脏俱虚,则"虚者补其母",强调补虚不单补本脏,更应补其母脏,如以滋水涵木法调补肝肾阴虚。母子两脏俱实,则"实者泻其子",强调泻实不单泻本脏,更应泻其子脏,如以清心泻肝法调治心肝火盛。

2)根据相生规律制订治法:根据"虚者补其母"原则制订治法。滋水涵木、滋肾养肝、滋补肝肾:以滋肾阴并养肝血之法治疗肝肾阴虚证;培土生金、补脾养肺:培补脾气以助益肺气之法,治疗肺脾气虚证;益火补土、温阳健脾:温肾阳以助脾胃之法,治疗脾肾阳虚之证;肝旺泻心:以清心火泻肝之法治疗心肝火旺之证。

3)根据相克规律确定治则:五行相克异常表现的三种形式,包括相克太过、相克不及、反克。依据五行相克规律,确定"抑强"与"扶弱"治则,重在制强,弱者易于平复。

抑强:适于相克太过即相乘的病理状态。肝(木)气太过,横犯脾胃(土),出现肝脾不调、肝胃不和之证,即木旺乘土之证,以抑强的"疏肝或平肝"法为治疗原则。

扶弱:适于相克不及即相侮的病理状态。肝(木)虚郁滞、脾(土)失健运,出现木不疏土之证,自然以扶弱的"和肝兼运脾"为治疗原则,但脾胃壅滞加剧,导致肝失条达,而出现脾土侮肝木之证,则当以抑强的"运脾和胃"法为治疗原则。

4)根据相克规律确定治法:依据"抑强"与"扶弱"的原则制订治法。

抑木扶土:以疏肝/平肝兼健脾法治疗肝旺脾虚即木旺乘土之证,如临床出现胸闷胁胀、脘痞腹胀、纳呆嗳气、腹痛肠鸣、大便或溏或秘、矢气等症状。据此建立的疏肝健脾法、平肝和胃法、调理肝脾法均属抑木扶土原则的具体运用。

培土制水:以温脾行水法治疗脾虚不运、水湿泛滥、水肿胀满之证,此证属脾肾同病。以脾虚甚者,重在温运脾阳、健脾助运化湿;以肾阳虚甚者,单温脾阳仍不足制水,而肾不主水,水湿停聚,水反克土,如此则重在温(肾)阳利水、温脾阳行水,脾肾同治。借助"培土制水"原则,建立敦土利水法、温肾健脾法。

泻南补北(泻火补水):以泻心火兼滋肾水治疗肾阴不足、心火偏旺,水火不济、心肾不交之证,如临床出现心烦失眠、口舌生疮、腰膝酸楚、遗精、舌尖红、苔黄等症状。值得注意的是,肾为水火之脏,肾阴虚亦可致相火偏亢,临床出现头晕耳鸣、咽干盗汗、梦遗、舌质红、无苔或少苔等症状。这属于肾脏本身的"肾阴偏衰、肾阳偏亢"之证,此证与五行相克理论的"水不克火"性质不同,不属于泻南补北法。

中医学运用五行学说解释人体结构与脏腑生理功能及其相互关系,说明人体与自然的统一性与联系性;依据五行的生克乘侮规律,认识脏腑病理变化与病证传变,进一步确定治疗原则,指导制订临床治法。从系统联系的视角,分清病证主次,兼顾彼此,以治母兼顾子、治子兼顾母,抑强辅以扶弱、扶弱辅以抑强的治则思路,系统调节整体平衡。

此外,中医学还运用五行学说及其生克乘侮规律,指导脏腑用药、针灸取穴以及精神情志疾病的治疗。

总之,中医学运用元气论、阴阳学说和五行学说认识人体脏腑结构与生理功能,解释机体病理状态与病证变化,指导临床辨证,确定治则治法,辨识中药性味功效,指导临证选药组方,以系统的观点与方式调治人体自身平衡,以整体的理念与模式调节人与自然、人与社会的平衡,从而消除疾病,维持和促进人们的身体健康。

(范 恒)

第三节 │ 中医学理论体系的基本特点

中医学理论体系是经过长期的临床实践,在唯物论和辩证法思想指导下逐步形成的,它来源于实践,反过来又指导实践。它有三个基本特点,即整体观念、恒动观念和辨证论治。

一、整体观念

(一) 整体观念的含义

整体是构成事物的诸要素的统一体,是由其组成部分以一定的联系方式构成的。整体观念是对事物和现象的统一性、完整性和联系性的认识。中医学理论认为人体是一个以五脏为中心的有机的整体,人与自然界密切相关,人体受社会、生存环境影响,这种机体自身整体性及其与内外环境统一性的认识,称为整体观念。这一思想是中国古代唯物论和辩证法思想在中医学中的体现,是中医学理论体系的基本特点之一,它贯穿于中医生理、病理、诊法、辨证、治疗等理论体系之中,对临床有重要的指导意义。整体观念着眼于人体的整体功能及整体反应能力,并成为中医方法论和认识论的核心。

（二）整体观念的主要内容

1. 人体是一个有机的整体 形体结构上，人体是由脏腑、经络及生命的基本物质精、气、血、津液所构成的。这些脏腑器官在结构上是相互关联、不可分割的。人体以五脏为中心，通过经络系统，把六腑、五体、五官、九窍、四肢百骸等全身组织和器官有机地联系起来，并通过精、气、血、津液等的作用，构成一个表里相联、上下沟通、密切联系、协调共济、井然有序的统一整体。每一个脏腑器官都是有机整体的一个组成部分。生理功能上，一方面各脏腑发挥着自身的功能，另一方面脏腑功能之间又有着相辅相成的协同作用和相反相成的制约作用，依五行生克制化的规律，维持机体生理平衡。精、气、血、津液等是脏腑功能活动的基础，又依赖于脏腑功能活动而产生。形体结构与其生理功能的高度统一，即形神的统一，都反映了功能与形体的整体性和一致性。病理变化上，脏腑之间相互影响，任何局部的病变都可能引起全身的反应，整体功能的失调也可反映于局部。某一脏腑通过经络、气血津液影响其他脏腑的功能。诊断治疗上，当对疾病进行分析判断时，把局部病理变化与整体病理反应有机地统一起来。由于各脏腑、组织、器官在生理、病理上存在着相互联系和影响，在诊断疾病时，就可以通过五官、形体、色脉等外在的变化来了解和判断内部脏腑病变，从而作出准确的诊断，并从脏腑之间、脏腑与组织之间的关系入手，着眼于调节整体功能的失调，采取综合治疗，而不仅限于局部病变的处理。形体结构和生命基本物质的统一性，决定了功能活动的统一性，而不同功能活动的互根互用、相互协调关系是维持人体生命活动的关键。这种五脏一体观，充分反映出人体内部各组织和器官不是孤立的，而是一个相互关联的有机整体。

2. 人与自然环境的统一性 人类生活在自然界中，自然界存在着人类赖以生存的必要条件。如大自然存在的阳光、空气、水、各种物质、生物圈等，构成了人类生存、繁衍的基本外部环境。因此，自然界的风、寒、暑、湿、燥、火的运动变化，必然会直接或间接地影响人体，而机体则相应地产生生理和病理上的反应，故谓"人与天地相应者也"（《灵枢·邪客》）。这种"天人一体观"认为，天有三阴三阳六气和五行的变化，人体又有三阴三阳六气和五脏之气的运动。自然界阴阳五行的变化，与人体五脏六经之气的运动是相互收受应的。所以，人与自然环境密不可分，息息相通，即"人与天地相应"。《素问·四气调神大论》载："阴阳四时者，万物之终始也，死生之本也，逆之则灾害生，从之则苛疾不起。"人生活在自然界，应顺应自然，而不是违背自然的规律，身体才能维持健康。

季节气候对人体的影响：《灵枢·五癃津液别》所言"天暑衣厚则腠理开，故汗出……天寒则腠理闭，气湿不行，水下留于膀胱，则为溺与气"，说明了四季气候的更替变化使人表现出规律性生理适应过程，因此人体应随春夏秋冬的气候交变而出现相应的变化。如夏季汗多尿少、冬季汗少尿多等，就是人体生理活动适应自然气候自我调节的结果。同样，脉应四时而见春偏弦、夏偏洪、秋偏浮、冬偏沉等变化。天气的风雨阴晴对人的气血运行也会产生影响，如晴天阳光明媚，气血运行舒畅，人会感到神清气爽，而阴雨天乌云密布，气血运行迟缓，则使人感到倦怠郁闷。

昼夜晨昏对人体的影响：《素问·生气通天论》言"阳气者，一日而主外，平旦人气生，日中而阳气隆，日西而阳气已虚，气门乃闭"，说明了昼夜晨昏的变化对人体生理有不同影响，人体应与之相适应。人体的阳气，白天趋于体表，推动人体脏腑组织和器官进行正常的生理活动，有利于人们劳作；夜晚多趋于里，机体功能活动相对迟缓，便于睡眠休息，这反映了人体阴阳与自然界阴阳之间存在着适应性的自我调节变化。此外，人体的体温、脉搏、呼吸、血压等也有昼高夜低的节律变化。当人生病后，因晨起阳气生，中午阳气盛，人体内阳气与之相应，阳气渐生渐旺，阳气能胜邪，故白天病情较轻，而午后阳气衰，夜晚阳气内藏，人身阳气亦随自然界阳气的渐退而渐衰，故而傍晚加重。因此《灵枢·顺气一日分为四时》上说"旦慧、昼安、夕加、夜甚"。

地域环境对人体的影响：《素问·宝命全形论》有"人生于地，悬命于天，天地合气，命之曰人"，说明了地域环境对人体生理也有影响，人体应与之相适应。由于各个地区和方域都有其各自的自然环境和条件，所以各地区的气候、地理环境、人文习俗、生活习惯等也都存在差异。如南方气候炎热而多潮湿，故人体腠理较疏松，体格多柔弱瘦小；北方气候寒冷而多干燥，故人体腠理较密，体格壮实粗犷。一旦易地而居,环境突然变化,初期多感不太适应,出现"水土不服",容易患病,经过一段时间又可逐渐适应,都说明了地域环境对人体生理活动有一定影响,又说明了人体具有适应自然的能力。

人与天地相应,不是消极的、被动的,而是积极的、主动的。在自然界中,四时气候、昼夜晨昏、土地方宜等,均给予人的生命活动与疾病一定影响。因此人类应主动地适应自然,与自然保持和谐统一,从而提高健康水平,减少疾病发生。人的适应能力是有限的,而人与人之间也存在差异。一旦自然界变化过分剧烈,或由于个体自身适应及调节能力偏弱,不能对自然环境的变化作出相应的调整,就会发生某些疾病,所以因时、因地、因人制宜,是中医治疗学的重要原则。

3. **人与社会环境的统一性** 人不单是生物个体,具有自然属性,而且是社会中的一员,具备社会属性。社会环境不同,可造成个体的身心功能与体质的差异,如政治、经济、文化、宗教、法律、婚姻、风俗习惯、生活方式、人际关系、饮食习惯、兴趣爱好等社会因素,都会影响人体生理活动、心理活动及病理变化。心理因素与社会环境密切联系在一起,称为社会-心理因素。人生活在社会环境中,社会环境因素的变化与人们的身心健康和疾病密切相关。如社会安定,人们丰衣足食,生活规律,其抵抗力强,故病少而轻,寿命也长;社会动乱,人们流离失所,饥饱无常,其抵抗力下降,各种疾病易发生,故病多而重,死亡率也高。良好的社会环境,融洽的人际关系,可使人精神振奋,勇于进取,有益于身心健康;不利的社会环境,可使人精神压抑,或紧张恐惧,从而影响身心健康。政治、经济地位过高,易使人骄傲、霸道、目空一切;其地位低下,则易产生自卑感或颓丧情绪,从而影响人体脏腑功能和气血的流通,乃发疾病。社会进步,使人们的生活水平和健康意识提高,有益于健康和延年益寿;同时也会给人类带来一些不利于健康的因素,如人口增长、资源减少、环境污染、节奏紧张、失业下岗等,可使人精神紧张、情绪压抑、安全感与稳定感缺失等,导致一些新的身心疾病。中医学历来强调人与自然、社会的和谐统一,重视社会-心理因素,即情志因素对健康和疾病的影响,故《素问·上古天真论》说:"精神内守,病安从来?"

中医的整体观念,是中国古代哲学天人合一的整体观在中医学中的应用和发展,是中医学在临床实践中观察和探索人体与自然界关系所得出的认识,也是中医诊疗疾病时所必备的思想方法。治疗疾病必须着眼于全局,注意对整体的调节,避免"头痛医头、脚痛医脚"。如"从阴引阳,从阳引阴,以右治左,以左治右"(《素问·阴阳应象大论》),"病在上者下取之,病在下者高取之"(《灵枢·终始》)等,都是在整体观念指导下而确定的治疗原则。总之,整体观念贯穿于中医学的生理、病理、诊断、治疗、防病、养生康复之中,并对现代环境科学、认识和治疗身心疾病,以及解决天人对立的生态失衡,均有重要的指导意义。

二、恒动观念

(一) 恒动观念的含义

恒动,就是不停地运动、变化和发展。运动是物质固有属性。《格致余论·相火论》云:"天之生物,故恒于动,人之有生,亦恒于动。"中医学认为,一切物质,包括人体,都处于永恒而无休止的运动之中,"动而不息"是自然界的根本规律。因此,研究人的生命活动、健康和疾病等医学问题,应持有运动的、变化的、发展的观点,而不可拘泥一成不变的、静止的、僵化的观点。这种恒动观念也是中医学理论体系的基本特点之一。

(二) 恒动观念的主要内容

1. **生理上的恒动观** 人体脏腑器官的生理活动都是处于永恒无休止的运动变化之中。自然界生化万物有赖于恒动不休,人体生命活动也是如此。气是构成人体和维持人体生命活动的基本物质之一,气有很强的活动能力,无处不到,始终处于运动状态,时刻激发和推动着机体的各种生理活动。中医学把气的运动形式归纳成升、降、出、入,并谓"升降出入,无器不有"(《素问·六微旨大论》)。人体生、长、壮、老、已的生命活动过程就是一个升降出入气化作用的动态平衡过程。在这一过程中,充分体现了"动"。维持健康就要经常锻炼身体,即为"生命在于运动"。如人体对食物的消化吸收,津液的环流代谢,气血的循环灌注,脏腑的功能活动,物质与功能的相互转化,无一不是在机体内部以及机体与环境之间的阴阳运动中实现的。

2. **病理上的恒动观** 邪气伤人,非常则变,五脏相通,病变互传,移皆有次。从病因作用于机体到疾病的发生、发展、转归,整个疾病的全过程始终处于不停的动态变化之中。如外感表寒证未及时治疗,则可入里化热,转成里热证;实证日久可转为虚证;旧病未愈又添新疾,新疾又往往引动旧病等。另一方面疾病的病理变化多表现为一定的阶段性,发病初、中、末期都有一般规律和特点。如风温初期在肺卫,中期在气分或逆传心包,末期多致肺胃阴伤甚则波及营血分。从病理而言,不论是六淫所伤,还是七情为害,都导致人体升降出入的气化运动发生障碍,阴阳动态平衡失调,而引发疾病。换言之,机体发生疾病后所出现的一切病理变化,诸如气血瘀滞、痰饮停滞、宿食蓄积等,都是机体脏腑气化运动失常的结果。这些都是病理上的恒动观。

3. **疾病防治的恒动观** 人体的一切病理变化,都是机体脏腑、经络、阴阳、气血津液失去平衡协调,即阴阳偏盛偏衰的结果。《素问·至真要大论》说:"谨察阴阳所在而调之,以平为期。"根据疾病的阴阳变化,调整阴阳,以平为期,是指治疗应以调整机体的阴阳动态平衡为基本原则。中医学主张未病先防、既病防变的思想,就是以运动的观点去处理健康和疾病的矛盾,调整人体的偏盛偏衰,使之保持机体生理活动的动态平衡。因此,中医学养生及防治疾病的思想方法,均体现了运动是永恒的、静止是相对的恒动观念。

三、辨证论治

(一) 辨证论治的含义

辨证论治,包括辨证和论治两大方面,是中医认识疾病和治疗疾病的基本原则,是中医学对疾病的一种特殊的研究和处理方法,也是中医学的基本特点之一。

辨证则是从整体观念出发,将望、闻、问、切四诊所收集的病史、症状和体征等资料,依据中医理论,进行综合分析,辨清疾病的病因、病位、性质以及邪正关系等,从而概括、判断为某种性质的证。"辨",有审辨、甄别等意思。因而,辨证的过程就是对患者的病情作出正确的全面分析、推理、判断、诊断的过程,也可以说是分析并找出主要矛盾的过程。论治,是根据辨证的结果,选择和确立相应的治疗原则和治疗方法的过程,也是研究和实施治疗的过程。辨证是确定治则和治法的前提和依据,辨证准确才能立法有据,提高疗效;论治则是确定治疗原则、选择治疗的具体手段和方法,通过论治可以检验辨证的正确与否。辨证和论治,是诊治疾病过程中相互联系、不可分割的两个方面,是理、法、方、药在临床上的具体运用,是指导中医临床工作的基本原则。

(二) 辨证论治的主要内容

1. **强调个体化诊疗** 中医学将"人"置于自然、社会整体的核心,既注重人的群体共性,又注意区分个体差异。在对待健康与疾病的问题上,始终注意区别整体状态下的具体的"人",形成了中医学"辨证论治"的个体化诊疗特点。与西医学辨病治疗是不一样的。

2. **重视中医的"症""病"和"证"三者的不同** "症""病"和"证"三者有着质的区别:"症"主要是指症状,是机体因发生疾病而表现出来的异常状态,包括患者自身的各种异常感觉与医者的感觉器官所感知的各种异常表现,如头痛、身痛、发热、舌红、苔黄、脉数等。同一症状可以由多种不同病因引起,病理机制常大相径庭,基本性质也可以完全不同,如头痛可见瘀血头痛、痰湿头痛、风热头痛等。"病",疾病的简称,是指有特定的致病因素、发病规律和病理演变的一个完整的异常生命过程,常有固定的临床表现。疾病的命名,有些是根据临床表现命名的,如黄疸、消渴等;有些是根据疾病部位命名的,如肠痈、肺痈等;有些是根据病因命名的,如伤食、中暑等。同一种疾病可以有不同的本质特点,可以由不同的病因所致,更可以有不同的发展阶段。"证",有"证候""证据"之意,它是机体在疾病发展过程中某一阶段的病理概括,反映了疾病某一阶段的病因、病位、性质以及邪正关系和发展趋势,揭示了疾病的本质。"证"比单纯的症状或病名都更全面、深刻、确切地揭示了某阶段疾病变化的本质,在疾病诊治过程中更为重要。

3. 注重辨证与辨病的关系 辨证论治作为指导临床诊治的基本规范,它指导人们辨证地看待"症""病"与"证"的关系,既应看到同一种疾病常表现出多种不同的"证",又须注意不同的疾病在其发展过程中的某些阶段,有时可出现类同的"证"。因此在临床治疗时,还可根据辨证结果分别采取"同病异治"或"异病同治"等方法。如同为水肿病,根据其本质特点,可辨为多种证候:就脏腑而言,主要涉及肺、脾、肾三脏;就性质而言,既可有虚证,又可有实证;就病因而言,有风热、风寒、邪毒、水湿等。因此在治疗时必须根据这些不同的性质与特点,采用不同的治疗方法。又如对久痢脱肛、子宫下垂、胃下垂等不同的病,其证都是中气下陷,都可以采用升提中气之法来治疗。辨证论治的过程,就是中医认识疾病和治疗疾病的过程,是中医的理、法、方、药理论体系在临床上的具体应用过程。中医强调个体差异,侧重辨证与辨病相结合,重视整体与局部、客观与微观的辩证关系。中医治病主要不是着眼于病的异同,而是着眼于病机的区别。相同的病机,其基本治法就相同;不同的病机,其治法也就不相同,即所谓"证同治亦同,证异治亦异",实质上是由于"证"的概念中含有病机的缘故。这种针对疾病发展过程中,不同性质的"证"用不同的治疗方法去解决的法则,就是辨证论治的实质与精髓。

在临床中,针对疾病过程中的不同情况,随机应变,抓住主要矛盾,因时、因地、因人制宜,选择最佳的治疗方案,取得较好的临床疗效。

(范 恒)

第四节 │ 中医学与其他医学的交流

中医药发祥于中华大地,在不断汲取世界文明成果、丰富发展自己的同时,也逐步传播到世界各地,促进了当地医学的发展。

早在秦汉时期,中医药就传播到周边国家,并对这些国家的传统医药产生重大影响。宋元时期与海外通商达50余国,中外医药交流也空前地发展起来,我国与朝鲜、日本、印度、东南亚诸国及阿拉伯诸国等都有医药交流。

在东亚地区,我国与日本大规模的医药交流开始于唐朝。公元701年,日本以唐代医药制度为蓝本,制定了《大宝律令·疾医令》,规定了学习医药的必读书籍为《素问》《黄帝针经》《明堂脉诀》《针灸甲乙经》《新修本草》等中国医籍。宋元时期,我国与日本的药物贸易往来频繁,向日本出口的主要为"香药"。这一时期,宋医郎元房到日本镰仓侨居30余年,得到北条时赖和北条时宗的知遇,担任其侍医,促进了中医学在日本的发展。"金元医学"兴起后,日本学者田代三喜来中国留学,归国后将丹溪学说传入日本。公元1492—1500年,日本坂净运将《伤寒杂病论》带回日本,向日本医界介绍、传播仲景学说。我国与朝鲜的医学交流在宋朝达到顶峰,体现为向朝鲜送书、送医、送药。送书包括《太平圣惠方》《古今录验方》《张仲景方》《黄帝内经太素》等。在中国大多已经散佚的大批书籍,在高丽尚存许多善本。送医包括多次派遣医官去高丽设学馆,分科教授医术,推动了高丽医药与临床的发展。送药较为频繁,两国相互赠送药材,规模最大的是1079年,宋朝使团赴高丽送去100多种药材,其中包括牛黄、麝香、朱砂等多种珍贵药材。

在南亚地区,随着两汉时期丝绸之路的开通,中印医学交流日渐频繁,至唐朝已达到鼎盛时期。印度传统医学吸收了中医的"切脉""脉内""常脉""上焦""下焦"等概念阐释印度的主流医学——Ayurveda(音译:阿育吠陀)医学。中医学吸收印度医学的核心理论"四大",丰富和补充了五行学说,如南梁陶弘景《补阙肘后百一方》序中言,"人用四大成身,一大辄有一百一病",将印度医学理论引入中医学之中。唐代孙思邈《备急千金要方》:"地水火风,和合成人……然愚医不思脉道,反治其病,使脏中五行共相克切……凡四气合德,四神安和。一气不调,百一病生。四神动作,四百四病,同时俱发。"隋代巢元方《诸病源候论》载，"凡风病，有四百四种，总而言之，不出五种……一曰黄风，二曰青风，三曰赤风，四曰白风，五曰黑风"，将外来"四大"学说与本土"五行"学说之"五色"相结合。

在中亚地区，中国与阿拉伯国家的医药交流可以追溯到汉代张骞出使西域，在波斯即今伊朗等国逗留了很长一段时间，之后随此路输入我国的有石硫黄、密陀僧等不少阿拉伯药物。其后东汉班超出使西域，开辟了举世闻名的"丝绸之路"，扩大了中医药文化在阿拉伯国家的传播。阿拉伯的《医典》是隋唐时期中国与阿拉伯医学交流的一次总结，其中有关脉象的记载，采用了王叔和《脉经》中的理论。这一时期，我国向阿拉伯国家输出了肉桂、芦荟、樟脑、生姜等药物，同时乳香、没药、血竭、木香、胡芦巴等多种药物和阿拉伯医方传入我国。宋元时期，大量的阿拉伯药物输入中国，促进了对阿拉伯药物的认识和研究。宋代医方较唐代医方在香料的应用或组方上有很大变化，《太平圣惠方》《圣济总录》和《太平惠民和剂局方》中以香药命名的医方明显增加，包括苏合香丸、至宝丹、牛黄清心丸等。成书于金元时期的《伊儿汗的中国科学宝藏》，是迄今发现最早的一部波斯文的中国医学丛书，其中第一部为《王叔和脉诀》全译本，说明阿拉伯医学对中国脉学的了解较前代更为深入。

截至 2021 年，中医药已传播到 196 个国家和地区，我国与 43 个外国政府、地区和国际组织签署了专门的中医药合作协议。自 2015 年起，中国在国内开展了 59 家中医药对外交流合作示范基地建设，并与相关的"一带一路"国家开展了 30 个高质量中医药海外中心的建设工作，这些示范基地和海外中心共与 88 个国家开展了合作，培训外籍专业人员 7 100 人次，培养学生超过 1 万人次，并推动捷克、匈牙利等国家对中医药立法。世界卫生组织将以中医药为主体的传统医学纳入新版《国际疾病分类》（ICD 11），中医针灸被列入联合国教科文组织"人类非物质文化遗产代表作名录"，《本草纲目》和《黄帝内经》被列入"世界记忆名录"。据世界卫生组织统计，已有 113 个会员国认可使用针灸，其中 29 个设立了传统医学的法律法规，20 个将针灸纳入医疗保险体系。总部设在中国的世界针灸学会联合会有 53 个国家和地区的 194 个会员团体，世界中医药学会联合会有 67 个国家和地区的 251 个会员团体。中医药逐步进入国际医药体系，已在俄罗斯、古巴、越南、新加坡和阿联酋等国以药品形式注册。有 30 多个国家和地区开办了数百所中医药院校，培养本土化中医药人才。到 20 世纪 90 年代初，世界上已有三分之二的人口接受过包括中药、针灸、按摩、气功等方法治病防病。许多国家已不能满足于对中医的运用，同时还注重对中医理论的研究工作。日本科学技术厅曾组织 10 余所研究机构的专家教授，制定了"关于科学地证实'证'、经穴及确保生药资源的综合研究"的规划。近年，日本围绕中医的奥秘制定了"人体新领域研究计划"。韩国学者在对中药方剂的实验研究方面，除了进行一般的镇痛、镇静、解热、镇痉和抗炎等中枢神经系统药理作用研究外，还尝试了对方剂做有效成分的化学提取。法国太空研究中心的生命科学部已与我国中医药界合作，运用中医原理研究如何缓解人体在失重情况下的反应。法国很重视对中医古典文献的研究，现已将《黄帝内经》等十余部古典医籍译成法文出版，出版中医学术刊物近 10 种，并设有 18 家中医研究机构。

中医药已成为中国与东盟、欧盟、非洲、中东欧等地区和组织卫生经贸合作的重要内容，成为中国与世界各国开展人文交流、促进东西方文明交流互鉴的重要内容，成为中国与各国共同维护世界和平、增进人类福祉、建设人类命运共同体的重要载体。

（陈　震）

第五节 ｜ 中医学发展现状与展望

一、中医学的发展现状

（一）文献古籍的整理及挖掘

浩如烟海的中医古籍是中医学独特理论体系及其实践经验的重要载体。然而，在漫长的历史进程中，散失了大量的中医古籍，即或幸存下来的众多古医籍，亦是珉玉杂陈、真赝相参、刻印精粗不一，从而大大降低了它所应有的利用价值,因此有必要对其进行全面整理。新中国成立以来,对古医籍的整理大致有以下几种形式。

1. **注释语译** 1958 年人民卫生出版社出版的《黄帝内经素问白话解》是我国第一部将医经译作现代汉语的尝试。此后,南京中医药大学又以注释加语译的方式先后编辑出版了《黄帝内经素问译释》《伤寒论译释》《金匮要略译释》,另外还有其他作者的相类著作不断问世。这些都为初学者学习古医经提供了极大的帮助。

2. **校勘整理** 1963 年起人民卫生出版社先后校勘出版了《黄帝内经素问》及《灵枢经》,为人们提供了更为接近古籍原貌的版本。卫生部于 1982 年制订了校勘、整理出版 600 余部中医典籍的十年规划,其后在卫生部和国家中医药管理局的领导下,人民卫生出版社组织中医专家、学者和研究人员在最佳版本基础上,对规划内的《黄帝内经素问》《灵枢经》《难经》《神农本草经》《伤寒论》《金匮要略》《脉经》《中藏经》《黄帝内经太素》《针灸甲乙经》《诸病源候论》11 部重点中医古籍进行研究和整理,编著成校注本 10 种、语译本 8 种、辑注本 1 种。在保持原书原貌的基础上,广泛吸收中医学理论研究和文史研究新成果,使其成为研习中医的重要古籍资料。

3. **影印善本** 新中国成立以来,各出版机构对濒于失传的中医古籍善本整理影印出版,其数量之多,范围之广,系此前历代所不能比拟的。

4. **辑复佚书** 人为的毁坏与自然的损伤导致大量的古籍文献佚逸,在亡佚的古籍中有不少颇具价值者,因此辑复古籍就成为人们十分关注的课题。现代学者尚志钧教授辑复《新修本草》,使其流布于世。

5. **考古简帛实物研究** 新中国成立之后,以 1973 年长沙马王堆汉墓医书与 2012 年成都天回汉墓医书的两次医学专书的大量出土为代表,极大地促进了学术界对于中医出土文献保护与利用研究的热忱。1973 年,在长沙马王堆汉墓中共整理出帛书十一种,即《足臂十一脉灸经》《五十二病方》《养生方》《脉法》《阴阳脉死候》《却谷食气》《杂疗方》《胎产书》《杂禁方》及《阴阳十一脉灸经》(甲、乙本),另有简书四种,即《导引图》《十问》《天下至道谈》《合阴阳方》。其涉及养生、中医经脉与针灸、阴阳五行学说、中医方剂学等诸多中医药领域。同时,在马王堆汉墓中也发现了许多草木灰,经研究,包含十余种常见的中草药。2012 年,在四川成都金牛区天回镇西汉墓出土医书五部,即《脉书·上经》《脉书·下经》《治六十病和齐汤法》《刺数》及《逆顺五色脉藏验精神》,另有《医马书》和《经脉》(残简)各一部。涉医简帛文献的大量出土为中医药文化起源及其发展的研究带来了丰富的文献资料。

(二)证本质及病证结合研究

伴随着西方科学技术迅速传入我国,西医也在我国得到了很大发展,由此出现了中西医并存的局面。两种医学的交叉与渗透,各有优势,取长补短,有机结合,能更有效地解除患者之疾苦。

我国的中西医结合科技工作者,经过几十年艰苦努力,将中西医药理论与实践有机地结合起来,发扬各自的优势,克服彼此的不足,更有效地服务于广大民众的医疗和保健事业,已取得了举世瞩目的成就。此处仅列举若干研究成果介绍如下。

1. **辨病与辨证相结合的研究与应用** 中医的"证"是反映机体在疾病发展中的某一阶段的提炼概括,中医辨证能从中医病机本质揭示疾病的面貌;西医辨病的长处在于不断通过科学技术的进步而延伸或增强医务工作者感知患者病理变化的能力,从而使诊断明确或早期诊断逐渐成为可能,在现代生命科学意义上反映了疾病的本质。中医辨证的长处在于通过四诊合参获得患者的整体功能状态变化,即使西医检查未能发现任何阳性结果而难以诊断,但按中医理论进行辨证分析则是顺理成章。从各个系统疾病的现代医学检查所见与中医宏观辨证所见互参,丰富了对疾病的全面认识,进而做到中医辨证与西医辨病有机结合,大大提高了治疗的针对性。中西医结合工作者通过长期的临床实践和深入研究,逐步建立起临床各科多种疾病的辨病与辨证相结合的诊断分型标准和处方遣药规范,不仅使临床实践逐步规范化,更重要的是大大提高了治疗措施的针对性和临床治疗效果,并在证本质研究等方面也获得丰富成果,让病证结合有据可循。因而辨病与辨证相结合被认为是中西医结合领域最有代表性的成果之一。

2. 热毒证与清热解毒法的研究 传统中医认识的热毒证部分类似于感染性疾病,采用清热解毒的方药疗效良好。医学工作者对清热解毒法的作用机制进行了系列研究,发现一度被认为是中药抗菌药物的清热解毒方药,其抗菌作用并不强,很难用抗菌效价来解释其治疗作用,但进一步研究表明,清热解毒方药抗感染不仅有祛邪功效(如抗菌、抗病毒、抗内毒素、抗炎性细胞因子、抗氧自由基等),而且还有扶正作用(如增强免疫功能、保护机体组织细胞等)。由此,部分揭示了清热解毒法抗感染的作用机制,并为清热解毒方药与抗菌药物联合应用治疗重症感染性疾病(包括感染致多器官功能衰竭)提供了理论依据。

3. 血瘀证与活血化瘀法的研究 瘀血是中医学重要的病因和病理概念。中医认为瘀血是体内血液凝聚停滞所形成的病理产物,包括脉管中凝聚不行之血,又包括体内存积的离经之血。由瘀血产生的证候称为血瘀证,以具活血化瘀功效的方药或其他手段治疗血瘀证称为活血化瘀法。对血瘀证与活血化瘀法的研究结果表明,血瘀证存在血流动力学、血液流变学、微循环、凝血与纤溶系统、免疫系统、细胞因子平衡等多方面的紊乱;同期,对血瘀证的诊断标准和治疗方药进行了规范化研究,大大提高了中西医结合治疗心脑血管相关性疾病的疗效,使我国中医药治疗冠心病、心绞痛的疗效居于国际领先水平。活血化瘀的学术概念,不再是中医的专利,已经融入现代医学科学的各个领域。

4. 急腹症与通里攻下法的研究 急腹症是普外科的常见疾病,往往需要及时的手术治疗,并且风险大,病死率高。吴咸中院士等科技工作者,以中医学"六腑以通为用""通则不痛""不通则痛"理论为指导,运用通里攻下法为主的中西医结合综合治疗急腹症,大大降低了急腹症紧急手术率、手术并发症的发生率和危重急腹症(如急性重症胰腺炎、急性梗阻性化脓性胆管炎、胃十二指肠溃疡病穿孔等疾病)的病死率,研究成果达到国际先进水平。进一步对急腹症的中西医结合诊治规律以及针灸、中药的作用机制进行了深入探讨,拓展了下法的理论和实践。

5. 肾阳虚的本质及 IgA 肾病研究 中医藏象理论中的"肾"是先天之本。肾藏精,主生殖与发育,肾阴和肾阳是其他脏腑阴阳之根本。沈自尹院士等专家从"同病异治,异病同治"的理论出发,发现尿 17-羟皮质类固醇水平在不同疾病的肾阳虚患者中普遍很低,又通过对肾阳虚患者的下丘脑-脑垂体-甲状腺轴、性腺轴、肾上腺皮质轴进行全套功能测定和治疗前后分析比较,运用分子生物学方法和皮质酮大鼠模型模拟肾阳虚证,最终阐明了肾阳虚的本质是以下丘脑为主的包括多条神经内分泌轴功能紊乱的证候群,温阳补肾药物可改善肾上腺皮质和下丘脑-脑垂体-性腺轴功能。沈自尹所开展的肾阳虚证研究是国内首先开展、持续时间长、影响广泛的中医基础理论研究,是用现代科学技术方法系统研究中医理论的典范。

IgA 肾病是指以 IgA 或 IgA 为主的免疫复合物沉积于肾小球系膜区进而引发肾损伤为特征,以血尿和不同程度的蛋白尿、高血压为临床表现的肾小球疾病,发病率居于我国原发性肾小球疾病首位。IgA 肾病多呈慢性持续性进展,约 20%～40% 患者起病 20 年后发展为终末期肾脏病。IgA 肾病的西医治疗尚无特异性药物,主要是支持疗法,包括使用肾素-血管紧张素系统阻断剂、糖皮质激素、免疫抑制剂、靶向治疗等。IgA 肾病属于中医学"肾风""尿血""尿浊""水肿""腰痛""虚劳"等范畴。全小林院士对《黄帝内经》"五脏痹""伏邪"等内容进行梳理阐发,提出"脏腑风湿"理论,即人体感受外邪(风寒湿邪居多),外邪居留,内伏脏腑成痼疾,复感外邪后引动伏邪,造成疾病加重或反复。与 IgA 肾病在遗传因素影响下,呼吸道和胃肠道等黏膜反复受到外界刺激后出现免疫失调的发病机制相一致。全小林院士结合临床经验提出"审因论治"策略,重视祛邪,提出"三焦定位"。针对抑制 IgA 肾病进展,创制益气清解方,在此基础上寻找更有效的"靶方靶药"抑制疾病临床活动和病理损伤进展,最终改善 IgA 肾病的转归。

(三) 中药及中药来源的药物研究

1. 青蒿素的发明与疟疾的治疗 疟疾是威胁人类生命的一大顽敌,与艾滋病和癌症一起,被世界卫生组织列为世界三大死亡疾病之一。屠呦呦等中国研究人员从东晋葛洪的《肘后备急方》中"青蒿一握,以水二升渍,绞取汁,尽服之"的记载中受到启发,改进方法并获得关键性突破,成功提取了高效新型抗疟药物青蒿素,实验证明对鼠疟、猴疟均具有 100% 的抗疟作用,同时也突破了抗疟药必须具有含氮杂环的理论"禁区",世界数亿人因此受益。屠呦呦以"从中医药古典文献中获取灵感,先驱性地发现青蒿素,开创疟疾治疗新方法",获得 2015 年诺贝尔生理学或医学奖,此后再获 2016 年度国家最高科学技术奖。

2. 砷制剂治疗白血病　"以毒攻毒"的理论是中医学对临床运用剧毒药物治疗疑难重症的一种朴素认识。"砒乃大热大毒之药,而砒霜之毒尤烈"(《本草纲目》),砒石经升华而成砒霜,砒霜为传统去腐生肌毒药,其有效成分是三氧化二砷(亚砷酸)。中医工作者在民间医生以含砒石的制剂外用治疗皮肤癌的基础上,应用含砒霜的复方中药"癌灵一号"治疗急性早幼粒细胞白血病,通过反复筛选并最终确定砒霜为主药、三氧化二砷为有效成分,以之治疗白血病取得了令人震惊的成果,达到世界领先水平。此后研究人员又进一步阐明了三氧化二砷治疗白血病的主要作用机制在于诱导白血病细胞凋亡。*Science* 对此发表评论:"古老的中医又放出新的光彩。"砷制剂已被广泛应用于治疗白血病,特别是急性早幼粒细胞白血病(M_3 型白血病)。该成果先后获得美国拉斯克临床医学奖、第七届圣捷尔吉癌症研究创新成果奖、2018 年舍贝里奖等。

(四) 重大疾病的防治研究

1. 中西医结合防治心血管疾病　近年来,心肌梗死、高血压、冠心病和心绞痛等心血管系统急重症的发病率快速增长,现代医学对心血管疾病的诊断明确,但内科治疗及术后调治方法单一。如不稳定型心绞痛是由于冠状动脉发生病理改变,血管进一步出现堵塞并导致血供不足,心肌细胞出现急性缺血、缺氧,以心前区压榨样疼痛为主要典型表现的临床综合征。西医的常规用药大多数为双抗(抗凝血和抗血小板聚集)加降脂减少斑块形成,长时间的服药可能会导致心功能异常。在临床上佐以中医药治疗不但能够提高临床疗效,还能改善服用西药时产生的不良反应。配合中医外治法如针灸、艾灸、穴位贴敷以及耳穴压豆,作用于穴位或者循行的经络,可以活血化瘀、化痰降浊,从而畅通脉络,达到治疗本病的目的。中医外治法的发展丰富了治疗不稳定型心绞痛的手段,且为一些难以服药的患者提供了新的途径,具有简便、实用、安全等优势,可以通经活络,直达病所,迅速起效,在临床上作为辅助治疗手段,可以大大提高疗效。

2. 中西医结合治疗肿瘤　对于恶性实体肿瘤,现代医学以手术切除、放射治疗、化学药物、生物靶向治疗等方法为主,对于减轻肿瘤负荷疗效显著,尤其是对早期诊断的病例疗效更为满意。然而,恶性肿瘤往往不是局部性疾病,手术治疗不能彻底解决问题,放疗和化疗等治疗后产生的如骨髓抑制和免疫功能低下等毒副作用,对机体损伤明显;有时因治疗前难以预测肿瘤患者对放疗和化疗等治疗的敏感性和耐受性,部分病例甚至可能发生严重不良反应。中医药重视扶助正气,以扶正固本、祛邪解毒、调理阴阳气血之法,配合手术、放/化疗等手段,可起到增效减毒作用,尤其是可以显著改善或避免放疗和化疗产生的骨髓抑制和免疫低下,有助于提高患者对放/化疗的耐受性,有效提高肿瘤患者的生存质量。中西医结合综合治疗恶性肿瘤,可减轻患者痛苦,提高患者生活质量,延长生存期。此为发挥西医减轻肿瘤负荷之长、弘扬中医增强机体抵抗力之长的互补结合点,提高了治疗水平,因而被国际医学界誉为恶性肿瘤治疗的新模式。

3. 中西医结合治疗代谢性疾病　现代社会人们生活节奏加快,生活方式和饮食结构发生巨大变化,很多人缺乏适量运动,加之机体过度的营养摄入,导致体内脂质、葡萄糖、蛋白质代谢紊乱,肥胖症、非酒精性脂肪肝、动脉粥样硬化、2 型糖尿病等代谢性疾病在全球范围内呈快速增长的趋势,成为严重威胁人类健康的重大慢性疾病。其中,糖尿病属中医学的"消渴"范畴,病变脏腑涉及肺、脾、肾,病位可分为上、中、下"三消"。常规西医治疗多采用口服降糖药物或配合胰岛素治疗。然而,口服降糖药物或注射胰岛素配合降糖药物治疗虽能达到降糖效果,但需要长久服药,且有较多不良反应,如低血糖或停药后的血糖反弹等。近年在"治未病"理论指导下中医药干预糖尿病前期获益的证据比较充分。中医药干预糖尿病前期的目标是通过生活方式改变配合中医药干预方法,使其血糖逆转为正常或维持在糖尿病前期,从而预防或延缓其进展为糖尿病。常规西医治疗结合中医药治疗糖尿病,在控制血糖的同时可降低并发症发病率,如:针灸可疏通经络、调和阴阳,通过刺激相应穴位改善微循环,减轻糖尿病下肢病变疼痛;八段锦及太极拳等中医传统功法融入糖尿病患者日常生活中,对糖尿病防治起到积极作用。

4. 中西医结合治疗脑血管病 脑血管病是一类致残率和死亡率极高的疾病,属于中医学的"中风病,中脏腑"范畴,有"脱证"和"闭证"之分,可有"厥证""痉证"的表现,具有突然起病、发展迅速、病情危重、并发症多的特点。现代医学常以手术、脱水降颅内压、营养脑细胞、抗感染等治疗措施,对脑病急性期治疗更有优势,而恢复期和后遗症期,中西医结合治疗可使患者获益最大。有研究表明,中医药可通过改善微循环、降低颅内压、清除自由基、减轻炎症反应等多靶点、多途径辅助治疗重症脑病,减轻重症脑病患者神经损伤,降低重症脑病的致残率,提高患者病后的生存质量。此外,针灸推拿疗法与中药联用可提高临床有效率,促醒益智,改善患者肢体运动功能。因此在脑血管疾病的治疗上,应充分发挥中医药治疗的作用,在西医常规治疗的基础上,尽早采用中西医结合治疗,使患者临床获益最大化。加强中医药治疗脑血管疾病机制研究,增加前瞻性、多中心、大规模的临床研究,也是未来该病研究的一个重要方面。

二、中医学的展望

(一) 中医理论的现代诠释

1. 中医学理论具有独特的价值 中医治病,注重调整偏离的正常状态,而无严格意义上的"病"的概念,而中医强调辨证的"证",内容颇为广泛,包括阴阳、气血、脏腑的不同偏离正常的状态。因此,不管西医学是否能明确诊断,中医运用望、闻、问、切四诊,总能作出一个中医诊断,确立相应的治法,以达到调整平衡、促进健康的效果。此种模式体现了中医学具有先验性的独特优势和特点,尤其在面对突发重大公共卫生事件时,中医学可通过辨证论治,在尚未明确西医诊断的情况下,判断证型,提出诊疗和用药方案。

中医学的独特理论体系在疾病预防中也有优势。一方面,中医学的"未病先防"理念有很多潜在的优势,如"体质状态学说"中改善和优化体质状态、益智养性、增寿延年等内容,具有现实指导意义。若能在病前采取干预和防范,将真正达到防病于未然的目的。另一方面,中医强调关注患者病后状态,体现在许多慢性疾病和疑难病症,即便已基本治愈,仍重视病后调治。如肿瘤患者的中晚期治疗,许多患者在临床中已被宣布不治,但经中医调理后"带瘤生存",有效地提高了肿瘤患者的生活质量。在现代医学中,病后调养、促进康复可以说是一个亟待解决的普遍问题。大量的病后虚羸、功能损伤或失调者亟待采取积极的措施,加以改善,促进康复,中医学在这方面的优势不容忽视。

2. 中医理论亟须重新认识及阐发 中医学中许多合理而深刻的观念,对医学研究有着重要的意义,有可能是未来医学发展的生长点。这类合理的观念有:天人和谐的天人观;注重生存和健康、强调顺应自然的养生观;把生命看作是自我协调、自趋稳态,疾病则是这种协调失序,治疗则又追求"以平为期"的稳态观;注重自身"正气"的发病观;注重心身合一、协调的心身观等。理论的创新是"变革"的先导。近20多年来,海内外关于医学观、医学模式、医学目的以及健康观、疾病观、治疗观的讨论,正是出于构建未来更为合理的世界医学发展的需要。作为一个存在数千年而又与西医学全然异质的传统医学体系,理论层面值得发掘整理和提炼升华的内容非常丰富,完全可以进一步深入、系统、超前地进行研究、阐发、探索和创新。在洞察中医药文化、科学与医学发展总体走向的前提下,提炼出有现实指导价值的合理观念和思想,以期为中医学自身的发展提供指南,并为世界医学方向的调整提供思路和借鉴。漫长的历史发展规律彰显,中医学理论的继承和创新是中医学生存之本、生命之源,也是其不断发展的内在要求和原动力。在科学技术飞速发展、民众医疗卫生需求不断增长的今天,面对新时期生活方式的改变、人群构成和疾病谱的变化、干预手段的多样、技术手段的拓宽、国际化的深入、多学科的交融等种种挑战和机遇,中医学理论也应该在继承的基础上,有其崭新的面目。

（二）中医药对新兴研究方法的吸收和应用

当代人类较以前生活方式发生了重大变化,当代医学也面临新的严峻挑战。同时科学技术发展日新月异,不断为当代医学开拓新的前沿和提供新的机遇。中医药独特价值的发挥需要吸收新的科学技术和先进的研究方法,促进临床诊疗技术的提升和创新。

1. **中医药结合真实世界研究**　真实世界研究（real word research,RWR）是以患者为核心的研究,从患者的角度出发,观察评价干预措施在真实医疗过程中的有效性、安全性和经济性等的研究方法体系。中医药注重"整体观念"与"辨证论治",强调"个性化治疗",而RWR强调以患者为中心,重视以患者意愿为基础的同时结合实际病情给予干预措施,评价指标上重视与患者生活状态相关的结局指标,二者十分契合。将RWR与中医药临床研究相结合,既保留中医特色,又能促进中医理论的科学阐发。近年来中医药真实世界研究注册量呈上升趋势,但该领域研究注册仍存在研究者对于真实世界研究的认识理解不足、对临床试验注册的重视度不够、注册数据质量不高等问题。大数据时代,中医药应充分利用中医临床实践过程中产生的真实数据,结合中医经典传承及历代文献大数据,将数据与RWR相结合,充分利用科学研究方法将中医药的实践与传承更好地展现出来。最后,建立中医药临床试验注册规范。RWR具有大样本量、多中心、研究周期长等特点,更需要规范以保证和提高中医药RWR的质量,这对于中医药的发展及促进高质量中医药证据走向世界具有重要意义。

2. **中医药结合人工智能**　人工智能（artificial intelligence,AI）是主要用于延伸、模拟、扩展人类智能的理论方法及系统应用的一门学科。现阶段AI技术在中医药领域中的应用,主要体现在数据挖掘技术上,依托大数据的优势对中医药文献进行整理,对中医药优势病种进行分析以及对中医药临床评价的数据进行研究。基于数据挖掘的AI技术,为中医药思维创新提供了新的方法,加速了中医药与现代技术的融合,为中医药的科学化提供了有力的数据支撑,开辟了中医药现代化研究的新模式。随着深度学习模型、大数据统计以及互联网在中医药领域的广泛应用,利用AI技术对医学文本、影像图文等数据进行统计与整理,分析数据之间的内在关联性,并对于核心要素进行多角度挖掘,充分揭示中医药内在规律,促进临床诊疗技术的研发。

在文献整理方面,数据挖掘技术与人工智能的结合实现了中医文献整理与中医经典传承的跨越式发展。基于人工智能的数据挖掘和知识发现技术可以高效地实现数据的录入、查询、统计等功能,用机器学习的方式来分析数据库系统中储存的数据之间的相互关联,发现数据中隐藏的知识与规则。

在健康管理方面,借助AI信息技术,将中医诊疗方案与临床案例进行分类整理并应用于现代的健康管理之中。首先,建立科学规范的数据分析平台,利用AI技术将中医的名词术语、临床诊疗方案、临床评估数据等进行规范整理,建立统一的中医术语标准体系,构建中医大数据分析平台,形成多元化、系统化的智慧中医健康管理系统。其次,利用大数据智能分析不断优化智慧中医的算法模型,实现信息采集、体质分型、风险预测与评估反馈的中医健康智能化管理方案,提升智慧中医的服务水平与能力。

在智能设备研究方面,以中医药诊疗体系为主体,以信息技术为支撑,深度挖掘AI的技术价值及应用潜力,推动智能化设备不断创新。主要从智能化设备的研究设计、服务人群的需求、使用者的临床体验以及临床效果评估等方面入手,遵循中医学的理论思想,结合AI技术对个体健康状态进行干预与评价,构建中医辨识的标准以及算法模型,对临床疗效测量并评价,并自动匹配合理的干预方案。以人工智能技术为代表的科学技术发展步入新时期、新阶段,中医发展也迎来"智能升级"与"弯道超车"的现实可能性。应实现人工智能技术与传统中医模式深度融合发展,强化中医文化传承,规范中医诊疗发展,促进中医诊疗的全面发展。

3. **中医药结合"精准医学"**　"精准医学"以人类基因组研究的大数据为基础,旨在发展"精准诊断""精准治疗",成为人类面对心脑血管疾病、神经退行性疾病、肿瘤、免疫性疾病等高度异质性疾病的新的发展方向。精准医学需要"精准诊断""精准治疗药物"和"精准治疗方案"才能实现个体化的治疗。中医药在数千年的发展历史中形成了整体观念、辨证论治等基本理念和诊疗模式,彰显了同病异治、因人而异、因病程而异的个性化治疗的理念,与"精准医学"的个性化诊疗的基本取向相一致。然而中医药客观证据和精细化、量化上有所欠缺,从而影响中医药个体化治疗优势的发展。要推动中医"精准医学"的发展,要在"精准诊断"方面探索具有中医特点的疾病分型、疾病分期技术,探索和建立具备中医特色和优势的生物标志物,使传统中医依靠主观经验判断的整体宏观辨证转变为宏观与微观结合的辨证方式,实现中医辨证的客观化、精细化和适度量化;在"精准治疗"方面,要坚持因人而异、因病程而异的原则,完善包含体质类型、气候环境、生活方式的个性化综合治疗方案。要注重探索中药复方的精准应用。总体来说要从"精准诊断"和"精准治疗"两方面突出中医药个体化、动态化、整体性的诊疗理念。

(三)中西医结合诊疗技术、方案研究

目前,中医药在心血管疾病防治、恶性肿瘤治疗、代谢性疾病防治和脑血管疾病防治中的疗效与常规治疗的疗效对比方面,已开展了众多的临床研究和机制探索,然而却面临着诸多问题。如多数研究为个人经验方或者经典方剂加减化裁,缺乏大样本、多中心的研究;又如中医辨证论治标准及疗效判定标准有待细化、量化;再如中医药以多成分调控多靶点为优势,同时因其具体成分不明,在临床的不良反应和使用禁忌上仍需要进一步研究与明确。除此之外,在临床研究基础上进一步探索机制研究,更有利于中医药的发展。

(四)中医学应对重大、突发疾病的优势

中医临床有众多优势有待发扬,如中医药治疗乙型脑炎等传染病、小夹板治疗骨折、针灸镇痛、下法治疗急腹症、扶正法治疗肿瘤、中医治疗痔瘘等。在心脑血管病、肿瘤、免疫性疾病、代谢性疾病、内分泌疾病、心身疾病、传染病、老年病等病症中,中医学十分关注病前和病后的状态,积累了丰富的知识和经验。现代研究证明,如今疾病谱中占主导地位的各种多因素类疾病,是可以通过有效的病前综合性干预加以预防或减缓其致病性的。因此,对心脑血管疾病、糖尿病等慢性流行性疾病的处置重点,从原来的注重临床治疗转向同时重视病前的综合干预,并总结凝练出"脑心同治理论"和"络病学说"等。基于"络病学说"指导心脑血管病、糖尿病等疾病的科研与临床实践,形成了治疗心脑血管病的系列药物。这些成果就是中医学整体观念、养生和防治原则的运用和体现。

中医学探索的脚步从未停滞。近年来涌现的一些理论创新,如中医学基础的"气学理论""体质学说",藏象经络的"脑病学""脉络论",病因学的"瘀毒致病学说""疫毒学说""新五积说",诊断学的"证素学说""微观辨证",方剂学的"君臣佐使论",治疗学的"治未病理论""脑心同治理论""芳香温通法""活血化瘀法""妇科调周法""菌毒并治法""冬病夏治法""肿瘤扶正法"等,顺应时代要求,推陈出新,对中医学实践起到了推动作用。此外,在一些新兴医学学科、边缘学科或潜在的新领域中,如时间医学、地理气象医学、行为医学、社会医学、运动医学、健康医学、男性学、进化医学等领域,中医学也有着很大的发展空间。

历史和当今的发展表明,中医学确实是一个伟大的宝库,独特的价值决定了其发展潜力巨大、发展空间广阔。继承和弘扬中医学,使之更好地发扬光大,与现代健康理念相融相通,造福广大人民群众,促进健康中国建设,中医学的未来将会更加辉煌。

(陈 震)

复习思考题

1. 中医的四大经典著作是哪几部?
2. 简述金元四大家及其学术主张。
3. 简述元气论之气的含义与基本特征。
4. 中医学运用元气论体现在哪些方面?

5. 简述阴阳的概念与阴阳学说的基本内容。

6. 中医学运用阴阳学说体现在哪些方面？

7. 简述五行的基本特征与五行学说的基本内容。

8. 中医学理论体系的基本特点包括哪些内容？

9. 什么是整体观念,整体观念包括哪些内容？

10. 中医学中"症""病""证"的概念及相互之间的区别是什么？

本章思考题解题思路

本章目标测试

第二章 | 藏象学说

【内容提要】

中医学正常人体观,主要包括藏象学说、经络学说、体质学说,它们分别是相对独立而完整又相互联系的理论体系。本章主要涉及藏象学说和体质学说,经络学说被列入针灸学基础章节。

藏象学说是研究藏象的概念内涵,各脏腑的形态结构、生理功能、病理变化及其与精、气、血、津液、神之间的相互关系,以及脏腑之间、脏腑与形体官窍及自然和社会环境之间的相互关系的理论体系。藏象学说以脏腑为基础,以五脏为中心。藏象学说是中医学关于人体生理病理的系统理论,也是中医学理论体系的核心内容。

【学习要点】

1. 掌握藏象的基本概念和藏象学说的主要内容,五脏、六腑、奇恒之腑的生理功能。
2. 熟悉五脏的系统连属,精、气、血、津液、神的主要生理功能。
3. 了解脏腑之间及精、气、血、津液、神之间的相互关系,体质学说的主要内容。

藏象学说,是以脏腑的形态、生理病理及其相互关系为研究目标的理论体系。中医学既通过解剖分析的直接观察方法认识脏腑的形态和功能,又运用哲学思维以整体观的方法认识脏腑的生命活动规律。因此,中医学的脏腑,不仅是形态学结构的脏器,而且是具有某些功能的生理病理学系统。

第一节 | 概　述

本节主要阐述藏象的基本概念、藏象学说的主要内容及主要特点。

一、藏象的基本概念

藏,是指藏于人体内的脏腑器官,即内脏。象,即征象、形象,其涵义有二:一指脏腑器官的形态结构,如"心象尖圆,形如莲花"(明代李中梓《医宗必读·改正内景脏腑图》);其二指脏腑的生理功能活动和病理变化表现于外的征象。藏象,是指人体内脏腑的生理功能活动和病理变化反映于外的征象。

二、藏象学说的主要内容

藏象学说以脏腑为基础,阐述脏腑的形态结构、生理功能、病理变化及其与精、气、血、津液、神之间的相互关系,以及脏腑之间、脏腑与形体官窍之间的相互关系。

脏腑,是内脏的总称。按其生理功能特点,分为三类。五脏,即心、肺、脾、肝、肾(在经络学说中,心包络亦作为脏,故又称"六脏");六腑,即胆、胃、小肠、大肠、膀胱、三焦;奇恒之腑,即脑、髓、骨、脉、胆、女子胞。五脏,多为实质性脏器,其共同的生理功能主要是化生和贮藏精气;六腑,多为中空管腔性脏器,其共同的生理功能主要是受盛和传化水谷。《素问·五藏别论》提出"所谓五脏者,藏精气而不泻也,故满而不能实……六腑者,传化物而不藏,故实而不能满也",是对脏腑功能的总概括,并且简要阐明了五脏与六腑之间的主要区别。奇恒之腑,奇,异也,恒,常也。奇恒之腑,形态似腑,多为中空有腔的脏器,而功能似脏,贮藏精气,不同于五脏和六腑,故称奇恒之腑。

精、气、血、津液是构成人体和维持人体生命活动的基本物质,是脏腑、经络等生理活动的物质基础。神,是生命活动总的体现。精、气、血、津液、神是脏腑功能活动的产物,它们之间存在着相互依存、相互制约的关系,它们与脏腑、形体官窍之间也存在着相互依赖、相互影响的关系。

因此,藏象学说的主要内容包括两方面:一是研究各脏腑组织和器官的形态结构、生理功能、病理变化及其相互关系;二是研究精、气、血、津液、神的生理功能、病理变化及其相互关系,以及它们与脏腑之间的关系。

三、藏象学说的主要特点

(一) 以五脏为中心的整体观

以五脏为中心的整体观主要体现在以五脏为中心的人体自身的整体性及五脏与自然环境的统一性两个方面。

1. 以五脏为中心的人体自身的整体性　藏象学说认为,人体是一个极其复杂的有机整体,人体各组成部分之间,结构上不可分割,功能上相互为用,代谢上相互联系,病理上相互影响。藏象学说是以五脏为中心,通过经络系统的沟通联系,将六腑、五体、五官、九窍、四肢百骸等全身脏腑与形体官窍联结成一个有机整体。五脏,代表人体的五个生理系统,人体所有的组织和器官都可以包括在这五大系统之中,即肝系统(肝、胆、筋、目、爪)、心系统(心、小肠、脉、舌、面)、脾系统(脾、胃、肉、口、唇)、肺系统(肺、大肠、皮、鼻、毛)、肾系统(肾、膀胱、骨、耳、二阴、发)。这五大系统之间通过经脉的络属沟通和气血的流贯相互联系。五脏功能的协调共济,相互为用,是维持人体生理平衡的重要保证。此外,五脏的生理功能与精神情志密切相关。人的精神活动由五脏精气化生和充养,故《素问·宣明五气》将精神意识思维活动分属五脏藏寓,即"心藏神,肺藏魄,肝藏魂,脾藏意,肾藏志",而《素问·阴阳应象大论》将情志活动分由五脏所司,即"心在志为喜""肺在志为忧""脾在志为思""肝在志为怒""肾在志为恐"。

2. 五脏与自然环境的统一性　人体不仅本身是一个有机整体,而且与自然环境保持着统一性。人赖自然环境以生存,人的生命活动必然受到自然环境的制约和影响;机体对自然环境的影响,也必然要作出相应的反应。故《灵枢·岁露》提出"人与天地相参也,与日月相应也"。所以,藏象学说将人体与天地置于同一体系中考察研究,强调内外环境的统一性。藏象学说应用五行学说将自然界的五时、五方、五气、五化等与人体五大功能系统密切联系,构成人体内外环境相应的统一体。例如,五脏与五时之气是相互通应的,心通于夏气,肺通于秋气,脾通于土气(长夏之气),肝通于春气,肾通于冬气(《素问·六节藏象论》)。

(二) 从"象"来考察"脏"的功能活动

机体外部的各种表现与内脏的功能活动存在着相互的联系。藏象学说的形成,虽以一定的古代解剖学知识为基础,但其发展主要依赖于古代医家对长期生活实践的观察和医疗实践经验的积累,主要基于察外知内、取象比类、整体观察等研究方法,观察到内在脏腑反映于外的各种征象。其观察分析的结果,必然超越人体解剖学的脏腑范围,从而形成具有某些功能的生理病理学系统。因此,藏象学说着重对人体进行整体的观察,通过分析人体反映于外部的临床表现(征象),来认识内脏的生理功能和病理变化。

第二节 ｜ 脏　腑

脏腑是位于人体颅腔、胸腔和腹腔之内,视之可见、触之可及的内脏器官的总称,是一个形态结构和生理功能相统一的综合概念。脏腑包括五脏、六腑和奇恒之腑。

本节主要阐述五脏的主要生理功能与系统连属,六腑的主要生理功能,奇恒之腑的主要生理功能,以及脏腑之间的相互关系。

一、五脏

五脏,即心、肺、脾、肝、肾的合称。五脏的共同生理功能是化生和贮藏精气。五脏虽各有其生理功能及系统连属,但彼此协调,相互为用,共同维持人体的生理平衡。

(一) 心

心,位于胸腔之内,膈膜之上,两肺之间,脊柱之前,形似倒垂未开之莲花,外有心包护卫。心为神之舍,血之主,脉之宗,为五脏之首,在五行属火,在五脏阴阳中属阳中之阳,起着主宰人体生命活动的作用。心的主要生理功能是主血脉,主神志。心在志为喜,在体合脉,其华在面,开窍于舌,在液为汗,与夏气相通应。心与小肠相表里。

1. 心的主要生理功能

(1) 心主血脉:是指心气推动血液在脉中循行,周流全身,发挥营养和滋润作用。心、脉、血三者共同构成一个循环于全身的系统,以心气充沛、血液充盈、脉道通利为基本条件,其中心气起着主导作用。心主血脉包括心主血和心主脉两个方面。

心主血:基本内涵是指心气能推动血液运行,以输送营养物质于全身脏腑和形体官窍的作用。人体各脏腑器官、四肢百骸、肌肉、皮毛及心脉自身,皆有赖于血液的濡养才能发挥其正常的生理功能,以维持生命活动。血液的运行与五脏功能密切相关,其中以心的功能尤为重要。心气充沛,心血充盈,心阴与心阳协调,心脏搏动有力,频率适中,节律一致,血液才能正常输布全身而发挥濡养作用。心之气血不足,或心阴不足,或心阳不足,心脏搏动无力,均可导致血液运行失常。心主血的另一内涵是心有生血作用,即"奉心化血"(清代唐宗海《血证论·脏腑病机论》),主要指饮食水谷经脾胃受纳运化而生成的水谷精微,经心阳的作用,化为赤色血液,即《素问·经脉别论》所谓"浊气归心,淫精于脉"。由上可见,心有总司一身血液运行及参与血液生成的作用。心阳虚衰,可致血液化生和运行障碍。

心主脉:是指心气推动和调节心脏的搏动和脉管的舒缩,使脉道通利,血流通畅。心与脉直接相连,脉是血液运行的通道,心、血、脉三者共同形成一个循环于全身的密闭管道系统。心气充沛,心脏有规律地搏动,脉管有规律地舒缩,血液则被输送到各脏腑和形体官窍,发挥濡养作用,以维持人体正常的生命活动。《素问·痿论》"心主身之血脉"和《素问·六节藏象论》"心者……其充在血脉",是针对心脏、脉管和血液构成的一个相对独立系统而言。

心主血脉的功能是否正常,可以通过四征象(面色、舌色、脉象及心胸部感觉)进行观察。若心气充沛,血液充盈,脉道通利,则面色红润有光泽,舌质淡红,脉和缓有力,心胸部感觉舒畅;若心气不足,血脉空虚,则心悸怔忡,胸闷气短,面白无华,舌质淡,脉细弱无力;若心脉瘀阻,则心胸憋闷疼痛,面色与舌色青紫,舌质有瘀斑瘀点,脉象细涩或结代。

(2) 心主神志:又称心主神明或心藏神,是指心有主宰人体五脏六腑、形体官窍的一切生理活动和人体精神、意识、思维等心理活动的功能,故《素问·灵兰秘典论》称"心者,君主之官,神明出焉"。神,有广义和狭义之分。广义之神,是指整个人体的生命活动及其外在表现;狭义之神,是指人的意识、思维等精神活动。"心者,五脏六腑之大主也,精神之所舍也"(《灵枢·邪客》),是对心主神志这一功能的总结。

心主广义之神:是指心主宰五脏六腑、形体官窍的一切生理活动。人体五脏六腑、形体官窍在心的主宰和调节下,彼此协调,共同完成整体的生命活动。若心神正常,人体各脏腑的功能相互协调,分工合作,则全身安泰。若心神不明,失去主宰和调节作用,则可出现"心动则五脏六腑皆摇"(《灵枢·口问》)的病证,甚至危及生命活动,故《素问·灵兰秘典论》称"主明则下安……主不明则十二官危"。

心主狭义之神:是指心主宰人体的精神活动。心能够接收外界客观信息并作出反应,进行意识、思维、情志等活动。《灵枢·本神》提出"所以任物者谓之心",故七情内伤,首伤心神,但必须认识到,心主神志的功能,属大脑的生理功能,是大脑对外界事物的反应。

若心主神志的功能正常,则精神振奋,神志清晰,思维敏捷,反应灵敏。若心主神志的功能异常,则可出现精神、意识、思维的异常,如失眠、多梦、健忘、反应迟钝、精神萎顿,甚则出现谵妄、昏迷、不省人事等临床表现。

心主血脉和心主神志之间有着密切关系。一方面,"血者,神气也"(《灵枢·营卫生会》),即指血液是神志活动的主要物质基础,心神必须得到心血的濡养才能正常工作。另一方面,心主神志,主宰整个生命活动,心主血脉的功能也受心神的主宰。

2. 心的系统连属

(1)心在志为喜:《素问·阴阳应象大论》称"在脏为心……在志为喜"。喜,是人对外界信息所产生的良性反应,对心主血脉等生理功能有益。若喜乐过度,则心脉、心神受损,因而有"喜伤心"(《素问·阴阳应象大论》)、"喜乐者,神惮散而不藏"(《灵枢·本神》)、"神有余则笑不休,神不足则悲"(《素问·调经论》)之说。

(2)心在体合脉,其华在面:脉指血脉。心合脉,是指全身的血脉都属于心。华,是光泽、华丽之义。其华在面,是指心脏气血的盛衰,可以从面部的色泽变化显露出来。《灵枢·邪气脏腑病形》载:"十二经脉,三百六十五络,其血气皆上于面而走空窍。"由于头部血脉极其丰富,全身气血皆上注于面,故心的气血盛衰及其生理功能正常与否皆可显露于面部的色泽变化。若心气旺盛,血脉充盈,则面部红润有光泽。若心气血不足,则可见面色㿠白无华;若心脉瘀阻,则见面色青紫。

(3)心在窍为舌:又称心开窍于舌,是指通过对舌的观察,可以了解心主血脉和心主神志的生理功能状态。舌主司味觉和表达语言。心的生理功能正常,则舌体红润柔软,运动灵活,语言流利,味觉灵敏,故《灵枢·脉度》称"心气通于舌,心和则舌能知五味矣"。若心阳不足,则可见舌质淡胖或紫暗;心阴不足,则可见舌质红绛;心血不足,则可见舌体瘦薄,舌质淡白;心火上炎,则可见舌质红赤,甚则口舌生疮;心血瘀阻,则可见舌质紫暗或有瘀斑瘀点。若心主神志的功能异常,则可见舌强、语謇,甚或失语等。

(4)心在液为汗:心与汗液的生成和排泄关系密切。汗,乃体内津液通过阳气的蒸化后由玄府(汗孔)排出体表之液体,即"阳加于阴谓之汗"(《素问·阴阳别论》)。由于汗为津液所化生,血与津液同出一源,而心主血脉,故有"汗为心之液""血汗同源"之称。此外,心主神志,人在精神紧张或受惊时可见出汗,"惊而夺精,汗出于心"(《素问·经脉别论》)。由此可见,心以主血脉和主神志这两大功能为基础,主司汗液的生成与排泄,从而维持人体内外环境的协调平衡。

(5)心与夏气相通应:夏季以炎热为主,心为火脏而阳气最盛,故心与夏气相应。一般而言,心阳虚衰患者,病情往往在夏季缓解;而阴虚阳盛之体的心脏病和情志病,又往往在夏季加重,如《素问·阴阳应象大论》载"阳胜则身热……能冬不能夏"。中医养生理论认为在夏三月可以适当延长户外活动时间,使人的身心符合阳气隆盛状态。中医学又提出"冬病夏治"理论,如阳虚性心脏病在冬季易于发作,而在夏季阳气隆盛之时予以适当调理。

[附]心包络

心包络,简称心包,又称"膻中",是心脏外面的包膜,具有保护心脏的作用。心居包络之中,包在心之外,故《灵枢·胀论》谓"膻中者,心主之宫城也"。在经络学说中,手厥阴心包经与手少阳三焦经相为表里,故心包络属于脏。古代医家认为,心为人身之君主,不得受邪,若当外邪侵犯心脏时,则首先心包络受病,故心包有"代心受邪"之功用。因此,在温病学说中,将外感热病中出现的神昏谵语等心神失常之证,称为"热入心包"。实际上,心包受邪所出现的病证,即是心的病证,心和其他脏器一样可受邪气侵犯。

(二)肺

肺,位于胸腔,居横膈之上,分为左肺、右肺;气管、支气管、咽喉和鼻共同构成肺系,与肺相连。肺在胸腔高位,覆盖五脏六腑,故称肺为"华盖"。因肺叶娇嫩,不耐寒热,易被邪侵,故又称肺为"娇脏"。肺为魄之处,气之主,在五行属金,在五脏阴阳中属阳中之阴。肺的主要生理功能是主气,司呼吸,主宣发和肃降,通调水道,朝百脉,主治节。肺在志为悲忧,在体合皮,其华在毛,开窍于鼻,在液为涕,与秋气相通应。肺与大肠相表里。

1. 肺的主要生理功能

（1）肺主气,司呼吸:肺主气,包括主呼吸之气和一身之气两个方面。

肺主呼吸之气:指肺是体内外气体交换的场所。通过肺的呼吸,吸入自然界的清气,呼出体内的浊气,实现体内外气体的交换。通过肺气的宣发与肃降,呼浊吸清,吐故纳新,从而保证人体新陈代谢的正常运行,维持人体的生命活动。

肺主一身之气:指肺具有主持、调节全身之气的作用。一方面体现在宗气的生成。宗气是由肺吸入的自然界清气与脾胃运化的水谷精气相结合而成,宗气在肺中生成,积存于胸中,走息道以司呼吸,贯心脉以行气血。肺的呼吸功能正常与否,直接影响宗气的生成,也影响全身之气的生成和盛衰。另一方面体现在对全身气机的调节,肺有节律的呼吸运动,调节着全身之气的升降出入运动。

肺司呼吸:指肺为人体主司呼吸运动的器官,具有呼吸功能。肺主要通过呼吸功能而发挥主气作用,呼吸均匀和调是气的生成和气机调畅的根本条件;若肺的呼吸功能失常,则气的生成和运行受影响;若肺司呼吸的功能丧失,则体内外之气不能进行交换而生命随之告终。肺司呼吸的功能又有赖于肺的宣发和肃降运动:肺的宣降正常,则呼吸调匀有序;若肺失宣降,则会出现呼吸异常的临床表现。

（2）肺主宣发和肃降:肺主宣发,是指肺气具有向上升宣和向外周布散的作用。肺主肃降,是指肺气具有向内向下清肃通降和使呼吸道保持洁净的作用。

肺主宣发:功能主要有三个方面。一是将体内的浊气排出体外;二是将脾转输至肺的津液和水谷精微向上布散于全身,外达于皮毛;三是宣发卫气于皮肤肌腠,以护卫肌表、温养肌腠皮毛、调节腠理开合,并促进汗液有节制地排出体外。若肺失宣发,则可出现呼气不利、胸闷咳喘、鼻塞喷嚏、恶寒无汗等症。

肺主肃降:功能主要有三个方面。一是吸入自然界之清气;二是将肺吸入的清气和脾转输至肺的津液、水谷精微向下向内布散于全身,并将代谢产物和多余的水液下输于肾和膀胱,变为尿液排出体外;三是肃清肺和呼吸道内的异物,以保持呼吸道的洁净。若肺失肃降,则可出现呼吸短促、喘息、咳痰等症。

肺的宣发和肃降作用相反相成。若宣发与肃降协调,则呼吸均匀协调,津液输布代谢正常;若宣发与肃降失常,则呼吸失常,津液代谢障碍,可见呼吸不利、气喘、咳嗽、咳痰等症。

（3）肺通调水道:又称肺主行水。通,即疏通;调,即调节;水道,是水液运行和排泄的通道。肺通调水道,是指肺气的宣发和肃降对体内水液的输布、运行和排泄起着疏通和调节作用。一方面,通过肺气的宣发作用将脾气转输至肺的津液向上、向外布散,外达全身皮毛以濡润之,并将代谢后输送到皮毛肌腠的水液,在卫气的作用下化为汗液,由汗孔排泄。另一方面,通过肺气的肃降作用将脾气转输至肺的津液向内向下输送到体内各脏腑组织和器官以濡润之,并将机体代谢所产生的废水和剩余的水液下输于肾和膀胱,经肾的气化作用生成尿液而排出体外。由于肺为华盖,位于高位,故《血证论·肿胀》称"肺为水之上源,肺气行则水行"。临床上对因肺通调水道的功能失常而形成的痰饮、水肿等病证,可用宣肺利水或降气利水的方法进行治疗。

（4）肺朝百脉:是指全身的血液通过百脉会聚于肺,经肺的呼吸,进行体内外清浊之气的交换,然后再将富含清气的血液通过百脉输送至全身。肺朝百脉的功能,是肺气的运动在血液运行中的具体体现,说明全身的血和脉虽统属于心,但血液在全身的正常循环运行尚需肺的协助,所以肺朝百脉的作用,是助心行血。因此,临床上治疗血行不畅之疾,除活血、行血之外,常配以行气、补气之品。

（5）肺主治节:治节,即治理调节。肺主治节,是指肺具有治理调节全身各脏腑组织生理功能的作用。《素问·灵兰秘典论》谓:"肺者,相傅之官,治节出焉。"肺主治节的功能,主要体现在四个方面。

一是肺司呼吸,主呼吸之气,保持呼吸节律均匀和调;二是肺主一身之气,调节全身气机的升降出入;三是肺朝百脉,助心行血,能辅助心脏,调节血液的运行;四是肺通调水道,通过肺气的宣发和肃降,调节津液代谢。肺主治节,是对肺生理功能的高度概括。

2. 肺的系统连属

(1)肺在志为悲忧:《素问·阴阳应象大论》认为"在脏为肺……在志为忧",《素问·宣明五气》认为"精气……并于肺则悲"。悲和忧虽略有不同,但其对人体生理活动的影响大致相同,因而悲和忧同属肺志。两者均属于非良性刺激的情绪反应,过度悲哀或过度忧伤皆可耗伤肺气,出现呼吸气短等症,如《素问·举痛论》"悲则气消"。反之,若肺气虚或肺失宣降,机体对外来的不良刺激的耐受力下降,则容易产生悲忧的情绪变化。

(2)肺在体合皮,其华在毛:皮毛,包括皮肤、汗腺、毫毛等组织,为一身之体表,依赖于肺所宣发的卫气和津液的温养、润泽,是机体抵抗外邪的第一屏障。若肺的生理功能正常,则皮肤致密,毫毛光泽,抵御外邪侵袭的能力亦较强。若肺气虚,宣发卫气和输精于皮毛的生理功能减弱,卫表不固,抵抗外邪侵袭的能力低下,则可出现自汗多汗,或易感冒,或皮毛枯槁不泽等现象。

(3)肺在窍为鼻:鼻和喉是呼吸的通道,与肺相连,故称鼻为肺之外窍,喉为肺之门户。鼻为呼吸道的最上端,具有主通气和主嗅觉的功能,鼻的通气、嗅觉与喉部的发音等功能,都必须依赖肺气的宣发作用和津液的滋养。若肺气和,呼吸利,则嗅觉灵敏,声音能彰。若肺失宣发,则鼻塞不通,呼吸不利,嗅觉亦差,喑哑或失音,故《灵枢·脉度》载"肺气通于鼻,肺和则鼻能知臭香矣"。因肺开窍于鼻,上通于喉,故外邪袭肺多从鼻喉而入,肺的病变,也多见鼻、喉等肺系之症,如鼻塞、流涕、喷嚏、喉痒、喑哑和失音等,所以临床上常把鼻的异常变化作为诊断肺病的依据之一。

(4)肺在液为涕:涕,即鼻涕,是鼻窍的分泌物,有润泽鼻窍的作用。鼻为肺窍,鼻涕由肺精所化,经肺气的宣发作用布散于鼻窍,故《素问·宣明五气》称"五脏化液……肺为涕"。若肺的功能正常,肺气充足,则鼻涕润泽鼻窍而不外流。若肺寒,则鼻流清涕;若肺热,则涕黄浊;若肺燥,则见鼻干。

(5)肺与秋气相通应:秋季,暑去凉生而草木皆凋,人体肺气清肃下降,故肺与秋气相应。时至秋日,人气亦当顺应秋气而渐收,使肺志安宁,收敛神气。秋季气候多清凉干燥,而肺为清虚之脏,喜润恶燥,故秋季易见肺燥之证,临床常见干咳无痰、口鼻干燥、皮肤干裂等症。治疗肺病时,秋季不可过分发散肺气,而应顺其敛降之性。

(三)脾

脾,位于中焦,在左膈之下,形如镰刀。《素问·太阴阳明论》称"脾与胃以膜相连"。脾胃同居中焦,是人体消化系统的主要脏器,在五行属土,在五脏阴阳中属阴中之至阴。脾胃共为后天之本,气血生化之源,《素问·灵兰秘典论》谓"脾胃者,仓廪之官,五味出焉"。脾的主要生理功能是主运化,主升,主统血。脾在志为思,在体合肌肉,主四肢,开窍于口,其华在唇,在液为涎,与长夏之气相通应。脾与胃相表里。

1. 脾的主要生理功能

(1)脾主运化:运,即转运输送;化,即消化吸收。脾主运化,是指脾具有把饮食水谷转化为水谷精微,并将精微物质吸收转输至全身的生理功能。脾主运化的功能包括运化水谷和运化水液两个方面。

脾运化水谷:水谷泛指各种饮食物。脾运化水谷,是指脾对饮食物的消化吸收并转输其水谷精微的功能。饮食入胃,经胃的受纳腐熟,初步消化为食糜,并下达于小肠,经小肠受盛化物进一步消化分解成清浊两部分,其清者在脾的作用下经小肠吸收后,再经脾气转输到全身。食物的消化虽在胃和小肠中进行,但必须依赖于脾的运化功能才能完成,而水谷精微是人出生之后维持生命活动所需要的营养物质的主要来源,也是生成气血的主要物质基础,故称脾为"后天之本"(明代李中梓《医宗必读·肾为先天本脾为后天本论》),气血生化之源。因此,脾运化水谷的功能正常,才能为化生精、气、血、津液提供足够的养料,使脏腑经络、四肢百骸以及筋肉皮毛等组织得到充分的营养而发挥正常的生理功能。若脾运化水谷的功能减退,称为脾失健运,则影响食物的消化吸收,出现食少、腹胀、便溏,以及倦怠、消瘦等症。

脾运化水液:是指脾对水液的吸收、转输和布散作用,是人体津液代谢的一个重要环节,又称运化水湿。人体所摄入的水液,经过脾的吸收和转化成津液以布散全身而发挥滋养、濡润的作用;同时脾又把各组织和器官利用后的多余水液及时地转输于肺和肾,通过肺的宣发和肾的气化作用,化为汗和尿排出体外。脾居中焦,为水液升降输布的枢纽。若脾运化水液的功能健旺,则水液在体内运行正常。若脾运化水液功能失常,则水液在体内停滞,而产生湿、痰、饮等病理产物,甚则发生水肿。《素问·至真要大论》指出"诸湿肿满,皆属于脾"。临床治疗此类病证,一般采用健脾化痰、健脾燥湿或健脾利水之法。

(2)脾气主升:是指脾气的运动特点,以上升为主,具体表现为升清和升举内脏两个方面。

脾主升清:清,指水谷精微等营养物质。脾主升清,是指脾气上升,将水谷精微上输于心、肺、头目,通过心肺的作用化生气血,以营养濡润全身。脾的升清功能正常,水谷精微等营养物质才能吸收和向上正常输布。若脾气虚而不能升清,则可见神疲乏力、头晕目眩、腹胀、便溏、泄泻等。脾主升清与胃主降浊是相对而言的,藏象学说中常以脾升胃降来概括整个消化系统的生理功能,两者相互为用,相反相成,共同完成饮食水谷的消化、吸收和输布,故清·叶桂《临证指南医案·脾胃》提出"脾宜升则健,胃宜降则和"。若脾不升清,胃不降浊,则上不得水谷精微之滋养而见头晕目眩,中有浊气停滞而见腹胀满闷,下有精微下注而见便溏泄泻等。

脾升举内脏:脾气上升能维持内脏位置的相对恒定,是防止内脏下垂的重要保证。若脾气虚弱,无力外举,反而下陷,则可导致某些内脏下垂,如胃下垂、肾下垂、子宫下垂、脱肛等病证,称为脾气下陷证或中气下陷证,临床治疗常采用健脾升阳举陷的方法。

(3)脾主统血:统,即统摄、控制。脾主统血,是指脾具有统摄、控制血液在脉中正常运行,以防止逸出脉外的生理功能。脾主统血的作用是通过气摄血来实现的,正如《金匮要略编注·下血》所说:"五脏六腑之血,全赖脾气统摄。"若脾气健运,气血生化有源,则气固摄血液的功能得以正常发挥,血液不至于溢出脉外而发生出血。若脾气虚弱,运化无力,化生无源,脾气固摄血液的功能减弱,则血溢出脉外而见各种出血病证。由于脾气虚不能统摄血液,又脾气主升,并主全身肌肉,所以习惯上把人体下部的和肌肉或皮下的各种慢性出血,如便血、尿血、崩漏、肌衄等,称为脾不统血。

2. 脾的系统连属

(1)脾在志为思:《素问·阴阳应象大论》提出"在脏为脾……在志为思"。思,即思虑、思考,是人皆有之的一种心理活动。正常限度内的思,对于机体无不良影响。思虑太过,最易妨碍脾气的功能,使脾的运化、升清功能失常,出现不思饮食、脘腹胀闷、眩晕健忘等症。思虑过度、所思不遂,也会影响气的升降出入,导致气机郁结。

(2)脾在体合肌肉,主四肢:脾胃为气血生化之源,人体的肌肉、四肢都需要脾所运化的水谷精微以营养滋润,才能使肌肉发达,丰满健壮,四肢轻劲有力。若脾主运化的功能失常,水谷精微及津液的生成和转输障碍,四肢、肌肉失其滋养,则必致肌肉消瘦,四肢倦怠无力,甚至痿废不用,故临床上以健脾胃、益气血作为治疗痿证的基本原则,《素问·痿论》称为:治痿独取阳明。

(3)脾在窍为口,其华在唇:脾开窍于口,是指人的食欲、口味与脾主运化的功能有密切关系。若脾气健旺,则食欲、口味正常。若脾失健运,湿浊内生,则见食欲不振、口味异常,如口淡乏味、口腻、口甜等,故《灵枢·脉度》谓"脾气通于口,脾和则口能知五谷矣"。

脾之华在唇:口唇的色泽,可以反映脾气功能的盛衰,并与全身的气血是否充足有关。若脾气健运,气血充足,营养良好,则口唇红润有光泽。若脾失健运,气血衰少,营养不良,则口唇淡白不泽。

(4)脾在液为涎:口津,即唾液,俗称"口水"。涎,属于口津,为唾液中较清稀的部分,由脾气化生并转输布散,故《素问·宣明五气》称"五脏化液……脾为涎"。涎具有保护口腔黏膜、润泽口腔的作用,在进食时分泌较多,有助于食物的咀嚼、吞咽和消化。脾气充足,涎液化生正常,上行于口,但不溢出于口外。若脾胃不和,或脾虚不能摄津,则涎液分泌剧增,而发生口涎自出等现象;若脾气化生不足,津液不充,则见涎液减少、口干舌燥。

（5）脾与长夏之气相通应:长夏(夏至到处暑)之季,气候炎热,雨水较多,湿为热蒸,蕴酿生化,万物华实,合于土生万物之象;人体之脾主运化,化生精、气、血、津液,以奉生身,故脾与长夏之气相应。若长夏湿气太过,反困其脾,则脾弱者易患湿病。又因时逢炎夏,湿热交结为病,多见身热不扬、肢体困重、脘闷不舒、纳呆泄泻等症。

（四）肝

肝,位于膈下,腹腔之右上方,右胁之内。肝为魂之处,血之藏,筋之宗,在五行中属木。肝为刚脏,体阴用阳,《素问·灵兰秘典论》称"肝者,将军之官,谋虑出焉"。肝的主要生理功能是主疏泄,主藏血。肝在志为怒,在体合筋,其华在爪,开窍于目,在液为泪,与春气相通应。肝与胆相表里。

1. 肝的主要生理功能

（1）肝主疏泄:疏,即疏通;泄,即发泄、升发。肝主疏泄,是指肝具有疏通、畅达全身气机,使气通而不滞、散而不郁的生理功能。肝主疏泄的功能反映了肝气主升、主动、主散的生理特性,其性刚强,故称肝为"刚脏"。肝主疏泄的功能主要表现在以下五个方面。

肝调畅气机:气机,即气的升降出入运动。肝主疏泄的中心环节是调畅气机,肝主疏泄的功能正常,则气机调畅,气血和调,经络通利,脏腑组织和器官的功能活动正常有序。肝主疏泄的功能失常,称为肝失疏泄,其病理变化可分为两个方面。一是肝疏泄功能减退,疏泄不及,肝气郁结,临床多见闷闷不乐、悲忧欲哭、胸胁、两乳或少腹等部位胀痛不适等症;二是肝疏泄功能亢进,疏泄太过,肝气上逆,临床表现为头目胀痛、面红目赤、急躁易怒等症,或血随气逆而出现吐血、咯血,甚则猝然昏厥。

肝维持血液和津液运行:血液循行和津液输布有赖于气机的调畅。肝气疏泄,调畅气机,使全身之气的运行畅达有序。气能行血,气行则血行,故肝气的疏泄作用能使血液运行畅达而无瘀滞;若肝疏泄不及,气机郁结,则血行障碍,血运不畅,血液瘀滞停积而为瘀血,或为癥积、肿块,在女子可出现经行不畅、月经后期、痛经、闭经等病证;若肝疏泄太过,肝气上逆,迫血上涌,又可使血不循经,而出现呕血、咯血等,或女子月经过多、崩漏等病证。气能行津,气行则津布,故肝气的疏泄作用也能促进津液输布,使之无聚湿成水、生痰化饮之患;若肝气疏泄功能失常,气机郁结,则津液的输布代谢发生障碍,形成水湿痰饮等病理产物,而出现水肿、痰核等病证。因此,疏肝理气是临床治疗瘀血内阻和痰饮水湿内停的常法。

肝助脾升胃降及胆汁分泌排泄。一方面,脾气以升为健,胃气以降为和,脾升胃降与肝的疏泄功能密切相关。肝的疏泄功能正常,全身气机疏通畅达,有助于脾升胃降的协调平衡,促进脾胃对饮食物的消化、吸收和转输。若肝失疏泄,影响脾的升清功能,在上则为眩晕,在下则为飧泄;若影响胃的降浊功能,在上则为呕逆、嗳气,在中则为脘腹胀满或疼痛,在下则为便秘。另一方面,饮食物的消化吸收还要借助胆汁的分泌与排泄,胆汁由肝之精气化生,胆汁的分泌与排泄有赖于肝气的疏泄功能。若肝气郁结或肝气上逆,则胆汁的分泌与排泄受影响,可导致胆汁郁滞,临床可出现厌食、腹胀、口苦、胁痛、黄疸、结石等。

肝调达情志:情志,即情感、情绪。若肝的疏泄功能正常,气机调畅,气血和调,则心情舒畅。若肝的疏泄功能减退,肝气郁结,则心情抑郁不乐、沉闷欲哭;若肝的疏泄功能太过,肝气上逆,则心情急躁,亢奋易怒。反之,若情志活动异常,则多见气机失调的病变,如"怒则气上"(《素问·举痛论》);而强烈或持久的情志刺激,亦会影响肝主疏泄的功能,导致肝气郁结或肝气上逆的病理变化,如"怒伤肝"(《素问·阴阳应象大论》)。

肝调节生殖功能:男子的排精、女子的排卵和月经来潮与肝的疏泄功能密切相关。男子精液的贮藏和排泄,是肝、肾二脏疏泄与闭藏作用相互协调的结果。肝的疏泄功能正常,则精液排泄通畅有度;若肝失疏泄,则排精不畅或排精无度。女子的按时排卵和月经通畅有度,也是肝气疏泄与肾气闭藏功能相互协调的体现,其中肝调畅气机尤为关键。肝的疏泄功能正常,气机调畅,则月经周期正常,经行通畅,孕育正常;若肝失疏泄,气机失调,则出现月经周期紊乱、经行不畅、痛经、闭经、不孕,或崩漏、滑胎等。相对男子而言,肝气的疏泄功能对女子的生殖功能更为重要,故有"女子以肝为先天"(清代叶桂《临证指南医案·调经》)之说。

(2)肝主藏血:是指肝具有贮藏血液、调节血量及防止出血的功能。其生理意义有以下三个方面。

肝贮藏血液:肝贮藏充足的血液,化生和涵养肝气,既可以濡养自身,又可以制约肝阳而维持肝的阴阳平衡,防止阳气升腾太过而肝气亢逆。肝贮藏充足的血液,可以濡养肝之形体官窍,使其发挥正常的生理功能,如《素问·五藏生成》载"肝受血而能视,足受血而能步,掌受血而能握,指受血而能摄"。肝贮藏充足的血液,为经血之源,是女子月经来潮的重要保证。由于女子以血为本,女子月经和孕育无不涉及血,所以肝主藏血的功能对女子的生殖功能也十分重要。

肝调节血量:肝贮藏充足的血液,可根据生理需要调节人体各部分血量的分配,尤其是对外周血量的调节起着重要作用。当人体处于安静状态时,外周血液分配量则减少;当人体处于活动状态时,外周血流量则增加。因此《素问·五藏生成》称"人卧血归于肝"。肝调节血量的功能,以肝贮藏血液为前提,只有充足的血量贮藏,才能有效地进行血量调节。若肝的藏血功能失常,血量分配不足,则机体许多部位会出现血液濡养不足的病证。如肝血不足,不能濡养目,则两目干涩昏花,或为夜盲;若不能养筋,则筋脉拘急,肢体麻木,屈伸不利;肝血不足时,女子经血乏源,则可见月经量少,甚则闭经。

肝防止出血:肝主藏血,具有防止出血的作用。肝藏血失职,引起各种出血,称为肝不藏血。若肝不藏血,血不养气,则气虚固摄血液无力而出血;或肝不藏血,肝阳升腾,则血不得凝而出血;或肝火亢盛,灼伤脉络,迫血妄行。临床上皆可出现吐血、咯血、衄血、月经过多、崩漏等出血现象。此外,临床所用的止血药多归肝经,也正是这一理论在中药学中的体现。

肝主疏泄和肝主藏血之间有着密切的关系。肝为藏血之脏,血为阴,故肝体为阴;肝主疏泄,其气主升主动,其作用属阳,故肝用为阳。因此,清代叶桂《临证指南医案·肝风》中有肝"体阴用阳"之说。肝的疏泄和藏血是相辅相成、相互为用的。藏血是疏泄的物质基础,疏泄是藏血的功能表现。肝主疏泄的功能正常,气机调畅,则血液能正常地贮藏和调节;而肝主藏血的功能正常,则血能养肝,不使肝气亢逆,才能保证肝主疏泄的功能正常,全身气机疏通畅达。若肝失疏泄,疏泄不及,肝气郁滞,则可见血瘀证;若疏泄太过,肝气上逆,血随气逆,则可见出血证。若肝藏血不足,肝血不足,则可见肝气上逆,而致肝火、肝风等。

2. 肝的系统连属

(1)肝在志为怒:《素问·阴阳应象大论》谓"在脏为肝……在志为怒"。怒是人们在情绪激动时的一种情志变化,怒志人人皆有,在一定限度内的情绪发泄,对维护机体生理平衡有重要意义,但郁怒不解或大怒,则属于一种不良的刺激。前者可引起肝气郁结,后者可致肝气上逆,故《素问·举痛论》称"怒则气逆,甚则呕血及飧泄,故气上矣"。若郁怒伤肝,则表现为心情抑郁、闷闷不乐;若大怒伤肝,则表现为烦躁易怒、激动亢奋。若肝气亢盛,或肝血不足,阴不制阳,肝阳亢逆,则稍有刺激,即易发怒。

(2)肝在体合筋,其华在爪:筋,即筋膜,包括肌腱和韧带,附着于骨而聚于关节,有连接和约束骨节肌肉、主司关节运动和保护内脏的功能。《素问·痿论》称"肝主身之筋膜",主要是指全身筋膜有赖于肝血的滋养。若肝血充盛,则筋膜得到充分的濡养,才能运动灵活而有力。若肝血亏虚,筋膜失养,则筋的运动能力减退,而表现为筋力不健、动作迟缓、运动不灵活。

肝之华在爪:爪,即爪甲,包括指甲和趾甲,乃筋之延续,明代张介宾《类经·藏象类》称"爪者筋之余"。若肝血充盛,则爪甲坚韧、红润光泽。若肝血不足,则爪甲软薄、色泽枯槁,甚则变形、脆裂。因此《素问·五藏生成》谓"肝之合筋也,其荣爪也"。

（3）肝在窍为目:目,又称"精明",为视觉器官,具有视物功能。《素问·脉要精微论》说:"夫精明者,所以视万物,别白黑,审短长。"目之所以能视物,有赖于肝气的疏泄和肝血的濡养。若肝血不足,则两目干涩,视物不清,甚或夜盲;若肝经风热,则目赤痒痛;若肝火上炎,则目赤肿痛;若肝阳上亢,则头晕目眩;若肝风内动,则两目斜视,目睛上吊。

（4）肝在液为泪:泪,由肝精、肝血所化,肝开窍于目,泪从目出,故泪为肝之液。《素问·宣明五气》说:"五脏化液……肝为泪。"泪有濡养、滋润和保护眼睛的功能。在正常情况下,泪液的分泌是濡润而不外溢,但在异物侵入目中时,泪液即可大量分泌,起到清洁眼睛和排除异物的作用;在极度悲哀的情况下,泪液的分泌也可大量增多。在病理情况下,可见泪液的分泌异常,如肝血不足可见两目干涩,肝经风热或肝经湿热可见目眵增多、迎风流泪。

（5）肝与春气相应:春季阳气始生而生机萌发,人体之肝主疏泄,恶抑郁而喜条达,故肝与春气相应。时至春日,人体气血亦顺应春气的生发和肝气的畅达之性,保持情志舒畅,力戒暴怒忧郁,广步于庭。素体肝气偏旺、肝阳偏亢或脾胃虚弱之人在春季易发病,可见眩晕,烦躁易怒,中风昏厥,或情志抑郁,或胁肋疼痛,胃脘痞闷,嗳气泛恶,腹痛腹泻。

（五）肾

肾,位于腰部,脊柱两旁,左右各一。《素问·脉要精微论》称"腰者,肾之府"。肾为封藏之本,精之处,先天之本,脏腑之本,在五行属水。肾的主要生理功能是藏精,主水,主纳气。肾在志为恐,在体合骨生髓,其华在发,开窍于耳及二阴,在液为唾,与冬气相通应。肾与膀胱相表里。

1. 肾的主要生理功能

（1）肾藏精:藏,即闭藏。肾藏精,是指肾具有贮存、封藏精气的生理功能。肾闭藏精气,主要是为精气在体内充分发挥其生理功能而创造必要的条件,防止精气从体内无故流失,故《素问·六节藏象论》称"肾者,主蛰,封藏之本,精之处也"。

精,是构成人体和维持机体生命活动的最基本物质,是脏腑和形体官窍功能活动的物质基础。精,就其存在状态而言有肾精和肾气之分。肾精有形而肾气无形,肾精散则化为肾气,肾气聚则变为肾精。精,就其来源而言有先天之精和后天之精之分。先天之精来源于父母,是禀受于父母的生殖之精,与生俱来,藏于肾中。出生之前,先天之精是构成胚胎发育的原始物质,是形成生命的本源,是生命之源;出生之后,先天之精则是人体生长发育和生殖的物质基础。由于肾藏先天之精,故被称为"先天之本"(明代李中梓《医宗必读·肾为先天本脾为后天本论》)。后天之精来源于饮食水谷,由脏腑之精产生。人出生后从饮食物中所摄取经脾胃化生的水谷精微,转输至各脏腑而化为脏腑之精,再经脏腑代谢平衡后的剩余部分,贮藏于肾。先天之精和后天之精相互依存,相互为用:先天之精是生命遗传物质,是后天之精的物质基础,但先天之精有赖于后天之精的不断充养和培育才能充分发挥其生理效应,而后天之精也只有得到先天之精的活力资助才能源源不断地化生。

肾藏精,肾中精气的生理功能主要体现在以下两个方面。

肾主生长发育和生殖:人体的生长发育和生殖与肾藏精的生理功能密切相关,是肾精及肾气的生理作用。《素问·上古天真论》说:"女子七岁,肾气盛,齿更发长。二七而天癸至,任脉通,太冲脉盛,月事以时下,故有子。三七,肾气平均,故真牙生而长极。四七,筋骨坚,发长极,身体盛壮。五七,阳明脉衰,面始焦,发始堕。六七,三阳脉衰于上,面皆焦,发始白。七七,任脉虚,太冲脉衰少,天癸竭,地道不通,故形坏而无子也。丈夫八岁,肾气实,发长齿更。二八,肾气盛,天癸至,精气溢泻,阴阳和,故能有子。三八,肾气平均,筋骨劲强,故真牙生而长极。四八,筋骨隆盛,肌肉满壮。五八,肾气衰,发堕齿槁。六八,阳气衰竭于上,面焦,发鬓颁白。七八,肝气衰,筋不能动,天癸竭,精少,肾藏衰,形体皆极。八八,则齿发去。"上述经文,一是记述了肾中精气由未盛到逐渐充盛,由充盛到逐渐衰少继而耗竭的演变过程。生、长、壮、老、已是人类生命的自然规律,与肾中精气的盛衰密切相关,在人体的生命过程中，人的生长、发育和生殖能力取决于肾中精气的盛衰。二是指出了齿、骨、发的生长状态是观察肾中精气的外候，是判断机体生长发育状况和衰老程度的客观标志。若肾精及肾气不足，则小儿会表现为生长发育迟缓，出现五迟（齿迟、发迟、语迟、立迟、行迟）、五软（头软、项软、手足软、肌肉软、口软），在成人则为早衰。三是提出了"天癸"与人体生长发育和生殖密切相关，肾主生长发育和生殖的功能是通过天癸来体现的。天癸，是肾中精气充盈到一定程度时产生的具有促进人体生殖器官成熟，维持生殖功能的精微物质。天癸藏于肾，并随肾中精气的生理消长而变化。肾气初盛，天癸亦微；肾气既盛，天癸蓄积而泌；肾气渐衰，天癸乃竭。

肾为脏腑之本：肾藏精，为先天之本，肾精及肾气为机体生命活动之本，全身各脏腑的功能和精、气、血、津液各物质的新陈代谢皆依赖于肾中精气的生理作用，因此，"肾为脏腑之本"（清代李延昰《脉诀汇辨·脉论》）。肾中精气的这一生理效应可以用肾阴和肾阳进行概括。肾阴为脏腑阴液之本，主全身之阴，对机体各脏腑组织和器官起着滋润、濡养作用，"五脏之阴气，非此不能滋"；肾阳为脏腑阳气之本，主一身之阳，对机体各脏腑组织和器官起着推动、温煦作用，"五脏之阳气，非此不能发"。因此，肾阴肾阳又称为"五脏阴阳之本"，维护着机体各脏腑阴阳的平衡。一方面，肾阴肾阳相互制约、相互依存，共同维持全身阴阳的协调平衡；而肾阴肾阳发生虚衰，会导致全身阴阳失调而引起病证。若肾阳虚衰，推动、温煦的功能减退，则脏腑功能减弱，精神不振，而发为虚寒性病证；若肾阴不足，滋润、濡养的功能减退，则脏腑功能虚性亢奋，精神虚性躁动，而发为虚热性病证。另一方面，肾阴肾阳与他脏阴阳之间也存在着相互资助和相互为用的动态关系，在病理变化中它们相互影响。肾阴肾阳失衡，可导致他脏阴阳失调；而他脏阴虚或阳虚，日久也会导致肾阴肾阳虚衰。因此明代张介宾《景岳全书·妇人规》说："五脏之伤，穷必及肾"，临床称之为"久病及肾"。

（2）肾主水：是指肾具有主持和调节人体津液代谢的生理功能，又称为肾的气化作用。一方面，肾中精气的蒸腾气化，主宰整个津液代谢，肺、脾等脏腑对水液的输布均依赖于肾的气化作用。另一方面，尿液的生成和排泄，更是与肾的气化作用直接相关，而尿液的生成和排泄是津液代谢的一个重要环节，在维持机体津液代谢平衡过程中起着极其关键的作用。

在人体整个津液代谢过程中，胃、小肠、大肠中的水液（津液）以三焦为通道，经脾的运化转输作用，吸收并输送至肺，再通过肺的宣发肃降输布于全身，以发挥滋润、濡养作用，并将宣发至皮毛肌腠的水液化为汗液排泄。脏腑和形体官窍代谢后所产生的水液（浊液即废液），通过肺的肃降作用从三焦下行输送到肾与膀胱，再经肾的蒸腾气化作用，吸收可以再利用的水液，而剩余的则化为尿液排泄。此外，大肠排出粪便时也随糟粕带走一些残余的水液。

由上可见，水液的生成、输布和排泄，是在肾、脾、肺、胃、大肠、小肠、膀胱、三焦等多个脏腑的共同参与下完成的，但津液代谢中的每一个环节都需要在肾的气化作用下进行，肾的气化作用贯穿于津液代谢的始终。从另一个角度来认识，由于肾阴肾阳是五脏阴阳之本，所以各脏腑阴阳必须在肾阴肾阳协调平衡的状态下才能正常参与津液代谢，故《素问·逆调论》称"肾者水脏，主津液"。在病理情况下，若肾中精气虚衰，气化功能失常，肾阴肾阳的推动和调控作用失调，则可出现尿少、尿闭、水肿，或见小便清长、尿多、尿频等症。

（3）肾主纳气：纳，即受纳、摄取。肾主纳气，是指肾具有摄纳肺所吸入的自然界之清气，保持吸气的深度，防止呼吸表浅的生理功能。人体的呼吸运动，由肺所主，肺气宣发而呼气，肺气肃降而吸气，但吸入的清气，必须依赖于肾的摄纳潜藏，使其维持一定的深度，以利于气体的正常交换，保持呼吸均匀和调，故《难经·四难》称"呼出心与肺，吸入肾与肝"。肾主纳气，实际上是肾的封藏作用在呼吸运动中的具体体现。肾主纳气的功能正常，则呼吸均匀和调。若肾主纳气的功能减退，摄纳无权，则出现呼吸表浅、呼多吸少、动则气喘等病理表现，称为"肾不纳气"。清代林珮琴《类证治裁·喘证》谓"肺为气之主，肾为气之根"，所以一般而言，咳喘之病，"在肺为实，在肾为虚"（清代叶桂《临证指南医案·喘》），初病治肺，久病治肾。

在肾的上述生理功能中,肾藏精是其最基本的功能。肾主生长发育和生殖,为脏腑之本,肾主水及主纳气等功能,都是其藏精功能的延伸。因此,在认识肾的各种功能时,必须把肾藏精的功能作为最根本的功能来理解和把握。

2. 肾的系统连属

(1)肾在志为恐:《素问·阴阳应象大论》载"在脏为肾……在志为恐"。恐,是一种恐惧、害怕的情志活动,属于不良刺激。由于肾藏精而位居下焦,肾精化生的肾气必须通过中、上二焦才能布散全身。恐,使精气却而不上行,反而令气下行,则肾气不能正常布散,所以说"恐伤肾"(《素问·阴阳应象大论》)。

惊,与恐相似,也是处于一种惧怕的心理状态,对机体生理活动来说,也是属于不良刺激,但两者又有区别。恐为自知而胆怯,是内生的恐惧;惊为不自知,事出突然而受惊慌乱,是外来的惊惧。恐、惊属于肾,恐为肾之志,但总与心主神明相关。惊,常与恐或喜相伴,如惊恐、惊吓、惊喜等。

《素问·举痛论》"恐则气下……惊则气乱",是指过度的惊恐,会损伤脏腑精气,导致脏腑气机逆乱。若过度恐惧或猝然受惊,损伤心肾功能,则肾气不固,气泄于下,可见二便失禁,甚则遗精、滑精等症,或心神不定,气机逆乱,可见惊悸不安、慌乱失措、夜不能寐,甚至精神错乱、昏厥。

(2)肾在体合骨,生髓,其华在发:肾在体合骨、生髓,是指肾精具有促进骨骼生长发育和滋生骨髓、脑髓和脊髓的作用。肾藏精,精生髓,髓居于骨腔之中而称骨髓,以滋养骨骼,故肾主骨生髓,如《素问·阴阳应象大论》所载的"肾生骨髓",《素问·痿论》所载的"肾主身之骨髓",《素问·六节藏象论》所载的肾"其充在骨"。肾主骨生髓是藏精功能的具体体现,若肾精充盈,骨髓生化有源,则骨骼得到髓的充养而坚固有力。若肾精不足,骨髓生化无源,不能营养骨骼,则会出现小儿囟门迟闭、骨软无力,老年人骨脆弱、易折断等症。

髓,分骨髓、脊髓和脑髓,皆由肾精所化生。肾精的盛衰,不仅影响骨骼的生长发育,而且也影响脊髓和脑髓的充盈。脊髓上通于脑而聚集,髓聚而成脑,故《灵枢·海论》称"脑为髓之海"。若肾精充足,髓海得养,脑的发育就健全,则精神充沛,思维敏捷,耳聪目明。若肾精不足,髓海空虚,脑失所养,则可见神疲倦怠、反应迟钝、耳鸣目眩等症。由于肾的生理作用广泛,藏精、生髓、主骨,与人的智慧和机敏有关,故《素问·灵兰秘典论》谓"肾者,作强之官,伎巧出焉"。

齿为骨之余。齿与骨同出一源,亦由肾中精气所充养。若肾精充沛,则牙齿坚固而不易脱落。若肾精不足,则牙齿易于松动,甚至早期脱落,小儿则牙齿生长迟缓。因此,牙齿的生长与脱落与肾中精气的盛衰密切相关,牙齿是判断肾中精气盛衰的重要指标。

发为血之余。肾之华在发,发的生长赖血以养。发的生机根源于肾,肾藏精,精化血,血养发,肾精足则血旺,血旺则发黑而润泽。若肾精虚衰,则毛发转白、枯槁或脱落。因此《素问·六节藏象论》谓"肾……其华在发"。由于发为肾之外候,所以发的生长与脱落、润泽与枯槁常能反映肾精的盛衰,也是判断肾中精气盛衰的重要指标。

(3)肾在窍为耳和二阴:耳,是听觉器官。肾开窍于耳,是指耳的听觉依赖于肾中精气的充养。若肾精充盛,髓海得养,则听觉灵敏。若肾精不足,髓海空虚,耳失所养,则出现耳鸣、听力减退,甚至耳聋;老年人由于肾中精气虚衰,则多听力减退。因此《灵枢·脉度》提出"肾气通于耳,肾和则耳能闻五音矣"。

肾开窍于二阴:二阴,指前阴和后阴。前阴是指尿道口和外生殖器,有排尿和生殖功能;后阴是指肛门,有排泄粪便功能。肾司二阴,是指肾与尿液的生成和排泄、粪便的排泄及生殖功能密切相关。一方面,二阴主司二便。尿液的贮藏和排泄虽由膀胱所司,粪便的排泄虽属大肠传化糟粕的功能,但尿液的生成和排泄、糟粕的传化都必须依赖于肾的气化作用,依赖于肾气的推动和固摄作用。若肾的气化功能失常,不司二阴,则可出现遗尿、尿频、尿失禁、尿少、尿闭等小便异常之病证,或便秘、久泄或五更泄、大便失禁等大便异常之病证。另一方面,人的生殖功能亦由肾所主,与肾中精气的关系密切。若肾精充足,肾气充盛,则男子精液及时溢泻,女子月经正常,男女阴阳合而有生育能力。若肾中精气不足,固摄失司,则男子可见阳痿、早泄、遗精,女子则见梦交、月经异常及不孕。

(4)肾在液为唾:唾,为口津中较稠厚的部分,为肾精所化,有润泽口腔、滋润食物及滋养肾精的功能,故《素问·宣明五气》提出"五脏化液……肾为唾"。唾为肾之液,唾源于肾精,若咽而不吐,则能回滋肾精,若多唾或久唾,则会耗伤肾精。因此,古代养生家主张"漱醴泉"以养肾精。"漱醴泉",即咽津,又称吞唾、咽唾,其方法是以舌抵撩唇口牙齿,使津液满口,然后徐徐咽下。

(5)肾与冬气相通应:冬季气候寒冷而物类静谧闭藏,人体之肾为水脏,藏精而为封藏之本,故肾与冬气相应。时至冬日,人体气血亦随冬藏之气而潜藏,保持肾精内守积蓄,避寒就温,阳气潜藏。素体阳虚或久病阳虚之人多在冬季发病,如阳虚慢性之肺病、心脏病、胃肠病、骨关节病等。

[附]命门

命门作为内脏提出始见于《难经》,有生命之门的含义。

关于命门的部位,历来有不少争论,影响较大的有三种观点。一为右肾命门说,《难经·三十六难》提出"肾两者,非皆肾也,其左者为肾,右者为命门"。二为两肾总号为命门说,元代滑寿首倡此说。三为两肾之间为命门说,明代赵献可根据《素问·刺禁论》记载"七节之傍,中有小心",指出命门在两肾之间。

关于命门的功能,历来亦有不同认识,主要有四种:一认为命门是机体生命活动的原动力;二认为命门与生殖功能有密切关系;三认为命门为全身阳气的根本,主一身阳气;四认为命门为水火之宅,包括肾阴、肾阳的功能。

综观上述,命门学说见解颇多,但在命门的生理功能与肾息息相通的认识上基本一致,而且大多数医家认为命门与肾同为元气之本、五脏阴阳之本,内寓真阴真阳。因此,目前可以认为:命门之火相当于肾阳,命门之水相当于肾阴;肾阴、肾阳,即是真阴、真阳,或元阴、元阳。古代医家之所以称之为"命门",无非是强调肾中所藏之精气及肾阴肾阳在生命活动中的重要性。

二、六腑

六腑,是胆、胃、小肠、大肠、膀胱、三焦的总称。六腑的共同生理功能是受盛和传化水谷,具有通降下行的特性,故《素问·五藏别论》谓"六腑者,传化物而不藏,故实而不能满也……所以然者,水谷入口,则胃实而肠虚……食下,则肠实而胃虚",说明每一腑都必须适时排空其内容物,才能保持六腑通畅,维持功能协调,故"六腑以通为用,以降为顺"。

(一)胆

胆,为六腑之一,又为奇恒之腑。胆位于右胁下,附于肝之短叶间,与肝相连。胆与肝由足少阳胆经和足厥阴肝经相互络属,互为表里。胆的主要生理功能是贮存和排泄胆汁,主决断。

1. **胆贮存和排泄胆汁** 胆汁由肝之精气所化生,味苦,呈黄绿色,贮存于胆,在饮食物的消化过程中经肝气的疏泄作用向小肠排泄,以促进饮食水谷的消化和吸收。胆汁为精纯、清净的精微物质,称为"精汁",故称胆为"中精之府""清净之府""中清之府"。

胆汁的排泄有赖于肝主疏泄功能的控制和调节。肝胆的功能正常,有助于胆汁的正常排泄,则脾胃的运化功能亦健旺。若肝胆功能失常,胆汁的排泄不利,则脾胃功能受影响,出现胸胁胀满疼痛、食欲不振、厌食油腻、腹胀、便溏等症;若胆汁上逆,则可见口苦、呕吐黄绿苦水等症;若湿热蕴结肝胆,以致胆汁外溢于肌肤,则出现目黄、身黄、小便黄等症。

2. **胆主决断** 是指胆具有判断事物、作出决定的作用,故《素问·灵兰秘典论》说:"胆者,中正之官,决断出焉。"处事不偏不倚、刚正果决而为"中正",故能直而不疑地作出"决断"。肝胆相为表里,两者功能相互协调,谋虑出于肝,决断出于胆,故明代张介宾《类经·藏象类》指出"肝气虽强,非胆不断,肝胆相济,勇敢乃成"。胆气豪壮者,剧烈的精神刺激对其所造成的影响较小,且恢复也较快;胆气虚怯者,在受到不良精神刺激时,则易胆怯怕事,或虽善谋略而不能决断,善恐易惊,失眠多梦。

（二）胃

胃，位于腹腔上部，上接食管，下通小肠。胃的上口为贲门，下口为幽门。胃又称胃脘，分上、中、下三部。胃的上部称上脘，包括贲门；胃的中部称中脘，即胃体部分；胃的下部称下脘，包括幽门。胃与脾由足阳明胃经与足太阴脾经相互络属，互为表里。胃的主要生理功能是主受纳，腐熟水谷，主通降，以降为和。

1. 胃主受纳，腐熟水谷　受纳，是接受和容纳之意。腐熟，是指饮食物经胃的初步消化，变成食糜。饮食入口，经食管容纳并暂存胃中，进行初步消化，故胃有"太仓"（《灵枢·胀论》）、"水谷之海"（《灵枢·海论》）之称。机体的生理活动和精、气、血、津液的化生，都有赖于饮食物中的营养物质，故又称胃为"水谷气血之海"（《灵枢·玉版》）。水谷经胃的腐熟成为食糜，下传于小肠，其精微物质经脾的运化而营养全身。若胃的受纳与腐熟水谷的功能失常，则可出现胃脘胀痛、纳呆厌食、嗳腐吞酸，或多食善饥等症。

胃主受纳和腐熟水谷的功能必须与脾的运化功能相配合，才能使水谷化为精微，以化生精、气、血、津液，供养全身，故脾胃共为后天之本，气血生化之源。脾胃对饮食水谷的消化功能，对人体生命和健康至关重要，关系到人体的生命活动及其存亡。因此，也有医家将脾胃的综合功能称为"胃气"。基于此，在临床上将胃气的盛衰有无作为判断预后的重要依据，如《素问·平人气象论》载："人以水谷为本，故人绝水谷则死，脉无胃气亦死。"而在治疗上则把"保胃气"作为重要的治疗方法，处方用药应时刻注意顾护胃气。

2. 胃主通降，以降为和　胃主通降，是指胃的向下通降运动，胃以通畅下降为顺。饮食物入胃，经胃的腐熟后，下行入小肠作进一步消化吸收，小肠将食物残渣下输于大肠，大肠传化糟粕。在这整个过程中，都必须依赖于胃气通畅下行的作用，才能保证胃肠虚实更替，促进饮食物的消化及糟粕的排泄。若胃失和降，则六腑的通降受影响。藏象学说以脾胃升降来概括整个消化系统的生理功能，脾为升清，胃为降浊，脾宜升则健，胃宜降则和，脾升胃降，彼此协调，共同完成饮食物的消化吸收过程。

胃主受纳和胃主通降的功能相互为用，胃的通降是受纳的前提条件。若胃失通降，则可见纳呆、胃脘胀满或疼痛、口臭、腹胀、大便秘结等症；若胃气上逆，则可见恶心、呕吐、呃逆、嗳气等症。

（三）小肠

小肠，位于腹中，包括十二指肠、空肠和回肠，上端接幽门与胃相通，下端经阑门与大肠相连。小肠与心由手太阳小肠经与手少阴心经相互络属，互为表里。小肠的主要生理功能是主受盛化物，主泌别清浊。

1. 小肠主受盛化物　受盛，接受，以器盛物之意；化物，彻底消化、化生精微之意。小肠主受盛和化物的功能，是指小肠接受经胃初步消化的食糜，即受盛作用，并在小肠内对食糜进一步消化，化为精微和糟粕两部分，即化物作用。因此《素问·灵兰秘典论》说："小肠者，受盛之官，化物出焉。"若小肠的受盛化物功能失调，则可出现腹胀、腹痛、便溏等症。

2. 小肠主泌别清浊　泌，即分泌；别，即分别。清，指水谷精微和津液；浊，指食物残渣和部分水液。小肠主泌别清浊功能，是指小肠将经过胃初步消化后的食糜，分为清、浊两部分。清者由小肠吸收，小肠在吸收水谷精微的同时，也吸收大量水液，再经脾的运化升清作用，上输心肺，输布全身。浊者一方面经胃和小肠的作用通过阑门下送大肠，形成粪便排出体外；另一方面将脏腑代谢后产生的浊液，经肾的气化作用下输于膀胱，形成尿液排出体外。由于小肠参与了津液代谢，故有"小肠主液"（金代李杲《脾胃论·大肠小肠五脏皆属于胃胃虚则俱病论》）之说。若小肠泌别清浊的功能正常，则水液与糟粕各走其道而二便正常；若小肠泌别清浊的功能异常，则水走大肠，可见小便短少、便溏、泄泻等症。故临床上可应用这一理论，采用"利小便所以实大便"的方法治疗泄泻。

（四）大肠

大肠，位于腹中，包括结肠和直肠，其上口于阑门处接小肠，其下端连肛门。大肠与肺由手阳明大肠经与手太阴肺经相互络属，互为表里。大肠的主要生理功能是主传化糟粕。

大肠主传化糟粕的功能,是指大肠接受小肠泌别清浊后下移的食物残渣,吸收其中多余的水液,形成粪便,经肛门排出体外,故《素问·灵兰秘典论》载:"大肠者,传导之官,变化出焉。"若大肠的功能失调,则主要表现为排便异常,常见大便秘结或泄泻。又由于大肠吸收水液,参与了津液代谢,所以有"大肠主津"之说。因此金代李杲《脾胃论·大肠小肠五脏皆属于胃胃虚则俱病论》载:"大肠主津,小肠主液,大肠、小肠受胃之荣气,乃能行津液于上焦,灌溉皮肤,充实腠理。"若大肠湿热,气机阻滞,则可见腹痛、下痢脓血、里急后重等症;若大肠实热,肠液干枯,则可见便结、发热、腹满硬痛等症;若大肠虚寒,不能吸收水液,则可见腹痛、肠鸣、腹泻等症。

(五)膀胱

膀胱,位于小腹部,居肾之下,大肠之前;其上有输尿管与肾相通,其下连尿道,开口于前阴。膀胱与肾由足太阳膀胱经与足少阴肾经相互络属,互为表里。膀胱的主要生理功能是贮存和排泄尿液。

膀胱主贮存和排泄尿液的功能,是指人体的津液经代谢后,其浊液下输于肾,经肾的气化作用化为尿液,由膀胱贮存,即为贮存尿液;尿液在膀胱内贮存至一定程度时,通过肾的气化作用使膀胱开合有度,则尿液可及时自主地排出体外,即为排泄尿液。因此《素问·灵兰秘典论》说:"膀胱者,州都之官,津液藏焉,气化则能出矣。"若膀胱贮尿和排尿的功能失常,则可见尿频、尿急、遗尿、小便失禁等,或见小便不利、癃闭等。

(六)三焦

三焦的概念有二。一是指六腑之一;二是指人体上、中、下部位的划分,即三焦是上焦、中焦、下焦的合称。

1. 六腑之三焦 三焦,作为六腑之一,位于腹腔中。三焦与心包由手少阳三焦经和手厥阴心包经相互络属,互为表里。六腑之三焦的主要生理功能是运行水液,通行元气。

(1)运行水液:三焦是水液运行的通道。全身水液的输布和排泄,是由肺、脾、肾等多个脏腑的协同作用共同完成的,但必须以三焦为通道,故《素问·灵兰秘典论》谓"三焦者,决渎之官,水道出焉"。

(2)通行元气:三焦是元气(原气)运行的通路。元气是人体最根本的气,由肾精化生,但必须以三焦为通道才能运行全身,发挥作用,故《难经·六十六难》称"三焦者,原气之别使也"。

2. 部位之三焦 三焦作为部位划分,分为上焦、中焦、下焦三个部位。部位之三焦,包括上至头、下至足的整个人体,所以有"一腔之大腑"(《类经·藏象类》)之称。因其大而五脏六腑之中无一与之匹配,故又有"孤府"(《灵枢·本输》)之称。部位之三焦的生理功能各有特点,分述如下。

(1)上焦:一般将膈以上的胸部,包括心、肺两脏和头面部,称为上焦。也有人将上肢归属于上焦。上焦主宣发卫气,布散水谷精微和津液,"若雾露之溉"(《灵枢·决气》),发挥营养和滋润全身的作用。《灵枢·营卫生会》将上焦的生理特点概括为"如雾",喻指心肺输布气血的作用。

(2)中焦:是指膈以下至脐的上腹部,包括脾与胃。中焦具有消化、吸收并输布水谷精微和津液,化生气血的作用。《灵枢·营卫生会》将中焦的生理特点概括为"如沤",喻指脾胃腐熟水谷、消化饮食物时的状态。

(3)下焦:一般以脐以下的部位称为下焦,包括小肠、大肠、肝、肾、膀胱、女子胞等脏腑以及下肢。下焦主要有排泄糟粕和尿液的作用。《灵枢·营卫生会》将下焦的生理特点概括为"如渎",喻指肾、膀胱、大肠等脏腑生成和排泄二便的作用,有如沟渠向下疏通、向外排泄之势。

肝就其部位而言属中焦,但就其功能而言属下焦。因温病学以"三焦"作为辨证纲领,将外感热病后期出现的一系列肝风内动病证归属于"下焦"范畴,而现在临床辨证中,仍多从之,故将肝归入下焦。

三、奇恒之腑

奇恒之腑,包括脑、髓、骨、脉、胆、女子胞六个脏器和组织。它们在形态上多为中空的管腔或囊状器官,与腑相似;在功能上贮藏精气而不泻,与脏相似。既区别于脏,又不同于腑,故称之为奇恒之腑,其中除胆为六腑与肝相表里之外,其余皆无表里配合,亦无五行配属。

髓、骨、脉、胆前已述及,此处主要阐述脑与女子胞。

(一) 脑

脑,由髓汇集而成,居颅腔之中,故又称"髓海"(《灵枢·海论》)。脑的主要生理功能是主宰生命活动及精神活动,主感觉运动。

1. **主宰生命活动** 脑是人体极其重要的器官,是生命的枢机,主宰着人体的生命活动。明代李时珍《本草纲目》卷三十四"辛夷"条称"脑为元神之府"。元神由先天之精气化生和充养,故又称先天之神。元神存则生命在,元神败则生命逝;得神则生,失神则亡。

2. **主宰精神活动** 脑是产生认识、情感、意志和行为的器官,也是精神活动的枢纽,主司精神活动。人的精神活动,包括思维、意识和情志活动等,都是客观外界事物反映于脑的结果。脑主宰精神活动的功能正常,则精神饱满、意识清楚、思维敏捷、记忆力强、语言清晰、情志正常。否则,就会出现精神萎靡、反应迟钝、记忆力下降、狂躁易怒,甚至昏迷。

3. **主感觉运动** 人的视、听、言、动等感觉运动的生理功能皆与脑有密切关系。脑主感觉运动的功能正常,则视物精明、听力聪颖、嗅觉灵敏、感觉正常、运动如常、轻劲有力;若脑主感觉运动的功能失常,则出现视物不明、听觉失聪、嗅觉不灵、感觉迟钝、平衡失调、肢体懈怠等症。

(二) 女子胞

女子胞,又称胞宫、子宫、子脏、胞脏、子处、血脏,位于小腹部,在膀胱之后,直肠之前,下口(胞门,又称子门)与阴道相连。女子胞,是女子发生月经和孕育胎儿的器官,其主要生理功能是主月经,主孕育胎儿。

1. **主月经** 女子胞是女性生殖功能成熟后主司月经的主要器官。月经,又称月信、月事、月水,是女子生殖细胞发育成熟后周期性子宫出血的生理现象。幼年期,肾精未盛,天癸未至,子宫发育未成熟,任脉未通,冲脉未盛,所以没有月经;到青春期,肾中精气充盛,天癸至,任脉通,冲脉盛,子宫发育完全,月经按期来潮,并具有生殖能力;进入五十岁左右,肾中精气渐衰,天癸渐竭,冲任二脉气血渐少,月经闭止。若女子胞主持月经的功能异常,则可出现月经不调,如闭经、月经量过多过少,或崩漏等。"天癸"是肾中精气充盈到一定程度时的产物,具有促进性腺发育而至成熟的生理作用,天癸、肾中精气及冲任二脉的盛衰直接影响月经变化。此外,由于女子以血为本,心主血,肝主疏泄而藏血,脾为气血生化之源,所以月经的来潮和周期也与心、肝、脾三脏的生理功能密切相关。

2. **主孕育胎儿** 女子胞是女性孕育胎儿的器官。月经正常来潮后,女子胞就具备了受孕生殖的能力。受孕以后,女子胞聚血养胎,成为保护胎儿和孕育胎儿的主要器官。胎儿在母体子宫中发育,靠母血充养,直至十个月期满,然后子宫收缩,娩出胎儿。

[附] **精室**

精室,为男子之胞,是指男性生殖器官,具有藏精和生殖功能。睾丸,又称外肾,亦称势。精室为肾所主,与肝、冲脉、任脉和督脉相关。临床实践中,精少、精冷、精浊等精室病变多从肾、肝、任脉和督脉论治。

四、脏腑之间的相互关系

人体是一个有机的整体,以五脏为中心,通过经络的联结作用,将脏腑、形体、官窍统一起来。脏腑之间的相互关系主要包括脏与脏之间的相互关系、腑与腑之间的相互关系、脏与腑之间的相互关系。

(一) 脏与脏之间的相互关系

1. **心与肺** 心肺同居膈上。心主血脉,肺主气而司呼吸。心与肺之间的相互关系,主要表现为气与血的关系。气为血帅,血为气母,心肺生理功能的相互配合是气血正常运行的保障。心气不足,心阳虚,致血行不畅,则可影响肺的呼吸功能,而导致胸闷、咳嗽、气促等症;肺气虚弱,行血无力,也可致心血瘀阻。

2. **心与脾** 心主血,脾生血;心主行血,脾主统血。心与脾的关系,主要表现在血液的生成和运行方面。其一是血液生成。脾主运化而为气血生化之源,脾气健运,血液化生有源,心血充盈;心血充足,脾得濡养,脾气健运。若脾失健运,气血生化无源,致心血不足而心神失养,则临床可见心悸、失眠、多梦、食少、腹胀、乏力、面色无华等症。其二是血液运行。血液在脉中运行,既有赖于心气的推动而不致迟缓,又依靠脾气的统摄而不致逸出脉外,心脾协同,血液运行正常。心气不足,血行无力,或脾气虚损,统摄无权,可导致血行失常的病理状态,或见气虚血瘀,或见气虚失摄的出血之象。

3. **心与肝** 心主行血,肝主藏血;心主神志,肝主疏泄而调达情志。心与肝的关系,主要表现在血液运行和精神情志两个方面。其一是血液运行。肝藏血,心行之。心血充足,心气旺盛,则血行正常,肝有所藏,才能充分发挥其贮藏血液和调节血量的作用;肝藏血充足,疏泄正常,随生理需求调节血量,有利于心主血脉。因此临床常见的血虚证或血瘀证主要表现为心肝血虚证和心肝血瘀证。其二是精神情志。心主神志,主精神活动;肝主疏泄,调达情志。心血充盈,心神健旺,有利于肝气疏泄,情志调畅;肝气疏泄有度,情志调达,有利于心神内守。病理上,心神不安与肝气郁结、心火亢盛与肝火亢逆可相互影响。前者可出现以精神恍惚、情绪抑郁为主症的心肝气郁证,后者则出现以心烦失眠、急躁易怒为主症的心肝火旺证。

4. **心与肾** 心与肾之间的关系,主要表现为心肾相交。心在五行属火,位居于上而属阳;肾在五行属水,位居于下而属阴。心火必须下降于肾,与肾阳共同温煦肾阴,使肾水不寒;肾水必须上济于心,与心阴共同涵养心阳,使心火不亢。心肾之间阴阳水火升降的互济,维持了两脏之间生理功能的协调动态平衡,称为"心肾相交"或"水火既济"。心与肾之间的水火、阴阳的动态平衡失调,称为心肾不交,临床可见心烦失眠、心悸健忘、头晕耳鸣、腰膝酸软、遗精梦交等症。

5. **肺与脾** 肺司呼吸而摄纳清气,脾主运化而化生水谷之精气;肺主行水,脾主运化水液。肺与脾的关系,主要表现在气的生成和津液代谢两个方面。其一是气的生成。肺吸入的清气和脾化生的水谷精气,在肺中汇为宗气。脾化生的水谷精气,有赖于肺的宣降运动以输布全身,而肺维持生理活动所需的水谷精气又依靠脾运化水谷的作用以生成,故有"肺为主气之枢,脾为生气之源"之说。肺气久虚,子病犯母而累及脾,可致脾气虚;脾气虚,母病及子则影响肺;最终导致肺脾两虚证,临床出现食少、腹胀、便溏、消瘦、懒言、咳嗽等症。其二是津液代谢。肺主宣发肃降和通调水道,使水液正常输布与排泄,有助于脾的运化水液功能;脾能转输津液,散精于肺,使津液正常生成和输布。若脾虚不运,水湿不化,聚为痰饮或水肿,影响肺通调水道,则出现喘咳不愈、痰多稀白等症。故有"脾为生痰之源,肺为贮痰之器"(清代李用粹《证治汇补·内因门·痰症章》)之说。

6. **肺与肝** 肺主肃降,肝主升发。肺与肝的关系,主要表现在气机升降方面。肺主肃降而肝主升发,肺气以肃降为顺,肝气以升发为宜,肝升肺降,升降协调,对全身气机的调畅具有重要作用。在病理状态下,肝肺病变可相互影响。若肝郁化火,或肝气上逆,肝火上炎,可耗伤肺阴,使肺气不得肃降,则出现咳嗽、胸胁胀痛、烦躁、咯血等肝火犯肺之证。若肺失肃降,燥热内盛,可伤及肝阴,致肝阳亢逆,则可出现咳嗽、头痛、易怒、胁肋胀痛、面红目赤等肺病及肝之候。

7. **肺与肾** 肺通调水道,肾主水;肺主呼吸,肾主纳气。肺与肾的关系,主要表现在津液代谢和呼吸运动两个方面。其一是津液代谢。肺为水之上源,肾为主水之脏。肺的宣发肃降和通调水道,有赖于肾的蒸腾气化;肾主水的功能亦有赖于肺气的肃降而下归于肾和膀胱。肺肾协同,才能保证体内水液输布与排泄的正常。若肺失宣降,通调水道失司,损及肾脏,则可出现尿少、水肿等症;若肾阳虚,气化失司,关门不利,水泛为肿,可影响肺的宣降,则出现咳逆、喘促等症。其二是呼吸运动。肺主气而司呼吸,肾藏精而主纳气,人体的呼吸运动虽由肺所主,但需肾纳气作用的协助。肾中精气充盛,封藏功能正常,才能将肺吸入之清气经其肃降而下纳于肾,以保持吸气的深度,故有"肺为气之主,肾为气之根"之说。肾中精气不足,摄纳无权而气浮于上,或肺气久虚而久病及肾,则均可导致肾不纳气,出现气短喘促、呼吸表浅、呼多吸少等症。

8. 肝与脾　肝主疏泄,脾主运化;肝主藏血,脾主生血统血。肝与脾的关系,主要表现在消化吸收和血液调控两个方面。其一是消化吸收。肝主疏泄而助脾胃运化,肝的疏泄功能正常,则脾的运化功能健旺;脾主运化,气血生化有源,肝体得以濡养而使肝气冲和条达,有利于肝的疏泄功能正常发挥。若肝失疏泄,致脾失健运,形成肝脾不和证,则临床可见精神抑郁或急躁易怒、两胁胀痛、纳差、腹胀、便溏等症。其二是血液调控。肝主藏血而调节血量、防止出血,脾主生血、统血。脾气健运,生血有源,统血有权,则肝有所藏;肝血充足,藏泄有度,血量得以正常调节,则脾气健运,气血才能运行无阻。脾气虚弱、生血无源,或脾不统血、失血过多,均可致肝血不足。同时,肝藏血而脾统血,共同发挥防止出血的作用,若二脏受损,藏统失司,则可发生出血。

9. 肝与肾　肝藏血,肾藏精;肝主疏泄,肾主封藏;肝属木而肾属水,肝为水之子,肾为木之母,肾为脏腑之本、五脏阴阳之本。肝与肾的关系,主要表现在精血同源、藏泄互用和阴阳互资互制三个方面。其一是精血同源。精与血皆由水谷精微化生和充养,精血同源互化。肝藏血,肾藏精,肾精可化生肝血,肾精充盈,则肝有所养,血有所充;肾中精气的充盛,亦有赖于血的滋养,肝藏血充盛,则肾有所藏,精有所资,故称为"精血同源",亦称"肝肾同源""乙癸同源"(以天干配五行,肝属乙木,肾属癸水)。肾精亏损,可导致肝血不足;肝血不足,亦可导致肾精亏损。临床上肝血不足与肾精亏损多可相互影响,而出现头晕目眩、耳聋耳鸣、腰膝酸软等肝肾精血两亏之证。其二是藏泄互用。肝主疏泄,肾主封藏,两者之间相反相成,从而调节女子月经来潮、排卵和男子泄精的生理功能。若肝主疏泄与肾主封藏的关系失调,则可出现女子月经周期紊乱、经量过多或闭经、排卵障碍,男子遗精滑泄或阳强不泄等症。其三是阴阳互资互制。肝在五行属木,肾在五行属水,水为母,木为子,水能生木,这种母子相生的关系,称为"水能涵木"。肾阴肾阳为五脏阴阳之本,肾阴滋养肝阴,共同制约肝阳;肾阳资助肝阳,共同温煦肝脉。肝肾阴阳之间的互资互制,维持了肝肾之间的协调平衡。若肾阴不足致肝阴不足,阴不制阳而致肝阳上亢,则可见眩晕、中风等病证,称为"水不涵木";若肾阳虚衰而致阳不制阴,阴寒内盛,则可见下焦虚寒、肝脉寒滞、少腹冷痛、阳痿精冷、宫寒不孕等。肝阴不足,也可致肾阴亏虚,虚火内扰;肝火过盛,也可下劫肾阴,形成肾阴虚损之证。

10. 脾与肾　脾为后天之本,肾为先天之本;脾主运化水液,肾主水。脾与肾的关系,主要表现在后天先天相互资生和津液代谢两个方面。其一是后天先天相互资生。脾主运化水谷精微,化生气血,为后天之本;肾藏先天之精气,是生命之源,为先天之本。脾之健运,化生精微,有赖于肾阳的温煦和推动作用;肾中精气亦有赖于水谷精微不断充养,才能保持充盛。后天与先天,相互资生,相互促进,先天激发温养后天,后天补充培育先天。两者在病理上亦相互影响,互为因果。若先天不足,后天失养,以致肾精不足,则多出现生长发育迟缓或未老先衰之症;若脾肾气虚,则多表现为腹胀、便溏,或大小便失禁,或虚喘乏力等症;若肾阳不能温煦脾阳,或脾阳久虚损及肾阳,可形成脾肾阳虚证,则见腰腹冷痛、五更泄泻、完谷不化、水肿等症。其二是津液代谢。脾主运化水液的功能正常,须赖肾的气化作用;肾主持津液代谢,亦有赖于脾气及脾阳的协助,即所谓"土能制水"。若脾虚失运,水湿内生,经久不愈,则可发展至肾虚水泛之证;肾虚蒸化失司,水湿内蕴,也可影响脾的运化功能;最终均可导致尿少浮肿、腹胀便溏、畏寒肢冷、腰膝酸软等脾肾两虚、水湿内停之证。

(二) 腑与腑之间的相互关系

六腑,包括胆、胃、大肠、小肠、膀胱、三焦,其生理功能以传化水谷、输布津液为特点。六腑之间的相互关系,主要体现于饮食物的消化吸收、津液的输布和废物的排泄等方面。

饮食物入胃,经胃的腐熟,初步消化成食糜,下传于小肠,同时胆排泄胆汁进入小肠,以助其消化。小肠受盛食糜,再进一步消化,泌别清浊。其清者为水谷精微和津液,经脾的运化和转输,以营养全身;其浊者为剩余的水液和食物残渣,水液通过肾的气化作用经三焦渗入膀胱,形成尿液,排出体外,食物残渣下传于大肠,经大肠吸收水液并向下传导,形成粪便,排出体外。在上述饮食物的消化、吸收和排泄过程中,还有赖于三焦作为通道以运行水液。由于六腑传化水谷,需要不断地受纳、消化、传导和排泄,虚实更替,宜通而不宜滞,故有"六腑以通为用"之说。

六腑之间在病理上亦相互影响。胃有实热,灼耗津液,则可使大肠传导不利,大便燥结;若大肠传导失司,亦可犯胃,或胆火炽盛犯胃,而致胃失和降,则出现嗳气、呕恶,或呕吐苦水等症;若脾胃湿热,熏蒸肝胆,可使胆汁外溢,则见口苦、黄疸等。

六腑病变,多表现为传化不通,故在治疗上又有"腑病以通为补"(清代叶桂《临证指南医案·脾胃》)之说。这里所谓"补",是指用通泄药物使六腑以通为顺。

(三) 脏与腑之间的相互关系

脏与腑之间的相关互系,实际上就是脏腑阴阳表里关系。脏属阴,腑属阳;脏为里,腑为表。一脏一腑,一阴一阳,一里一表,相互配合,并有经络互相络属,从而构成了脏与腑之间的密切联系。

1. **心与小肠** 通过经脉的互相络属构成表里关系。生理上,心主血脉,心阳温煦,心血濡养,有助于小肠的化物功能;小肠化物,泌别清浊,清者经脾上输心肺,化赤为血,以养心脉。病理上,若心有实火,可移热于小肠,则出现尿少、尿赤、尿痛、尿血等症;若小肠有实热,亦可循经上炎于心,则出现心烦、舌赤、口舌生疮等症。

2. **肺与大肠** 通过经脉的相互络属构成表里关系。生理上,肺气的肃降有助于大肠传导功能的发挥;而大肠的传导功能正常又有助于肺气的肃降。病理上,若肺失肃降,津液不能下达,则可见大便燥结;大肠实热,腑气不通,则可使肺失宣降,而见胸满、咳喘等症;若肺气虚弱,大肠传化无力,则可出现气虚便秘,大便艰涩而难行。

3. **脾与胃** 同居中焦,通过经脉相互络属而构成表里关系,脾胃共为气血生化之源,后天之本。脾与胃的关系,主要表现为纳运协调、升降相因、燥湿相济三个方面。其一是纳运协调。胃主受纳,为脾主运化提供前提;脾主运化,为胃的继续受纳提供条件和能量。脾失健运可导致胃纳不振,而胃气失和也可导致脾运失常,均可出现纳少、脘痞、腹胀、泄泻等症。其二是升降相因。脾胃居中,脾气主升,胃气主降,脾宜升则健,胃宜降则和。脾气升,水谷精微得以输布,胃气降,水谷及其糟粕得以下行,所以,脾升胃降不仅是水谷精微转输和食物残渣下行的动力,也是人体气机上下升降的枢纽。脾虚气陷可导致胃失和降而胃气上逆,而胃失和降也影响脾气主升的功能,均可出现脘腹坠胀、头晕目眩、久泄不止、呕吐呃逆,或内脏下垂等症。其三是燥湿相济。脾为阴脏,性喜燥而恶湿;胃为阳腑,性喜润而恶燥。脾易湿,得胃阳以制之;胃易燥,得脾阴以制之。脾湿则其气不升,胃燥则其气不降,所以,脾胃燥湿相济,阴阳相合,方能保证脾胃纳运、升降的协调,完成饮食物的运化过程。脾为湿困而运化升清失职,可导致胃纳不振,胃津或胃阴不足亦可影响脾运功能,均可出现中满痞胀、排便异常等症。

4. **肝与胆** 胆附于肝,通过经脉相互络属而构成表里关系。一方面,胆汁来源于肝,胆汁的贮藏和排泄有赖于肝的疏泄;而胆汁排泄通畅,又有利于肝的疏泄功能正常发挥。因此,在病理上,肝病及胆、胆病及肝较为常见,故往往肝胆同病,如肝胆火旺证、肝胆湿热证,临床常见胸胁胀痛、口苦、黄疸等症。另一方面,肝主谋虑,胆主决断,两者必须协调配合,肝胆相济,勇敢乃成。肝胆气滞或胆郁痰扰,可导致情志抑郁或惊恐胆怯等病证。

5. **肾与膀胱** 通过经脉相互络属构成表里关系。肾为水脏,膀胱为水腑;膀胱的贮尿和排尿功能,有赖于肾的气化和固摄作用。若肾气充足,固摄有权,膀胱开合有度,则小便排泄正常;若肾气不足,气化失常,固摄无权,膀胱开合失度,则见小便不利、癃闭或尿失禁、遗尿等病证。

第三节 │ 精、气、血、津液、神

精、气、血、津液、神,是关于人体生命物质与功能活动的理论。精、气、血、津液是构成人体和维持人体生命活动的基本物质,是脏腑生理活动的物质基础,也是脏腑生理活动的产物。神是人体一切生命活动及其外在表现的统称,以精、气、血、津液为物质基础,又对这些物质起着调节作用。精、气、血、津液、神与脏腑之间始终存在着密切的关系,它们在生理上相互为用,在病理上相互影响,共同维持人体正常的生理功能活动。

本节主要阐述精、气、血、津液、神,以及它们之间的相互关系。

一、精

(一) 精的基本概念

人体之精可分为广义之精和狭义之精。广义之精,是指人体一切精微物质,包括气、血、津液、生殖之精以及水谷精微等。狭义之精,是指生殖之精,由肾闭藏。如《素问·上古天真论》提出男子"二八……精气溢泻,阴阳和,故能有子"。精是构成人体和维持人体生命活动的最基本物质。

从具体物质的生成与功能而言,精与气、精与血、精与津液是有区别的,所以,一般说来,精的概念范畴,仅限于先天之精、水谷之精、生殖之精及脏腑之精,并不包含气、血、津液。

(二) 精的生成

从精的生成来源而言,精有先天之精和后天之精之分。

1. 先天之精 禀受于父母,是构成胚胎的原始物质,与生俱来。古人通过对生殖繁衍过程的观察和体验,认识到男女生殖之精相结合能产生新的生命个体,所以将父母遗传的生命物质,谓为先天之精。

2. 后天之精 来源于水谷,饮食水谷所化生的精微物质又称为"水谷之精"。古人通过对饮食水谷消化吸收乃至糟粕排泄过程的观察,认识到人体必须吸收饮食物中的精华物质才得以维持生命。脾主运化,变饮食水谷为水谷之精,再转输至各脏腑而化为脏腑之精,是人出生后赖以维持生命活动的精微物质,故称后天之精。

人体之精,以先天之精为本,但需要后天之精的不断充养,才能充分发挥其生理效应;而后天之精则需要先天之精的活力资助,才能源泉不绝。

(三) 精的功能

精,既是脏腑功能活动的物质基础,又是脏腑功能活动的产物。精的生理功能主要有以下三个方面。

1. 繁衍生命 先天之精禀受于父母,父母将生命物质通过生殖之精遗传给后代。生殖之精承载着生命遗传物质,是新生命的"先天之精"。因此,精是生命的本原,具有繁衍生命的作用。

2. 濡养作用 精能滋润濡养人体各脏腑和形体官窍。先天之精与后天之精充盛,脏腑之精充盛,机体各种生理功能才能得以正常发挥。

3. 化血、化气、化神 精可以转化为血,是血液生成的来源之一,故精足则血旺,精亏则血虚。精也可以化气,精是气的化生本原,脏腑之精化生脏腑之气,故脏腑之精充盈则化气充足,脏腑之精亏虚则化气不足。精能化神,是神的物质基础,故精足则神全,精亏则神疲,精亡则神散。

二、气

(一) 气的基本概念

人体之气,是人体内活力很强、运行不息的极精微物质,是构成人体和维持人体生命活动的基本物质。

中医学的"气"概念,既有物质属性,又有功能属性。气,既是人体赖以生存的具体物质,如水谷之气、呼吸之气等,又是人体脏腑组织功能活动的总称,如元气、心气、脏腑之气等。

(二) 气的生成

人体之气,来源于父母的先天之精气,饮食物中的水谷之精气,以及存在于自然界的清气,通过肾、脾、胃和肺等脏腑功能的综合作用而生成。

先天之精气,禀受于父母,通过肾的闭藏,才能充分发挥其生理功能。水谷之精气,来源于饮食物,依赖脾胃的运化功能,才能化生而成为人体之气的主要部分。存在于自然界的清气,则依赖于肺的呼吸功能和肾的纳气功能,才能被吸入体内。因此,肾、脾、胃、肺的生理功能正常并保持协调平衡,人体之气才能充沛;肾、脾、胃、肺等生理功能的任何环节异常或配合失调,均能影响气的生成。

(三) 气的功能

气的生理功能主要有以下五个方面。

1. 推动作用　是指气具有激发和促进作用,主要体现于:能激发和促进人体的生长发育和生殖功能,能激发和促进各脏腑、经络的生理功能,能激发和促进精、血、津液的生成和运行,还能激发和兴奋精神活动。若气的推动作用减弱,则可见生长发育迟缓或早衰,脏腑、经络功能减退,精血、津液生成不足或运行障碍,亦可见精神萎顿等症。

2. 温煦作用　是指阳气发挥温煦人体的作用。人体的体温恒定,各脏腑、经络、形体官窍进行正常的生理活动,以及精、血、津液的正常运行,都有赖于气的温煦作用。若气的温煦作用失常,则表现为畏寒肢冷,脏腑功能减退,精、血、津液的运行迟缓等。

3. 防御作用　是指气具有护卫肌表、防御外邪入侵和祛除病邪的作用。气的防御功能正常,则邪气不易入侵,虽有邪气入侵也不易发病,即使发病也易于治愈,故《素问(遗篇)·刺法论》说"正气存内,邪不可干"。若气的防御作用减弱,机体防御能力下降,则邪气易入侵而发生疾病,患病后不易痊愈,故《素问·评热病论》说"邪之所凑,其气必虚"。

4. 固摄作用　是指气对体内液态物质有固护、统摄和控制的作用,以防止其无故流失,以及气对脏器位置有固护作用。具体表现在:固摄血液,使血液循脉而行,防止其逸出脉外;固摄汗液、尿液、唾液、胃液、肠液和精液等,控制其分泌量和排泄量,使之有度而平衡,并防止其妄泄及无故流失;固护胃、肾、子宫、大肠等脏器,使其不致下移。气的固摄功能减弱,可致出血、自汗、尿失禁、流涎、泛吐清水、泄泻、崩漏、带下、滑精、早泄、早产、滑胎,以及胃、肾、子宫下垂,脱肛等。气的固摄作用与推动作用相反相成,相互协调,共同调节和控制体内液态物质的正常运行、分泌和排泄,这对于人体正常的血液循环和津液代谢具有重要意义。

5. 气化作用　气化是指通过气的运动而产生各种变化。气化作用的过程,实际上就是体内新陈代谢的过程,是物质转化和能量转化的过程,具体表现在精、气、血、津液各自的新陈代谢及其相互转化。如饮食物转化成水谷精微,然后再化生为气、血、津液等,津液经过代谢,转化成汗液和尿液,饮食物经过消化吸收以后,其残渣转化成糟粕等,都是气化作用的具体表现。气化功能失常,不但影响气、血、津液的代谢及饮食物的消化吸收,还可影响汗液、尿液和粪便的排泄,从而形成各种代谢异常的病证。

(四) 气的运动

气的运动,称为气机。人体之气不断运动,流行全身,无处不在,推动和激发着人体的各种生理活动。

1. 气的运动形式

(1) 气运动的基本形式:气的运动形式,因气的种类和功能的不同而有所不同,但从总体来说,可以将气的运动归纳为升、降、出、入四种基本形式。升,是指气行向上;降,是指气行向下;出,是指气行由内而外;入,是指气行由外而内。

升降出入是机体生命活动的基本规律。一方面,升与降、出与入,是对立统一的矛盾运动,相互为用,相反相成,共同完成人体内部及其与外界环境之间的气化过程。升者升其阳,降者降其阴,出者吐其故,入者纳其新。气的升降出入,存在于生命过程的始终,是机体生命活动的基本过程,也是对机体生命规律的高度概括。气的升降出入运动一旦止息,人的生命活动也就终止了。另一方面,升与降、出与入之间必须协调平衡,气的升降出入运动之间的协调平衡,称为"气机调畅"。从整个机体的生理活动来看,只有气机调畅,才能维持机体正常的生理活动,才能保证生命活动的正常进行。

（2）脏腑之气的运动规律:气的升降出入运动,只有在脏腑、经络、形体、官窍的生理活动中,才能得到具体体现,所以,升降出入也是脏腑之气的运动规律,机体生命活动的具体体现。脏腑之气的运动规律,既体现了脏腑生理活动的特性,也表现了脏腑之气运动的不同趋势。以五脏而论之,心肺位置在上,在上者宜降;肝肾位置在下,在下者宜升;脾胃位置居中,通连上下,为气机升降转输的枢纽。以六腑而总论之,六腑传化物而不藏,以通为用,以降为顺。以脏腑之间关系而论之,如肺主出气、肾主纳气、肝主升发、肺主肃降、脾主升清、胃主降浊等,都说明了脏与脏、脏与腑之间处于升降运动的统一体中。以某一脏腑而论之,其本身也是升降出入的统一体,如肺气的宣发肃降、肺的呼气与吸气等。

2. 气机失调的表现形式 气的运动失常、升降出入之间失去协调平衡,称为"气机失调"。气机失调有多种表现,如气的阻滞不通称为气滞,气的上升太过或下降不及称为气逆,气的上升不及或下降太过称为气陷,气外逸太过而不内守称为气脱,气结聚闭塞于内而不外达称为气闭。在临床上,常以"调理气机"为治疗原则,根据气机失调的各个表现分而治之。

（五）气的分类

人体之气循行于全身,无处不到。由于其生成来源、分布部位和功能特点的不同,又有各种不同的名称。气的分类主要有以下四种。

1. 元气 又名"原气""真气",是人体最根本、最重要的气,是人体生命活动的原动力。

（1）生成与分布:元气主要由肾中所藏的先天之精化生,并得到后天水谷精气的滋养补充,通过三焦而循行全身,内至脏腑,外达肌肤腠理,无处不到。

（2）主要生理功能:有两个方面。一方面,元气推动和调节人体的生长发育和生殖功能。元气是人体生命活动的原动力,其盛衰变化体现于机体生、长、壮、老、已的生命过程中。另一方面,元气激发全身脏腑、经络、形体、官窍的生理活动。机体的元气充沛,则脏腑、经络等组织和器官的活力就旺盛。

2. 宗气 是积于胸中之气,属后天之气的范畴。宗气在胸中积聚之处,称为"气海"（《灵枢·五味》）,又名"膻中"（《灵枢·海论》）。

（1）生成与分布:宗气是由肺从自然界吸入的清气和脾胃从饮食物中所化生的水谷之精气相互结合而成。肺的呼吸功能和脾胃之运化功能的强弱,直接与宗气的盛衰密切相关。宗气聚集于胸中,上"出于喉咙,以贯心脉,而行呼吸焉"（《灵枢·邪客》）,下"蓄于丹田,注足阳明之气街（相当于腹股沟部位）而下行于足"（明代张介宾《类经·针刺类》）。

（2）主要生理功能:有两个方面。一方面,宗气走息道以司呼吸。凡呼吸、语言、声音都与宗气的盛衰有关。若宗气充盛,则呼吸徐缓而均匀,语言清晰,声音洪亮;若宗气不足,则呼吸短促微弱,语言不清,发音低微。另一方面,宗气贯心脉以行气血。宗气贯注于心脉之中,促进心脏推动血液运行,凡血液的运行、心脏搏动的力量及节律等,都与宗气的盛衰有关。若宗气充盛,则脉搏徐缓,节律一致而有力;若宗气不足,则脉来躁急,节律不规则,或脉微弱无力。

3. 营气 是行于脉中而具有营养作用的气。因其富有营养,于脉中营运不休,故称为营气。营气在脉中,是血液的重要组成部分,营与血关系密切,可分不可离,故常以"营血"并称。营气与卫气相对而言,属于阴,故又将营气称为"营阴"。

（1）生成与分布:营气主要来自脾胃运化的水谷精微,由水谷精微中的精华部分所化生。营气充盈于血脉之中,循脉上下,营运全身。

（2）主要生理功能:有两个方面。一是化生血液。营气注入脉中,化为血液,成为血液的组成成分之一。二是营养全身。营气循脉流注全身,为脏腑、经络、形体、官窍的生理活动提供营养物质。营气亏少,会引起血液亏虚,以及全身脏腑组织营养不足而造成的生理功能减退的病证。

4. 卫气 是行于脉外而具有防御作用的气。因其有护卫人体、避免外邪入侵的作用,故称之为卫气。卫气与营气相对而言,属于阳,故又将卫气称为"卫阳"。

(1)生成与分布:卫气主要来自脾胃运化的水谷精微,由水谷精微中的剽悍滑利部分所化生。卫气行于脉外、皮肤腠理之间、胸腹脏腑之中,布散全身。

(2)主要生理功能:有三个方面。其一是防御外邪。卫气布达于肌表,可以护卫肌表,抵御外来邪气,使之不能入侵人体。卫气充盛则肌表固密,外邪不易入侵;卫气虚弱则常易于感受外邪而发病。其二是温养全身。内至脏腑,外达肌肉皮毛,都得到卫气的温养,从而保证脏腑、肌表的生理活动得以正常进行。卫气充足,温养机体,则可维持人体体温的相对恒定;卫气虚亏则温煦之力减弱,易致风寒湿等邪气侵袭而出现寒性病证。其三是调控腠理。卫气能够调节、控制肌腠的开阖,使汗液有节制地排泄,以维持人体体温的恒定和机体内外环境之间的协调平衡。当卫气虚弱时,调控腠理的功能失司,则可出现无汗、多汗或自汗等症。

三、血

(一)血的基本概念

血,即血液,是循行于脉中的富有营养的红色液态物质,是构成人体和维持人体生命活动的基本物质。

脉是血液运行的管道,血液在脉中循环于全身,所以又将脉称为"血府"(《素问·脉要精微论》)。脉具有阻遏血液逸出脉外的功能,血液循脉运行全身,内至脏腑,外达肢节,周而复始。若某些原因,致血液在脉中运行迟缓涩滞,停积不行,则成瘀血。若某些原因,致血液不在脉中运行而逸出脉外,则为出血,又称为"离经之血"(清代凌奂《凌临灵方·离经之血未净》)。离经之血若不能及时排出或消散,则变为瘀血。离经之血及瘀血均失去了血液的正常生理功能。

血必须在脉管内有规律地正常循行而流于全身,才能充分发挥营养和滋润的作用,从而为脏腑、经络、形体、官窍提供营养物质。血液是人体生命活动的根本保证,人体任何部位缺少血液的供养,都会影响其正常生理活动,严重缺血甚至危及生命。

(二)血的生成

血,主要由营气和津液所组成。营气和津液都来源于脾胃化生的水谷精微,所以说脾胃是气血生化之源。血液的生成过程,是中焦脾胃受纳运化饮食水谷,吸取水谷精微,其中包含化为营气的精专物质和有用的津液,再经脾气的升清上输于心肺,与肺吸入之清气相结合,贯注于脉,在心气的作用下变化而成为红色血液。因此《灵枢·决气》说:"中焦受气取汁,变化而赤,是谓血。"

此外,肾精也是化生血液的基本物质。肾精化生血液,主要通过骨髓和肝脏的作用而实现。肾藏精,精生髓,髓养骨,可化为血。精和血之间存在着相互资生和相互转化的关系,精血同源,所以肾精充足,则可化为肝血以充实血液。

(三)血的功能

血的生理功能主要有以下两个方面。

1. 营养滋润全身 血液具有营养滋润作用。血在脉管中循行全身,内至脏腑,外达皮肉筋骨,为全身各脏腑组织和器官的功能活动提供营养,以维持人体正常的生理活动。全身各个部分无一不是在血的营养滋润下而发挥其生理功能,如鼻能嗅、目能视、耳能听、足能步、手能摄物等都是在血的作用下完成的。血的营养和滋润作用,较明显地反映在面色、肌肉、皮肤、毛发、感觉和运动等方面。血液充盈,血的营养和滋润作用正常,则面色红润,肌肉壮实,皮肤和毛发润泽,感觉灵敏,运动自如。若血液亏虚,血的营养和滋润作用减弱,脏腑功能减退,则见面色萎黄、肌肉瘦削、皮肤干燥、毛发干枯、肢体麻木或运动无力等。

2. 神志活动的主要物质基础 血液是神志活动的主要物质基础。血富有营养,能充养脏腑,人的精神充沛、神志清晰、感觉灵敏、思维敏捷,均有赖于血液的充养。无论何种原因形成的血液亏虚或运行失常,均可能导致精神疲惫、健忘、失眠、多梦、烦躁、惊悸,甚至神志恍惚、谵狂、昏迷等神志失常的临床表现。

(四) 血的运行

血液的正常运行与五脏的生理功能皆相关。血主于心,藏于肝,统于脾,布于肺,根于肾,但与心、肺、肝、脾四脏的关系尤为密切。

心主血脉,心气推动血液在脉中运行全身,发挥其营养滋润作用;心脏、脉管和血液构成一个相对独立的系统,心气在血液循环中起着主导作用。肺朝百脉,肺主一身之气而司呼吸,肺主宣发肃降,能调节全身气机,辅助心脏推动和调节血液的运行,尤其是宗气贯心脉以助心行血。脾主统血,全身之血有赖于脾气统摄;脾气健运,气足血旺,则气固摄有力,血行常道。肝主藏血,肝具有贮藏血液、调节血量和防止出血的功能;同时肝主疏泄,调畅气机,对血液的运行也起着重要作用。

由上可见,血液运行是在心、肺、肝、脾等脏腑功能相互协调下进行的,具体表现在推动力和固摄力这两种力量的协调配合。心气的推动、肺的宣降、肝气的疏泄,是推动血液运行的重要因素;脾气的统摄和肝气的藏血,是固摄控制血液运行而不逸出脉外的重要因素。推动力和固摄力之间的协调平衡,共同维持着血液的正常运行。其中任何一脏的生理功能失调,推动或固摄作用失衡,都会引起血行失常的病证。若心气不足或肺气虚弱,推动力不足,则可出现血液流速迟缓、滞涩,甚至发生血瘀病证;肝失疏泄,肝气郁滞不畅,亦可导致血瘀病证。若脾气亏虚,固摄力不足,或肝失疏泄而上逆,则血液运行不循常道,外逸而产生出血病证。

四、津液

(一) 津液的基本概念

津液,是机体一切正常水液的总称,包括各脏腑组织和器官的内在液体及其正常的分泌物,如胃液、肠液、关节液和涕、泪等。津液,是构成人体和维持人体生命活动的基本物质。

津液是津和液的总称。津和液虽同属于水液,但两者在性状、分布和功能上有所不同。质地较清稀,流动性较大,布散于体表皮肤、肌肉和孔窍,并能渗注于血脉,起滋润作用的,称为津;质地较稠厚,流动性较小,灌注于骨节、脏腑、脑、髓等组织,起濡养作用的,称为液。津与液亦有阴阳之分,津走腠理而属阳,液注骨而属阴,但一般而言,津与液本为同类,且两者之间可以互补转化,故津和液常同时并称。

津和液的区别,主要用于临床上对"伤津""脱液"病理变化的分辨。简单而言,伤津主要是丢失水分,常见于吐泻之后;脱液不但丧失水分,更损失精微物质,常见于热病后期或久病伤阴耗液。伤津未必脱液,脱液必兼津伤;脱液重于伤津,伤津乃脱液之渐,脱液乃伤津之甚。

(二) 津液的生成、输布与排泄

津液代谢,又称水液代谢,包括津液的生成、输布和排泄,涉及脾、肺、肾等多个脏腑的一系列生理活动,是一个复杂的生理过程。《素问·经脉别论》"饮入于胃,游溢精气,上输于脾,脾气散精,上归于肺,通调水道,下输膀胱,水精四布,五经并行"即是对津液的生成、输布与排泄过程的简要概括。

1. 津液的生成　津液来源于饮食水谷,其生成主要与脾、胃、小肠、大肠等脏腑有关。胃受纳腐熟饮食水谷,"游溢精气"而吸收水谷中的部分精微;小肠泌别清浊,小肠主液,吸收大部分的营养物质和水分;大肠主津,吸收食物残渣中的残余水分;胃、小肠、大肠所吸收的水谷精微和水液,输送至脾,经脾运化而为津液,然后通过脾气的转输而布散全身。

2. 津液的输布　主要依靠脾、肺、肾、肝和三焦等脏腑生理功能的综合协调作用来完成。脾主运化水谷精微,运化水液,通过脾的转输作用,一方面将津液上输于肺,另一方面又可直接将津液向四周布散。肺主行水,通调水道,为水之上源,肺接受从脾转输而来的津液之后,一方面通过宣发作用将津液输布至人体上部和体表,另一方面通过肃降作用将津液输布至肾和膀胱。肾主水,对津液输布起着主宰作用,表现在两个方面:一是肾的蒸腾气化作用主宰着整个津液代谢,是胃吸收水谷精微、脾散精、肺通调水道、肝气行津、小肠泌别清浊、三焦通利水道以及津液排泄等各个环节的动力,推动着津液的输布代谢;二是肾脏本身也是参与津液输布的一个重要环节,由肺下输到肾的浊液,在肾的气化作用下,将其中的清者蒸腾后经三焦上输于肺而散布全身,将其浊者化为尿液注入膀胱,排出体外。此外,肝主疏泄,调畅气机,气行则津行,促进了津液输布的通畅。而三焦是水液运行的通道,三焦水道通利,津液得以正常输布。

3. 津液的排泄 途径主要有汗液、呼气、尿液和粪便。肺将宣发至体表的津液化为汗液,由汗孔排出体外;肺在呼气时会随之带走部分水分;肾将水液蒸腾气化生成尿液贮存于膀胱,并排出体外;大肠排出粪便时亦带走一些残余的水分。

综上所述,津液代谢依赖于诸多脏腑功能的协调配合,其中以脾、肺、肾尤为重要。各相关脏腑,特别是脾、肺、肾的功能失调,会影响津液的生成、输布和排泄,从而破坏津液代谢的平衡,导致津液生成不足或耗损过多的病证,或导致津液输布与排泄障碍而形成内湿、痰饮、水肿等水液停滞的病证。

(三) 津液的功能

津液的生理功能主要有以下四个方面。

1. 滋润濡养 津液是液态物质,又含有营养物质,所以津液既具有滋润作用,又有濡养作用。内至脏腑筋骨,外至皮肤毫毛,都有赖于津液的滋养。一般认为,津的质地清稀,其滋润作用明显;液的质地稠厚,其营养作用明显。在体表的津液,能使肌肉丰润,毛发光泽;体内的津液,能滋养脏腑,维持各脏腑的正常生理功能;注入各孔窍的津液,使目、鼻、口、耳等九窍濡润;流入关节的津液,能滑利关节;渗入骨、脊和脑的津液,能充养骨髓、脊髓和脑髓。

2. 化生血液 津液是化生血液的基本成分之一。渗入血脉的津液,具有充养和滑利血脉的作用,也是组成血液的基本物质。

3. 调节机体阴阳平衡 在正常情况下,人体阴阳处于相对的平衡状态,津液作为阴液的一部分,对调节人体的阴阳平衡起着重要作用。人体根据外界环境的变化,通过津液的自我调节使机体保持正常状态,以适应外界变化。如寒冷时,皮肤汗孔闭合,津液不能借汗液排出体外,而下输膀胱,则小便增多;夏季汗多,则津液减少下行,小便减少。当体内丢失水液后,则须通过增加饮水补充体内津液。津液通过以上代谢,能有效地调节机体的阴阳平衡,从而维持人体的正常生命活动。

4. 排泄代谢产物 津液在其自身的代谢过程中,能把机体的代谢产物通过汗、尿等方式不断地排出体外,以维持机体脏腑组织和器官正常的生理功能。若这一作用受到损害,则代谢产物会潴留于体内,产生痰、饮、水、湿等多种病理产物。

五、神

(一) 神的基本概念

人体之神,可分为广义之神和狭义之神。广义之神,是指人体一切生命活动及其外在表现的统称,包括形色、眼神、言谈、表情、应答、举止、精神、情志、声息、脉象等各个方面。狭义之神,是指人的意识、思维、情志等精神活动。

神依附于形体而存在。形为神之基,神为形之主。形存则神存,形亡则神灭。

(二) 神的生成

精、气、血、津液是神产生的物质基础,而血液是神志活动的主要物质基础,如《素问·八正神明论》载:"血气者,人之神。"

肝、心、脾、肺、肾五脏皆藏神,由五脏内所藏的精、气、血、津液化生,称为五神,分别为魂、神、意、魄、志,正如《灵枢·本神》载:"肝藏血,血舍魂……脾藏营,营舍意……心藏脉,脉舍神……肺藏气,气舍魄……肾藏精,精舍志。"若五脏精、气、血、津液充足,则五神安藏守舍;若五脏精、气、血、津液亏虚,不能化生或涵养五神,则神志活动异常。

(三) 神的功能

神对生命活动具有重要的调节作用,故《素问·移精变气论》载:"得神者昌,失神者亡。"

1. 主宰生命活动 神的盛衰是生命力盛衰的综合体现。神是机体生命存在的根本标志,是人体生理活动和心理活动的主宰。呼吸运动、血液循环、消化吸收、津液代谢、生长发育、生殖功能等,只有在神的统帅和调节下才能发挥正常作用。精神活动是人体生命活动的最高级形式,心神统率魂、意、魄、志,是精神活动的主宰。

2. 调节脏腑生理功能 脏腑精气产生神,神通过对脏腑精气的主宰来调节其生理功能,神的存在是脏腑生理功能正常与否的反映。"五脏藏五神""五脏主五志",体现了生命存在的形神统一观。

3. 调节精、气、血、津液 神既由精、气、血、津液等物质所产生,又能统领和调节这些物质的生成、运行等。

六、精、气、血、津液、神之间的相互关系

(一) 气与血的相互关系

气属阳,血属阴。"气主煦之,血主濡之"(《难经·二十二难》)简要概括了气与血在功能上的区别,但气与血之间又有相互依存、相互资生和相互制约的密切关系:气是血液生成和运行的动力,血是气的化生基础和载体。因此气与血的关系,可概括为"气为血之帅,血为气之母"。

1. 气为血之帅

(1) 气能生血:是指气参与并促进血液的生成,是血液生成的动力。在脏腑之气的作用下,从摄入的饮食物转化成水谷精微,从水谷精气转化成营气和津液,从营气和津液转化成赤色的血液,均离不开气化作用。气旺则化生血的功能强健,气虚则化生血的功能减弱,甚则可致血虚,所以临床上治疗血虚病证时,在使用补血药的同时常配以补气药,旨在补气生血。

(2) 气能行血:是指血的运行有赖于气的推动。血的运行,主要依靠心气的推动,肺主气助心行血及肝气的疏泄。因此,气的正常生理功能的发挥,是血液正常运行的保证,气行则血行,气滞则血瘀。在病理上,气虚而推动无力,或气滞而不能推动,均可形成血瘀病证。若气机逆乱,血行失序,血随气升,则出现面红目赤,甚至吐血、衄血,或血随气陷,则出现下腹坠胀,甚至便血、崩漏等。因此临床上治疗血液运行失常病证,常配以补气、理气药物。

(3) 气能摄血:是指气对血液具有统摄和固摄作用,使血循行于脉中而不致外逸。气能摄血,主要通过脾统血的功能来实现。脾气虚,气不摄血,可导致各种出血病证,所以临床上治疗这些出血病证,必须用健脾补气之法,使用补气药,旨在益气以摄血。尤其在发生大出血的危重症时,应用大剂补气药物以摄血。

2. 血为气之母

(1) 血能载气:是指血为气的载体,气存于血中,依附于血而不致散失,赖血之运载而达全身。若血不载气,则气浮散无根,无以所归而发生气脱,所以,大出血时,气亦随之涣散,往往出现"气随血脱"的危重病证。

(2) 血能养气:是指气的充盛及其生理功能的发挥离不开血液的濡养。血足则气旺,血虚则气衰,所以,临床上血虚患者常兼有气虚表现。

(二) 气与津液的相互关系

气属阳,津液属阴。津液的生成、输布和排泄,有赖于气的升降出入运动和气化、推动、固摄作用;而气在体内的存在及其运动变化,既依附于血,也依附于津液。气与津液的关系主要表现在以下四个方面。

1. **气能生津** 指气是津液生成的动力。津液来源于饮食物,饮食水谷经脾胃运化、小肠泌清别浊、大肠主津等一系列气化过程而生成,其中以脾胃之气的作用最为关键。脾胃气旺,则化生津液之力强,人体津液充足;脾胃气虚,化生津液之力弱,则津液不足。因此临床上治疗津液不足的病证,常采用补气生津之法。

2. **气能行津** 指津液的输布、排泄等代谢活动,有赖于气的生理功能和气的运动。通过脾气的转输、肺气的宣降、肾中精气的蒸腾气化,津液才能输布于全身;津液代谢后转变为汗液、尿液或水汽排出体外,也是通过气化作用完成的。因此,气行则水行,气停则水聚。气虚,推动和气化无力,或气机郁滞不畅而气化受阻,均可导致津液输布和排泄的障碍,水液停聚,而形成痰饮、水湿等病理产物,称为"气不行水"或"气不化水",所以临床上治疗这些病证,常以补气法、行气法与利湿法、化痰法并用。

3. **气能摄津** 指气的固摄作用控制着津液的分泌和排泄,使体内津液量保持相对恒定,防止津液无故流失。气虚,固摄无力,可致多汗、自汗、多尿、遗尿等,所以临床上常采用补气摄津法,以控制津液的过多外泄。

4. **津能载气** 指津液是气运行的载体之一。气无形而动,必须依附于有形之津液,才能存在体内。因此,津液的丢失必定导致气的耗损。如暑热病证,不仅伤津耗液见口渴喜饮,而且气随汗液外泄导致气亦不足而出现少气懒言、体倦乏力等气虚表现。当大汗、大吐、大泻等津液大量丢失时,气也随之丧失,往往出现"气随津脱"的危重病证,故《金匮要略心典·痰饮》称"吐下之余,定无完气"。

(三) 精、血、津液的相互关系

精、血、津液,同为液态物质,皆由水谷精微化生,均具有濡养和化气、化神等作用。因此,精、血、津液之间存在着相互资生和相互转化的关系。

1. **精血同源** 精与血都由水谷精微化生和充养,精血化源相同;肾藏精,肝藏血,精能化血,血能养精,精与血相互资生、相互转化。精与血的这种化源相同又相互资生的关系,称为"精血同源"。血虚可致精亏,精亏也可致血虚,均形成精血亏损。

2. **津血同源** 血与津液,都来源于脾胃化生的水谷精微,都具有滋润濡养作用。两者来源相似,皆属于阴,又相互渗透转化,所以将血与津液之间的这种关系称为"津血同源"。由于津液可化为汗液排泄于外,故又有"血汗同源"之说。

血液由营气和津液组成,行于脉中。血液中的清稀部分与营气分离,渗于脉外而化为津液。若失血过多,脉中血少,则脉外津液注入脉内以维持血量,导致脉外津液不足,出现口渴、尿少、皮肤干燥等症,称为"耗血伤津"。此时,对失血者应慎用发汗等方法,以防进一步耗伤津液,故《灵枢·营卫生会》谓"夺血者无汗"。

津液是血液的组成部分。津液在心肺的作用下,注入脉中,与营气结合,化为血液的组成部分。若津液大量耗损,如大汗、大吐、大泻等,脉外津液严重不足,则血中的津液渗出脉外以补充津液,导致血脉空虚、血液浓稠而流行不畅的病证,称为"津枯血燥"。此时,应慎用放血疗法或破血逐瘀之峻剂,以防进一步耗伤血液,故《灵枢·营卫生会》称"夺汗者无血"。

(四) 精、气、神的相互关系

精、气、神,为人身"三宝"。精是生命产生的本原,气是生命维系的动力,神是生命活动的体现。精、气、神之间存在着相互依存和相互为用的关系,精气神合一是生命活动的根本保证。

1. **精气相关** 精能化气,气能生精、摄精、行精,精与气相互资生、相互依存。肾精和肾气互生互化,相互为用,常合称为肾中精气。一方面,精能化气,精为气的生化之源。先天之精化生元气,水谷精微化生宗气、营气、卫气,全身各脏腑之气都依赖于精的滋养,故精盈则气盛,精亏则气衰。另一方面,气能生精、行精、摄精。精的生成依赖于气的充盛,故气足则精充,气虚则精亏;气的推动作用能促进精的运行,气的固摄作用能防止精的无故流失。若气失固摄,精关不固,则出现早泄、滑精。

2. **精神互用** 精是生命产生的本原,是神的物质基础;神是生命活动的外在表现,对精有统率和调节作用。因此精盈则神明,神安则精足,精亏则神疲,神失则精竭。

3. **神气互生** 气为神志活动提供物质基础,神则是气的运动和变化的主宰。气虚或气机失调,均可导致神志异常;而精神异常,或七情内伤,均可导致气机紊乱。

第四节 | 体 质

人是形与神的统一体。人体既有脏腑、经络、形体、官窍、精、气、血、津液等相同的形质和功能活动,也有魂、神、意、魄、志及喜、怒、忧、思、悲、恐、惊等相同的心理活动。这是人体的生理共性,但正常人体其个体之间是有差异的,不同的个体在形质、功能、心理上存在着各自的特殊性。

中医学对于体质的认识由来已久,始见于《黄帝内经》,基本成熟于明清时期。中医学的体质学说融生物学、医学、人类学、社会学和心理学于一体,是以中医理论为指导,以研究人体体质的形成、特征、类型、差异及其与疾病的发生、发展、演变过程的关系等为主要内容,并以此指导疾病的诊断和防治的理论。体质学说,是中医学对人体认识的一个部分,在养生保健和防治疾病等方面均有重要意义。

本节主要阐述体质的基本概念与分类,体质的生理学基础与形成因素,以及体质学说的应用。

一、体质的基本概念与分类

(一) 体质的基本概念

体,指形体、身体,可引申为躯体和生理;质,指特质、性质。体质,是指人类个体,禀受于先天,调养于后天,在生长、发育和衰老过程中所形成的形态结构、生理功能和心理状态方面与自然、社会环境相适应的相对稳定的人体个性特征。它充分体现出中医学"形神合一"的体质观。

理想健康的体质,是指人体在充分发挥先天禀赋(遗传)潜力的基础上,经过后天的积极培育,使机体的形态结构、生理功能、心理状态以及对环境的适应能力等各方面得到全面发展,处于相对良好的状态,即形神统一的状态。

(二) 体质的分类

中医学的体质分类,是以整体观念为指导思想,主要是根据阴阳五行,脏腑,精、气、血、津液、神等基本理论,来确定人群中不同个体的体质差异。古代医家从不同角度对体质作了不同的分类,如阴阳分类法、五行分类法、脏腑分类法、体型肥瘦分类法及禀性勇怯分类法等。现代医家多从临床实践出发进行分类,如六分法、九分法等。

理想的体质,应是阴阳平和质,但是,人体的阴阳在正常生理状态下,总是处于动态的消长变化之中,使正常体质出现偏阴或偏阳的状态。一般而言,人体正常体质大致可分为阴阳平和质、偏阳质和偏阴质三种类型。

1. **阴阳平和质** 是功能较为协调的体质类型。其体质特征为:身体强壮,胖瘦适度;面色与肤色虽有五色之偏,但明润含蓄;食量适中,二便通调;舌质红润,脉象和缓有力;目光有神,性格开朗随和;夜眠安和,精力充沛,反应灵活,思维敏捷;自身调节和对外适应能力强。具有这种体质特征的人,不易感受外邪,很少患病;即使患病,往往自愈或易于治愈;若后天调养得宜,无暴力外伤、慢性疾病及不良生活习惯,则易获长寿。

2. **偏阳质** 是指具有偏于兴奋、偏热、好动等特性的体质类型。其体质特征为:形体偏瘦或适中;面色多略偏红或微苍黑,或呈油性皮肤;食量较大,大便易干燥,小便易黄赤;平时畏热喜冷,或易出汗,喜饮水;唇舌偏红,脉多滑数;性格外向,喜动好强,易急躁,自制力较差;精力旺盛,动作敏捷,反应灵敏,性欲较强。具有这种体质特征的人,阳气偏亢,受邪发病后多表现为热证、实证,并易化燥伤阴;皮肤易生疖疮;内伤杂病多见火旺、阳亢或兼阴虚之证;易发生眩晕、头痛、心悸、失眠及出血等病证。

3. 偏阴质 是指具有偏于抑制、偏寒、喜静等特性的体质类型。其体质特征为:形体偏胖或适中,易疲劳;面色偏白而少华;食量较小;平时畏寒喜热;唇舌偏白偏淡,脉多沉细;性格内向,喜静少动,或胆小易惊;精力偏弱,动作迟缓,反应较慢,性欲偏弱。具有这种体质特征的人,阳气偏弱,受邪发病后多表现为寒证、虚证;冬天易生冻疮;内伤杂病多见阴盛、阳虚之证;易发生湿滞、水肿、痰饮、血瘀等病证。

[附]中医体质分类与判定(中华中医药学会标准,2009年)

1. 术语和定义 中医体质(constitution of TCM),是指人体生命过程中,在先天禀赋和后天获得的基础上所形成的形态结构、生理功能和心理状态方面综合的、相对稳定的固有特质,是人类在生长、发育过程中所形成的与自然、社会环境相适应的人体个性特征。

2. 中医体质9种基本类型与特征

(1)平和质(A型)

总体特征:阴阳气血调和,以体态适中、面色红润、精力充沛等为主要特征。

形体特征:体形匀称健壮。

常见表现:面色、肤色润泽,头发稠密有光泽,目光有神,鼻色明润,嗅觉通利,唇色红润,不易疲劳,精力充沛,耐受寒热,睡眠良好,胃纳佳,二便正常,舌色淡红,苔薄白,脉和缓有力。

心理特征:性格随和开朗。

发病倾向:平素患病较少。

对外界环境适应能力:对自然环境和社会环境适应能力较强。

(2)气虚质(B型)

总体特征:元气不足,以疲乏、气短、自汗等气虚表现为主要特征。

形体特征:肌肉松软不实。

常见表现:平素语音低弱,气短懒言,容易疲乏,精神不振,易出汗,舌淡红,舌边有齿痕,脉弱。

心理特征:性格内向,不喜冒险。

发病倾向:易患感冒、内脏下垂等病,病后康复缓慢。

对外界环境适应能力:不耐受风、寒、暑、湿邪。

(3)阳虚质(C型)

总体特征:阳气不足,以畏寒怕冷、手足不温等虚寒表现为主要特征。

形体特征:肌肉松软不实。

常见表现:平素畏冷,手足不温,喜热饮食,精神不振,舌淡胖嫩,脉沉迟。

心理特征:性格多沉静、内向。

发病倾向:易患痰饮、肿胀、泄泻等病,感邪易从寒化。

对外界环境适应能力:耐夏不耐冬,易感风、寒、湿邪。

(4)阴虚质(D型)

总体特征:阴液亏少,以口燥咽干、手足心热等虚热表现为主要特征。

形体特征:体形偏瘦。

常见表现:手足心热,口燥咽干,鼻微干,喜冷饮,大便干燥,舌红少津,脉细数。

心理特征:性情急躁,外向好动,活泼。

发病倾向:易患虚劳、失精、不寐等病,感邪易从热化。

对外界环境适应能力:耐冬不耐夏,不耐受暑、热、燥邪。

(5)痰湿质(E型)

总体特征:痰湿凝聚,以形体肥胖、腹部肥满、口黏苔腻等痰湿表现为主要特征。

形体特征:体形肥胖,腹部肥满松软。

常见表现:面部皮肤油脂较多,多汗且黏,胸闷,痰多,口黏腻或甜,喜食肥甘甜黏,苔腻,脉滑。

心理特征:性格偏温和、稳重,多善于忍耐。

发病倾向:易患消渴、中风、胸痹等病。

对外界环境适应能力:对梅雨季节及潮湿环境适应能力差。

（6）湿热质（F型）

总体特征:湿热内蕴,以面垢油光、口苦、苔黄腻等湿热表现为主要特征。

形体特征:形体中等或偏瘦。

常见表现:面垢油光,易生痤疮,口苦口干,身重困倦,大便黏滞不畅或燥结,小便短黄,男性易阴囊潮湿,女性易带下增多,舌质偏红,苔黄腻,脉滑数。

心理特征:容易心烦急躁。

发病倾向:易患疮疖、黄疸、热淋等病。

对外界环境适应能力:对夏末秋初湿热气候、潮湿或气温偏高环境较难适应。

（7）血瘀质（G型）

总体特征:血行不畅,以肤色晦暗、舌质紫暗等血瘀表现为主要特征。

形体特征:胖瘦均见。

常见表现:肤色晦暗,色素沉着,容易出现瘀斑,口唇暗淡,舌暗或有瘀点,舌下络脉紫暗或增粗,脉涩。

心理特征:易烦,健忘。

发病倾向:易患癥瘕及痛证、血证等。

对外界环境适应能力:不耐受寒邪。

（8）气郁质（H型）

总体特征:气机郁滞,以神情抑郁、忧虑脆弱等气郁表现为主要特征。

形体特征:形体瘦者为多。

常见表现:神情抑郁,情感脆弱,烦闷不乐,舌淡红,苔薄白,脉弦。

心理特征:性格内向不稳定,敏感多虑。

发病倾向:易患脏躁、梅核气、百合病及郁证等。

对外界环境适应能力:对精神刺激适应能力较差,不适应阴雨天气。

（9）特禀质（I型）

总体特征:先天失常,以生理缺陷、过敏反应等为主要特征。

形体特征:过敏体质者一般无特殊形体特征,先天禀赋异常者或有畸形,或有生理缺陷。

常见表现:过敏体质者常见哮喘、风团、咽痒、鼻塞、喷嚏等,患遗传性疾病者有垂直遗传、先天性、家族性特征,患胎传性疾病者具有母体影响胎儿个体生长发育及相关疾病特征。

心理特征:随禀质不同情况各异。

发病倾向:过敏体质者易患哮喘、荨麻疹、花粉症及药物过敏等,遗传性疾病如血友病、唐氏综合征等,胎传性疾病如五迟(立迟、行迟、发迟、齿迟、语迟)、五软(头软、项软、手足软、肌肉软、口软)、解颅、胎惊等。

对外界环境适应能力:适应能力差,如过敏体质者对易致过敏的季节适应能力差,易引发宿疾。

二、体质的生理学基础与形成因素

(一)体质的生理学基础

人体是一个有机整体,以脏腑为中心,经络为联结,精、气、血、津液为物质基础,调节着体内外环境的平衡,所以,脏腑、经络及精、气、血、津液是体质形成的生理学基础。

脏腑、经络的盛衰偏颇决定着体质的差异。脏腑的形态和功能特点是构成并决定体质差异的最根本因素,体质既取决于脏腑功能活动的强弱,又依赖于脏腑功能活动的协调。经络是人体全身气血运行、上下内外沟通的道路,是协调脏腑功能活动的结构基础。因此,在个体先天禀赋与后天因素相互作用下,不同的个体,由于脏腑生理功能的强弱、脏腑精气阴阳的盛衰及经络气血的多少不同,常表现为脏腑功能各异,也表现出外部形态特征的差异性。

精、气、血、津液是决定体质特征的重要物质基础。先天之精是生命的本原,先天之精与后天之精结合,充养脏腑、形体、官窍,推动和调节机体的生理功能和心理活动,故精的盈亏是导致个体体质差异的根本因素。精、气、血、津液均为人体生命活动的基本物质,同源于水谷之精,气、血、津互生,精、血、津同源,精、气相关。因此,精、气、血、津液的多少与盈耗,都影响着体质,是构成体质并决定体质差异的物质基础。

(二) 体质的形成因素

体质的形成,是机体内外环境多种复杂因素共同作用的结果。不同的体质由形态结构、生理功能和心理状态三方面的差异性所构成,并表现于外。由于脏腑、经络及精、气、血、津液是体质的生理学基础,所以,凡能影响脏腑、经络及精、气、血、津液的因素,均可以影响体质的形成。体质的形成因素,主要有先天因素和后天因素两个方面。

1. **先天因素** 即先天禀赋,是指子代出生之前在母体内所禀受的一切。先天禀赋是体质形成的基础,是人体体质强弱的前提条件。父母生殖之精的盛衰和体质特征决定着子代禀赋的厚薄强弱,父母形质精血的偏倾和生理功能的差异可使子代也有同样的倾向性。明代万全《幼科发挥·胎疾》认为"子与父母,一体而分"。子代的形体始于父母,父母的体质是子代体质的基础,父母体质的强弱使子代的禀赋不同,从而表现出体质的差异,如身体强弱、肥瘦、刚柔、长短、肤色、性格、气质乃至先天性生理缺陷和遗传性疾病。由此可见,在体质形成过程中,先天因素起着关键性作用,确定了体质的"基调",但是,先天因素只对体质的发展提供了可能性,而体质的发育和强弱与否,还有赖于后天各种因素的综合作用。

2. **后天因素** 后天是指人从出生到死亡前的生命历程。后天因素包括年龄因素、性别差异、饮食因素、劳逸所伤、情志因素、地理因素及疾病针药的影响等,其中性别差异以先天构成为基础,又与后天因素有着密切关系。人的体质在后天各种因素的综合影响下可不断发生变化,对体质的形成与发展始终起着重要作用。良好的生活环境、合理的饮食起居、稳定的心理情绪,可增强体质,促进身心健康;反之,则体质衰弱,甚至产生疾病。改善后天体质形成的条件,可弥补先天禀赋之不足,从而使弱者的体质得到增强。

三、体质学说的应用

体质学说,主要研究正常人体在形态结构、生理功能、心理状态等综合方面的特殊性,并认为体质的特殊性是由脏腑、经络的盛衰,精、气、血、津液的盈亏所决定。体质对疾病的发生发展、转归预后、辨证治疗及养生预防等各个方面均有不同程度的影响,因此,体质学说在临床诊疗中具有重要的应用价值。

(一) 体质与病因

体质决定着个体对某些病因的易感性和耐受性。体质可以反映机体自身生理范围内阴阳寒热的盛衰,这种偏倾性决定了个体的功能状态,因而对外界刺激的反应性、亲和性和耐受性不同,即选择性不同,正所谓"同气相求"(《周易·乾》)。

一般而言,偏阳质者,易感受风、暑、热之邪而耐寒;感受风邪易伤肺脏,感受暑热之邪易伤肺、胃、肝、肾之阴液。偏阴质者,易感受寒湿之邪而耐热;寒邪入里常伤脾、肾之阳气,感受湿邪易困遏脾阳,产生内湿而为泄为肿等。

（二）体质与病机

体质决定发病及发病情况。一方面，邪正斗争是疾病发生的基本原理，正气虚是形成疾病的内在根据，邪气是疾病形成的外在条件。疾病发生与否，主要决定于正气的盛衰，而体质可以反映正气的盛衰偏倾。一般而言，体质强，正气旺，抗病力强；体质弱，正气虚，抗病力差。因此，人体能否发病主要取决于个体的体质强弱。另一方面，人体受邪之后，由于体质不同，发病情况也不尽相同，或即时而发，或伏而后发，或时而复发。此外，体质还决定着机体发病的倾向性。一般而言，肥人多痰湿，易患中风、眩晕；瘦人多火，易得痨嗽；小儿体质未壮，易患咳喘、泄泻、食积等；老年体质转弱，多病痰饮、咳喘、心悸、消渴等。

体质决定病机的从化。从化，是指病情随体质而变化。由于个人体质的差异，在疾病过程中，病情会随其体质的倾向性不同而发生相应的病理变化。如同为感受风寒之邪，偏阳质者得之则易从阳化热，偏阴质者得之则易从阴化寒；同为湿邪，偏阳质者得之则湿易从阳化热而为湿热之证，偏阴质者得之则湿易从阴化寒而为寒湿之证。因此，由于体质的差异，机体对病因有化热、化寒、化燥、化湿等区别。从化的一般规律是：素体阴虚或阳盛者多从热化，素体阳虚或阴盛者多从寒化，素体津亏血耗者多从燥化，素体气虚湿盛者多从湿化。

（三）体质与辨证论治

体质是辨证的基础，体质决定临床证候类型。因此，临床上可以出现同病异证和异病同证的情况。一方面，同病异证的产生与体质密切相关，同一种疾病，由于体质各异，其临床证候类型可表现出阴阳表里寒热虚实之证的不同，称为"同病异证"。另一方面，异病同证的产生也与体质密切相关，疾病不同，由于体质在某些方面具有共同点，可出现相同或类似的临床证型，称为"异病同证"。因此，同病异证和异病同证的主要影响因素，不在于病因而在于体质，体质是证形成的内在基础，个体体质的差异决定着发病后临床证候类型的倾向性。

体质与论治关系密切。个体体质的不同，决定了临床证型的不同，治疗也应当针对其证而有区别。中医"因人制宜"治疗原则的核心是根据个体体质的差异而论治。如面色白而体胖，属阳虚体质者，感受寒湿阴邪，易从阴化寒化湿，当用附子、肉桂、干姜等大热之品以温阳祛寒或通阳利湿；面色红而形瘦，属阴虚体质者，内火易动，同样感受寒湿阴邪，反易从阳化热伤阴，治宜以清润之品。因此，偏阳质者，多发热证，宜甘寒、酸寒、咸寒、清润，当慎用温热伤阴之剂；偏阴质者，多发寒证，宜温补祛寒，慎用寒凉伤阳之剂；素体气虚者，宜补气培元，忌耗散克伐等。此外，中医论治重视善后调理，常涉及多种措施相互配合，包括药物、饮食、精神等方面。这些措施的具体选择应用，均须视患者的体质特征而异。如偏阳质者病后初愈，慎食羊肉、桂圆等温热及辛辣之品；偏阴质者大病初愈，慎食龟鳖、熟地黄等滋腻之品或乌梅等酸涩收敛之品。

（四）体质与养生

善于养生者，应该修身养性，形神共养，以增强体质，预防疾病，增进身心健康。调养时应根据不同的体质特征，选择合适的方法。

中医的养生方法，主要有顺时摄养、调摄精神、起居有常、劳逸适度、饮食调养及运动锻炼等。无论哪种方法调养，都应与体质特征相适应，才会有良好的效果。如在饮食方面，体质偏阳者饮食宜凉而忌热，体质偏寒者饮食宜温而忌寒；形体肥胖者多痰湿，宜食清淡而忌肥甘之品；阴虚之体宜食甘润生津之品，阳虚之体宜食温补之品。在精神调摄方面，要根据个体体质特征，采用各种心理调节方法，以保持心理平衡，增进心理健康。如气郁质者，精神多抑郁不爽，多愁善感，故应注意情感上的疏导，消解其不良情绪；阳虚质者，精神多萎靡不振，神情偏冷漠，多自卑而缺乏勇气，应帮助其树立起生活的信心。在音乐娱心养性时，也须因个体心理特征的不同选择适宜的乐曲。以上这些方法对养生保健、增强体质具有积极作用。

（金　红）

复习思考题

1. 如何理解"藏象"的概念内涵?
2. 简要阐明五脏、六腑、奇恒之腑之间的区别。
3. 五脏与其密切相关的志、体、窍、液、时形成五大系统,有何临床意义?
4. 气与血、气与津液的相互关系有何临床意义?
5. 如何理解中医学形神合一的体质观?

本章思考题解题思路

本章目标测试

第三章 | 病因病机

【内容提要】

中医认识病因,除直接询问发病的经过及有关情况以推断病因外,主要是以病证的临床表现为依据,通过分析疾病的症状、体征来推求病因,为治疗用药提供依据。这种方法称为"辨证求因",又称"审证求因"。本章主要介绍了六淫等外感致病因素,七情内伤、饮食失宜和劳逸失度等内伤致病因素,痰饮、瘀血、结石等病理产物性致病因素以及外伤、诸虫、毒邪、药邪、先天因素等其他致病因素。病机方面主要介绍了邪正盛衰,阴阳失调,精、气、血、津液失常等基本病机以及内生五邪、脏腑病机等其他病机。

【学习要点】

1. 掌握六淫各自性质和致病的共同特点,邪正盛衰与虚实变化情况。
2. 熟悉七情的概念、七情内伤的含义和致病特点,阴阳盛衰与寒热变化情况。
3. 了解痰饮、瘀血的基本概念和致病特点。
4. 了解精、气、血、津液失常等基本病机。

中医学认为,人体是一个有机的整体,各脏腑组织之间及其与外界环境之间始终保持着既对立又统一的相对动态平衡状态,从而维持着机体的正常生命活动。如果某种原因使这种平衡状态遭到破坏,且又不能自行调节得以及时恢复,机体就会发生疾病。病因和病机,主要探讨破坏这种平衡的原因,以及疾病发生、发展与变化的机制。

第一节 | 病 因

凡能破坏人体相对动态平衡状态而引起疾病发生的原因,称为病因,即致病因素,又称"病邪""病原"等。致病因素是多种多样的,如气候的异常、疫疠的传染、饮食劳倦、跌仆金刃外伤以及虫兽所伤等,均可导致疾病的发生。此外痰饮、瘀血和结石等,既是疾病过程中所形成的病理产物,又能成为致病因素,作用于人体而发生疾病。

病因具有相对性的特点。一是指有些致病因素的致病与非致病具有相对性。如六气(风、寒、暑、湿、燥、火)、七情(喜、怒、忧、思、悲、恐、惊)及饮食劳逸等,正常情况下是人体的正常情志反应和生理需要,并不导致机体发病,只有在异常情况下才会演变成为致病因素。二是指病理产物与病因具有相对性。如痰饮、瘀血等是疾病发展过程中形成的病理产物,这些病理产物一经形成,反过来又可引起新的病理改变,此时则成为新的致病因素。

一、外感致病因素

外感致病因素,是指来源于自然界,多从肌表、口鼻侵入机体而发病的病邪,主要包括六淫、疠气等。

(一) 六淫

六淫,是指风、寒、暑、湿、燥、火六种外感病邪的统称。风、寒、暑、湿、燥、火是自然界六种不同的气候,在正常情况下,称为"六气"。六气的不断运动变化,决定了一年四季气候的不同,即春风、夏暑(火)、长夏湿、秋燥、冬寒。人们在生活中,不但体验认识到六气变化特点,而且通过自身调节机制产生了一定适应能力,从而使人体的生理活动与六气的变化规律相适应,所以六气一般不会导致人体发病;但当气候变化异常,如六气的太过和不及,或非其时而有其气(如春天应温而反寒,秋天应凉而反温),或气候变化过于急骤(如骤冷、暴热等),超过了人体的适应能力,或人体抗病能力下降,不能适应气候变化,这时六气才成为致病因素,导致疾病的发生。此时的"六气",便称为"六淫"。"淫"有太过、浸淫之意。

六淫致病具有以下的共同特点。

外感性:六淫邪气侵犯人体,多从肌表、口鼻而入,或上述两个途径同时受邪而发病,因六淫之邪多从外受,故称"外感六淫"。所致疾病,称为"外感病"。

季节性:六淫致病常有明显的季节性,如春多风病、夏多暑病、长夏多湿病、秋多燥病、冬多寒病等。

环境性:六淫致病常与生活、工作的区域和环境密切相关。一般来说,西北高原地区,地势高而天气寒凉,故多寒病、燥病;东南沿海地区,地势低而气温偏高,湿度偏大,故多湿病和热病。久居湿地或水上作业之人易患湿病,高温作业之人易燥热为病。

相兼性:六淫邪气既可单独导致人体发病,又可两种以上相合,同时侵犯人体而致病,如风寒感冒、湿热泄泻、风寒湿痹等。

转化性:六淫在致病过程中,不仅可以互相影响,而且可以在一定条件下互相转化,如寒邪入里可以化热,暑湿日久可以化燥等。转化并不是说六淫中的一种邪气变成了另一种邪气,而是指六淫所致证候的性质发生转化,多与机体本身的体质特点有关。

此外,临床上还有某些并非由六淫之邪外感,而是由脏腑和气、血、津、液功能失调所产生的化风、化寒、化湿、化燥、化热、化火等病理变化,即内风、内寒、内湿、内燥、内火(内热),统称为"内生五邪"。"内生五邪"部分将在本章第二节病机中予以介绍。

1. 风邪的性质及其致病特点 风为春季之主气,因四季皆有风,故风邪致病虽以春季为多,但又不仅限于春天,其他季节亦可发生。风邪侵犯人体多从皮毛而入,是六淫中最常见的致病因素,常为寒湿燥火(热)等邪气的先导,故称"六淫之首"。风邪是外感发病中一种较重要和广泛的致病因素。

(1)风为阳邪,其性开泄,易袭阳位:风性善动而不居,具有轻扬升发、向上、向外的特性,故属阳邪。开泄,是指风邪易使腠理疏泄而开张,气液外泄,出现汗出、恶风等症。易袭阳位,是指风邪常易侵犯人体的上部(头面)、阳经和肌表、肺等阳位,常出现恶风寒、发热、头痛、鼻塞、咽痒、身背项痛等症状。

(2)风性善行而数变:善行,是指风具有善动不居、易行而无定处的特征。风邪致病,病位游移而行无定处。如"行痹"(又称风痹),症见游走性关节痛,痛无定处。数变,是指风邪致病具有发病急、变化快的特点。如荨麻疹的皮疹,皮肤瘙痒,发无定处,此起彼伏,反映了风性数变的特点。

(3)风性主动:风主动,是指风具有使物体摇动的特性,故其致病具有动摇不定的特点,头目眩晕、眴动、抽搐等症状多与风邪有关。

(4)风为百病之长:长者,始也,首也。一是指风邪常夹带他邪合而伤人,为外邪致病的先导。因风性开泄,而寒、暑、湿、燥、火诸邪多依附于风邪而侵及人体致病,如风寒、风热、风湿、风燥等。二是指风邪致病极为广泛,风邪四季均有,风邪无孔不入,其致病最多,变化最快,可导致多种病证,故有风为"百病之长""百病之始"之说。

2. 寒邪的性质及其致病特点 寒为冬季之主气。冬季气温寒冷,且常气温骤降,若人体防寒保暖不当,易感受寒邪。其他季节也可感受寒邪,如气温骤降、汗出当风、淋雨、饿冻露宿、过饮寒凉等。感寒有伤寒、中寒之别。寒邪伤及肌表,郁遏卫阳,称为"伤寒";寒邪直中于里,伤及脏腑阳气,称为"中寒"。

（1）寒为阴邪，易伤阳气："阴盛则寒"，是指寒为阴气盛的表现，故其性属阴。寒邪阴盛可困遏阳气，体内阳气与之抗争，势必要损耗大量的阳气；阳气受损，失其正常的温煦气化作用，则表现出寒证。如寒邪袭表，卫阳被遏，可见发热、恶寒、无汗等症；寒邪直中太阴，损伤脾阳，则见脘腹冷痛、呕吐、腹泻等症。

（2）寒性凝滞：寒邪犯体，阴盛阳损，可使经脉失于温煦，气血凝滞不通，不通则痛，故见疼痛症状。如头项强痛、骨节疼痛之太阳伤寒证，关节疼痛剧烈的痛痹等，均与寒性凝滞相关，故有"寒主疼痛"之说。

（3）寒主收引：收引即收缩、牵引之意。寒邪袭体，使体内气机收敛，腠理、经络、筋脉收缩而挛急。如寒邪袭表，使皮肤腠理收缩，汗孔闭塞，可见恶寒、发热、无汗等症；寒客经络、关节，筋脉牵引拘急而见关节屈伸不利、拘挛作痛等症。

（4）寒性清澈：分泌物或排泄物出现清稀状，多属寒邪所致，如风寒感冒初起则鼻流清涕，寒邪束肺则咳痰清稀等。

3. **暑邪的性质及其致病特点**　暑为夏季之主气，为火热之气所化。暑与火热虽属同类，但暑邪致病具有明显的季节性，主要发生于夏至以后立秋以前。暑邪纯属外邪，只有外感而没有内生，故无内暑之说。这是暑邪与六淫中其余五种邪气的不同点。

（1）暑为阳邪，其性炎热：暑为夏季火热之气所化，其性炎热，故属阳邪。由于夏季气候炎热，暑与其他季节之温热邪气相比，其势炽盛，更具独特的炎热性，所以，暑邪致病可迅速出现壮热、面赤、目红、心烦、脉洪数等一派热势鸱张上炎的症状。

（2）暑性升散，扰神、耗气、伤津：暑为阳邪，主升主散，故侵犯机体可上扰心神及头目，出现心烦闷乱而不宁、头昏、目眩等症；多直入气分，使腠理开泄而多汗，汗多则易耗伤津液，可见口渴喜饮、尿少短赤等；大量汗出则气随津泄而耗气，常见气短、乏力；严重者可致气随津脱而出现突然昏倒、不省人事等气津两伤或气脱症状。

（3）暑多夹湿：暑季炎热，且多雨而潮湿，故暑邪多兼夹湿邪侵犯机体。临证除有发热、烦渴等暑热证外，常兼见四肢困倦、胸闷呕恶、大便溏泄不爽等湿阻证。

4. **湿邪的性质及其致病特点**　湿为长夏之主气。长夏，正值夏秋之交，为一年中湿气最盛的季节，故长夏多湿病。其他季节也可感受湿邪，如气候潮湿、涉水淋雨、久处潮湿环境或汗出衣里而受湿渐渍等，均可感受湿邪而为病。脾主运化水湿，脾失健运，水湿内停，亦易招致湿邪为病。

（1）湿为阴邪，易阻气机，损伤阳气：湿为有形之邪，最易阻滞气机，使气机升降失常；湿性类水，其性属阴，阴胜则阳病，故湿邪易损人之阳气；脾喜燥恶湿，所以湿邪常先困伤脾阳，从而影响脾胃的运化和气机升降功能，出现胸闷、纳呆、脘痞腹胀等症；水湿停聚，则出现腹泻、尿少、水肿、腹水等症。

（2）湿性重浊：重，指湿邪的临床表现具有沉重、重着的特点。湿袭肌表，则周身困重，四肢酸沉怠惰；湿困于头，则头重如裹，昏昏欲睡；湿留关节，则肌肤不仁，关节疼痛重着、沉重不举，故又称"着痹"。浊，指湿邪为病，其排泄物和分泌物具有秽浊不清的特点。如湿浊在上，则面垢眵多，苔腻厚；湿阻中焦，则便溏不爽，下利黏稠脓血，小便混浊；湿浊下注，在妇人则见带下黄白黏稠，有秽臭；湿在皮肤，则湿疹破溃，流脓渗水等。

（3）湿性黏滞：湿为重浊有形之邪，具有黏腻停滞的特点，主要表现在两个方面。一是湿病症状黏滞，如：湿留大肠，则大便黏腻不爽或里急后重；湿阻膀胱，则小便涩滞不畅或频急涩痛；湿浊内盛，则舌苔黏腻。二是湿病病程缠绵，如湿痹、湿疹、湿温等病，均有病程长、反复发作或时起时伏、缠绵难愈的特点。

（4）湿性趋下，易袭阴位：湿性类水，水性润下，故湿邪有下趋之特性，其致病易伤机体下部。如湿邪为病的水肿多以下肢较明显，湿邪下注之病有淋病、尿浊、带下、痢疾等，均为湿性趋下之表现。

5. **燥邪的性质及其致病特点**　燥为秋季之主气，秋天气候干燥，故多燥病。其他季节也可感受燥邪，如久晴无雨、骄阳久曝、火热烘烤等均可感受燥邪而为病。燥邪多从口鼻、皮毛袭入，侵袭肺卫。

燥邪为病有温燥、凉燥之分。初秋有夏热之余气,或久晴无雨,秋阳以曝,燥热相合,易发为温燥;深秋因有近冬之寒气,燥寒相合,易发为凉燥。

（1）燥性干涩,易伤津液:燥邪干燥而涩滞,易耗伤阴液。故燥邪为病,可见鼻燥咽干、口唇皲裂、舌上少津、干咳少痰、大便干结或皮肤干燥、毛发不荣等。燥邪有温燥、凉燥之分。温燥,燥而偏热,见头痛身热、咽痛声嘶、痰中带血、舌红等;凉燥,燥而偏寒,见恶寒发热、头痛无汗、舌苔薄而干等。燥邪为病,虽有温燥、凉燥之分,但因所兼邪气属性不同,并不影响燥邪的自身特性。

（2）燥易伤肺:肺为娇脏,喜润而恶燥;肺外合皮毛,开窍于鼻,司呼吸而与外界大气相通。燥邪多从口鼻、皮毛而入,最易伤肺。肺津耗伤,宣降失司,甚则伤及肺络,可见干咳或痰黏而难咳出,或痰中带血、咽干痛、呼吸不畅、喘息、胸痛等症。燥邪由肺影响到大肠,可见大便干燥不畅等症。

6. 火（热）邪的性质及其致病特点　热为夏季之主气。热邪引起的病证,称温热热病,但温热病,不只限于夏季,其他季节均可发生。如春有春温,暑有暑温,秋有温燥,冬有冬温等。温、热、火三者属同一性质的病邪,均为阳盛所化,虽常混称温热或火热之邪,但三者之间却有程度之不同。一般认为热为温之渐,火为热之极。

（1）火（热）为阳邪,其性炎上:火热之性燔灼,升腾上炎,故属阳邪。阳胜则热,常见高热、恶热、面赤、脉洪等症。火热之邪侵犯人体,症状多见于人体上部,如头痛、面赤、咽喉红肿热痛、齿衄、龈肿或口舌糜烂等。

（2）火（热）易扰心神:心在五行属火,火热躁动,与心相应,故火热之邪伤人易扰心神。轻者心神不宁而见烦躁、失眠等症;重者神不守舍,可见狂躁不安、神昏谵语等症。

（3）火（热）易耗气伤津:火属阳邪,阳胜则阴病。一是热迫津液外泄而致大汗,使津液化汗耗伤;二是热邪消灼煎熬阴津,可出现口渴引饮、咽干舌燥、小便短赤、大便秘结等津伤液耗之症。热迫津液外泄的同时,气随津泄,故又易导致津伤气耗。轻者见体倦乏力、少气懒言等气虚征象;重者出现气脱亡阴、阴损及阳,亦可见亡阳之危象。

（4）火（热）易生风动血:热盛生风,又称"热极生风",是由火热之邪燔灼肝经、劫灼阴液,使筋脉失其滋养濡润而致肝风内动,出现高热神昏、四肢抽搐、颈项强直、角弓反张、两目上视等症。热盛动血,是由热入营血,火热之邪迫血妄行,甚则灼伤脉络,而致各种出血证,如吐血、衄血、妇女月经过多、崩漏等。

（5）火热易致肿疡:火热之邪侵犯人体血分,可壅迫聚于局部,腐蚀血肉而发为疮疡痈肿。因此《灵枢·痈疽》载:"大热不止,热胜则肉腐,肉腐则为脓……故命曰痈。"临床可见局部红肿热痛,溃破化脓等。

（二）疠气

疠气,即疫疠之气,是一类具有强烈传染性的外邪。在中医文献中,疠气又称为"疫毒""疫气""异气""戾气""毒气""乖戾之气"等。疠气与六淫不同,如《温疫论》称"夫瘟疫之为病,非风、非寒、非暑、非湿,乃天地间别有一种异气所感",可见疠气有别于六淫。疠气致病为疫病,实际包括了许多现代所指的传染病。

1. 疠气的致病特点

（1）发病急骤,病情危重:疠气致病,潜伏期较短,甚可"触之者即病",且病情凶险,发展变化快,死亡率高。如白喉、疫痢、霍乱、天花等均发病急骤、来势凶猛、病情危笃。病情急重者,若抢救不及时,可于发病后数小时死亡。一般来说六淫致病比内伤杂病发病急,而疠气发病则比六淫致病更为急重。

（2）传染性强,易于流行:传染性强是疠气致病最主要的特点。疠气主要通过空气传染,从口鼻等传播途径侵入人体而致病。此外,还有随饮食、接触、蚊虫叮咬及其他等途径在人群中发生传播,甚至出现流行。《诸病源候论》明确指出疠气对人类的严重危害,谓"人感乖戾之气而生病,则病气转相染易,乃至灭门"。

（3）一气一病，症状相似：疠气致病极为专一。疠气不同于六淫、痰饮、瘀血等病邪，如风邪除了可引起"伤风"，还可导致"风疹""痹证""眩晕"等多种疾病，症状表现各不相同，而疠气虽种类繁多，但一种疠气仅引起一种疫病发生，并且每一种疫病，其临床症状基本一致。因此《素问（遗篇）·刺法论》载："五疫之至，皆相染易，无问大小，病状相似。"

2. 影响疫疠发生与流行的因素　疫病的发生与流行，除与人群的正气强弱有关外，还与下列因素有关。

（1）气候因素。自然界气候急骤或持久的反常变化，如久旱、酷热、淫雨、洪涝、湿雾、山岚瘴气等均可助长疠气滋生、传播而导致疫病的流行。

（2）环境与饮食因素。环境卫生不良，如：水源或空气污染易滋生疠毒；动物尸体未及时掩埋，秽恶杂物处理不善，日久腐败，亦有利于疫毒的滋生；食物污染、饮食不洁等也易引起疫病的发生和流行。

（3）预防措施因素。预防和隔离是防止疫病发生、控制其流行蔓延的有效措施。因为疠气具有强烈的传染性，发现疫病患者，应立即隔离治疗，防止疫病的蔓延。易接触感染者，应服食或注射预防药物，并注意饮食起居，保养正气，提高机体抵抗力。

（4）社会因素。疫病的发生和流行与社会制度、社会状态密切相关。社会动荡不安、战乱不停、天灾、贫穷落后等因素，均能造成抗御自然灾害能力低下，而易使疫病暴发流行，疠气肆虐。若国家安定，经济繁荣，民众安居乐业，又注重卫生防疫工作，疫病发病率会显著下降，并不易发生流行。

二、内伤致病因素

内伤致病，是指人的情志活动或生活起居有违常度，超过了人体自身调节范围，直接伤及脏腑气血阴阳而发病。内伤致病因素与外感致病因素相对而言，病自内而生，主要有七情内伤、饮食失宜和劳逸失度等。

（一）七情内伤

七情，是指人的喜、怒、忧、思、悲、恐、惊七种情志活动，是人对外界事物和现象的七种不同情志反应（精神状态），一般情况下属正常情志活动，不会致病，但当人受到突然、强烈或持久的情志刺激，并超过了人体自身生理调节范围与耐受能力，造成气机紊乱、脏腑气血阴阳失调时，七情才会成为导致疾病发生的原因。因七情异常能直接影响内脏，病自内生，故又称为"七情内伤"。

七情内伤的致病特点如下。

1. 直接伤及内脏　由于五脏与情志活动有相对应的密切关系，七情内伤不同于六淫之邪从口鼻或皮毛入侵机体，而是直接影响相应的脏腑，导致脏腑气血紊乱而发病。因心主神明，为五脏六腑之大主，所以七情内伤均可损及心神，再影响其他脏腑，故在七情内伤中"心"起主导作用。不同的情志刺激对各脏腑有不同的伤害，如《素问·阴阳应象大论》称"喜伤心""怒伤肝""悲伤肺""思伤脾""恐伤肾"。从临床看，七情内伤又以心、肝、脾三脏功能失调为多见。如过喜、惊吓、思虑劳神均可伤心，致心神不宁，症见心悸、失眠、健忘，甚则精神失常。郁怒伤肝，肝气郁结，症见两胁胀痛、善太息或咽中似有异物梗阻，妇女可见月经不调、痛经、经闭等，或癥瘕、积聚等亦常发生。思虑忧愁伤脾，脾失健运，见食欲不振、脘腹胀满、大便溏泄等症。思虑劳神，同时损伤心脾时，可导致心脾两虚，而同时出现上述心神不宁及脾失健运的兼症。

2. 影响脏腑气机　七情内伤又能影响脏腑气机，使气机升降失常、气血运行紊乱而发病。不同的情志内伤，对气机的影响也不相同，具体表现如下。

（1）怒则气上：大怒可影响肝的疏泄功能，而致肝气上逆，血随气逆并走于上，可见头目胀痛、面红目赤或呕血，甚则昏厥猝倒等症。

（2）喜则气缓：包括两个方面。一是喜可缓和精神紧张，使心情舒畅，营卫通利；二是喜乐过度，可导致心神涣散，神不守舍，可见注意力不集中，甚则失神狂乱等症。

（3）悲则气消：是指过度悲忧，耗伤肺气，肺失宣降，出现气短声低、倦怠乏力、精神萎靡不振等症。

（4）恐则气下：是指恐惧过度，可使肾气不固，气泄于下，血亦随之下行而见面色苍白、头昏，甚则昏厥；肾气下陷不固常见尿频或二便失禁、遗精、孕妇流产等；恐伤肾精可见骨酸痿厥等。

（5）惊则气乱：是指突受惊吓，使心气紊乱，致心无所倚，神无所归，虑无所定，而见心悸、惊慌失措等症。

（6）思则气结：是指思虑劳神过度，伤神损脾导致脾气郁结，脾失运化，可见食欲不振、脘腹胀满、便溏等症。思虑劳神不但使脾胃气机结滞，还可暗耗心血而成"心脾两虚"证。

3. 影响病情转归　在疾病演变过程中，若遇异常剧烈的情志波动，往往会病情加重，或急剧恶化，甚至加速死亡。如素有肝阳上亢之人，再遇事恼怒，可肝阳暴涨，亢极化风，而出现眩晕欲仆，甚则昏厥不省人事、半身不遂等。胸痹患者，暴喜暴怒，可致怔忡、心痛欲绝、大汗淋漓、面色青紫、四肢厥冷等心阳暴脱之危重证候。

（二）饮食失宜

饮食是人体赖以生存和维持生命活动的必需物质。良好的饮食习惯，要求定时、定量、有规律和有节制，讲究饮食卫生和合理的食谱。每人的饮食量依年龄、性别、体质、工种、健康状况和食品种类等而异。饮食失宜，是指饥饱失常、食无定时、饮食不洁、饮食偏嗜等，损伤脾胃的运化功能，使其升降失常，导致聚湿、生痰、化热或变生他病等。饮食失宜主要包括饮食不节、饮食不洁和饮食偏嗜三种情况。

1. 饮食不节　是指饮食无一定规律，失其常度而致疾病，主要有过饥、过饱和食无定时三方面。

（1）过饥：是指摄食量不足，或食不接续，导致气血生化乏源，久之使气血得不到足够的补充而衰少，症见面色不华、气短心悸、神疲乏力、消瘦等。亦可因正气亏虚，抗病能力降低而变生或易感他病。

（2）过饱：是指长期过量进食，或暴饮暴食，均会加重脾胃的负担，或超出脾胃的受纳、腐熟和运化能力，导致饮食停积，损伤脾胃。初见嗳腐吞酸、厌食、矢气、脘腹胀满或吐泻，甚则可突然气逆上壅，厥逆昏迷，口不能言，肢不能举，称为"食中"或"食厥"；久则因饮食停滞，郁而化热，聚湿生痰，变生他证。如婴幼儿，因脾胃功能尚未健全，自控力较弱，极易发生过饱损伤，食积日久可酿成疳积，见面黄肌瘦、腹胀、五心烦热、易哭易惊等症；过食肥甘，易生内热，引致痈疽疮毒等。在疾病初愈阶段，由于脾胃尚虚，所以饮食过饱或食不消化食物，或热病后食热量过剩的食物，常可引起疾病复发，此称"食复"。

（3）食无定时：一是时饥时饱，从而导致上述饥饱失常所引起的病证。二是影响脾胃气机升降以及六腑传化虚实更替的正常秩序，从而导致气机郁滞，或进一步发展为气滞血瘀、气滞津停生湿酿痰的病变，如：脾胃气滞的胃脘痛；日久肝乘脾虚的嗳气反酸；病久入络的瘀血内蓄，症见疼痛加剧、消瘦、肌肤甲错、吐血、便血、聚积等。

2. 饮食不洁　是指食用了不清洁、不卫生，或陈腐、变质、有毒，或被污染的食物，引发疾病，如痢疾、霍乱等，出现腹痛、吐泻等症，亦可引起各种肠道寄生虫病，表现为时有腹痛、嗜食异物、面黄肌瘦，甚至蛔厥等；若误服腐败变质、有毒食物，可发生食物中毒，出现剧烈腹痛、吐泻，重者可昏迷或死亡。

3. 饮食偏嗜　是指嗜好于某些食物。偏嗜可造成营养不均衡，一方面出现部分营养物质受纳不足，另一方面又会导致某些物质吸收太过，久之会导致阴阳失调而发病。饮食偏嗜主要有寒热偏嗜、五味偏嗜及种类偏嗜等。

（1）寒热偏嗜：饮食之寒热，一般指食物性质的寒性或热性，也包括饮食温度的寒热。偏嗜寒热可致体内阴阳失衡，如：饮食偏嗜寒，过食生冷寒凉之品，易损脾胃阳气，遂致寒湿内生，可见脘腹冷痛、喜暖喜按、泄泻等症；饮食偏热，偏嗜辛燥温热之品，易致胃肠积热，出现口渴、口臭、腹满胀痛、便秘或痔疮等。

（2）五味偏嗜：五味，即酸、苦、甘、辛、咸五种食味。由于五味与五脏各有对应，若长期偏嗜某种味道的食物,造成与之相应的脏腑功能偏亢,久之亦损其他脏腑,产生疾病。过食咸味,可致肾盛乘心,而见胸闷气短、面色无华、血脉瘀滞等。因此饮食品种要多样化,不应偏嗜,这也是保健防病的重要内容之一。

（3）种类偏嗜:人的膳食结构应以谷类为主,肉类为副,蔬菜为充,水果为助,这样才有益于健康。专食某种或某类食品,或厌恶某类食物而不食,或膳食中缺乏某些食物等,久之可成为导致某些疾病发生的原因,如瘿瘤(碘缺乏)、佝偻(钙、磷代谢障碍)、夜盲(维生素 A 缺乏)等。此外,偏嗜烟酒可损伤脾胃,生湿酿热,可出现脘腹胀满、胃纳减退、口苦口腻、舌苔厚腻等症。

（三）劳逸失度

正常的劳作、必要的体育锻炼,有助于体内气血流畅,增强体质;适当的休息,可以消除疲劳,恢复体力与脑力。两者均有利于人体的正常生理活动。长期过度劳累或过度安逸,则会使脏腑气血、筋骨肌肉功能失调,导致疾病的发生。

1. 过劳 指过度劳累,积劳成疾,包括劳力过度、劳神过度和房劳过度三个方面。

（1）劳力过度:长期劳力过度,体力劳动负担过重,或剧烈运动,运动时间过长,得不到应有的休息,均能损耗机体元气,而积劳成疾。《素问·举痛论》载有"劳则气耗……劳则喘息汗出,外内皆越,故气耗矣"。临床可见全身酸痛、少气懒言、四肢困倦、精神疲惫等症,日久常见形体消瘦、气短自汗、便溏纳呆等。此外,劳力过度还可损伤相关的组织和器官,导致腰膝筋骨酸软等。

（2）劳神过度:长期思虑太过,暗耗心血,损伤脾气,可见心悸、心烦、健忘、失眠、多梦等心神失养之证,兼见纳呆、腹胀、便溏等脾不健运之证,久则血气日消,肌肉消瘦,神疲乏力等。

（3）房劳过度:又称"肾劳",是指如房事过度、手淫成习、妇女早婚多育等,耗伤肾中精气而致病。肾藏精,主封藏,肾精不宜过度耗泄。损伤肾中精气可见腰膝酸软、眩晕耳鸣、精神萎靡、性功能减退或遗精、早泄、阳痿、月经不调或不孕不育等症。

2. 过逸 是指过度安逸。其致病特点有三个方面。一是安逸少动,气机不畅。如果长期运动过少,则人体气机失于畅达,导致脾胃等脏腑功能活动减弱出现食少、胸闷、腹胀、肢困、肌肉软弱或发胖臃肿等。二是阳气不振,正气虚弱。过度安逸,或长期卧床,阳气失于振奋,以致脏腑组织功能减退,体质虚弱,正气不足,抵抗力下降等,故过逸致病常见动则心悸、气喘汗出等,或抗邪无力,易感外邪致病。"久卧伤气,久坐伤肉"(《素问·宣明五气》)就是指过逸致病。三是长期用脑过少,加之阳气不振,可致神气衰弱,常见精神萎靡、健忘、反应迟钝等。

三、病理产物性致病因素

可致病的病理产物包括痰饮、瘀血、结石等。它们既是在疾病过程中形成的病理产物,也是能引起其他疾病的致病因素之一,亦称为"继发性病因"。

（一）痰饮

痰饮是机体津液代谢障碍所形成的病理产物,一般较稠浊的称为痰,清稀的称为饮。痰饮滞留体内,作为一种致病因素作用于机体,阻滞气血运行,影响脏腑功能,从而引起各种复杂的病理变化,导致各种新的病证出现。

痰饮有广义和狭义之分。狭义之痰饮,指咳吐之痰涎;广义之痰饮,指由津液代谢障碍所形成的病理产物及其病理变化和临床表现,由机体功能失调、津液停蓄蕴结而成。

从形质来分,痰又可分为有形之痰和无形之痰。有形之痰,是指视之可见、闻之有声的痰液,如咳嗽吐痰、喉中痰鸣等,或指触之有形的痰核;无形之痰,是指只见其征象,不见其形状之痰,如眩晕、癫狂等,但可通过其致病特点和临床症状分析而确定诊断和治疗。饮流动性较大,可留积于人体脏器组织的间隙或疏松部位。从饮的停留部位可分为"痰饮""悬饮""溢饮""支饮"等。

1. 痰饮的形成 痰饮多由外感六淫,或七情内伤,或饮食不节等,引起肺、脾、肾、肝等脏腑功能失调、气化不利,津液代谢障碍,水液停聚而成。

2. 痰饮的致病特点 痰饮一旦产生则可流窜全身,外至经络、肌肤、筋骨,内至脏腑,全身各处,无处不到,从而产生各种不同的病变。概括而言,其致病特点有以下几个方面。

(1)阻滞气血运行:痰饮为有形之邪,可随气流行,或停滞于经脉,或留滞于脏腑,阻滞气机,妨碍血行。痰饮流注于经络,则致经络气机阻滞,气血运行不畅,出现肢体麻木、屈伸不利,甚至半身不遂,或形成瘰疬痰核、阴疽流注等。痰饮留滞于脏腑,则阻滞脏腑气机,使脏腑气机升降失常。如痰饮阻肺,肺气失于宣降,则见胸闷气喘、咳嗽吐痰等;痰饮停胃,胃气失于和降,则见恶心呕吐等。

(2)影响津液代谢:痰饮本为津液代谢失常的病理产物,但是痰饮一旦形成之后,可作为一种继发性致病因素,进一步影响肺、脾、肾等脏腑的功能活动,影响津液代谢。如痰湿困脾,可致水湿不运;痰饮阻肺,可致宣降失职,水液不布。因此,痰饮致病能影响人体津液的输布与排泄,使津液进一步停留于体内,加重津液代谢障碍。

(3)易扰乱神明:痰浊之邪易上扰神明,影响心藏神功能,出现一系列心神失常的病证。如痰迷心窍,则可见神昏、痴呆;痰火扰心,则发为癫狂;痰蒙清窍,可见头昏头重、精神不振。

(4)致病广泛,变化多端,病势缠绵:痰饮可流布于全身,外至肌肤,内至脏腑,无处不到。因此,痰饮致病部位广泛,且易于兼邪致病,故有"百病多由痰作祟"之说。痰饮致病的表现变化多端。如癫痫,平时无事,一旦发作,痰浊内动,则突然昏倒,牙关紧闭,四肢抽搐,口吐白沫,故有"怪病多痰"之说。痰饮停滞于体内,可伤阳气,变生寒湿,或郁而化火,可夹风、夹热,可化燥伤阴,上犯清窍,下注足膝,且病情反复发作,缠绵难愈,病程较长。

(二)瘀血

瘀血指血液停滞,包括离经之血积存体内,或血运不畅,阻滞于经脉及脏腑内的血液。

1. 瘀血的形成 凡外感六淫、内伤七情、跌仆损伤等,一旦引起心、肺、肝、脾等脏腑功能失常,血液运行不畅,或致血离经脉而瘀积体内,均可导致瘀血的形成。

常见的气虚、气滞、血寒、血热、外伤等因素均可导致瘀血的发生。

此外,中医学尚有"久病多瘀"的说法,是指病证久治不愈,由浅入深,可影响血液运行,导致瘀血发生。

2. 瘀血的致病特点及临床表现 瘀血有易阻气机、影响血运及新血生成、病位固定、病证繁多等致病特点。瘀血所致的病证常因瘀血阻滞部位不同而异,如:瘀阻于心,见心悸、胸痛、心痛、口唇指甲青紫;瘀阻于肺,见胸痛、咯血;瘀阻胃肠,见呕血或大便色黑如漆;瘀阻于肝,见胁痛痞块;瘀血攻心,可致发狂;瘀阻胞宫,见小腹疼痛、月经不调、痛经、闭经或崩漏;瘀阻肢体末端,可成脱疽病;瘀阻肢体肌肤局部,见局部肿痛、青紫。其病证虽繁多,但临床表现方面有以下共同的病症特点:①疼痛。多为刺痛,痛处固定不移,拒按,夜间痛甚。②肿块。外伤局部见青紫肿胀,积于体内者,久聚不散,可成癥积,按之痞硬,固定不移。③出血。血色紫暗或血块。④望诊。久瘀见面色黧黑,肌肤甲错,唇甲青紫,舌质紫暗或有瘀点、瘀斑,舌下脉络曲张。⑤脉象。多见细涩、沉弦或结代。

(三)结石

凡体内湿热浊邪,蕴结不散,或久经煎熬,形成砂石样的病理产物,称为结石。古代医家所论述的主要是导致石淋病的肾与膀胱结石,如《中藏经》载有"虚伤真气,邪热渐强,结聚而成砂。又如以水煮盐,火大水少,盐渐成石之类"。《诸病源候论》谓:"石淋者……肾主水,水结则化为石,故肾客砂石,肾虚为热所乘。"临床常见的有肾结石、膀胱结石、胆结石等。

1. 结石的形成 结石主要是由于脏腑本虚,湿热浊邪乘虚而入,蕴郁积聚不散,或湿热煎熬日久而成。肾与膀胱结石,常因饮食肥甘厚味,影响脾胃运化,内生湿热,或者长期饮用含有易形成结石的水,湿热浊邪流注下焦,羁留肾与膀胱,日久则湿热水浊淤结而为肾与膀胱结石。胆结石常因外感或内生的湿邪内阻,交蒸于肝胆,或情志失调,气机不畅,郁而化热,导致肝失条达之性,胆汁疏泄不利,湿热与胆汁互结,日久煎熬而成。

2. 结石的致病特点及临床表现

（1）病位不同，病证不一：结石由于病位的不同，阻滞不同脏腑气机，所导致的病证亦不相同。如结石阻于肾与膀胱，可致腰痛、尿血、石淋或癃闭，甚至尿毒攻心等；结石阻于胆腑，可导致胁痛、黄疸等病症。

（2）易致疼痛，易惹湿热：结石为有形病理产物，停滞于脏腑之内，多易阻滞气机，影响气血运行，阻闭不通，不通则痛，故结石症一般可见局部胀痛、掣痛、按压痛、叩击痛、剧烈绞痛等。如胆结石可引发胁腹绞痛，痛引右肩；肾结石可导致腰及少腹剧烈绞痛，痛引阴器或两股内侧。绞痛时疼痛难忍，常伴冷汗淋漓、恶心呕吐。

结石因脏腑本虚，湿热浊邪蕴郁结聚，或湿热煎熬日久而成，故结石患者，每当外感湿热邪气，或内生湿热之邪，均易致湿热浊邪乘虚贯注滞留于脏腑而发病。如胆石症患者，常易发肝胆湿热，而见身热起伏或寒热往来、胁痛、脘闷不饥、恶心呕吐等症状。肾与膀胱结石患者，则易见小便频急、短赤、滞涩不畅，尿道灼热刺痛，腰痛如绞、痛引少腹等膀胱湿热症状。

（3）病程较长，时起时伏：如结石得不到及时恰当的治疗，会长期滞留于脏腑之内，缓慢地增大或增多，病程较长。由于病程长，结石滞留体内日久，如果邪正相持，脏腑气机尚且通畅，则病情轻微，甚至无任何症状；若因外感、情志、饮食、劳累等因素的影响，扰动结石，阻滞气机，引发湿热，则病情加剧，从而表现出病情时起时伏、休作无定时的特点。

四、其他致病因素

除上述介绍的病因之外的致病因素，统称为其他致病因素，主要有外伤、诸虫、毒邪、药邪、先天因素等。

外伤，主要指由外力或其他外在因素所引起的人体损伤，包括枪弹、金刃、跌仆、持重努伤、烧烫伤、虫兽伤等，可致皮肤肌肉出血、瘀血肿痛，或骨折、关节脱臼等，甚至可损伤内脏或致出血过多而危及生命。

诸虫，即寄生虫。常见的寄生虫有蛔虫、绦虫、血吸虫、蛲虫、钩虫等。寄生虫寄留于体内，不仅消耗人体气、血、津液等营养物质，也会损伤脏腑，导致疾病发生。

毒邪，是指能够引起机体结构和功能严重损害的一类致病因素。有外来之毒与内生之毒之别。外来之毒包括大风苦毒、疫毒、湿毒、梅毒、煤气毒等感受于外的毒邪；内生之毒则包括食毒、丹毒、疮毒等来源于内的毒邪。

药邪，是指药物使用或炮制不当等可引起疾病的一类致病因素。药物既可以治病，也可以致病。医生不熟悉药物的性味、功效、用量、配伍禁忌、副作用而使用不当，或药物炮制不当，或患者不遵医嘱而乱服药物等，均可导致疾病发生。

先天因素，是指人体在胎儿出生前受之于父母的病因，包括源于父母的遗传性病因和母体在胎儿孕育及分娩时异常所形成的病因。

第二节 │ 病 机

病机，是指疾病发生、发展与变化的机制，是疾病的临床表现、发展转归和诊断治疗的内在根据。病邪作用于人体，机体正气奋起抗邪，正邪相争，人体阴阳失去相对平衡，使脏腑、经络、气血的功能失常，从而产生全身或局部多种多样的病理变化。因此，病证种类繁多，其临床表现亦错综复杂，但从整体来说，大多数的病证都有某些共同的病机过程。

一、邪正盛衰

（一）邪正盛衰与发病

正，指人体的功能活动（包括脏腑、经络、气血等功能）和抗病、康复能力，是正气的简称。邪，泛指各种致病因素,为邪气的简称。邪正盛衰,是在疾病的发生、发展过程中正气与邪气之间相互斗争所发生的盛衰变化。

1. **正气不足是发病的内在因素** 正气旺盛,脏腑功能正常,气血充盈,卫外固密,则病邪难以侵入,病无以发生,正所谓"正气存内,邪不可干"(《素问(遗篇)·刺法论》)。只有在正气相对虚弱,卫外不固,防御能力低下时,邪气方能乘虚而入,使人体阴阳失调,脏腑经络功能紊乱,才能发生疾病,如《素问·评热病论》所言"邪之所凑,其气必虚"。

2. **邪气侵袭是发病的重要条件** 邪气可引起疾病的发生,在一定的条件下,有时甚至可能起主导作用。如烧伤、冻伤、疫疬、毒蛇咬伤、食物中毒等,此时即使正气强盛亦难逃伤害。又如疬气引发疫疬大流行时,如《温疫论》所描述的"此气之来,无论老少强弱,触之者即病",说明许多传染病的发生与流行,邪气是主要条件而起主导作用。

3. **正邪斗争的胜负决定发病与不发病** 正邪相争,正胜邪去则不发病。一则正气强盛,抗邪有力,其病邪难于侵入;二则即使邪气已侵入,正气能及时消除或排出邪气,不产生病理改变,也不会发病。邪胜正负则发病。一为正虚抗邪无力,邪气得以乘虚侵入,造成阴阳气血失调而发病;二为邪气毒烈,致病作用强,正气相对不足,亦能损害机体而致病。

(二) 邪正盛衰与病邪出入

当疾病发生后,正邪斗争及其消长盛衰的变化会直接影响疾病的发展趋势,表现为表邪入里,或里邪出表。

1. **表邪入里** 指外邪侵入机体,首先伤及肌肤卫表层次,而后内传入里,转为里证的病理传变过程。多是邪气过盛,或失治、误治,正气受损,抗邪无力,正不胜邪,使疾病向纵深发展。如外感风温,初见发热恶寒、头痛鼻塞、咽喉肿痛、脉浮数等邪气在表的症状,若失治或误治,继而见发热不恶寒、口渴汗出、咳嗽胸痛、咳痰黄稠、脉滑数等邪热壅肺的症状,这是表热证转化为里热证的表现。

2. **里邪出表** 指病变原在里在脏腑,正邪斗争后病邪由里透达于外的病理转变过程。多是护理得当,治疗及时,正气渐复,邪气日衰,正气祛邪外出,预示病势好转和向愈。如温病内热炽盛,出现汗出热退,或斑疹透发于外等,均属里病出表的病理转变过程。

(三) 邪正盛衰与虚实变化

邪正盛衰的运动变化,贯穿于疾病过程的始终。邪正双方力量对比的盛衰,决定着患病机体的虚与实两种不同的病理状态,正如《素问·通评虚实论》所说:"邪气盛则实,精气夺则虚。"

1. **实证** 是邪气过盛,脏腑功能活动亢盛或障碍,或气血壅滞而瘀结不通等所表现的证候,主要表现为致病邪气比较亢盛,而机体正气未衰尚能与病邪抗争,正邪相搏剧烈,反应明显,可出现一系列病理反应比较剧烈的有余的证候表现。常见于外感六淫致病的初、中期,或由痰、食、水、血等滞留体内引起的病证。

2. **虚证** 指正气不足,脏腑功能减退致气血生化不足或气化无力,以及气机升降不及等证候,主要表现为精、气、血、津液等亏少和功能衰弱,脏腑、经络生理功能减退,抗病能力低下,因而正邪斗争难以出现较剧烈的反应,可出现一系列虚弱、衰退和不足的证候表现。常见于先天禀赋不足,或后天失养,精气血津液等生化不足,或外感、内伤病后期及多种慢性病证损耗,如大病、久病或大汗、吐利、大出血等。

3. **虚实转化** 指在疾病过程中,实邪久留而损伤正气,或正气不足而致实邪积聚等所导致的虚实病理转化过程,主要有由实转虚和因虚致实两种情况。如肝胆湿热证初见黄疸、胁痛、脘闷等症,之后影响脾胃运化,逐步演变为面色苍白、神疲乏力、纳少腹胀的脾气虚证,此由实证转化为虚证;又如初见面白神疲、少气乏力、舌淡、脉虚无力的气虚患者,日久失治或误治,气虚推动无力以致瘀血蓄积,逐步演变为面色黧黑、肌肤甲错、脘腹有痞块、舌质紫暗、脉细涩的血瘀证,此为因虚致实的转化过程。

4. **虚实真假** 疾病在发展过程中某些特别的情况下,疾病的现象与本质不完全一致的时候,可出现与疾病不相符的假象。临床上有"至虚有盛候"的真虚假实证,以及"大实有羸状"的真实假虚证,所以在临床上必须透过现象看本质,不被假象所迷惑,才能真正把握住疾病的虚实所在。

(四)邪正盛衰与疾病转归

在疾病发展过程中,邪正消长盛衰的变化对于疾病发展的趋势与转归起着决定性的作用。

1. **正胜邪退** 指在疾病过程中,正气奋起抗邪,正气日盛,邪气日衰,疾病向好转和痊愈方面转归的一种结局。

2. **邪胜正衰** 指邪气亢盛,正气虚弱,机体抗邪无力,疾病向恶化甚至死亡方面转归的一种趋势。

此外,若邪正双方力量对比势均力敌,则出现邪正相持或正虚邪恋,或邪去而正未复等情况,常是某些疾病由急性转慢性,或留下后遗症,或成为慢性病持久不愈的主要原因。

二、阴阳失调

阴阳失调,是阴阳之间失去平衡协调之简称。由于各种致病因素作用于人体,主要是引起机体内部的阴阳失调才能发生疾病,故阴阳失调是疾病发生、发展与变化的内在根据。

(一)阴阳失调与发病

正常情况下,人体阴阳保持相对的动态平衡和协调。当机体在某致病因素作用下,脏腑、经络、气、血、津液等发生改变,超出常态,破坏了整体或局部的阴阳动态平衡,便会发病,所谓"阴阳乖戾,疾病乃起",并出现相应的临床症状。

(二)阴阳盛衰与寒热变化

阴阳的偏盛与偏衰,决定了虚实证候的产生,所谓"邪气盛则实,精气夺则虚",如阳或阴的偏盛可致实证,阴或阳的偏衰可致虚证。

1. **阴阳偏盛** 指人体阴阳中的一方过于亢盛的病理变化。

(1)阳偏盛:指机体在疾病过程中出现的一种阳气偏盛、功能亢奋、代谢活跃、机体反应强烈的一种病理变化,即实热证。由于阳气的温煦、兴奋、推动等作用,其主热、主动,故实热证表现为壮热、烦渴、喜凉、面红、目赤、便干、尿黄、苔黄、脉数等症,即所谓"阳盛则热"。另外,由于热邪耗伤津液,故阳偏盛日久可出现口渴、苔干等表现。

(2)阴偏盛:指机体在疾病过程中出现的一种阴气偏盛、功能抑制、代谢衰弱、机体反应减退的一种病理变化,即实寒证。由于阴气凉润、宁静等作用,其主凉、主静,故实寒证表现为形寒、肢冷、蜷卧、冷痛、便溏、苔润、脉迟等症,即所谓"阴盛则寒"。另外,寒邪易伤阳气,故阴偏盛日久可出现喜温、舌胖大、脉沉弱无力等表现。

2. **阴阳偏衰** 指人体阴阳中的一方虚衰不足的病理状态。

(1)阳偏衰:指机体阳气虚损,温煦、推动、兴奋等作用减退,出现相应的功能减退、代谢减弱、产热不足的病理变化,即虚寒证。由于阳气的温煦功能不足,虚寒证多表现为畏寒肢冷、喜温喜暖、面色㿠白、脘腹冷痛、蜷卧乏力、小便清长、下利清谷、舌淡脉弱等症,即所谓"阳虚则寒"。此外,阳偏衰多由先天禀赋不足、后天失养、久病伤阳所致,与阴偏盛之寒证虽均有寒象,但阳偏衰病史相对较长,且伴有虚弱表现。

(2)阴偏衰:指机体阴气不足,凉润、宁静、抑制等作用减退,出现相应的功能亢奋、代谢加快、产热相对增加的病理变化,即虚热证。由于阴不制阳,阳气相对偏盛,虚热证多有五心烦热、午后低热、潮热盗汗、消瘦颧红、舌红少苔、脉细数等症,即所谓"阴虚则热"。另外,阴虚多由火热伤阴、五志过极、久病损阴所致,与阳偏盛之热象不同,阴虚之热,热势不剧,病史相对较长,且伴有虚象。

在疾病发展过程中,寒热证的属性不是一成不变的,常随机体阴阳两方消长盛衰的变化而变化,主要有阴阳盛衰病位转移,或阴阳互损所致的寒热错杂,阴阳转化所致的寒热转化,阴阳格拒所致的寒热真假等。

（三）阴阳盛衰与疾病转归

阴阳盛衰消长变化,不仅是疾病发生、发展与变化的内在依据,也是疾病好转或恶化、痊愈或死亡的根本机制。

一般情况下,失调的阴阳经调整得以重新恢复平衡,疾病则好转和痊愈。当出现亡阴、亡阳,则是阳或阴的功能严重衰竭,疾病恶化,甚至死亡。亡阳,是机体阳气发生突然性脱失,而致全身属于阳的功能突然严重衰竭的一种病理状态,主要表现为突发而极重的虚寒证。亡阴则是机体阴气发生突然性的大量损耗或丢失,而致全身属于阴的功能出现严重衰竭的一种病理状态,主要表现为极重的虚热证。二者均属疾病发展过程中的危重阶段。根据阴阳互根原理,阳亡则阴无以化生而耗竭,阴亡则阳无所依附而散越,最终导致"阴阳离决,精气乃绝"的结果。

三、精、气、血、津液的失常

（一）精的失常

精的失常主要包括精虚和精的施泄失常两方面的病变。精有广义和狭义之分,这里的精,主要指的是由先天之精和水谷之精相辅相成的同藏于肾内的肾精,以及由其化生的生殖之精。

1. **精虚** 主要指的就是肾精不足,及其功能减退所产生的病理变化。肾精内藏先天之精,亦为脏腑之精之一,且受后天水谷之精的充养。在生理上,肾精为生殖之精和脏腑之精的根本,其具有化生肾气,促进生长发育和生殖,生髓化血以及充脑养神等功能。因此,先天禀赋不足,或后天失养,或过劳伤肾,或脏腑精亏,或久病及肾等,均可导致肾精不足的病理变化。肾精不足在临床上有多方面的表现,主要与生长和生殖发育有关,如小儿身材矮小、囟门关闭过迟,女子不孕,男子精少不育,牙齿早落,须发早白,精神萎靡,耳鸣健忘,以及体弱多病,未老先衰等。

肾精亦有赖于水谷之精的补充,而脾是化生水谷之精的重要脏器,故精虚之源又与脾关系密切。若脾失健运,或饮食减少等,致使水谷之精缺乏或生成不足,便可形成水谷之精匮乏的病理变化,表现为面色萎黄无华、肌肉瘦削、头昏目眩、疲倦乏力、少气懒言、舌淡脉弱等虚弱状态。

2. **精的施泄失常** 精的施泄,主要指的是生殖之精适度排泄。生殖之精,是由藏于肾中的先天之精在水谷之精的资助充养下,并借天癸的促发作用合化而成。肾精充沛,肾气充盛,男性在青春期后有排精现象是符合生理规律的。藏精是排精的基础,排精也是藏精的生理功用之一。精的施泄失常,临床表现为排泄过度和排泄障碍,为失精和精瘀的病理变化。

（1）失精:是指生殖之精大量丢失的病理变化。精闭藏于肾中而不妄泄,有赖肾气的封藏作用与肝气的疏泄作用的协调平衡。房事过度,耗伤肾气,或久病及肾,累及肾气,或过度疲劳,伤及肾气,以致肾气虚衰,封藏失职,生殖之精因之过度排泄而成失精,甚则精脱。或素体阳盛,性欲过旺,相火偏亢,内扰精室,肝气疏泄失常,也可致生殖之精排泄过度而成失精。失精临床表现为精液排泄过多,如滑精、梦遗、早泄等症,并兼有精力不支、思维迟缓、反应迟钝、失眠健忘、少气乏力、耳鸣目眩、尿频肢冷、腰膝酸软等症。若精泄不止,则成精脱,精脱则为失精之重证。精为气的化生本源,精足则气盛,精脱必致气的大量损耗而致气脱。

（2）精瘀:是指男子精滞精道,排精障碍的病理变化。房事过度,忍精不泄,年少手淫,或久旷不交,或惊恐伤肾,或瘀血、败精、湿热、痰浊瘀阻,或手术所伤等,皆可导致精瘀而排泄不畅。肾气虚而推动无力,或肝气郁结而疏泄失司,亦致精泄不畅而瘀。精瘀的主要临床表现是排精不畅或排精受阻,可伴随精道疼痛、睾丸坠胀、小腹挛痛、精索小核硬结如串珠、腰痛、头晕等症状。

（二）气的失常

气的失常,主要包括两个方面:一是气的生化不足或耗散太过,造成气的防御、气化、推动、温煦等功能减弱的病理变化,即气虚;二是气的运动失常及气的某些功能障碍,出现气滞、气逆、气陷、气闭或气脱等气机失调的病理变化。

1. **气虚** 指一身之气不足而表现出相应功能减退的病理变化。气虚形成的原因,主要是先天禀赋不足,或后天失于调养,或肺、脾、肾的功能失调而致气的生成不足。气虚也可由饮食劳倦、七情内伤、久病不愈等过多耗散人体之气所致。

气虚常见精神萎靡、倦怠乏力、懒言神疲、头目晕眩、自汗动甚、易于感冒、面白舌淡、脉虚无力等症状。偏于元气虚者,可见生长发育迟缓、生殖功能减退、齿落发白早衰等症;偏于宗气虚者,可见心悸怔忡、呼吸气短等症;偏于营气虚者,可见营养偏衰、脏腑失养等症;偏于卫气虚者,可见汗出异常、防御无力、肢体不温等症。另各脏腑、经络气虚的病机各有特点,临床表现亦各有不同。由于元气为先天之精所化,是人身最根本、最重要、最基础的气,也是生命活动的原动力,故元气亏虚可引起全身性气虚。而无论何种气虚,如迁延不愈,亦终将导致元气亏损,尤其在小儿和老人表现得尤为明显。

2. 气机失调 是指气的升降出入失常的病理变化,可影响脏腑、经络及精、气、血、津液等各种功能的协调平衡,病变涉及脏腑、经络、形体、官窍等各个方面。

升降出入,是气的基本运动形式。气的升降出入运动,推动和调节着脏腑经络的功能活动和精、气、血、津液的贮藏、运行、输布、代谢,维系着机体各种生理功能的协调。一般地说,气机失调可概括为气滞、气逆、气陷、气闭和气脱等几种情况。

(1)气滞:是指气的运行不畅,郁滞不通的病理变化。

气滞的形成,主要因为情志抑郁,或痰湿、食积、热郁等的阻滞,影响了气的运行;或脏腑功能失调,如肝失疏泄、大肠传导失职等,皆可形成局部的气机不畅或郁滞,从而导致某些脏腑、经络的功能障碍。气滞一般属实证,但亦有因气虚推动无力而滞者。

由于气滞于某经络或局部,其临床病理表现有多个方面,但共同点是闷、胀、疼痛,疼痛走窜不定。由于肝升肺降、脾升胃降在调整全身气机中起着极其重要的作用,故脏腑气滞以肺、肝、脾、胃为多见,且不同脏腑的气滞,其临床表现各有不同。肺气壅塞,见胸闷、咳喘、呼吸不畅;肝气郁滞,见情志不畅、胸胁或少腹胀痛;脾胃气滞,见脘腹胀痛,休作有时,大便秘结等。另气滞则血行不利,津液输布不畅,故气滞日久者,可出现血瘀、津停,形成瘀血、痰饮水湿等病理产物,且气滞可夹杂血瘀、痰饮等共同致病。

(2)气逆:指气升之太过,或降之不及,以脏腑之气逆上为特征的一种病理变化。

气逆多由情志不遂,或饮食不当,或外邪侵袭,或痰浊阻滞所致。气逆最常见于肝、肺和胃等脏腑。在肝,则肝气上逆,发为头痛头胀、面红目赤、易怒等症。肝为刚脏,主升主动,而肝又为藏血之脏,肝气上逆,甚则可导致血随气逆,可为咯血、吐血、衄血,或壅塞清窍而致昏厥。在肺,则肺失肃降,肺气上逆,表现为咳嗽喘息、咳逆上气。在胃,胃以降为顺,如胃失于和降,则胃气上逆,发为恶心、呕吐、嗳气、呃逆。一般地说,气逆于上,以实为主,偶可见因虚而气逆者。肾不纳气可导致肺气上逆;胃阴亏虚也能导致胃气上逆。

(3)气陷:指气的上升不足,或下降太过,以气虚升举无力而下陷为特征的一种病理变化。

气陷的形成,多由气虚调摄不当,渐变发展而来,尤与脾气的关系最为密切。如素体虚弱,或病久损耗,致脾气虚损,清阳不升,或中气下陷,均可形成气虚下陷的病变。

气陷的病理变化,主要有上气不足与中气下陷两方面。上气不足,主要指气不能上荣于头目。一般由于脾气虚损,升清不足,无力将水谷精微上输于头目,致头目失养,临床可见头晕目眩、摇晃易倒、耳鸣如蝉等症。中气下陷,指脾气虚损,升举无力,气机趋下,内脏正常位置无力维系,而发生某些内脏的位置下移,表现为腰腹胀满重坠,形成胃下垂、肾下垂、子宫脱垂、肛门坠胀,甚则脱肛等病变。由于气陷为气虚发展而成,故还伴有气虚之面色无华、乏力气短、语低声微、脉弱无力等症。

(4)气闭:气闭阻于内,不能外出,以致清窍闭塞,出现昏厥的一种病理变化。

气闭,指气之出入障碍,气不能外达,郁闭结聚于内,而出现气机突然闭厥的病理状态。气闭多由情志刺激导致气郁之极,或痰饮、外邪、秽浊之气阻闭气机所致,如感受秽浊之气而致气机闭厥,外感热病过程中的热盛闭厥,突然遭受巨大的精神刺激所致的气厥,强烈疼痛刺激所致的痛厥等。无论病因如何,其病机都属于气的外出突然严重受阻,而致清窍闭塞、神失所主的病理状态。气闭于内,多有气机不利的表现,如:气闭于心胸,闭塞清窍,可见突然昏倒、不省人事、牙关紧闭;阳气内郁,不能外达,则见四肢逆冷、拘挛、两掌握固;肺气闭郁,气道阻滞,则见呼吸困难、气急鼻扇、面青唇紫;气闭于内,腑气不通,则见二便不通等。

（5）气脱:气不内守,大量亡失,以致生命功能衰竭的一种病理状态。

气脱的形成,多是正不胜邪,或慢性疾病,迁延不愈,消耗正气,以致气不内守而外脱,或是大出血、大汗等血液、津液亡脱,造成气随血脱或气随津脱,从而出现生命功能突然衰竭的病理状态。气脱可见面色苍白、冷汗不止、目闭口开、全身瘫软、手撒肢冷、二便失禁、脉微欲绝或虚大无根等症状。

需要指出的是,气脱与亡阳、亡阴在病机和临床表现方面多有相同之处,病机都属气的大量脱失,临床上均可见由气的脱失而致虚衰不固及生命功能严重衰竭的表现,但亡阳是阳气突然大量脱失,当见冷汗淋漓、四肢厥冷等寒象,亡阴是阴液突然大量脱失,当出现大汗而皮肤尚温、烦躁、脉数疾等热性征象,而气脱主要是无明显寒象或热象,仅见气虚不固及生命功能衰竭的表现。

(三) 血的失常

血的失常,主要表现为两个方面。一是血虚,表现为血的濡养功能减退,多由血的生化不足或耗损太过所致。二是血的运动失常,具体又分为两个方面:其一为血瘀,即血行迟缓,瘀积于经络、脏腑、组织等,多由气虚、气滞、寒凝所致;其二为出血,表现为血行逆乱,血流薄疾,多由感受热邪、内火炽盛所致。

1. 血虚 是指血液不足,血的濡养功能减退所致的血脉、脏腑、组织失养的病理状态。其原因多为失血过多,新血未及时补充,或脾胃虚弱,饮食营养低下,血液生化乏源,或血液的化生功能障碍,或久病不愈,或情志内伤、慢性消耗等因素而致营血暗耗等。脾胃为后天之本,气血生化之源,肾主骨生髓,输精于肝,皆可化生血液,故血虚的成因与脾胃、肾、肝的关系较为密切。

全身各脏腑、经络、组织和器官,皆有赖于血的濡养功能,方能维持其正常的生理功能,所以血虚自然不能濡养周身器官,必然会出现全身或局部的失荣失养,进而功能活动逐渐衰退,出现虚弱证候。心主血、肝藏血,血虚与心、肝两脏的关系最为密切,相关症状比较多见。心血不足常见惊悸怔忡、失眠健忘、心神不宁、不寐多梦、脉细涩或结代等心失血养的症状。肝血亏虚可见两目干涩、视物昏花、口唇爪甲颜色暗淡,或手足麻木、筋惕肉瞤、关节屈伸不利等症。若肝血不足,导致冲任失调,又可出现妇女经少、月经愆期、闭经诸症。

另外,血为气之母,血虚者气亦弱,严重者还可出现"气随血脱"之重症,故血虚除见失于滋荣的症状外,还多伴气虚症状,常见面色淡白或萎黄,不思饮食,唇舌爪甲色淡无华,神疲乏力,自汗易出,动则加重,头眩目晕,心悸不安,脉细弱等临床表现。

2. 血运失常 血液运行失常出现的病理变化,主要有血瘀和出血。

（1）血瘀:是指血液的循行迟缓,流通不畅,甚则血液瘀结停滞的病理状态。血瘀可以为全身性病变,亦可瘀阻于脏腑、经络、形体、官窍的某一局部,从而产生不同的临床表现。导致血瘀的病因,主要有气虚、气滞、痰浊、血寒、血热等。气虚而推动无力;气滞而血行受阻;痰浊瘀血阻闭脉络;血寒而凝滞;血热则煎熬津液,稠滞难行;另外"久病入络"、跌打外伤亦可造成血瘀。然而无论何种原因所致,血瘀均易见疼痛,且痛有定处,甚则局部形成肿块,触之较硬,位置比较固定,如肿块发于体表,则为青紫色,如肿块生于腹内,称为"癥积"。另外,唇舌紫暗,舌有瘀点、瘀斑,皮肤赤丝红缕或青紫网状,肌肤甲错,面色黧黑,指端白紫色变等,也是血液瘀滞的临床表现。

（2）出血:是指各种原因造成血液逸出血脉的病理变化。逸出血脉的血液,称为离经之血。若此离经之血不能及时消散或排出,蓄积于体内,则称为瘀血。瘀血停积体内,又形成了血瘀病机,进而引起多种病理变化。另外,突然出血,可引起全身功能衰退,此种出血不是单纯的出血,还兼有血虚、气虚之病理变化,大量出血者可出现亡阴、亡阳而危及生命。

导致出血的病机很多,主要有气虚、外伤、瘀血以及血热等。气虚不摄、瘀血内阻及外伤导致出血的机制,前面已有介绍,所以此处着重叙述血热。

血热,即热入血脉之中,使血行加速,脉络扩张,甚或迫血妄行而致出血的病理变化。血热多由热入血分所致,外感六淫、情志内伤等均可引起。如温热邪气、疫疠之气入于血分,或其他外感病邪入里化热,伤及血分。情志不遂,肝气郁结,五志过极化火,内火炽盛郁于血分,或病久及阴,阴虚火旺,亦可导致血热。

血热病变,除可见发热、便干、舌红等一般的热性症状外,其血热炽盛,易灼伤脉络,迫血妄行,常可引起各种出血,如吐血、衄血、便血、尿血、皮肤斑疹、月经提前或量多等,其出血颜色鲜红。由于血行加速,脉络扩张,可出现面红目赤、肤色发红、舌色红绛、脉搏增快等症状。心主血脉而藏神,血热则心神不安,可见心烦不眠,或心悸怔忡,或躁扰不安,甚则出现神昏谵语、发狂失神等症。肝藏血,血热亦可出现肝火上炎之表现,如耳鸣暴聋、头晕头胀、脉弦数。血热的临床特征,以既有热象,又兼有动血为表现。此外,由于血液主要由津液和营气组成,热入血脉不仅可以耗伤津液、营气而致血虚,而且热邪灼伤津液,血失润泽流动之性,变得浓稠而不易流动,乃至干涸不能充盈脉道,血液运行不畅而为瘀。

(四) 津液失常

津液失常是指津液生成、输布或排泄过程障碍。津液的正常代谢,是维持体内津液生成、输布和排泄之间相对恒定的基本条件。津液代谢失常,包括津液不足、津液输布和排泄障碍两方面。

1. **津液不足** 是指津液匮乏导致内则脏腑,外则孔窍、皮毛,失于濡润、滋养,而产生的一系列干燥枯涩的病理变化。

津液不足的形成因素有三方面。一是化源不足,主要是摄入不足,如饮食失调、食少饮乏,则生津乏源。二是脏腑气化功能减弱,如久病体虚、劳倦内伤,虽化源充足,但脏腑气化功能减退,将水谷精微转化为津液的能力低下,使津液生成减少。三是耗伤过多,如外感燥热之邪,灼伤津液,或邪热内生,如阳亢生热、五志过极化火等耗伤津液,或吐泻无度、外伤出血或大面积烧伤等均可损失大量津液。另外,误用辛燥之剂、慢性疾病长期消耗,亦可致津液亏耗。

津与液常并称,一般不予严格区别,但在出现津液耗伤的病理变化时,因其病机及临床表现不同,有"伤津"与"脱液"之分。伤津以丧失水分为主要病机特点,临床上常见于吐、泻之后,如夏秋季节,若饮食伤中,可出现呕吐、泄泻或吐泻交作,导致大量津液损失,如不及时补充,可出现目陷、螺瘪、尿少、口干舌燥、皮肤干涩,甚则见目眶深陷、啼哭无泪、小便全无、精神萎顿、转筋等症。另外,炎夏、高热、多汗也易伤津,常见口渴引饮、大便燥结、小便短少色黄;气候干燥的季节,常见口、鼻、皮肤干燥等亦属于以伤津为主的临床表现。脱液以水分及精微物质的丢失为主要病机特点。如热病后期或久病伤阴耗液,可见形瘦骨立,大肉尽脱,肌肤、毛发枯槁,或手足震颤、肌肉瞤动、唇裂、舌光红无苔或少苔等脱液的临床表现。

2. **津液输布和排泄障碍** 是指津液在体内不正常地停滞,或尿液、汗液排泄失常的病机变化。二者虽有不同,但常互相影响,是体内产生水湿痰饮等病理产物的根本原因。

引起津液输布障碍的原因很多,如:脾失健运,水液不能正常转输布散,停滞而为痰饮水湿;肺失宣发肃降,不得行治节之令,则津液不能布散全身;肝失疏泄,气机郁滞,可致津液的输布代谢障碍;此外三焦气化失司,不仅直接影响津液的环流,而且影响津液的排泄。上述多种成因中,脾的运化功能障碍具有特殊意义。

津液的排泄障碍,主要是指津液转化为汗液和尿液的功能减退,导致水液潴留于体内,外溢于肌肤。肺气的宣发有助于津液转化为汗液,肾气的蒸化有助于津液转化为尿液,而三焦为水液运行的通道,故肺和肾的功能减退,三焦气化失调,均可引起水液潴留,发为水肿,但因肾为五脏阴阳之根本,能推动和调节各脏腑的输布和排泄水液的功能,而且水液主要是通过尿液而排泄的,故肾气蒸化作用失常起主导作用。

津液的输布障碍和排泄障碍,可导致水、湿、饮、痰病理产物的生成,但四者又难决然划分,而且可以相互转化,故有痰湿、水饮、痰饮并称者。

四、其他病机

除上述基本病机外,内生五邪、脏腑病机亦属于病机范畴。内生五邪是指在疾病的发生过程中,由于内在脏腑和气血津液等生理功能异常,产生的类似风、寒、湿、燥、火外邪致病的病理状态。因病起于内,非外邪所致,故称为"内风""内寒""内湿""内燥"和"内火",统称为"内生五邪"。外感六淫是由于自然界气候变化失常而来,是邪从外来,属于病因学范畴。脏腑病机是指在疾病的发生、发展过程中,脏腑阴阳气血功能发生失调的内在机制,疾病的发生无论由于外感还是内伤,最终都是以脏腑阴阳气血失调为基本病理变化。

（张 杰）

复习思考题

1. 何谓六淫？简述六淫致病的共同特点。
2. 试述七情内伤的致病特点。
3. 试述瘀血的病症特点。
4. 试述邪正盛衰与发病的关系。
5. 试述"阴阳失调"在中医发病理论中的现实意义。

本章思考题解题思路

本章目标测试

第四章 | 四 诊

【内容提要】

四诊指的是望、闻、问、切四种诊察疾病的方法,是中医搜集临床资料的主要方法和辨证论治的基础。本章主要介绍望诊、闻诊、问诊、切诊的方法、内容和意义。临床应用时须把望、闻、问、切四种诊察方法有机地结合起来,即"四诊合参",才能全面、系统地了解病情。

【学习要点】

1. 掌握五种病色的特征与主病;掌握常见病舌的特征与主病;掌握常见病脉的特征与主病。
2. 熟悉望神的方法和临床意义;熟悉望舌及切脉的方法及注意事项;熟悉问诊的主要内容及其临床意义。
3. 了解望形体、望动态、望头面、望五官、望颈项躯体、望皮肤、望毛发的临床意义;了解闻诊、按诊的基本内容及其临床意义。

四诊,是指中医诊察和收集疾病有关资料的基本方法,包括望、闻、问、切四法,简称"四诊"。

人体是一个有机的整体,人体皮肉筋骨脉、经络与脏腑息息相关,且以脏腑为中心,以经络相通联,外部的征象与内脏功能关系密切,因而局部病变可影响全身,内脏病变也可从神色、形态及五官、四肢、体表等各个方面反映出来。《丹溪心法》载:"欲知其内者,当以观乎外;诊于外者,斯以知其内。盖有诸内者形诸外。"所以,可以通过望、闻、问、切四诊来收集有关疾病的全部资料,进行科学的整理和归纳,并进行分析、综合、推理、判断,从而探求疾病的本质,为辨证论治提供充分的依据。

四诊合参,是指诊察疾病时,将望、闻、问、切四诊所收集的资料全面结合分析,为准确判断病证提供依据。《素问·阴阳应象大论》曰"善诊者,察色按脉,先别阴阳……审清浊,而知部分……视喘息,听音声,而知所苦……观权衡规矩,而知病所主……按尺寸,观浮沉滑涩,而知病所生……以治无过,以诊则不失矣",即强调四诊合参的重要性。

第一节 | 望 诊

望诊,是医生运用视觉观察患者的全身和局部表现、舌象及排出物等,以收集病情资料的诊察方法。由于人体脏腑、气血、经络等变化,均可以反映于体表的相关部位或出现特殊表现,所以通过望诊能够认识和推断病情。望诊应在充足的光线下进行,以自然光线为佳。望诊须结合病情,有步骤、有重点地仔细观察,一般分全身望诊和局部望诊。

一、全身望诊

全身望诊主要是望患者的神、色、形、态等整体表现,从而对病性的寒热虚实、病情的轻重缓急形成总体的认识。

(一)望神

神,广义是指高度概括的人体生命活动的外在表现,狭义是指人的精神、意识、思维活动。望神即通过观察人体生命活动的整体表现来判断病情的方法。望神可知正气存亡、脏腑盛衰、病情轻重、预后善恶。望神包括望精神表情、意识思维、面色眼神、语言呼吸、动作体态等。重点观察的是神情、眼神、气色、体态等。

1. **得神** 又称"有神"，多见神志清楚，表情自然，言语清晰，反应灵敏，精力充沛，面色明润含蓄，两目灵活明亮，呼吸顺畅，形体壮实，肌肉丰满等。提示正气充盛，脏腑功能未衰，或病情较轻，预后良好。

2. **少神** 又称"神气不足"，多见精神不振，动作迟缓，少气懒言，思维迟钝，面色少华，两目晦滞，目光乏神等。提示正气已伤，脏腑功能不足，多见于虚证。

3. **失神** 又称无神，临床表现为精神萎靡，神志不清，言语断续低弱，反应迟钝，目睛呆滞或晦暗无光，呼吸气微，甚至目闭口开，手撒尿遗，或撮空理线、循衣摸床等。提示正气大伤，脏腑功能虚衰，病情严重，预后较差。

4. **假神** 是指垂危患者出现的暂时性的某些症状"好转"的假象，如原本精神萎靡，面色晦暗，声低气弱，懒言少食，突然精神转佳，两颊色红如妆，语声清亮，喋喋多言，思食索食等。提示病情恶化，脏腑精气将绝，预后不良。古人比作"回光返照"或"残灯复明"。

5. **神乱** 指神志意识错乱失常，主要见于癫、狂、痫、郁等病证。邪入于阴则为癫，始发时多见沉默痴呆，或自言自语，语无伦次，或哭笑无常，不知秽洁，睡则正常，虽不睡亦不闹，俗称"文痴"。狂表现为奔走怒号，怒目相视，或登高而走，或弃衣而奔，或逾垣上屋，力逾常人，不识亲疏，夜多不卧，俗称"武痴"，多由气郁化火生痰，痰火扰心，或心肝火盛所致。痫疾患者，平时如常人，发作时突然倒地，口流涎沫，或手足抽搐，牙关紧闭，项背强直，除醒后自觉疲乏外，其他如常，俗名"羊痫风"，或"羊角风"。痫病多为先天不足、心肾虚怯、肝风夹痰、蒙蔽心窍，或颅脑损伤、神志受损所致。郁证由情志不舒、气滞郁滞所致，临床可见抑郁善忧、情绪不宁，或易怒善哭、精神不振、胸闷胁胀，或不思饮食、失眠多梦等。

(二) 望色

望色是指通过观察患者皮肤色泽变化以了解病情的方法。

皮肤色泽，是脏腑气血之外荣，因而望色能了解脏腑功能状态和气血盛衰情况。《素问·脉要精微论》云："夫精明五色者，气之华也。"望色，以望面部气色为主，兼望肤色、目睛、爪甲等部位。根据五行学说和藏象理论，五色(青、赤、黄、白、黑)配五脏，故五色变化能反映相应脏腑的精血盈亏，光泽的变化能反映精气的盛衰。此外，病邪的性质、邪气部位等，也会通过色泽变化而有所反映。

1. **常色** 即正常面色与肤色，因种族不同而异。我国健康人面色应是微黄透红，明润光泽，这是人体精充神旺，气、血、津液充足，脏腑功能正常的表现。常色有主色与客色之分：主色指由禀赋所致、终生不变的色泽；客色指受季节气候、生活和工作环境、情绪及运动等不同因素影响所致气色的短暂性改变，非疾病所致。

2. **病色** 即由疾病造成的面色及全身肤色变化，包括五色善恶与变化。五色善恶主要通过色泽变化反映出来，提示病情轻重与预后吉凶，其中：明润光泽而含蓄为善色，表示病情较轻，预后较好；晦暗枯槁而显露为恶色，表示病情较重，预后欠佳。现将五色主病分述如下。

（1）青色：主寒、痛、瘀血、惊风。

青色属木，为气血运行不畅所致，如寒凝气滞，或瘀血内阻，或筋脉拘急，或因疼痛剧烈，或因热盛动风等均可出现，常见于面部、口唇、爪甲、皮肤等部位。如面、唇、爪甲青白为寒，青黑晦暗为阳虚，青紫多为阳气大衰；面色青黑多为寒痛证；鼻头色青多腹中疼痛；面色青，喜热饮，尿清长或腹满下利，多为腹中寒痛；腹痛时作，泛吐清水，面色乍青乍白，多为虫积腹痛；口唇青灰，常为心阳不振，心血瘀阻；小儿眉间、鼻柱、唇周见青色，为小儿惊风。

（2）赤色：主热。

赤色属火，多为火热内盛，鼓动气血，充盈脉络所致，常见于面、唇、舌、皮肤等部位。主病有实热、虚热之分。外感温热,可见面赤、发热;实热证可见面赤、高热、口渴、便秘;虚热证常见两颧嫩红或潮红,多发于午后;虚损劳瘵,多见两颧潮红、午后潮热、五心烦热、盗汗等症。

（3）黄色:主湿、虚、黄疸。

黄色属土,多为脾失健运,水湿不化,或气血乏源,肌肤失养而致,常见于面部、皮肤及白睛等部位。面色淡黄而晦暗无泽者为萎黄,属脾胃气虚;面目虚浮淡黄者为黄肿,属脾虚湿盛;面目一身俱黄者为黄疸,其中色黄鲜明如橘皮者为阳黄,证属湿热熏蒸,色黄晦暗如烟熏为阴黄,证属寒湿郁阻;小儿生后遍体皆黄,多为胎黄;小儿面色青黄或乍黄乍白可见于疳积。病者黄色渐趋明润为胃气渐复,病情好转;若黄色转枯,为胃气衰败,预后不良。

（4）白色:主虚、寒、失血。

白色属金,乃阳气虚衰,血行无力,脉络空虚,气血不荣所致,多表现在颜面、口唇、舌及皮肤、爪甲、眼眦等部位。血虚者苍白无华;气虚者淡白少华;阳虚者色白无华而浮肿;肺脾气虚见面色淡白;面色青白多为寒证;产后面色白多为夺血伤气;猝然失血见苍白,为气随血脱之危候;若突然面色苍白,冷汗淋漓,多为阳气暴脱。

（5）黑色:主肾虚、水饮、瘀血、寒湿。

黑色属水,为阳虚阴盛,水饮内泛,气血凝滞,经脉肌肤失养而致。其色可见黧黑、紫黑或青黑,多见于面部或口唇及眼眶。面色黧黑,唇甲紫暗可见于肾阳衰微、阴寒凝滞的虚寒证;面黑干焦者,多属肾阴虚;妇人眼眶灰黑无华,多为肾虚水饮或寒湿带下,黑色浅淡为肾病水寒,鼻头色黑,目窠微肿多为水饮内停;色黑而肌肤甲错,为瘀血;心病者额见黑色为逆证;环口黧黑多为肾绝。

（三）望形

望形,即望形体,是通过观察患者形体的强弱胖瘦、体质形态和异常表现等来诊察病情的方法。

1. 形体强弱 主要反映脏腑的虚实和气血的盛衰。

（1）体强:指身体强壮。表现为骨骼粗大,胸廓宽厚,肌肉充实,皮肤润泽,精力充沛,食欲旺盛。说明内脏坚实,气血旺盛,抗病力强,不易患病,有病易治,预后较好。

（2）体弱:指身体衰弱。表现为骨骼细小,胸廓狭窄,肌肉瘦削,皮肤枯槁,精神不振,食少乏力。说明内脏脆弱,气血不足,抗病力弱,容易患病,有病难治,预后较差。

2. 胖瘦 主要反映阴阳气血的偏盛偏衰。

（1）肥胖:其体形特点是头圆形,颈短粗,肩宽平,胸厚短圆,大腹便便,体形肥胖。肥胖并见皮肤细白、食少乏力为形盛气虚之痰湿体质。

（2）消瘦:其体形特点是头长形,颈细长,肩狭窄,胸狭平坦,大腹瘦瘪,体形显瘦长。消瘦并见皮肤苍黄、肌肉瘦削为阴虚内热之多火体质。

（四）望态

望态,即望姿态,是观察患者身体的姿势和动态以诊察病情的方法。

1. 动静 喜动者多为阳证、热证、实证,多见卧时面常向外,转侧时作,喜仰卧伸足,揭衣弃被,不欲近火,坐卧不宁,烦躁不安;喜静者多为阴证、寒证、虚证,多见喜卧,面常向内,蜷缩成团,不欲转侧,喜加衣被。

2. 抽搐 多为动风之象。手足拘挛,面颊牵动,伴有高热烦渴者,多为热盛动风先兆;伴有面色萎黄,精神萎靡者,多为血虚风动;四肢抽搐,目睛上吊,眉间、唇周色青灰,时发惊叫,牙关紧闭,角弓反张,多为破伤风;手指震颤蠕动者,多为肝肾阴虚,虚风内动。

3. 偏瘫 猝然昏仆,不省人事,偏侧手足麻木,运动不灵,口眼㖞斜,为中风偏枯证。

4. 痿痹 关节肿痛,屈伸不利,沉重麻木或疼痛者多是痹证;四肢痿软无力,行动困难,多是痿证。

二、局部望诊

局部望诊是在全身望诊的基础上再根据病情和诊断的需要,对患者的某些局部进行深入细致的观察,从而帮助了解整体的病变。望局部时,要熟悉各部位的生理特征及其与脏腑、经络的内在联系,把病理征象与正常表现相比较,并联系其与脏腑、经络的关系,结合其他诊法,从整体角度综合分析,以明确其临床意义。

(一) 望头面

头部过大过小均为异常,多由先天不足而致;小儿囟门凹陷或迟闭,多为先天不足或津伤髓虚;面肿者,或为水湿泛溢,或为风邪热毒;腮肿者,多为外感风温毒邪所致;口眼㖞斜者,或为风邪中络,或为中风。

(二) 望五官

1. **望目** 五脏六腑之精气皆上注于目。中医的"五轮学说"将目的不同部位分属于五脏,即目眦血络属心,白睛属肺,黑眼属肝,瞳仁属肾,眼睑属脾,故目可反映五脏的情况。

(1) 色泽:目眦赤为心火;白睛赤为肺火;全目肿赤为肝火或肝经风热;眼睑红肿湿烂为脾有湿热;白睛色黄为湿热或寒湿;白睛青蓝为肝风或虫积;目眦色淡白多为血虚;目眶周围色黑为脾肾虚损、水湿为患。

(2) 形态:眼目胀痛流泪可见肝经郁热;目胞浮肿为水肿;目睛突出,伴有喘息多为肺胀,伴颈前肿物多为瘿肿;目窠内陷多因津液耗伤或气血不足;睡时露睛多为脾气虚弱或小儿疳积;针眼(麦粒肿)或眼丹(霰粒肿),多为风热邪毒或脾胃蕴热;胬肉攀睛多为风热或湿热壅盛;眼生斑翳,视物障碍多见于热毒、湿热、痰火、外伤;两目上视、直视可见于肝风内动或精气衰竭;目睛呆滞无神,可见痰热内扰或元神将脱;两眼深陷,视物不见多为真脏脉现、阴阳离决之征兆。

2. **望耳** 主要反映肾与肝胆的情况。耳轮肉厚,色红明润为肾精充足或病浅易愈。耳轮肉薄、干枯、色黑则为肾精不足;焦黑为肾精亏耗之兆;色淡白属气血亏虚;青黑属阴寒内盛或有剧痛者。耳肿痛多为邪气实;耳旁红肿疼痛可因风热外袭或肝胆火热;耳中疼痛,耳道流脓者为肝胆湿热;久病血瘀可见耳轮甲错。

3. **望鼻** 主要反映肺与脾胃的情况。色青多为阴寒腹痛,色赤多为脾肺蕴热,色黄多为湿热,色白则为气血不足,色黑为肾虚水气内停;鼻燥色黑可因热毒炽盛,鼻冷色黑为阴寒内盛;鼻肿为邪气盛,鼻陷为正气虚;鼻塞多为外感,涕清为风寒,涕浊为风热,久流浊涕,色黄稠黏,香臭不分多为鼻渊;鼻翼扇动,发病急骤者为风热痰火或实热壅肺;鼻柱溃陷可见于梅毒、麻风病等。

4. **望口与唇** 主要反映脾胃的情况。色红明润为正常。唇色红紫为实热;鲜红为阴虚;呈樱红色为一氧化碳中毒;淡白为脾胃血少,白枯晦暗其证凶险;青紫多属血瘀;淡青为寒,青黑多属寒甚、痛极。口唇糜烂,为脾胃湿热;口疮,多为心脾积热;小儿口腔颊黏膜近臼齿处,见边有红晕的白色小点,为将出麻疹之征。口角㖞斜可见于中风;口噤不语为痉病;口开不闭,多属虚证;牙关紧闭,多属实证;睡时口角流涎,多属脾气虚弱或脾胃有热。

5. **望齿与龈** 主要反映肾与胃的情况。牙齿干燥不泽,为阴液已伤;齿如枯骨是肾阴涸竭;牙齿黄垢为胃浊熏蒸;牙干焦有垢是胃肾俱热,干焦无垢是胃肾阴虚。齿衄兼痛为胃火,不痛为脾虚或肾火。咬牙磨齿者多为肝风内动,或惊厥之征;小儿眠中磨牙多因胃有积滞或虫积。齿龈色淡白为血虚;色深红或紫为热证;牙龈红肿疼痛是胃火上炎;牙龈溃烂流腐臭血水,甚则唇腐齿落者,称为牙疳,多为疫毒内热所致。

6. **望咽喉** 主要反映肺、胃与肾的情况。咽部红赤肿痛可见肺、胃有热;咽红干痛为热伤肺津;若咽部嫩红,痛不甚剧,为阴虚火旺。一侧或两侧喉核红肿疼痛,甚或溃烂有黄白色脓点,称为乳蛾,属肺胃热盛,火毒熏蒸所致;咽喉有灰白点膜,迅速扩大,剥落则出血可见于白喉。

(三) 望颈项躯体

瘿瘤,为肝气郁结,气滞痰凝;瘰疬,为肺肾阴虚,虚火灼津,或感受风火时毒,挟痰结于颈部所致;项强,或为风寒外袭,经气不利,或为热极生风或肝阳暴亢;鸡胸,多为先天不足,或后天失养;腹部深陷,多为久病虚弱,或新病津脱;若单腹膨胀,四肢消瘦,甚者腹壁青筋暴露,肚脐突出,为臌胀,多属肝郁血瘀或癥积形成。

（四）望皮肤

望皮肤主要观察皮肤的色泽形态变化及皮肤特有的病症，如斑疹、痘疮、痈疽、疔疖等。

1. **望色泽形态** 正常人皮肤润泽，柔软光滑而无肿胀。全身皮肤肿胀，或只有眼皮、足胫肿胀，按之有凹痕者，为水肿；皮肤干瘪枯槁者是津液耗伤；小儿骨弱肌瘦，皮肤松弛，多为疳积证；肌肤甲错者常为瘀血内阻。

2. **望皮肤病症**

（1）望斑疹：斑形如锦，或红或紫，平摊于皮肤，摸之不碍手。斑与疹不同，一般斑重于疹。斑有阴斑、阳斑之分：阴斑多为脾失统摄；阳斑多为温热病邪郁于肺胃，内迫营血所致。疹形如米粟，色红，稍高于皮肤，摸之有碍手感。疹有麻疹、风疹、隐疹之别，多为外感风邪或疫毒时邪所致。斑疹有顺逆之分：以其色红活润泽，分布均匀，疏密适中，松浮于皮面为顺证，预后良好；其色深红或紫暗，布点稠密成团，紧束有根为逆证，预后不良。

（2）望痈疽疔疖：皮肤赤色，红疹集簇，烧灼刺痛，继而出现水疱，每多缠腰而发者多为缠腰火丹；皮肤先红斑、瘙痒，迅速形成丘疹、水疱，破后渗液，形成红赤湿润糜烂面者，为湿疹；若局部红肿热痛，高出皮肤，根部紧束者为痈，属阳证；漫肿无头，坚硬而肤色不红者为疽，属阴证；初起如粟米，根部坚硬，麻木或发痒，顶白而痛剧者为疔；形如豆粒梅核，红热作痛，起于浅表，继而顶端有脓头者为疖。

（五）望毛发

望毛发时应注意色泽、分布及有无脱落等情况。头发茂密，分布均匀，色黑润泽，为肾气充盛之象；白发多为肝肾亏损，气血不足。若毛发稀疏脱落，色枯无泽，多为肾气虚或血虚不荣；脱发可因血热或血燥；病久发脱多为精血亏虚；不规则片状脱发常因血虚或血瘀。小儿发结如穗，干枯不荣，多为疳积之征；初生少发、无发或头发稀疏黄褐，多为先天不足或体质较差。

三、望排出物

排出物指排泄物和分泌物，包括痰涎、呕吐物、大小便、涕泪、白带等。通过对其色、质、量的观察，了解有关脏腑的盛衰和邪气的性质。一般而言，排出物色白清稀者，多为寒证、虚证；色黄稠黏者，多属热证、实证。

（一）望痰、涎、涕、唾

痰清有泡沫为风痰；色白清稀为寒痰；痰多色白，咯之易出多为湿痰；痰黄稠黏为热痰；痰少色黄，不易咯出，或痰夹血丝者是燥痰。咳唾腥臭痰或脓血的是肺痈；劳瘵久咳，咯吐血痰多为虚火灼伤肺络；多涎喜唾可见于脾胃虚寒。

（二）望呕吐物

胃热则吐物稠浊酸臭，胃寒则吐物清稀无臭；食滞则呕吐酸腐；朝食暮吐，暮食朝吐，宿谷不化，为胃反；胃络伤则见呕血；呕吐黄绿苦水，多为肝胆郁热；呕吐清水痰涎，多属痰饮。

（三）望大便

虚寒之证大便溏薄，实热之证大便燥硬；便如羊粪为肠燥津枯；大便清稀如水样，属寒湿泄泻；大便黄褐如糜状，溏黏恶臭多为湿热泄泻；小儿绿便有泡多为消化不良或受惊；大便脓血，赤白相杂是下痢；便血色鲜红者是血热，色黑如漆为瘀血内积。先便后血，其色褐黑者，病多在脾胃，又称远血；先血后便，其色鲜红或深红者，病多在大肠与肛门，又称近血。

（四）望小便

小便清澈而长为寒，赤而短少为热；其色黄甚可见于湿热证；黄赤混浊，或偶有砂粒为石淋；混浊如米泔、淋沥而痛是膏淋；尿带血色、热涩刺痛为血淋。小儿尿如米泔，多是食滞肠胃，内生湿热，或为脾虚。

四、望小儿指纹

望小儿指纹是指通过观察小儿示指掌侧前缘浅表络脉的部位及形色变化来诊察病情的方法，适用于 3 岁以内的小儿,与诊成人寸口脉具有相同的原理及意义。

小儿指纹是手太阴肺经的分支,按部位可分为风、气、命三关。示指第一节为风关,第二节为气关,第三节为命关(图 4-1)。

诊察时,抱置小儿向光亮处,医生用左手握患儿示指端,以右手拇指蘸水推小儿示指掌侧前缘,从指端向手掌方向推动数次,用力须适中,使络脉显露,便于观察。

正常指纹:红黄隐隐于示指风关之内。异常指纹的临床意义可概括为"浮沉分表里,色泽辨病性,淡滞定虚实,三关测轻重",即:指纹浮显者多表证,指纹深沉者多为里证;红紫多为热证,色鲜红者为寒证,青色主惊风或疼痛,紫黑者是血络闭郁,病情危重;色浅淡而白者为虚证,色浓滞者为实证;指纹突破风关,显至气关,甚至显于命关,表明病情渐重,若直达指端称为"透关射甲",为临床危象。

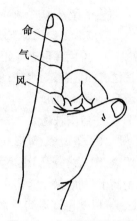

图 4-1 小儿指纹三关图

五、望舌

舌诊历来为医者所重视,望舌对了解疾病本质、指导辨证论治有重要意义,故有"舌为心之苗,又为脾之外候"之说。

望舌主要是观察舌质与舌苔的变化。舌质也称舌体,是舌的肌肉脉络组织。舌苔是附于舌面的一层苔状物,由胃气上蒸而成。病苔由胃气挟邪气上蒸而成。足太阴脾经、足少阴肾经、足厥阴肝经、手少阴心经等通过经络或经筋直接或间接地联于舌,说明脏腑、经络与舌有密切关系,即脏腑的精气上荣于舌,其病变则可从舌质与舌苔的变化反映出来。

前人在长期临床实践中发现舌的特定部位与相应的脏腑密切相关:舌尖主心肺;舌边主肝胆;舌中主脾胃;舌根主肾(图4-2)。若某脏腑有病变,在舌相应的部位可反映出来。舌的分部诊察在临床上虽具有一定的参考价值,但须"四诊合参",灵活掌握。望舌时应注意:光线充足,以自然光线为佳。患者应注意伸舌姿态,应自然伸舌,不可用力太过。医生应循舌尖、舌中、舌根、舌边顺序查看,先看舌苔,后看舌质,并注意辨别染苔。

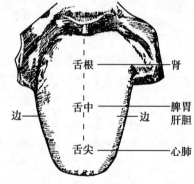

图 4-2 舌诊脏腑部位分属图

正常舌象:概括为"淡红舌,薄白苔",即舌质淡红明润,胖瘦适中,柔软灵活,舌苔薄白均匀,干湿适中。

(一) 望舌质

1. 望舌神 是判断疾病预后的关键。舌质红活明润,舌体活动自如者为有神,说明津液充足,气血充盈,或病情轻浅,正气未伤;舌质干瘪晦暗,舌体活动呆滞为无神,说明津液匮乏,气血虚衰,正气已伤,病较危重。

2. 望舌色

(1)淡白舌:舌色较淡红舌浅淡,主虚证、寒证,多为阳气衰弱或气血不足,使血不盈舌而致。舌淡白而胖嫩多为阳气虚弱,淡白而瘦薄多为气血两虚。

(2)红舌:舌色较淡红舌为深,甚至呈鲜红色,主热证,多为热迫血行,热邪炽盛,舌之血脉充盈所致。全舌红,质粗有苔,甚至起芒刺者多为实热新病;舌红而舌心干燥可为热灼胃津;舌边红赤为肝胆有热;舌尖红起刺多为心火上炎;舌质鲜红,少苔或无苔,多为阴虚内热;舌红而见紫色瘀点多为血热发斑之象。

(3)绛舌:舌色深红甚于红舌,主热盛,主瘀。实热者多为外感热病:舌绛而起刺为热入营血;绛而舌心干者乃心胃火燔,劫铄津液;绛而干燥裂纹是热灼阴精;绛而苔黑者是实热盛极;舌绛而舌面黏腻,似苔非苔,为中焦秽浊。虚热者多为内伤杂病:舌绛少苔或无苔多为阴虚火旺;舌绛无苔,舌面光亮无津称为镜面舌,为内热阴液亏耗;舌绛不鲜,干枯而萎者,可见肾阴枯竭。舌绛色暗或有瘀斑、瘀点,是血瘀夹热;舌面红斑散在,可见热入血分,斑疹欲发。

（4）青紫舌:色淡紫无红者为青舌,舌深绛而暗是紫舌,两者常常并见。青舌主阴寒,瘀血;紫舌主气血壅滞,瘀血。舌色淡紫带青,嫩滑湿润,多为寒邪直中肝肾阴经,阴寒内盛;舌色深青,或舌边青,口干漱水不欲咽,可见于气血凝滞,瘀血内停;舌色紫绛,干燥苔黄,多为瘀热闭阻,热毒炽盛;舌色深紫可见于热入血分,脏腑皆热;色紫晦暗而湿润,多为痰湿或瘀血;全舌青紫为血瘀重证;局部见紫色斑点者,是瘀血阻滞于局部,如见于舌尖,为心血瘀阻,见于舌边,为肝郁血瘀;舌紫肿大可见于酒毒攻心。

3. 望舌形

（1）老嫩:辨虚实的关键。舌体坚敛苍老,纹理粗糙,为老舌,主实证或热证,多见于热病极期;舌体浮胖娇嫩或边有齿痕,纹理细腻,为嫩舌,主虚证或寒证,多见于疾病后期。

（2）胖瘦:舌体肥大肿胀为胖肿舌,主脾虚湿蕴;舌体瘦小薄瘪为瘦瘪舌,主气血虚或阴虚。舌淡白胖嫩,苔白水滑,多为脾肾阳虚,水湿停留;舌红绛胖大,苔黄厚腻,多是脾胃湿热,痰浊停滞;舌赤,肿胀而苔黄,乃热毒壅盛,心脾有热;舌肿胀紫暗多为中毒。舌瘦瘪淡红而嫩为心脾两虚,气血不足;舌瘦薄绛干多为阴虚火旺。

（3）芒刺:舌面有乳头高突如刺,状如草莓,扪之碍手,为芒刺舌,主热盛。芒刺兼苔焦黄者,多为气分热极;舌红绛而干有芒刺为热入营血;舌紫绛而干有芒刺为热甚伤阴、气血壅滞。舌边芒刺为肝胆火盛;舌中有芒刺为胃肠热甚;舌尖红赤起刺为心火上炎。

（4）裂纹:舌面有裂沟,深浅不一,浅如划痕,深如刀割,常见于舌面的前半部及舌尖两侧,主阴血亏虚。舌质红绛,少苔燥裂为热盛伤阴或阴虚火旺;舌浅淡而有裂纹者多为血虚;舌生裂纹而细碎者常见于年老阴虚。

（5）齿印:舌边有齿痕印称为齿痕舌,常与胖大舌并见,主脾虚、水湿内停。舌质淡红而嫩,边有齿痕,多为脾虚;舌质淡白,苔白湿润而有齿痕,常为寒湿困脾或阳虚水湿内停。

（6）舌疮:以舌边或舌尖为多,形如粟粒,或为溃疡,局部红痛,多因心经热毒壅盛而成;疮不出舌面,红痛较轻,多是肝肾阴虚,虚火上炎所致。

（7）舌下络脉:舌体上翘,可见舌底两侧络脉,呈青紫色。若粗大迂曲,兼见舌有瘀斑、瘀点,多为血瘀之象。

4. 望舌态

（1）痿软:是指舌体痿软无力,伸卷不灵,多为病情较重。久病舌体痿软,舌色淡白,属气血两虚,筋脉失养;痿软色绛,舌光无苔为肝肾阴液枯涸;突发舌体痿软,色红绛,少津,则为热灼阴液。

（2）强硬:舌体板硬强直,活动不利,言语不清,称舌强,为无胃气之重证。舌强而干,舌色红绛多为热入心包,灼伤津液;舌强语謇,口眼㖞斜,半身不遂者,多为中风;舌胖苔厚腻而强者,多因痰浊阻滞。

（3）震颤:是指舌体不自主地颤动。新病舌色红绛而颤动,常因热极生风;久病舌色淡白,蠕蠕微动,多为血虚风动。

（4）㖞斜:是指伸舌时,舌尖向左或向右偏斜,多为风中经络,或风痰阻络而致。

（5）卷缩:是指舌体卷缩,不能伸出口外,多为危重之证。舌卷缩而赤干,属热极伤阴;舌卷缩而淡白湿润,是阳气暴脱,寒凝经脉;舌胖黏腻而短缩多为痰浊内阻。

（6）吐弄:舌伸口外,久不回缩为吐舌;舌体反复伸出舐唇,旋即缩回为弄舌。舌红吐弄为心脾有热;舌紫绛吐弄为疫毒攻心;小儿弄舌多是惊风先兆,或久病危候;先天不足,智力低下者,也可见弄舌。

（7）麻痹:舌体麻木,转动不灵称舌麻痹,常见于血虚风动或肝风挟痰等证。

（8）舌纵:舌体伸出口外,难以回缩称为舌纵。舌纵麻木可见于气血两虚;舌纵深红,口角流涎,口眼㖞斜,多为风痰或痰火扰心;舌纵不收,舌枯无苔,言语謇涩,多属危重症。

(二) 望舌苔

1. 苔质

（1）厚薄：反映病邪的深浅和重轻。透过舌苔能隐约见到舌质者为薄，不见舌质者为厚。苔薄者多邪气在表，病轻邪浅；苔厚者多邪入脏腑，病较深重。由薄渐厚，为病势渐增；由厚变薄，为正气渐复。

（2）润燥：反映津液之存亡。舌苔润泽有津，干湿适中，不滑不燥，称为润苔；舌面水分过多，伸舌欲滴，扪之湿滑，称为滑苔；舌苔干燥，扪之无津，甚则舌苔干裂，称为燥苔。润苔表示津液未伤；滑苔主脾虚湿盛或阳虚水泛；燥苔多为津液耗伤或热盛伤津或阴液亏虚，亦可由阳虚不运，津不上承所致。

（3）腐腻：主要反映中焦湿浊情况。颗粒粗大，苔厚疏松，状如豆腐渣，边中皆厚，易于刮脱者，称为腐苔，主食积胃肠，痰浊内蕴；颗粒细小，致密而黏，中厚边薄，刮之不脱者，称为腻苔，主湿浊、痰饮、湿温。舌苔霉腐，或糜点如渣，称霉腐苔，可见于胃脘腐败之危象；舌苔白中夹红，腐黏如脓，称脓腐苔，多为内痈；苔厚腻色黄，是湿热、痰热或暑湿；苔滑腻而色白多为寒湿。

2. 苔色

（1）白苔：多主表证、寒证。苔薄白为病邪在表，病情轻浅；苔薄白而滑，主外感风寒；苔白而厚，主湿浊内盛，或寒湿痰饮；苔白滑黏腻多主痰湿；若舌苔白如积粉，舌质红赤，则主湿遏热伏，或瘟疫初起；苔白厚燥裂，可见于湿温病邪热炽盛，暴伤津液。

（2）黄苔：多主里证、热证。根据苔黄的程度，有微黄、深黄和焦黄之分，黄色越深，热邪越重。薄黄苔常为风热在表；舌苔黄滑润，舌淡胖嫩，多为阳虚水湿不化；苔黄厚滑，多因湿热积滞；苔黄黏腻，为湿热或痰热食滞；焦黄干裂或有芒刺，为里热盛极，耗伤气阴。

（3）灰黑苔：主里热、里寒之重证。苔色浅黑为灰苔，苔色深灰为黑苔，灰苔与黑苔只是轻重程度之差别，故常并称为灰黑苔。苔灰黑湿润多津，多由白苔转化而成，为寒湿；苔灰黑干燥无津液，多由黄苔转化而成，为火热；舌面湿润，舌边尖部呈白腻苔而舌中舌根部苔灰黑，多为阳虚寒湿内盛或痰饮内停；舌边尖见黄腻苔，而舌中为灰黑苔，多为湿热内蕴，日久不化所致；苔焦黑干燥，舌质干裂起刺者，无论是外感还是内伤病，均为热极津枯之证。

3. 苔形　舌苔布满全舌者为全苔，分布于局部者为偏苔，部分剥脱者为剥苔。全苔主痰湿阻滞；苔偏舌之左右者，多属肝胆病证；苔剥多处而不规则称花剥苔，主胃气阴不足；小儿苔剥，状如地图者，多见于虫积；舌苔全部剥脱，舌面光洁如镜者，称为"镜面舌"，为胃阴枯竭，胃气大伤。

(三) 望舌的临床意义

在疾病的发生发展过程中，舌质与舌苔的变化是正邪斗争病邪进退的反映。一般情况下舌质与舌苔的变化和主病是一致的，如：实热证多见舌红苔黄；虚寒证多见舌淡苔白；热邪内盛，津液耗伤者，则舌红干苔燥；寒湿内停者，则舌淡润苔滑。若见舌质与舌苔变化不相一致时，应结合全身症状，进行综合分析，作出正确判断。

舌质与舌苔是中医辨证论治的重要观察依据之一，一般认为：舌质主要反映脏腑虚实、气血盛衰等证的变化情况；舌苔主要反映病证寒热的深浅，邪正的消长变化。舌质与舌苔的变化能够客观地反映正气的盛衰、病邪的深浅、邪气的性质、疾病的进退等，还可以判断疾病的转归和预后。

1. 判断正气盛衰　舌质红润，气血旺盛；舌质淡白，气血亏虚。舌苔薄白而润，胃气旺盛；舌光无苔，胃之气阴衰败。

2. 辨病位深浅　舌苔薄白，疾病初起，病位在表；舌苔厚，病邪入里，病位较深；舌质绛，热入营血，病情危重。

3. 区别病邪性质　白苔多主寒证；黄苔常主热证；腐腻苔多主食积、痰浊。青紫舌或舌边的瘀点、瘀斑主瘀血。

4. 推断病势进退　舌苔自白转黄，变为灰黑色，表示病邪由表入里，由轻到重，病情发展；舌苔由润转燥，多是热邪渐盛而耗伤津液；舌苔由厚变薄、由燥转润，常常是病邪渐消，津液复生。

5. 预测病情预后 舌胖瘦适中,活动自如,淡红润泽,舌面有苔,是正气内存,胃气旺盛,预后多佳;若舌质枯晦,舌苔骤剥,舌强或偏歪等,多属正气亏损,胃气衰败,病情危重,预后不良。

应注意的是,舌的变化只是全身生理病理变化在局部的一个反映,临床应用时应结合其他诊法,进行综合分析,方符合四诊合参的原则。

第二节｜闻 诊

闻诊是通过听声音和嗅气味来诊察疾病的方法。声音和气味都是在脏腑生理和病理活动中产生的,因而能够反映脏腑的变化情况。

一、听声音

1. 声音 实证和热证,声音重浊而粗、高亢洪亮,烦躁多言;虚证和寒证,声音轻清、细小低弱,静默懒言。声音重浊,或声音嘶哑,见于新病骤起,多为外感风寒或风热犯肺;久病喑哑或失音者,多为肺肾阴亏,或虚劳之证;神昏不醒,鼾声作响,手撒尿遗,多见于中风危候。

小儿阵发惊呼,尖利高亢,多见惊风;阵哭拒食,辗转不安,多因腹痛;小儿夜啼,可由惊恐、虫积、饥饱不调而致;呻吟不已,哀号啼叫,多为剧烈疼痛。

2. 语言

（1）谵语:神志不清,语无伦次,语意数变,声音高亢,多为热扰心神之实证。

（2）郑声:神志不清,声音细微,语多重复,时断时续,为心气大伤,精神散乱之虚证。

（3）独语:喃喃自语,喋喋不休,逢人则止,属心气不足,或气郁痰阻、清窍阻蔽所致。

（4）狂语:精神错乱,语无伦次,狂躁妄言,不避亲疏,多为痰火扰心。

（5）言謇:舌强语謇,言语不清,多因风痰阻络,为中风病。

3. 呼吸 主要与肺、肾病变有关。呼吸声高,气粗而促,多为实证和热证;呼吸声低,气微而慢,多为虚证和寒证;呼吸急促而气息微弱,为元气大伤的危重证候;久病肺肾之气欲绝,可见虽气粗但呼吸不匀,或时断时续。

（1）喘:指呼吸急促,甚则鼻翼扇动,张口抬肩,难以平卧。喘有虚实之分。实喘者,发作较急,胸满、声高、气粗,呼出为快,多为病邪壅塞肺气;虚喘者,来势较缓,气怯声低,吸少呼多,气不得续,吸入为快,动则喘甚,为肾虚不纳气或肺气虚衰。

（2）哮:指呼吸时喉中有哮鸣音,时发时止,反复难愈,多由痰饮内伏,复感外邪所诱发,临床有冷哮、热哮之别。

（3）短气:指自觉呼吸短促而不相接续,似喘而不抬肩,气急而无痰声。短气有虚实之别,虚者多因肺气不足,实者多因痰饮、胃肠积滞、气滞或瘀阻。

（4）少气:又称气微,指呼吸微弱而声低,气少不足以息,言语无力,属诸虚劳损,多因久病体虚或肺肾气虚。

4. 咳嗽 有声无痰为咳,有痰无声为嗽,有痰有声为咳嗽。暴咳声哑为肺实;咳声低弱而少气,或久咳音哑,多为虚证;外感病多咳声重浊;小儿咳嗽阵发,连声不绝,终止时作鹭鸶叫声,为百日咳;小儿咳声嘶哑,如犬吠,可见于白喉。

5. 呕吐 胃气上逆,有声有物自口而出为呕吐,有声无物为干呕,有物无声为吐。虚证或寒证,呕吐来势徐缓,呕声低微无力;实证或热证,呕吐来势较猛,响亮有力。

6. 呃逆 指胃气上逆,自咽喉出,其声呃呃,不能自主,俗称"打呃"。虚寒者,呃声低沉而长,气弱无力;实热者,呃声频发,高亢而短,响而有力。新病者呃逆,声响有力,多因邪客于胃;久病者呃逆不绝,声低气怯,多为胃气衰败征兆。

7. 太息 又称叹息,指时不自觉地发出长呼短叹声,多为情志抑郁、肝失疏泄所致。

二、嗅气味

1. **口气** 酸馊者是胃有宿食；臭秽者多属胃热；腐臭者,可为牙疳或内痈。
2. **汗气** 汗有腥膻味为湿热蕴蒸；腋下汗臭者,多为狐臭。
3. **痰涕气味** 咳唾浊痰脓血,味腥臭者是肺痈；鼻流浊涕,黄稠有腥臭为肺热鼻渊。
4. **二便气味** 大便酸臭为肠有积热,大便溏薄味腥为脾胃虚寒,矢气奇臭为宿食积滞。小便臊臭黄赤多为湿热,小便清长,色白无臭为虚寒。
5. **经带气味** 带下色黄臭秽多为湿热,带下清稀腥膻多为寒湿。
6. **病室气味** 有腐臭气味,多属患者疮疡溃烂；有尸臭味,为脏腑衰败；尿臊味者,多见于水肿病晚期患者；有血腥臭气的是血证；有烂苹果味者可见于消渴重证。

一般而言,各种排泄物与分泌物,凡有恶臭者多属实证、热证,凡带腥味者多属虚证、寒证。

第三节 | 问 诊

问诊,是医生通过对患者或陪诊者进行有目的的询问,了解疾病的起始、发展及治疗经过、现在症状和其他与疾病有关的情况,以诊察疾病的方法。

问诊主要包括一般情况、主诉、现病史、既往史、个人生活史、家族史等,其中尤其应注重围绕主诉询问现病史。自明代张介宾以后,一般认为"十问歌"是比较全面而重点突出的问诊方法,即："一问寒热二问汗,三问头身四问便,五问饮食六胸腹,七聋八渴俱当辨,九问旧病十问因,再兼服药参机变。妇女尤必问经期,迟速闭崩皆可见。再添片语告儿科,天花麻疹全占验。"

一、问寒热

问寒热是指询问患者有无怕冷或发热的感觉。寒与热是临床常见症状之一,是辨别病邪性质、机体阴阳盛衰及病属外感或内伤的重要依据。"寒"指患者自觉怕冷的感觉,临床上有恶风、恶寒和畏寒之分。患者遇风觉冷,避之可缓者,谓之恶风；患者自觉怕冷,多加衣被或近火取暖而不能缓解者,谓之恶寒；患者自觉怕冷,多加衣被或近火取暖而能够缓解者,谓之畏寒。"热"即发热,是指患者体温升高和体温正常而患者自觉全身或局部发热,如壮热(指高热持续不退,体温39℃以上)、潮热(指按时发热或按时热甚,如潮水之有定时)。

1. **恶寒发热** 指恶寒与发热同时出现,多为外感病的初期,是表证的特征。恶寒重、发热轻,为外感风寒的特征；发热重、恶寒轻,为外感风热的特征；发热轻而恶风,多属外感风邪,伤风表证。
2. **但寒不热** 指患者只感寒冷而不发热,为里寒证。新病畏寒,多为寒邪直中；久病畏寒,多为阳气虚衰。
3. **但热不寒** 指患者只发热而无怕冷之感,为里热证。高热不退为壮热,多因里热炽盛；定时发热,或定时热甚为潮热,其中日晡潮热者,多为阳明腑实证；午后潮热,入夜加重,或骨蒸痨热者,多为阴虚；午后热盛,身热不扬者,可见于湿温病；身热夜甚者,也可见温热病热入营血。
4. **寒热往来** 指恶寒与发热交替而发,是正邪交争于半表半里,互为进退之象,可见于少阳证和疟疾。

二、问汗

汗液是阳气蒸化津液出于腠理而成。问汗可辨邪正盛衰、腠理疏密和气血盈亏。问汗主要诊察有无汗出及其汗出部位、时间、性质、多少等。

1. **表证辨汗** 表证无汗为表实,多为外感风寒；表证有汗为表虚或表热证。
2. **里证辨汗** 汗出不已,动则加重者为自汗,多因阳气虚损,卫阳不固；睡时汗出,醒则汗止者为盗汗,多属阴虚内热;身大热而大汗出,多为里热炽盛,迫津外泄;汗热,味咸而黏,脉细数无力,多为亡阴之证;汗凉,味淡清稀,脉微欲绝者,多为亡阳之证;先恶寒战栗,继而全身大汗者为战汗,多见于急性热病正邪剧烈交争,为疾病之转折点,若汗出热退,脉静身凉为邪去正复之吉兆,而汗出身热,烦躁不安,脉来急促为邪盛正衰之危候。

3. 局部辨汗 头汗可因阳热或湿热;额部汗出,脉微欲绝,为元阳离散,虚阳浮越之危象;半身汗出者,多无汗部位为病侧,多因风痰、瘀血或风湿阻滞、营卫不和或中风偏枯;手足心汗出甚者,多由脾胃湿热,或阴经郁热而致。

三、问疼痛

疼痛有虚实之分。一般而言,新病剧痛属实,久病痛缓属虚;痛而拒按属实,痛而喜按属虚。问疼痛,应注意询问疼痛的部位、性质、程度、时间及喜恶等。

1. 疼痛的性质和特点 导致疼痛的病因病机不同,即所谓"不荣则痛"和"不通则痛",可使疼痛的性质及特点各异。疼痛伴有胀感者为胀痛,为气滞所致,如见于胸胁为肝郁气滞,头目胀痛为肝阳上亢或肝火上炎;痛如针刺刀割者为刺痛,为瘀血所致;绞痛者,或为有形实邪阻滞气机,或为阴寒之邪凝滞气机;隐痛者,多为精血亏虚,或阳虚有寒;重痛者,常为湿邪困阻,气机不畅所致;酸痛见于肢体多为湿阻,见于腰膝多属肾虚;冷痛者,常由寒邪阻络或阳虚所致;灼痛者,多因邪热亢盛。痛处走窜,病位游走不定,为窜痛,或为气滞,或为风胜;痛处固定者,发于胸胁脘腹多为血瘀,见于关节的为痹证。

2. 疼痛的部位

(1)头痛:后脑痛连项背,属太阳经病;痛在前额或连及眉棱骨,属阳明经病;痛在两颞或太阳穴附近,为少阳经病;头痛而重,腹满自汗,为太阴经病;头痛连及脑齿,指甲微青,为少阴经病;痛在巅顶,牵引头角,气逆上冲,甚则作呕,为厥阴经病。

(2)胸痛:多为心肺之病,常见于热邪壅肺、痰浊阻肺、气滞血瘀、肺阴不足所致之肺痈、胸痹、肺痨等病证。

(3)胁痛:多与肝胆病关系密切,可见于肝郁气滞、肝胆湿热、肝胆火盛、瘀血阻络及水饮内停等证。

(4)脘腹痛:其病多在脾胃。有寒热虚实之分,一般喜暖为寒,喜凉为热;拒按为实,喜按为虚。既可因寒凝、热结、气滞、血瘀、食积、虫积而发,也可由气虚、阴血虚、阳虚所致。

(5)腰痛:或为寒湿痹证,或为湿热阻络,或为瘀血阻络,或为肾虚所致。

(6)四肢痛:多见于痹证。风邪偏盛,疼痛游走不定者,为行痹;寒邪偏盛,剧痛喜暖者,为痛痹;湿邪偏盛,重着而痛者,为湿痹;热邪偏盛,红肿疼痛者,为热痹。足跟或胫膝酸痛者,多为肾虚。

(7)周身痛:新病乍起者,多为实证,以感受风寒湿邪者居多;久病不愈者,多为虚证,以气血亏虚常见。

四、问饮食口味

问饮食口味主要问食欲好坏,食量多少,有无口渴,饮水多少,冷热喜恶,口味偏嗜,以及异常口味等情况,以判断胃气有无及脏腑虚实寒热。

1. 食欲与食量 食少纳呆者,或为脾胃气虚,或为内伤食滞,或为湿邪困脾;厌食脘胀,嗳腐吞酸,多为食滞胃脘;喜热食或食后常感饱胀,多是脾胃虚寒;厌食油腻,胁胀呕恶,可见于肝胆湿热;消谷善饥者,多为胃火炽盛,伴有多饮多尿者,可见于消渴病;饥不欲食者,常为胃阴不足所致;食入即吐,其势较猛,多属胃中实火;朝食暮吐,暮食朝吐,多因脾胃虚寒;吞咽艰涩,哽噎不顺,胸膈阻塞者,可见于噎膈证;久病重病,厌食日久,突然思食、索食、多食,多为脾胃之气将绝之"除中"证,属"回光返照"之象。小儿嗜食异物,如泥土、纸张、生米等,可见于虫积、疳积证。

2. 口渴与饮水 口渴可见于津液已伤,或水湿内停,津气不运。渴喜冷饮为热盛伤津;喜热饮,饮水不多或水入即吐者,可见于痰饮水湿内停,或阳气虚弱;口干但欲漱水不欲咽者,多为瘀血之象;口渴伴多饮多尿者,可见于消渴。

3. 口味 口苦多见于胃热、肝胆火盛或肝胆湿热;口淡多见于脾胃虚寒或水湿内停;口甜多见于脾胃湿热;口酸多见于肝胃不和;口咸多见于肾虚;口腻多见于脾胃湿阻。

五、问睡眠

睡眠失常主要分为失眠与嗜睡两类。

失眠主要指不易入睡或睡而不酣,易于惊醒或醒后难眠,甚至彻夜不眠,主要为阳不入阴,神不守舍所致。虚者主要是心血不足,心神失养,心虚胆怯,肾虚,阴虚火旺,内扰心神等情况;实证可由邪气内扰所致,或气机失调,或痰热食滞,或肝郁化火。

嗜睡表现为时时欲睡,眠而不醒,精神不振,头沉困倦。实证多为痰湿内盛,困阻清阳;虚证多为阳虚阴盛或气血不足。

六、问二便

问二便,主要是询问二便次数、便量、性状、颜色、气味以及便时有无疼痛、出血等症状,以了解脾胃、大肠的寒热虚实和肺、脾、肾及膀胱情况。

1. 问小便 小便色黄赤而短少者,多属热证;清长量多者,多属寒证;多尿且多饮而消瘦者,为消渴;尿频,量多而清,为下焦虚寒;尿频数短赤不畅,急迫疼痛,见于淋证,多为膀胱湿热,其中伴尿流中断,有砂石排出者为石淋;夜间遗尿或尿失禁,多为肾气不固,膀胱失约;老人膀胱胀满,小便不利或癃闭,多由肾气虚弱,或血瘀湿热所致;产妇尿闭,常由血瘀或胞宫膨大压迫膀胱所致;重病之中癃闭无尿,或神昏遗尿,为阳气外脱,精气衰败之征兆。

2. 问大便 便秘以大便次数减少,质硬便难,或排便时间延长为特征。便秘有寒热虚实之分:实热者,多腹胀满闷,痛而拒按,苔黄燥裂,为热邪炽盛;实寒者,多腹痛拒按,苔白身冷,为寒邪阻遏阳气,腑气不通;大便燥结,硬如羊粪,排便困难,常见于病久不愈、年老体弱、孕中产后,乃由阴血亏少,无水行舟或气虚无力推动所致。

泄泻以大便次数增加,一日数次或更多,便质溏稀或稀水状为特征。泄泻有寒热虚实之别:湿热泄泻,可见暴发泄泻,大便臭秽,腹痛肠鸣,肛门灼热;寒湿泄泻,可见泻如稀水,色淡黄而味腥臭;食滞泄泻,可见吐泻交作,吐物酸臭,泻下臭秽;脾虚泄泻,可见完谷不化,便稀溏薄,迁延日久;大便时干时稀,多为肝郁脾虚,肝脾不调;大便先干后稀,多属脾胃虚弱;大便脓血,下利赤白,多为痢疾;里急后重者,多为湿热痢疾;肛门灼热者,多为大肠湿热;排便不爽,或因湿热内蕴,或为饮食积滞;每日黎明前腹痛泄泻,泻后则安,多为肾阳虚泄泻,又称"五更泻";肛门气坠,甚则脱肛,多为中气下陷。

七、问小儿及妇女

1. 问小儿 主要应了解出生前后的情况、预防接种和是否患过麻疹、水痘等传染病及传染病接触史。小儿常见致病因素有易感外邪、易伤饮食、易受惊吓等,故受寒、喂养、受惊等情况应详细问及。此外,父母兄妹健康状况及遗传性疾病史均应询问。

2. 问妇女 除常规问诊内容外,妇女应加问月经、带下、妊娠和产育等情况。

(1)月经:主要了解初潮、末次月经、绝经年龄、月经周期、行经天数、经量、经色、经质以及有无痛经、闭经等情况。正常月经:周期为 28 天左右,行经约 3～5 天,经量适中,色正红,质地不稀不稠,无瘀块。经色浅淡,质地清稀多为气血亏虚;经色鲜红,质地浓稠多为血热;紫黑有块者多为血瘀。常见以下情况。

月经先期,即经期提前 7 天以上,连续发生 3 个月经周期以上者,多为血热妄行或气虚不能摄血。

月经后期,即经期延后 7 天以上,连续发生 3 个月经周期以上者,多为任脉不充的血虚证,或为寒凝气滞,经血不利。

月经先后不定期,即经期不定,或提前或延后 7 天以上,且连续发生 3 个月经周期以上者,多为肝郁气滞。

经量过多,即经量超过了正常生理范围,其色红而稠者为实证、热证,其色淡者为气虚证。

经量过少,即经量少于正常生理范围,其色淡、量少为精血亏虚证,色紫暗、有块者为瘀血。

闭经,即未妊娠而停经在 3 个月以上者,为化源不足,血海空虚或由寒凝气滞血瘀所致。

痛经,是行经期间或行经前后发生阵发性小腹疼痛,或痛引腰骶,甚至剧痛难忍者。实证多为寒凝、气滞血瘀所致,虚证多因气血两虚、阳虚。

(2)带下:主要了解色、量、质、气味等情况。如白带量多,质稀如涕,淋漓不绝者,多为脾肾阳虚,寒湿下注;带下色黄,质黏臭秽,多属湿热下注;带下有血,赤白夹杂,多属肝经郁热或湿热下注。

第四节 ｜ 切　诊

切诊,包括脉诊和按诊,是医生用手对患者体表某些部位进行触、摸、按、压,以了解病情的诊察方法。

一、脉诊

(一)脉象的形成原理与脉诊的临床意义

脉象与心脏的活动密切相关。因心主血脉,心脏搏动把血液排入血管,形成脉搏,而血液行于脉中,除心主血脉的主导作用外,还必须由各脏腑协调配合才能正常,如:肺朝百脉;脾胃为气血生化之源,脾主统血;肝藏血,主疏泄,以调节循环血量;肾藏精,精化血等。可见脉象的形成与各脏均有密切关系,因而脉诊的临床意义在于:可以了解疾病的病因、病位、病性、邪正盛衰,推断病情轻重及其预后情况。

(二)脉诊的部位和方法

脉诊常用"寸口诊法"。部位在手腕部的寸口,此处为手太阴肺经的原穴所在,是脉之大会,脏腑的生理和病理变化均能在这里有所反映。寸口脉分为寸、关、尺三部(图 4-3),通常以腕后高骨处(桡骨茎突)为标记,其内侧为关,关前(腕侧)为寸,关后(肘侧)为尺。其临床意义大致为左手寸候心、关候肝胆,右手寸候肺、关候脾胃,两手尺脉候肾。

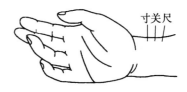

图 4-3　脉诊寸关尺部位图

脉诊时以环境安静,医患双方气血平和为佳。患者将前臂平伸,掌心向上,腕下垫脉枕。医生切脉时,用左手按患者的右手,用右手按患者的左手。以腕后桡骨茎突处为标记,其内侧的动脉搏动的部位为"关",关前为"寸",关后为"尺"。布指时,以中指定关位,示指切寸位,无名指切尺位,三指呈弓形,指头平齐,以指腹切按脉体,布指疏密应根据患者手臂长短而调整。诊脉时用指力轻切在皮肤上称为举,即浮取或轻取;用力不轻不重称为寻,即中取;用重力切按筋骨间称为按,即沉取或重取。如此脉分三部,每部有轻、中、重取三法,共称三部九候。脉诊时,医生以正常的一呼一吸(一息)作为时间单位去计算患者的脉搏至数,一般一息四或五至。切脉的时间必须在 1 分钟以上。

(三)正常脉象

正常脉象又称"平脉"或"常脉",其特点是:三部有脉,不浮不沉,不快不慢(一息四或五至,约每分钟 60～90 次),和缓有力,节律均匀。这些特征在脉学中称为"有胃、有神、有根"。有胃以从容、和缓、流利为主要特点,反映脾胃运化功能的强盛和营养状况的良好;有神以应指有力柔和、节律整齐为主要特点,反映病情轻浅或病虽重而预后良好;有根以尺脉有力,沉取不绝为特点,反映肾气犹存,生机不息。平脉反映了机体气血充盈,脏腑功能健旺,阴阳平衡,精神安和的生理状态,是健康的标志。平脉可由于人体内外诸多因素的影响而发生相应的生理性变化,如性别、年龄、体格、情志、劳逸、饮食、季节气候、地理环境等,但总以有胃、有神、有根者为平脉范围。此外,临床所见少数人脉不见于寸口,而从尺部斜向手背,此名"斜飞脉",也有脉见于腕部背侧的,此名"反关脉",均为脉道位置的生理变异,不属于病脉。

(四)常见病脉及主病

在历代脉学文献中,关于脉象的论述很多,李中梓《诊家正眼》为二十八脉(表4-1)。现将其中常用脉象分述如下。

表4-1 二十八种脉象特点及其分类和主病简表

脉纲	共同特点	脉名	脉象	主病
浮脉类	轻取即得	浮	举之泛泛有余,按之相对不足	表证或虚证
		洪	脉来如波涛汹涌,来盛去衰	热盛
		濡	浮小而细软	主虚,又主湿
		散	浮散无根	元气离散,脏腑之气将绝
		芤	浮大中空,如按葱管	失血,伤精
		革	浮而搏指,中空外坚	精血亏虚
沉脉类	重按始得	沉	轻取不应,重按始得	里证
		伏	重按推筋着骨始得	邪闭、厥证、痛极,又主阳衰
		弱	柔细而沉	气血不足
		牢	沉实弦长	阴寒内积,疝气癥瘕
迟脉类	一息不足四至	迟	一息脉来不足四至	寒证
		缓	一息四至,脉来怠缓	湿证,脾虚(如一息四至而脉来从容和缓者为正常脉)
		涩	脉细行迟,往来艰涩,如轻刀刮竹	精伤、血少、气滞、血瘀
		结	脉来缓中时止,止无定数	阴盛气结、寒痰血瘀、气血虚衰
数脉类	一息五至以上	数	脉来急促,一息五至以上	热证或虚阳外越
		促	脉来急数,时见一止,止无定数	阳盛热实,气滞血瘀,痰饮,宿食停滞,脏气衰败
		疾	脉来急疾,一息七或八至	阳极阴竭,元气将脱
		动	脉短如豆,见于关上	痛,惊
虚脉类	应指无力	虚	举按无力	虚证,多为气血两虚
		细	脉细如线,应指明显	诸虚劳损,以阴血虚为主;又主湿
		微	极细极软,似有似无,至数不明	阴阳气血诸虚,多为阳衰危证
		代	动而中止,不能自还,良久复动,止有定数	脏气衰微,风证,痛证,七情惊恐,跌仆损伤
		短	首尾俱短,不及本位	有力主气郁,无力主气损
实脉类	应指有力	实	举按均有力	实证,热结
		滑	往来流利,应指圆滑	痰饮,食滞,实热
		紧	脉来绷急,紧张有力,状如转索	寒,痛,宿食
		弦	端直以长,如按琴弦	肝胆病,诸痛,痰饮
		长	首尾端直,超过本位	阳气有余,热证

1. 浮脉

脉象:轻取即得,重按反减。

主病:主表证,虚证。见于表证者,为卫阳与邪气交争,脉气鼓动于外而致;见于虚证者,多由精血亏损,阴不敛阳或气虚不能内守,脉气浮散于外而致,为虚象严重。

2. 沉脉

脉象:轻取不应,重按始得。

主病:主里证。所主里实证可见于气滞血瘀、积聚等,为邪气内郁,气血困阻,阳气被遏,不能浮应于外而致,多脉沉而有力,按之不衰;所主里虚证,为气血不足,阳气衰微,不能运行营气于脉外而致,多脉沉而无力,愈按愈弱。

3. 迟脉

脉象:脉来缓慢,一息不足四至(每分钟少于 60 次)。

主病:主寒证。里虚寒者,多阳气衰微,脉迟而无力;里实寒者,多因阴寒积冷,凝滞阻闭,脉迟而有力。此外,若邪热内结,脉气郁闭,亦见迟脉,但迟而有力且伴有热结之象。久经体力锻炼者,脉迟和缓而有力,为健康之象。

4. 数脉

脉象:脉来急促,一息脉来五至以上(每分钟 90 次以上)。

主病:主热证。数而有力,多由邪热鼓动,气盛血涌,血行加速而致;数而无力,甚则数大而空,多由精血不足,虚阳外越所致。

5. 虚脉

脉象:举之无力,按之空虚,应指软弱。

主病:主虚证,多见于气血两虚。气虚则血行无力,血少则脉道空虚。

6. 实脉

脉象:脉来坚实,三部有力,来去俱盛。

主病:主实证。乃邪气亢盛,正气不衰,正邪剧烈交争,气血壅盛,脉道坚满而致。若虚证见实脉,则为真气外越之险候。

7. 弦脉

脉象:形直体长,如按琴弦。

主病:主肝胆病、诸痛、痰饮、疟疾。弦为肝脉,以上诸因致使肝失疏泄,气机失常,经脉拘急而致弦脉。此外,老年人脉象多弦硬,为精血亏虚,脉失濡养而致。春令平脉亦见弦象。

8. 滑脉

脉象:往来流利,如珠走盘,应指圆滑。

主病:主痰饮、食积、实热。为邪正交争,气血壅盛,脉行通畅所致。脉滑和缓者,可见于青壮年和妊娠妇女。

9. 洪脉

脉象:脉形宽大,状如波涛,来盛去衰。

主病:主气分热盛。属实证,乃邪热炽盛,正气抗邪有力,气盛血涌,脉道扩张而致。

10. 紧脉

脉象:脉来绷紧有力,屈曲不平,左右弹指,如牵绳转索。

主病:主寒证、痛证、宿食。乃邪气内扰,气机阻滞,脉道拘急紧张而致。

11. 濡脉

脉象:浮而细软。

主病:主诸虚、湿证。气血亏虚则脉浮而软,阴血不足则脉形细小;湿邪内侵,机体抗邪,气血趋于肌表则脉浮,湿邪阻遏脉道,则脉细而软。

12. 细脉

脉象:脉细如线,应指明显,按之不绝。

主病:主气血两虚,诸虚劳损,又主伤寒、痛甚及湿证。虚证由营血亏虚,脉道不充,气虚血运无力而致;实证由暴受寒冷或疼痛导致脉道拘急收缩,脉细而弦紧,湿邪阻遏脉道则见脉象细缓。

13. 涩脉

脉象:脉细行迟,往来艰涩不畅,如轻刀刮竹。

主病:主气滞血瘀、伤精血少、痰食内停。脉涩有力,多为有形之邪闭阻气机,脉道不畅而致;脉涩无力,多由精亏血少,脉道不充而致。

14. 结脉

脉象:脉来缓中时止,止无定数。

主病:主阴盛气结、寒痰瘀血、气血虚衰。实证者为实邪郁遏,脉气阻滞而致;虚证者脉为气虚血衰,脉气不相顺接所致。

15. 代脉

脉象:脉来缓而时一止,止有定数,良久方来。

主病:主脏气衰微,亦主风证、痛证、七情惊恐、跌打损伤。脉代而无力,良久不能自还,为脏气衰微,脉气不复所致;脉代而有力,多为痹证、痛证、七情内伤、跌打损伤等邪气阻抑脉道,涩滞血行所致。

16. 促脉

脉象:往来急促,数而时止,止无定数。

主病:主阳热亢盛,气血痰食郁滞,脏气衰败。见于实证者,脉促有力,或由阳热亢盛,迫动血行而脉数,热灼阴津,津血衰少,致急行血气不相接续,或气滞、血瘀、痰饮、食积等有形之邪阻闭气机,亦可致脉气不相接续;见于虚证者,脉促无力,多由阴液亏耗,真元衰疲,脏气衰败,气血不相顺接而致。

(五) 相兼脉、真脏脉及主病

1. **相兼脉**　由于疾病常由多种病因相兼而致,所以脉象也常是两种以上的脉象相兼出现。凡脉象由两种或两种以上复合构成者称为"相兼脉"或"复合脉"。

相兼脉象的主病,往往就是各组成脉象主病的综合,如:浮紧脉多主外感风寒表实证或风寒湿痹;浮缓脉主外感风寒表虚证;浮数脉主表热证;浮滑脉多见于表证夹痰;沉迟脉多主里寒证;沉涩脉多主阳虚寒凝血瘀;沉缓脉主脾肾阳虚,水湿内停;沉细数脉多主阴虚内热;弦紧脉常见于寒滞肝脉或肝郁气滞证;弦数脉多主肝郁化火或肝胆湿热等证;弦细脉多主肝肾阴虚、血虚肝郁或肝郁脾虚;滑数脉多主痰热、湿热或食积内热;洪数脉主气分热盛等。

总之,每种脉象均通过脉位、脉率、脉形、脉势体现出来,并因某一方面突出异常而命名。诊脉时必须综合考察其变化,从而确认相兼脉象及主病,以正确地认识疾病。

2. **真脏脉**　是指疾病危重期出现的脉象,以无胃、无神、无根为特点,又称"败脉""死脉""绝脉"等。根据其主要形态特征,大致可分成三类。

(1) 无胃之脉:以无冲和之意,应指坚搏为主要特征,提示邪盛正衰,心、肝、肾等脏气外现,是病情危重之兆。

(2) 无神之脉:以脉率无序,脉形散涩滞为主要特征,提示脾胃或肾阳衰败,神气耗散,生命将绝。

(3) 无根之脉:以虚大无根或微弱不应指为主要特征,均为三阴寒极,亡阳于外,虚阳外越之象。

（六）诊妇人脉与小儿脉

1. 诊妇人脉

（1）诊月经脉：妇人如无他病，左关尺脉忽洪大于右是月经将至；寸关脉调和而尺脉弱或细数者多见月经不利；妇人闭经，尺脉虚细涩者为精亏血少，迟脉弦涩者多为气滞血瘀。

（2）诊妊娠脉：已婚妇女月经停止，脉来滑数和缓者多为妊娠的表现；若孕妇脉沉而涩多见精血不足，胎元受损；涩而无力多为阳气虚衰。

（3）诊临产脉：临产时见尺脉转急浮大而滑，中指动脉搏动明显，称为离经脉，为欲产征象。

2. 诊小儿脉　多用一指总候三部的诊法，即"一指定三关"。小儿平脉至数，因年龄不同而异，多为一息六到八至。小儿脉象一般只诊浮沉、迟数、强弱、缓紧，以辨别阴阳、表里、寒热、邪正盛衰。数为热，迟为寒；浮数为阳，沉迟为阴；强弱可测虚实，缓紧可测邪正；沉滑为食积，浮滑为风痰；紧主寒，缓主湿，大小不齐多食滞。

（七）脉症的顺逆与从舍

脉象和症状是疾病的表现，二者通常对于病情的反映一致，即脉症相应，但也有脉症不相应，甚至相反的情况。一般脉症相应者为顺证，多易治；反之为逆证，预后较差。临床上脉症相悖时，常有真假之别。在症真脉假时，须"舍脉从症"；而症假脉真时，须"舍症从脉"。

二、按诊

按诊是医生用手直接触摸或按压患者某些部位，以了解局部冷热、润燥、软硬、压痛、肿块或其他异常变化，从而推断疾病部位、性质和病情轻重等情况的一种诊病方法。其手法主要是触、摸、按、叩四法。临床上多先触摸，后按压，由轻到重，由浅入深，先远后近，先上下下地进行诊察。

1. 按胸胁　主要诊察心、肺、肝的病变。前胸高起，叩之膨膨然，其音清者，多为肺胀；胸胁按之胀痛者，多为痰热气结或水饮内停；胁下肿块，多属气滞血瘀；疟疾日久，左胁下可触及痞块，按之硬者，为疟母。

2. 按虚里　虚里位于左乳下心尖搏动处，反映宗气的盛衰。微动不显，多为宗气内虚；动而应衣，为宗气外泄；按之弹手，洪大而搏或绝而不应者是心气衰竭，为危重之象；"其动欲绝"而无死候的，多为痰饮。

3. 按脘腹　主要了解有无压痛及包块。腹部疼痛，按之痛减，局部柔软者为虚证；按之痛剧，局部坚硬者为实证。右少腹疼痛而拒按为肠痈。腹中包块固定不移，痛有定处，按之有形者，称为积，病在血分；若包块往来不定，痛无定处，聚散无常者，称为聚，病在气分。脐腹包块，起伏聚散，往来不定，按之指下蠕动者多为虫积。

4. 按肌肤　主要了解寒热、润燥、肿胀等内容。肌肤灼热为热证；冰冷为寒证；湿润多为汗出或津液未伤；干燥者多为无汗或津液已伤；肌肤甲错，为内有瘀血；按之凹陷，应手而起者为气胀，不能即起者为水肿。

5. 按手足　按手足的冷暖，可判断阳气的盛衰。手足俱冷者属寒证，多为阳虚或阴盛；手足俱热者属热证，多为阴虚或阳盛；手足心热甚于手足背者，多为内伤发热。

6. 按腧穴　通过按压某些特定腧穴以判断脏腑的病变。如肺病：肺俞、中府；心病：心俞、膻中；肝病：肝俞、太冲、期门；脾病：脾俞、章门、梁门；肾病：肾俞、气海、京门；胃病：胃俞、足三里；胆病：胆俞、日月；膀胱病：膀胱俞、中极；小肠病：小肠俞、关元；大肠病：大肠俞、天枢。此外，指压某些腧穴还可以辅助诊断，如双侧胆俞压痛可见胆道蛔虫腹痛，指压双侧阑尾穴可诊断阑尾炎等。

（戴幸平）

复习思考题

1. 简述五色主病及其临床意义。
2. 病理性舌色、苔色有哪几种,各自主病如何?
3. 中医怎样辨寒热的类型?
4. 请叙述 16 种常见病脉的脉象和主病。
5. 试述脉诊的方法和注意事项。

本章思考题解题思路

本章目标测试

第五章 | 辨 证

本章数字资源

【内容提要】

本章主要介绍中医常见的辨证方法。八纲辨证是各种辨证的总纲;脏腑辨证是以人体脏腑生理功能和病理变化为理论基础,辨明脏腑的阴阳、气血、虚实、寒热变化及正邪盛衰状态的辨证方法;六经辨证是以经络、脏腑理论为基础,以阴阳为纲,将外感热病过程中所表现出的各种证候,通过表里、寒热、虚实之别,归纳为三阴三阳的辨证方法;卫气营血辨证是辨明外感温热病的一种辨证方法,既是对温热病的四类证候的概括,又代表着温热病发展过程中深浅轻重的四个不同阶段;三焦辨证结合六经辨证及卫气营血辨证,以临床温热病的传变特点及规律为核心总结而成,是一种诊治温热病的辨证方法。

【学习要点】

1. 掌握八纲辨证中各个纲领证的病因病机和证候特点及阴、阳、表、里、寒、热、虚、实的鉴别要点。掌握脏腑辨证的基本内容及在病理情况下各脏腑所产生的主要证候类型、临床表现及其产生机制和辨证要点。熟悉各脏腑之间相互影响的病变规律与脏腑兼证类型。
2. 掌握卫气营血辨证的定义,熟悉卫分证、气分证、营分证、血分证的证候特点及传变规律,了解六经辨证、三焦辨证的特点。
3. 了解八纲之间的相兼、错杂、真假、转化关系;了解温病与伤寒的区别。

辨证,就是分析、辨认疾病的证候,是中医学认识和诊断疾病的方法。辨证的过程即是诊断的过程,也就是从整体观念出发,以中医阴阳五行学说理论为指导,将四诊收集的病史、症状、体征等资料进行综合分析,判断疾病的病因、病位、病性和正邪盛衰变化,从而作出诊断的过程。

中医学的辨证方法主要有八纲辨证、脏腑辨证、六经辨证、卫气营血辨证和三焦辨证等,其中:八纲辨证是各种辨证的总纲;脏腑辨证主要应用于内科杂病,是其他各种辨证的基础。以上各种辨证方法均各有特点,对不同疾病的诊断既各有侧重,又相互联系和相互补充。

第一节 | 八纲辨证

八纲,即阴、阳、表、里、寒、热、虚、实。根据四诊所收集的资料,经过分析和综合,以概括病变的类别、部位、性质以及邪正盛衰等方面情况,从而归纳为阴证、阳证、表证、里证、寒证、热证、虚证、实证八类基本证候。

八纲辨证是概括性的辨证纲领,它是根据患者的整体证候表现概括出来的规律,因为任何一种疾病,从类别上都可分为阴证和阳证,从病位上都可分为表证和里证,从病性上都可分为寒证和热证,从邪正盛衰又可分为实证和虚证。尽管疾病的临床表现错综复杂,但基本上都可以用八纲来加以归纳,找出疾病之关键,掌握要领,从而确立治疗原则,所以,运用八纲辨证可起到执简驭繁的作用。

一、表里辨证

表里辨证是辨别病变部位、病情轻重和病势趋向的一种辨证方法,以辨别疾病病位内外和病势深浅为纲领。人体的皮毛、肌腠、经络在外,属表;五脏六腑在内,属里。表里辨证,适用于外感病,其意义在于可察知病情的轻重深浅及病理变化的趋势。表证病浅而轻,里证病深而重,表邪入里为病进,里邪出表为病退。了解疾病的轻重进退,就能掌握疾病的演变规律,取得治疗上的主动权,是采用解表与攻里等治法的依据。

(一) 表证

表证,是病位浅在肌肤的一类证候,是外感六淫、疫疠之邪从皮毛、口鼻侵入机体所致的外感病初起阶段。表证多具有起病急、病程短、病位浅的特点,或以恶风、头身痛、舌苔薄白、脉浮为主症,常兼见鼻塞流涕、咽喉痒痛、咳嗽等症状。

(二) 里证

里证,是病位深在于内(脏腑、气血等)的一类证候。里证可由表邪不解,内传入里,侵入脏腑而产生,或由邪气直接侵入脏腑而发病,或由情志内伤、饮食劳倦等其他原因,导致脏腑功能失调而致。

里证包括的证候范围很广,临床表现多种多样,概括起来则以脏腑的证候为主。里证病程长,无恶风寒,脉象不浮,可与表证相鉴别。其具体内容详见虚实寒热辨证及脏腑辨证部分。里证常见壮热、烦躁神昏、口渴、腹痛、便秘或腹泻、呕吐、小便短赤、舌苔黄或白厚腻、脉沉等症状。

(三) 表证与里证的关系

1. 表里同病 表证和里证同一时期出现的,称为表里同病,如患者既有发热、恶寒、头痛等表证,又有腹胀、便秘、小便黄等里证。表里同病,一般多见于表证未解,邪已入里,或病邪同时侵犯表里,亦由旧病未愈,复感外邪所致。常见的有表寒里热、表热里寒、表虚里实、表实里虚等。

2. 表里转化 表证、里证还可以相互转化,即所谓"由表入里"和"由里出表"。表证和里证之间相互转化是有条件的,主要取决于正邪相争的状况。机体抵抗力下降,或邪气过盛、护理不当、失治误治等,皆能导致表证转化为里证。凡病邪由表入里,表示病势加重;病邪由里出表,表示病势减轻。

3. 半表半里 外邪由表内传,尚未达于里,或里证出表,尚未至于表,邪正搏于表里之间的一种证候,称为半表半里证(六经辨证中称为少阳证)。其证候表现为寒热往来、胸胁苦满、口苦咽干、目眩、心烦喜呕、不欲饮食、脉弦等。

二、寒热辨证

寒热,是辨别疾病性质的两个纲领,是阴阳偏盛偏衰的具体表现。辨寒热就是辨阴阳之盛衰。辨别疾病性质的寒热,是治疗时立法用药的依据之一。

(一) 寒证

寒证是感受寒邪,或阳虚阴盛,表现为机体功能活动抑制或衰减的证候,多由外感寒邪,或内伤久病,耗伤阳气,阴寒偏盛所致。其主要临床表现有:恶寒或畏寒喜暖,口淡不渴,面色苍白,肢冷蜷卧,小便清长,大便稀溏,舌淡,苔白而润滑,脉迟等。

(二) 热证

热证是感受热邪,或阳盛阴伤,表现为机体的功能活动亢进的证候。本证多由外感热邪,或素体阳盛,或寒邪入里化热,或情志内伤,郁而化火,或过食辛辣,蓄积为热,而使体内阳热过盛。其临床表现有:发热喜凉,口渴喜冷饮,面红目赤,烦躁不宁,痰涕黄稠,大便秘结,小便短赤,舌红,苔黄而干,脉数等。

(三) 寒证与热证的鉴别

辨别寒证与热证,不能孤立地根据某一症状作出判断,应对疾病的全部表现综合观察,才能得出正确结论。临床多从患者的面色、寒热喜恶、四肢冷暖、口渴与否、二便情况、舌象、脉象等的变化进行辨别。

(四) 寒证与热证的关系

寒证与热证虽然有着阴阳盛衰的本质区别,但又互相联系。它们既可以在患者身上同时出现,表现为寒热错杂的证候,也可在一定条件下互相转化。在疾病的危重阶段,还可出现假象。

1. **寒热错杂**　寒证和热证同时并存,称为寒热错杂。临床上所见上热下寒、上寒下热、表寒里热、表热里寒等皆属此类。如患者在同一时间内,既可见胸中烦热、频频呕吐的上热证,又可见腹痛喜暖喜按、大便稀溏的下寒证,这便是寒热错杂证。寒与热同时并见,除了要分清表里、上下、经络、脏腑之外,还要分清寒热孰多孰少和标本先后主次。这些鉴别十分重要,是用药的准绳。

2. **寒热转化**　临床上先出现寒证,后出现热证,当热证出现,其寒证消失,此谓寒证转化为热证。若临床中先见热证,后见寒证,而当寒证出现时,其热证消失,此即为热证转化为寒证。寒热转化是病情进一步发展的表现。如某些温热病,在危重阶段,由于热毒极重,大量耗伤机体的元阳,阳气骤虚,可由原来的壮热、目赤而突然转化为面色苍白、四肢厥冷、大汗淋漓等一派阳气暴脱所致的阴寒危象,由热证转化为寒证。又如风寒束肺证,初起表现咳嗽、痰涎清稀、苔白滑,但由于失治、误治,寒邪郁久从阳化热而见发热、咳黄稠痰、胸痛、苔黄、脉洪大而数等痰热壅肺的症状,属于由阴转阳,由寒证转化为热证。寒热证的互相转化,反映邪正盛衰情况:由寒证转化为热证是人体正气尚盛,寒邪郁而化热;热证转化为寒证,多属邪盛正虚,正不胜邪。

3. **寒热真假**　在疾病过程中,一般情况下,疾病的本质与其所反映的现象是一致的,即热证见热象,寒证见寒象,但在疾病的危重阶段,有时会出现真热假寒、真寒假热的证候,即寒证见热象,热证见寒象。因其临床症状与疾病的本质不一致,故需要细心辨别。

(1)真热假寒:又称阳盛格阴,由于内热过盛,深伏于里,阳气被郁而不能外达四肢,就会出现格阴于外的一些假寒的现象。如四肢厥冷、脉沉等,似属寒证,但其身寒而不喜加衣被,脉沉而有力,并且又可见口渴喜冷饮、咽干口臭、谵语、小便短赤、大便燥结等热象,说明内热炽盛是真,外呈寒象是假。

(2)真寒假热:又称阴盛格阳,为阴寒内盛,阳气虚弱已极,阳不制阴,虚阳浮越于外,使阴阳不相顺接而致。临床表现为身热、面红、口渴、脉大等,似为热证,但见其身热而欲加衣被,面红而四肢寒冷,口渴而又喜热饮,饮而不多,脉大但无力,且又见小便清长、大便稀、舌淡、苔白等寒象,此即阴寒内盛是真,外呈热象是假。

辨别寒热的真假,除必须了解疾病的全过程外,还应注意从以下两方面观察:①假象的出现,多在四肢、皮肤和面色方面,而脏腑、气血、津液等方面的内在表现则如实地反映了疾病的本质,故辨证时应以里证、舌象、脉象等作为诊断的依据。②假象毕竟和真象不同。如假热之面赤是面色白而仅在颧颊上浅红娇嫩,时隐时现,而真热的面赤却是满面通红。假寒常表现为四肢厥冷,而胸腹部则是大热,按之灼手,或周身寒冷而反不欲近衣被;真寒是身蜷卧,欲得衣被。

三、虚实辨证

虚实辨证,是用以概括和辨别正气强弱和邪气盛衰的两个纲领。实证主要取决于邪气盛方面,而虚证则主要取决于正气虚方面,即"邪气盛则实,精气夺则虚"(《素问·通评虚实论》)。

辨别疾病属虚属实,是治疗时确定扶正法或祛邪法的主要依据。

(一)虚证

虚证,是指人体的正气不足,脏腑功能衰退所表现的证候。虚证的形成,有先天不足和后天失养两个方面,但以后天失养为主。如饮食失调,后天之本不固,或七情劳倦,内伤脏腑气血,或房事过度,耗伤肾脏元真之气,或久病失治误治,损伤正气等,均可成为虚证。虚证大体包括阴、阳、气、血的虚证。在此,介绍虚证中四大类常见的表现。

1. **血虚证**　是指血液不足,不能濡养脏腑、经脉、组织、器官而出现的证候。临床表现有:面色苍白或萎黄无华,唇色淡白,头晕眼花,心悸失眠,手足麻木,妇人月经量少、延期或经闭,舌质淡,脉细无力等。

2. **气虚证**　是指全身或某一脏腑功能减退而产生的证候。临床表现有:面色无华,少气懒言,语声低微,疲倦乏力,自汗,动则诸症加重,舌淡,脉虚弱。

3. **阴虚证** 是由于体内阴液亏损所出现的证候。临床表现有：午后潮热，盗汗，颧红，咽干，手足心热，小便短黄，舌红少苔，脉细数等。

4. **阳虚证** 是由于体内阳气不足所出现的证候。临床表现有：形寒肢冷，面色㿠白，神疲乏力，自汗，口淡不渴，小便清长，大便稀溏，舌淡，苔白，脉弱等。

（二）实证

实证，是指邪气过盛，脏腑功能亢盛所表现出来的证候。实证的成因有两个方面：一是外邪侵入人体；二是内脏功能失调，以致痰饮、水湿、瘀血等病理产物停留在体内所致。由于邪气的性质及其所在的部位不同，所以临床上表现亦不一样。一般常见症状有：发热，形体壮实，声高气粗，精神烦躁，胸胁脘腹胀满，疼痛拒按，大便秘结或热痢下重，小便短赤，舌苔厚腻，脉实有力等。

（三）虚证与实证的鉴别

辨别虚证和实证，主要从病程的长短、患者的形体盛衰、精神状态的好坏、声音气息的强弱、痛处的喜按与拒按，以及舌、脉的变化上相鉴别。

（四）虚证与实证的关系

疾病的变化是一个复杂的过程，常由体质、治疗、护理等各种因素的影响，使虚证和实证之间发生虚实夹杂、虚实转化等相关变化。

1. **虚实夹杂** 在患者身上虚证和实证同时出现，此谓虚实夹杂。虚实夹杂的证候，有的是以实证为主而夹有虚证，有的是以虚证为主而夹有实证，有虚实证并见、并重者。

2. **虚实转化** 在疾病发展过程中，由于邪正相争，故在一定条件下，虚证和实证还可以相互转化。实证转化成为虚证，多因实证失治或误治，或邪气过盛伤及正气而成，出现如低热、无力、面色苍白、脉细无力等虚证表现；虚证转化为实证，在临床上比较少见，临证中多见先为虚证，而后转化为虚实夹杂证者，如脾虚食滞证，见食少、纳呆、身倦乏力等脾虚症状，由于脾失健运，继而会出现脘腹痞满、嗳腐吞酸、大便臭秽、舌苔厚腻等虚实夹杂证。

3. **虚实真假** 虚证和实证有真假疑似之分，辨证时要从错杂的证候中辨别真假，以去伪存真，才不致犯"虚虚实实"之戒。辨别虚实之真假与虚实错杂证绝不相同，应注意审查鉴别。

总之，辨别虚实真假，应注意下述几点：①脉象的有力无力，有神无神，浮取如何，沉取如何；②舌质的胖嫩与苍老；③言语发声的高亮与低怯；④患者体质的强弱、发病的原因、病的新久以及治疗经过如何。

四、阴阳辨证

阴阳，是概括病证类别的一对纲领，大之可以概括整个病情，小之可以用于对所出现症状的分析。阴阳是八纲的总纲，它可以概括其他三对纲领，即表、热、实属阳，里、寒、虚属阴。因此可以说，尽管病证千变万化，但总括起来不外乎阴证和阳证两大类。

（一）阴证与阳证

阴证，是体内阳气虚衰，或寒邪凝滞的证候，属寒、属虚。此类病证，机体反应多呈衰退表现。主要见症有：精神萎靡，面色苍白，畏寒肢冷，气短声微，口不渴，大便溏，小便清长，舌淡胖嫩，脉沉迟、微弱、细涩等。

阳证，是体内热邪壅盛，或阳气亢盛的证候，属热、属实。此类病证，机体反应多呈亢盛表现。主要见症有：身热面赤，精神烦躁，气壮声高，口渴喜饮，呼吸气粗，大便秘结，小便短赤，舌红绛，苔黄，脉洪滑实等。

阴阳消长是相对的，阴证可转阳，阳证可转阴。一般认为阳证转阴是病情加重，阴证转阳是病情减轻。

（二）亡阴证与亡阳证

亡阴证和亡阳证是疾病过程中出现的危重证候。发生的原因主要有两个方面：一是病情的发展和突变；二是治疗的错误。

亡阴证,是指因体内阴液大量消耗或丢失,而出现阴液衰竭的病变和证候。主要见症有:汗出而黏,呼吸短促,身热,手足温,烦躁不安,渴喜冷饮,面色潮红,舌红而干,脉细数无力等。

亡阳证,是指体内阳气严重耗损,而表现出阳气虚脱的病变和证候。主要见症有:大汗淋漓,面色苍白,精神淡漠,身畏寒,手足厥逆,气息微弱,口不渴或渴喜热饮,舌淡,脉微欲绝等。

亡阴可迅速导致亡阳,亡阳后亦可出现亡阴,只不过其先后主次不同而已。为此,临床上应分清亡阴、亡阳的主次矛盾,才能达到及时、正确的抢救目的。

五、八纲之间的相互关系

在临床应用八纲辨证过程中,虽然每一纲都各自有其独特的内容,但它们之间又相互关联而不能截然分割。如辨别表里应与寒热虚实相联系,辨别虚实又必须与表里寒热相联系。例如表证有表寒、表热、表虚、表实之区别,还有表寒里热、表实里虚等错综复杂的病理变化。表证如此,其他之里证、寒证、热证、虚证、实证也基本一样。在一定的条件下,表里、寒热、虚实是可以互相转化的,如由表入里、由里出表、寒证化热、热证化寒、虚证转实、实证转虚等。有的病情发展到严重阶段,病势趋于寒极和热极的时候,往往出现与疾病本质相反的假象。为此,在运用八纲辨证过程中,既要掌握八纲各自不同的辨证、证候特点,又要注意八纲之间的相兼、转化、夹杂、真假,才能对疾病作出全面正确的判断。

第二节 ｜ 脏腑辨证

脏腑辨证,是根据脏腑的生理功能、病理表现,结合八纲、病因、气血等理论,通过四诊收集病情资料,对疾病证候进行分析和归纳,以推究病机,判断病位、病性以及正邪盛衰状况的一种辨证方法。这是中医临床辨证方法中的一个重要组成部分。

一、心与小肠病辨证

心的病证有虚有实,虚证为气、血、阴、阳之不足,实证多为火、热、痰、瘀等邪气侵犯而致。心病的常见症状:心悸怔忡,心烦,心痛,失眠多梦,健忘,谵语。

小肠病有小肠实热、小肠虚寒等,小肠实热是心火下移致肠内积热所致,小肠虚寒多由脾阳受损而累。心与小肠相表里。

(一) 心气虚、心阳虚与心阳暴脱证

心气虚证和心阳虚证是指心气不足,心之阳气虚衰所表现出来的证候。

[证候] 心悸,气短,活动时加重,自汗,脉细弱或结代,为其共有症状。

若兼见面白无华,体倦乏力,舌淡苔白,此属心气虚证;若兼见形寒肢冷,心胸憋闷,舌淡胖,苔白滑,此属心阳虚证;突然冷汗淋漓,四肢厥冷,呼吸微弱,面色苍白,口唇青紫,神志模糊或昏迷,则是心阳暴脱的危象。

[分析] 临床诊断本证,见心之常见症状,又兼见气虚证的共见症者,为心气虚证;见心之常见症状,又兼见阳虚证之共见症者,为心阳虚证。

心气虚与心阳虚时,心脏鼓动乏力,不能推动血液正常运行而强为鼓动,故见心悸;心气不足,胸中宗气运转无力,则见气短,动则耗气,故活动劳累时加重;气虚表卫不固,则自汗出;心气不足,血液运行无力,不能上荣,故见面白无华,舌淡;气血不足,不能充盈脉管或脉气不相连续,故见脉细弱或结代。气虚及阳,损伤心阳,故为心阳虚;心阳虚则心脉阻滞,气血运行不畅,则心胸憋闷,舌质紫暗;心阳虚不能温煦周身,故见形寒肢冷。若心阳衰败而暴脱,阳气衰亡不能卫外则冷汗淋漓,不能温煦肢体故四肢厥冷。心阳衰,宗气泄,不能助肺以行呼吸,故见呼吸微弱不得续;阳气外失,无力推动血行致络脉瘀滞,血液不能外荣肌肤,所以面色苍白,口唇青紫;心神失常或涣散,致神志模糊,甚则昏迷。

（二）心血虚、心阴虚证

心血虚证，是由于心血亏虚，心失濡养所出现的证候。心阴虚证是由心阴亏损，虚热内扰所致的证候。

[证候] 心悸、失眠、健忘多梦为其共有症状。若见面白无华、眩晕、唇舌色淡、脉细，此为心血虚证；若见心烦、颧红、潮热、五心烦热、盗汗、舌红少津、脉细数，此为心阴虚证。

[分析] 临床诊断本证，若见心的常见症状，同时兼见血虚证，为心血虚证；若见心的常见症状，同时兼见阴虚证，为心阴虚证。此两证常由久病耗伤阴血或失血过多，或阴血不足，或情志不遂，进而耗伤心血或心阴所致。心阴（血）不足，心失所养，故出现心悸；心主神志，阴不敛阳，神不守舍，故健忘，失眠多梦。心血虚时，不能上荣清窍，故出现眩晕，面白无华，唇舌色淡，脉细。心阴虚时，心阳偏亢，虚火内扰，故见五心烦热，潮热，盗汗，舌红少津，脉细数。

（三）心火炽盛证

心火炽盛证，是指心火炽盛所表现出来的实热证候。

[证候] 心胸烦热，失眠，面赤口渴，舌尖红赤，苔黄，脉数；或见口舌生疮，舌体糜烂疼痛，或吐血衄血，甚或狂躁、谵语等。

[分析] 本证常由七情郁久化火或六淫内郁化火所致。心火炽盛，内扰心神，轻者为心胸烦热、失眠，重者见狂躁、谵语。心火炽盛，灼伤津液，则见口渴，尿黄，便秘。心火上炎，故见舌体糜烂疼痛，或见口舌生疮，舌尖红赤。心火炽盛，灼伤络脉，迫血妄行，故见吐衄、苔黄、脉数有力等实热之象。

心火炽盛证与心阴不足证都能反映心病的常见症状和热象，但前者属实，后者属虚，有着本质的不同，应注意鉴别。

（四）心血瘀阻证

心血瘀阻证，是指瘀血、痰浊阻滞心脉所表现出来的证候。

[证候] 心胸憋闷或刺痛，痛引肩背内臂，时发时止，或伴心悸、怔忡，舌质紫暗或见瘀点、瘀斑，脉细涩或结代；重者暴痛欲绝，口唇青紫，肢厥神昏，脉微欲绝。

[分析] 本证多继发于心气虚证或心阳虚证后。心气不充，气血运行不畅，或心阳虚衰，无力温运血脉，使瘀血内阻或痰浊停聚，致心脉痹阻，又因情绪激动、劳累、受寒凉、过食肥甘、饮酒等因素而诱发或加重。心阳不振，体内气血运行不畅致心脉痹阻，故可见心胸憋闷或刺痛，手少阴心经循肩背而行，故能引肩背内臂疼痛，或伴心悸、怔忡。心血瘀阻，故见面唇青紫，舌紫暗或见瘀斑、瘀点，脉细涩或结代。心阳暴绝，血脉凝滞不通，故心暴痛，见口唇青紫，甚至神昏，脉微欲绝。

瘀阻心脉的疼痛以刺痛为特点，伴见舌色紫暗、紫斑，脉细涩或结代等瘀血内阻的症状；痰浊停聚心脉的疼痛以闷痛为特点，患者多见体胖痰多、身重困倦、舌苔白腻、脉象沉滑等痰浊内阻的症状；阴寒凝滞心脉的疼痛，以痛势剧烈、突然发作、得温痛减为特点，伴见畏寒肢冷、舌淡苔白、脉象沉迟或沉紧等寒邪内盛的症状；气滞心脉的疼痛以胀痛为特点，其发作往往与精神因素有关，脉多见弦象，气滞多影响血行，影响较轻则舌淡红，稍重则暗红。

（五）痰迷心窍证

痰迷心窍证，是指由情志不遂，气结痰凝，痰浊蒙蔽心神所致的证候。

[证候] 面色晦滞，脘闷作恶，意识模糊，语言不清，呕吐痰涎或喉中痰鸣，甚则昏迷不省人事，苔白腻，脉滑；或精神抑郁，表情淡漠，神志痴呆，喃喃自语，举止失常。

[分析] 本证多由外感热病或其他疾病恶化所致，或由七情所伤，肝气郁结，气郁生痰，痰浊阻闭于心神所致。痰蒙心神，可见神志异常或表现为精神抑郁、神志痴呆、喃喃自语的癫证，或突然昏倒、不省人事、两目上视、手足抽搐之痫证；或表现为面色晦滞、胸闷痰多、舌苔腻、脉滑的痰浊蒙蔽心神证。在辨证上要注意区分痰浊阻窍和痰热阻窍之不同。

外感湿浊之邪，湿浊郁遏中焦，清阳不升，浊气上泛，故见面色晦滞；胃失和降，胃气上逆则脘闷作恶；湿邪留恋不化，酝酿成痰，痰随气升则喉中痰鸣；上迷心窍，神识受蒙则意识模糊，语言不清，甚则人事不省;舌苔白腻,脉滑是痰浊内盛确据。

(六) 痰火扰心证

痰火扰心证,是指火热痰浊之邪侵扰心神所表现出来的证候。

[证候] 面赤,发热,气粗,口苦,喉间痰鸣,咳痰色黄,舌质红,苔黄腻,脉滑数;或失眠心烦,或神志错乱,哭笑无常,狂躁谵语,甚则打人骂人。

[分析] 痰火扰心证,多由情志不遂,气机不舒,郁而化火,灼津成痰,内扰心神所致。外感热病是以高热、痰盛、神志不清为辨证要点;内伤杂病中,轻者见失眠心烦,重者以神志狂乱为其辨证要点。

外感热病,因其邪热亢盛,炼液为痰,痰热相结,内扰心神;邪热炽盛,火性上炎,故见面赤气粗,口苦;蒸腾于外,故发热;痰热阻滞气机,气激痰涌,则见喉中痰鸣;舌红,苔黄腻,脉滑数,乃痰火内盛之征。内伤病中,因痰火扰心,则见失眠、心烦;若出现神志错乱,哭笑无常,狂躁谵语,此为痰火互结,内扰心神所致。

(七) 小肠实热证

小肠实热证,是指心火下移,致小肠里热炽盛所表现出来的证候。

[证候] 心中烦热,口渴喜凉饮,口舌生疮,小便赤涩,尿道灼痛,尿血,舌质红,苔黄,脉数。

[分析] 本证多由心热之邪下移小肠所致。心与小肠相表里,小肠主泌别清浊,今心移热于小肠,影响其泌别清浊功能。症见小便赤涩,尿道灼痛;热盛灼伤血络,则见尿血;心火炽盛,内扰心神,轻者见心胸烦热,甚者见心烦失眠;心火上炎,故见口舌生疮;热盛伤津,见渴喜凉饮;舌红,苔黄,脉数,皆为内热炽盛之征。

(八) 小肠虚寒证

小肠虚寒证,是指脾阳受损累及小肠,致小肠阳虚所表现出来的证候。

[证候] 腹痛绵绵或时有隐痛,喜暖喜按,肠鸣泄泻,小便频数不爽或清长,面色淡白,神疲乏力,畏寒肢冷,口淡不渴,舌质淡,苔薄白,脉沉细。

[分析] 本证多由饮食不节、劳累过度等,损伤脾阳,累及小肠,致使小肠阳气亏虚所致。小肠阳虚,肠道失于温煦,则腹痛绵绵或隐痛时作;证属虚寒,故见喜暖喜按;小肠泌别清浊功能失司,故见小便清长或频而不爽;水湿不化而下趋,故有肠鸣泄泻;阳虚则神失所养,故神疲;机体功能减退,则少气乏力;形体失于温煦,故畏寒肢冷;阳虚寒盛,津液未伤,故口不渴;舌淡,脉沉细,均为虚寒之征。

二、肺与大肠病辨证

肺的病证有虚有实:虚证多见气虚和阴虚;实证则由风、寒、燥、热等邪气侵袭或痰湿阻肺所致。肺病的常见症状有咳嗽、气喘、胸痛、咯血等。

大肠病变常见于饮食不节或热病后津液耗亏,常见有大肠实热、大肠液亏和大肠热结证。大肠传导功能失常,主要表现为便秘或泄泻。肺与大肠相表里。

(一) 肺气虚证

肺气虚证,是指肺气不足所表现出的证候。

[证候] 咳喘无力,动则气短,面色㿠白无华,体倦乏力,声音低微,痰清稀,或自汗畏风,易于感冒,舌淡,脉虚弱。

[分析] 本证多由久咳、久喘,或禀赋不足,或他脏变化累及肺,导致肺气虚,全身功能活动减弱所致。肺气亏虚,宗气生化不足,故咳喘无力,动则气急;气虚,故气短,声低,自汗,面色㿠白无华;气虚卫外不固,腠理不密,防御功能减退,故易受外邪侵袭而常患感冒;肺为水之上源,今肺气虚,其输布水液功能相应减弱,水液停聚于肺,故见痰多而质清稀;面色无华,体倦乏力,声低,舌淡,脉虚,均为肺气虚之征。

(二) 肺阴虚证

肺阴虚证,是指肺阴不足,虚热内生所表现出来的证候。

[证候] 干咳无痰,或痰少而黏稠,或咳痰带血,口干咽燥,声音嘶哑,形体消瘦,潮热,颧红,五心烦热,盗汗,舌红少津,脉细数。

[分析] 本证多由久咳伤阴或痨虫袭肺,邪热恋肺,耗伤肺阴所致。肺阴不足,虚火内灼,肺为热蒸,气机上逆,则为咳嗽;肺津为热灼,炼液成痰,故痰量少而质黏稠;虚火灼伤肺络,则痰中带血;津液耗伤不能上润咽喉,故见口干咽燥;虚火内炽,则午后潮热,五心烦热;热扰营阴则盗汗;虚热上炎则颧红;舌红少津,脉细数,均为阴虚火旺之征。

(三) 风寒束肺证

风寒束肺证,是指感受风寒,肺卫失宣所表现出来的证候。

[证候] 咳嗽气喘,痰稀色白,鼻塞,流清涕,或恶寒发热,无汗,头身疼痛,舌苔薄白,脉浮紧。

[分析] 本证是由外感风寒,肺卫失宣所致。肺失宣降,肺气上逆则咳嗽;寒属阴,故痰液稀薄而色白;鼻为肺窍,喉为门户,今肺失宣降,故有鼻塞,流清涕,咽痒;邪客肺卫,卫气郁遏则恶寒;正气抗邪,邪正交争则发热;毛窍郁闭则无汗;苔薄,脉浮紧,为风寒束表之征。

本证与风寒表证的临床表现很相近,但辨证要点各有侧重。本证以咳嗽为主症,兼见风寒表证,且表证一般较轻,有时甚至不太明显;风寒表证以恶寒发热为主症,或有咳嗽,即使出现亦很轻微。这是两者的主要区别。

(四) 风热犯肺证

风热犯肺证,是指风热之邪侵犯肺卫所表现出的证候。

[证候] 咳嗽,咳吐黄稠痰而不爽,恶风发热,口渴,咽干痛,目赤头痛,鼻流黄涕,舌尖红,苔薄黄,脉浮数。

[分析] 本证是由外感风热之邪犯肺,肺失清肃、宣降之功,故出现咳嗽;风热灼肺津,炼液为痰,则见咳痰黄稠而不爽;肺卫受邪,卫阳抗邪则发热;卫气被郁,故微恶风寒;咽喉为肺之门户,风热上壅,故见口渴、咽喉干痛;肺开窍于鼻,肺气不宣,鼻窍不利,津液为风热所灼,故见鼻流黄浊涕;肺为华盖,其位在上,而舌尖常候上焦病变,今肺为风热侵袭,故见舌尖红;目赤身痛,苔薄黄,脉浮数,皆为风热犯肺之征。

(五) 燥邪犯肺证

燥邪犯肺证,是指燥邪侵犯肺卫所表现出的证候。

[证候] 干咳无痰或痰少而黏,不易咳出,唇、舌、口、鼻、咽干燥,或身热恶寒,头痛或胸痛,咯血,舌干红,苔白或黄,脉浮数或细数。

[分析] 本证多因秋令燥邪犯肺,耗伤肺津,津亏液少,肺失滋润,清肃失职,故见干咳无痰或痰少而黏,不易咳出;燥伤肺津,津液不布,则唇口舌干,鼻、咽喉干燥;肺气通于皮毛,肺为燥邪所袭,肺卫失宣,故身热恶寒,脉浮;燥邪化火,灼伤肺络,故胸痛咯血;燥邪伤津,津伤阳亢,故唇舌干红;燥邪袭表则苔白;燥热伤肺入里则苔黄,脉浮数或细数。

(六) 痰热壅肺证

痰热壅肺证,是指热邪夹痰内壅于肺所表现出的实热证候。

[证候] 咳嗽喘促,甚则鼻翼扇动,咳痰黄稠或痰中带血,或咳脓血痰有腥臭味,发热,胸痛,烦躁不安,口渴,小便黄,大便秘结,舌红,苔黄腻,脉滑数。

[分析] 本证多因温热之邪从口鼻而入,热邪壅肺,煎熬津液成痰,痰热郁阻,肺气不利,宣降失常,故见咳嗽喘促,鼻翼扇动,痰黄稠;痰热阻滞肺络则胸痛,血败肉腐化脓则咳脓血痰有腥臭味;热邪郁遏于里,肺热炽盛,痰热内灼阴津,故身热口渴,小便黄,大便秘结;痰热内扰心神,则烦躁不宁;舌红,苔黄腻,脉滑数,皆为痰热内壅之征。

(七) 痰湿阻肺证

痰湿阻肺证,是指由痰湿阻滞于肺而表现出的证候。

[证候] 咳嗽痰多,色白而黏,容易咳出,胸部满闷,或见气喘,喉中痰鸣,舌淡,苔白腻,脉滑。

［分析］本证多由久咳伤肺,或脾气亏虚,或感受寒湿等病邪所引起。病机则为久咳伤肺,肺不布津,水湿停聚而成痰湿;脾虚生湿,输布失常,水湿凝聚为痰,上渍于肺;感受寒邪,肺失宣降,水液停聚而为痰湿。痰湿阻肺,失于宣降,故咳嗽,痰多,色白黏,易咳出;痰湿阻滞气道,肺气不利,则见胸部满闷,甚则气喘痰鸣;舌淡,苔白腻,脉滑,皆为痰湿内阻之征。

（八）大肠湿热证

大肠湿热证,是指湿热蕴结于大肠所表现出的证候。

［证候］腹痛,泄泻秽浊,或有下利脓血,里急后重,肛门灼热,口渴,小便短赤,舌红,苔黄腻,脉滑数。

［分析］本证多由饮食不节,或过食辛辣、不洁之物,暑湿热毒侵犯肠胃所致。湿热蕴结于大肠,胶结不解,壅阻气机,传导失常,故见腹痛,里急后重;湿热熏灼肠道,脉络损伤,血腐成脓,故见下利脓血;湿热下注大肠,传导失职,则泄泻秽浊,肛门灼热;发热口渴,舌红,苔黄腻,脉滑数,均为湿热内结之征。

湿热为病,有湿重、热重之分。湿重于热,脉多见濡数;热重于湿,脉象多见滑数。

（九）大肠液亏证

大肠液亏证,是指大肠津亏液少所表现出来的证候。

［证候］大便干燥,难于排出,舌唇干燥,咽干口臭,头晕,舌红少津,脉细。

［分析］本证多由热病后,或汗、吐、下后,肠道无津以润,以致粪便在肠道中涩滞难下;阴伤于内,故口唇及咽部失润而见干燥;大便日久不下,浊气不得下泄而上逆,故见口臭、头晕;阴津不足,虚火上扰,故有舌红少津;阴液不足,脉道不充,则脉细。

（十）大肠结热证

大肠结热证,是指邪热结于大肠所表现出的实热证候。

［证候］大便干结,身热口渴,腹部胀满,拒按疼痛,日晡热甚,口舌生疮,尿赤,舌红,苔黄而干起芒刺,脉沉实兼滑。

［分析］本证多由邪热炽盛于胃,胃肠热结里实,大肠传导难行,故见大便干结,数日不下;腑气不通,则见腹胀痛而拒按;里热蒸腾,则有身热、面赤、口渴;日晡正当阳气旺时,其与邪相争,今阴不胜阳,故日晡热甚;热盛津伤则有尿赤;邪热上扰则见口舌生疮;舌红,苔黄而干起芒刺,脉沉实兼滑,皆为燥热内结之征。

三、脾与胃病辨证

脾胃病证,皆有寒热虚实之不同。脾病多虚证,以脾阳虚衰,运化失调,水湿痰饮内生及气虚下陷为常见。胃病多实证,以受纳腐熟功能障碍,胃气上逆为主要的病理改变。脾病的常见症状有腹胀腹痛、泄泻便溏、浮肿、出血等。胃病多见脘痛、呕吐、嗳气、呃逆等症。脾与胃相表里,脾升胃降,燥湿相济,共同完成食物的消化、吸收与输布,为气血生化之源,后天之本。

（一）脾气虚证

脾气虚证,是指脾气不足,失其健运而出现的证候。

［证候］食少纳呆,口淡无味,脘腹胀满,便溏,面色萎黄,少气懒言,四肢倦怠消瘦,舌淡,边有齿痕,苔白,脉缓弱。

［分析］本证多由饮食不节或饮食失调,或过度劳倦,或其他疾病影响,损伤脾气所致。脾气虚,运化失常,故食少纳呆,口淡无味;脾虚失运,消化迟缓,食后脾气反为所困,故食后腹胀愈甚;脾虚生湿,水湿不化,清浊不分,水谷齐下,并走肠中,故有便溏;脾虚食少,精微不布,气血生化之源匮乏,不能荣润于面,则面色萎黄;肌体失于奉养,则少气懒言,四肢倦怠,消瘦;舌边有齿痕脉缓弱等,皆为脾气亏虚,气血不充之征。

（二）脾阳虚证

脾阳虚证,是指脾阳虚衰,阴寒内盛所表现出的证候。

[证候] 纳呆食少,脘腹胀满冷痛,喜温喜按,畏寒肢冷,面色萎黄,口淡不渴,或肢体困重,或周身浮肿,大便溏薄清稀,或白带量多质稀,舌质淡胖,苔白滑,脉沉迟无力。

[分析] 本证多由脾气虚日久,损伤脾阳所致,或由过食生冷,过用寒凉药物,或命门火衰,火不暖土所致。脾阳虚衰,运化减弱,故见食少纳呆,脘腹胀满;中阳不振,虚寒内生,寒凝气滞,故腹中冷痛,喜温喜按;阳虚阴盛,温煦失职,故有畏寒肢冷;中阳不运,水湿内盛,水湿流注肠中,故便溏清稀;水湿泛溢肌肤,故周身浮肿;水湿渗注于下,故白带清稀量多;舌淡胖,苔白滑,脉沉迟无力,均为脾阳虚之征。

脾阳虚证,由于寒象明显,胃阳也虚,故又称"脾虚寒证"或"脾胃虚寒"。

(三) 脾气下陷证

脾气下陷证,是指脾气虚弱,升举功能失常所表现出的证候。

[证候] 脘腹有坠胀感,食后益甚,或便意频频,肛门坠重,或久利不止,甚则脱肛,或内脏下垂,或小便混浊如米泔,伴头晕目眩,少气无力,肢体倦怠,食少便溏,舌淡苔白,脉虚弱。

[分析] 本证多由久病虚损,劳倦伤脾或脾气不升及脾气虚进一步发展而来。脾气虚则升举无力,内脏无托,故见脘腹坠胀,便意频频,或见脱肛、内脏下垂;固摄无权,故久利不止,小便混浊如米泔;清阳之气不能上升于头,清窍失养,故见头晕目眩。少气无力,肢倦,食少便溏,舌淡,脉虚弱等,均为脾气虚弱之征。

(四) 脾不统血证

脾不统血证,是指脾气虚不能统摄血液所表现出的证候。

[证候] 便血,尿血,肌衄,鼻衄,齿衄或妇人月经过多,崩漏,伴有食少便溏,神疲乏力,少气懒言,面白无华,舌淡,脉细弱。

[分析] 本证多由久病脾气虚弱所致。脾气虚失于统摄,血液不能循经而行,逸于肌肤,故见肌衄;逸于胃肠,则便血;逸于膀胱,则见尿血;脾虚统血无权,冲任不固,故月经过多,崩漏;食少便溏,神疲乏力,舌质淡,脉细弱,均为脾气虚甚之征。

(五) 寒湿困脾证

寒湿困脾证,是指寒湿内盛,脾阳受困所表现出的证候。

[证候] 脘腹痞闷,食少便溏,泛恶欲吐,口黏乏味,头身沉重,面色晦黄,或见肢体浮肿,小便短少,妇人白带过多,舌淡胖,苔白腻,脉濡缓。

[分析] 本证多由贪凉饮冷,过食生冷瓜果,或居处潮湿,或内湿素盛所致。脾为太阴湿土,喜燥而恶湿。今寒湿内侵,中阳被困,升降失常,故见脘腹痞闷,重则作胀疼痛,食少便溏,泛恶欲吐,口黏乏味;寒湿滞于经脉,湿性黏滞重浊,阳气被困失展,故见头重身困;脾为湿困,生化不足,气血不能外荣,故有面色晦黄;阳气被寒湿所困,不能温化水湿,湿泛肌表,故见肢体浮肿,小便短赤;寒湿渗注于下,故白带量多;舌胖,脉濡,皆为寒湿内盛之征。

寒湿困脾和脾阳虚都有脾失健运、寒象以及湿阻的表现,但两者重点不同。鉴别要点如下:寒湿困脾证是寒湿内侵,中阳受阻,性质属实,病程短,苔白腻,脉濡缓;脾阳虚证是阳虚失运,寒湿内生,性质属虚,病程长,苔白腻滑,脉沉迟。

(六) 脾胃湿热证

脾胃湿热证,是指湿热蕴结脾胃所表现出的证候。

[证候] 脘腹痞闷,纳呆呕恶,口黏而甜,肢体困重,便溏尿黄,身目发黄或皮肤发痒,或身热起伏,汗出热不解,舌红,苔黄腻,脉濡数或滑数。

[分析] 本证多由感受湿热之邪或饮食不节,或过食肥甘酒酪,酿成湿热,内蕴脾胃所致。湿热之邪蕴于脾胃,受纳运化失职,升降失常,故见脘腹痞闷,纳呆呕恶;湿热上泛,故口黏而甜;脾主肌肉,湿性重着,脾为湿困,故肢体困重;湿热蕴结,不得泄越,熏蒸肝胆,胆汁外逸,故见身目发黄,皮肤瘙痒;湿热蕴脾,交阻下迫,故便溏,尿黄;湿遏热伏,热处湿中,湿热郁蒸,故身热起伏,汗出热不解;舌红,苔黄腻,脉濡数或滑数,均为湿热内盛之征。

(七) 胃阴虚证

胃阴虚证,是指胃阴亏虚,虚热内生所表现出的证候。

[证候] 胃脘隐痛,饥不欲食,口燥咽干,或脘痞不舒,干呕呃逆,形瘦便干,舌红少津,脉细数。

[分析] 本证多由湿热病后,热盛伤津所致。胃阴不足,胃阳偏亢。虚热内生,胃气不和,故见胃脘隐痛,饥不欲食;胃阴亏虚不能滋润咽喉,故口燥咽干;燥热伤津,津不下润,不能濡润大肠,故大便干结;胃纳不足,形体失养,故消瘦;阴虚热扰,胃气上逆,则见干呕呃逆;舌红少津,脉细数,皆为阴虚内热之征。

(八) 胃火炽盛证

胃火炽盛证,是指胃中火热炽盛所表现出的证候。

[证候] 胃脘灼热疼痛,吞酸嘈杂,或食入即吐,渴喜冷饮,消谷善饥,或牙龈肿痛溃烂,齿衄,口臭,小便短黄,大便秘结,舌红苔黄,脉滑数。

[分析] 本证多由平素过食辛辣,化热生火或邪热犯胃,或情志不遂,气郁化火所致。胃火内炽,煎灼津液,故见胃脘灼热疼痛,渴喜冷饮;肝经郁火横逆侮土,肝胃气火上逆,则吞酸嘈杂,呕吐,或食入即吐;胃热炽盛,腐熟水谷功能亢进,故消谷善饥;胃的经脉上络齿龈,胃热上蒸,故有口臭,齿龈肿痛或溃烂;热灼血络,迫血妄行,故见齿衄;便结,溲短黄,舌红苔黄,脉滑数,皆为胃中热盛之征。

(九) 食滞胃脘证

食滞胃脘证,是指食物停滞胃脘所表现出的证候。

[证候] 脘腹胀满或疼痛,嗳腐吞酸,或呕吐酸腐饮食,吐后腹痛得减,厌食,矢气酸臭,大便溏泄,泻下物酸腐臭秽,舌苔厚腻,脉滑。

[分析] 本证多由饮食不节,暴饮暴食,或脾胃素虚,食滞于胃脘,阻滞气机,致脘腹胀满疼痛;胃失和降而上逆,胃中腐败谷物挟腐蚀之气上泛,故见嗳腐吞酸,吐酸臭馊食,厌食;吐后食积得去,实邪得消,故腹胀痛得减;食浊下趋,积于肠道,则腹痛,腹泻,矢气酸臭,泻下物酸腐臭秽;苔厚腻,脉滑,皆为食浊内阻之征。

(十) 胃阳虚证

胃阳虚证,是指胃中阳气不足所表现出的证候。

[证候] 胃脘隐痛,吐清水,喜温喜按,得食痛减,面色㿠白,畏冷肢凉,神疲乏力,舌质淡,苔白,脉弱。

[分析] 本证是由胃气虚证发展而致。胃为阳土,主受纳腐熟水谷,今胃阳不足,虚寒内生,阳不化气,故见胃脘隐痛,时发时止;得温、得食、得按,则寒气可散,胃络得养,热气得至,其症自解;阳虚胃寒,水饮不化,故吐清水;阳虚生外寒,温煦功能减退,故见面色㿠白,畏冷肢凉;食少,生化之源匮乏,机体失养,故神疲乏力;舌质淡,苔白,脉弱,皆为阳虚之征。

(十一) 肝气犯胃证

肝气犯胃证,是指木郁伐土,不利于胃之和降所表现出的证候。

[证候] 胃脘胀满,疼痛连胁,嗳气频作,呃逆呕吐,食少,嘈杂吞酸,郁闷不畅,烦躁易怒,舌苔薄黄,脉弦。

[分析] 本证多由肝郁气滞致胃腑气滞,不得散越,致胃脘胀满;肝脉布于胁肋,故有窜痛连胁;胃失和降,气逆于上,故嗳气频作,呃逆呕吐;气滞胃中,肝失条达,郁而生热,故有嘈杂吞酸;气滞不舒,肝失条达,故情志抑郁或烦躁易怒;胃腑气滞,不能受纳,故饮食减少;气郁胃中,久而生热,故苔薄黄;气郁则脉气紧,故脉沉弦。

四、肝与胆病辨证

肝的病证有虚有实。虚证多见肝阴、肝血不足;实证多见气郁火盛、寒滞肝脉、肝胆湿热,甚或肝阳上亢、肝风内动等,多为虚实夹杂之证。肝病的常见症状有胸胁少腹胀痛、窜痛,烦躁易怒,头晕胀痛,肢体震颤,手足抽搐,以及目疾、月经不调、睾丸胀痛。胆病常见口苦、发黄、惊悸、失眠等症。肝与胆相表里。

(一) 肝气郁结证

肝气郁结证,是指肝失疏泄,气机郁滞所表现出的证候。

[证候] 情志抑郁或易怒,善太息,胸胁或少腹胀痛,或咽有哽塞感,或胁下痞块,妇人见乳房胀痛、痛经、月经不调,甚至闭经,舌质紫或边有瘀斑,脉沉弦涩。

[分析] 本证多由情志不遂,肝的疏泄失常所致。肝属木,主疏泄,以疏达为畅,今因情志不遂,肝失条达,故见精神抑郁、易怒,胸闷不舒,善太息;肝脉布胁肋,肝郁则经脉不利,故见胸胁少腹胀痛;气郁生痰,痰随气逆,痰气搏结于咽喉,故咽喉有异物梗塞感,俗称"梅核气";肝气郁结,气血不畅,冲任失调,故有月经不调,经前乳房胀痛;肝郁经久不愈,气病及血,则成癥瘕痞块,痛经或闭经;舌质紫或有瘀斑,脉沉弦涩,皆为气滞血瘀之征。

(二) 肝火上炎证

肝火上炎证,是指肝经气火上逆所表现出的证候。

[证候] 头胀痛,眩晕,面红目赤,急躁易怒,口苦咽干,不眠或噩梦纷纭,胁肋灼痛,耳鸣耳聋,尿黄便秘,或吐血、衄血,或目赤肿痛,舌红苔黄,脉弦数。

[分析] 本证多由情志不遂,肝郁化火,过食肥甘厚腻、嗜酒,或因外感火热之邪所致。肝火上攻于头,故见头胀痛,眩晕,面红目赤,肿痛;肝火循经上扰于耳,则耳鸣耳聋;肝火内盛不能疏泄情志,故急躁易怒,不能藏神,失眠,多噩梦;火热内盛,肝不藏血,血热妄行,则吐血、衄血;口干,尿黄,便秘,脉弦数,均为肝火内盛之征。

(三) 肝血虚证

肝血虚证,是指肝藏血不足,导致肝血亏虚所表现出的证候。

[证候] 眩晕耳鸣,面白无华,爪甲不荣,两目干涩,视物模糊,夜盲,肢体麻木,筋脉拘挛,月经量少或闭经,舌质淡,脉细。

[分析] 本证多由生血不足或失血过多所致。肝血不足,不能上荣于头面,故有眩晕,面白,舌质淡;肝血不足,不能上注于目,故视物模糊,两目干涩,夜盲;肝血亏虚,血不荣筋,故肢体麻木,筋脉拘挛,爪甲不荣;肝血不足,血海空虚,故经少经闭;血少,脉失充盈,故见脉细。

(四) 肝阴虚证

肝阴虚证,是指肝阴不足,虚热内扰所表现出的证候。

[证候] 头晕,头痛,耳鸣,胁肋隐痛,两目干涩,视物模糊,烦躁失眠,五心烦热,潮热盗汗,咽干口燥,舌红少津,脉弦细数。

[分析] 本证多由情志不遂,气郁化火,灼伤阴液,致肝阴不足所致。肝阴不足,不能上滋于头目,故见头晕,头痛,耳鸣;肝阴不足,不能濡养肝络,故有胁肋隐痛;肝血不足,不能上注于目,则两目干涩,视物模糊;阴虚内热,热扰心神,故见烦躁,失眠;五心烦热,潮热盗汗,咽干口燥,舌红少津,脉细数,均为阴虚内热之征。

肝阴虚证与肝火上炎证,均有热象的表现,但前者属虚热,后者为实火,有着本质的不同。临床辨证,应予注意。

(五) 肝阳上亢证

肝阳上亢证,是指肝气亢奋,或肝肾阴虚,阴不潜阳,肝阳上扰头目所表现出的证候。

[证候] 急躁易怒,头胀痛,眩晕目胀,或面部烘热,口苦咽干,小便黄,大便秘结,舌红苔黄,脉弦数。

[分析] 本证多由素体阳旺或七情内伤所致。肝失疏泄,肝气亢奋,或肝阴不足,肝阳上扰于头目,故见头胀痛,眩晕目胀或面部烘热;肝阳失潜,肝失疏泄,气郁化火,内耗阴血,阴不制阳,阴虚阳亢,故见急躁易怒,口苦咽干,小便黄,大便秘结,舌红苔黄,脉弦数。

肝气郁结、肝火上炎、肝阴不足、肝阳上亢四证的病理机制,往往不断变化。如肝气久郁,可以化火;肝火上炎,火热炽盛,可以灼铄肝阴;肝阴不足,可致肝阳上亢;而肝阳亢盛又可化火。因此在辨证上既要掌握其临床表现的各个特征,又要分析其内在联系的不断变化,才能及时地作出判断。

(六) 肝风内动证

肝风内动证,是指肝阳化风、热极生风、血虚生风所表现出来的证候。

1. 肝阳化风证 是指肝阳亢逆无制而表现出的风动证候。

[证候] 眩晕欲仆,头痛而摇,项强肢麻,肢体震颤,语言不利,步履不稳,舌红,脉弦细;或见猝然昏倒,不省人事,口眼㖞斜,半身不遂,舌强语謇,喉中痰鸣等中风证候。

[分析] 本证多由肝阳上亢而致。肝阳亢逆无制,阳亢于上,阴亏于下,则风自内生,上达巅顶,横窜脉络,而见面红目赤、烦躁、眩晕欲仆、肢体麻木、震颤头摇等动风之象。上盛下虚,故有步履不稳,行走飘浮。阳盛灼液而成痰,风阳夹痰上扰,蒙蔽清窍,则见猝然昏倒,不省人事;风痰窜络,经气不利,则见口眼㖞斜、半身不遂、舌强语謇等。

2. 热极生风证 是指热邪炽盛引起抽搐等动风的证候。

[证候] 高热,烦渴,躁扰不安,抽搐,两目上翻,甚见角弓反张,神志昏迷,舌红苔黄,脉弦数。

[分析] 本证多因外感温热邪毒入里,热邪炽盛,燔灼肝经,筋脉失养而动风,故见抽搐项强,角弓反张,两目上翻;热入心包,心神被扰,则见烦躁不宁;蒙蔽心窍,则神志昏迷;高热,口渴,舌红苔黄,脉弦数,均为热邪炽盛之征。

3. 血虚生风证 是指血虚、筋脉失养所表现出的证候。

[证候] 手足震颤,肌肉瞤动,关节拘急不利,肢体麻木,眩晕耳鸣,面色无华,爪甲不荣,舌质淡,苔白,脉细。

[分析] 本证多由失血过多,或久病血虚所致。肝血不足,不能上荣于头面,故见眩晕耳鸣,面色无华,舌质淡;筋脉失去营血的濡养,则爪甲不荣;血虚动风,故见肢麻、筋挛、肉瞤震颤;血少则脉不充盈,故脉细。

(七) 肝胆湿热证

肝胆湿热证,是指湿热蕴结肝胆所表现出的证候。

[证候] 胁肋胀痛,口苦纳呆,呕恶腹胀,小便短黄,大便不调,苔黄腻,脉弦数;或兼见身目发黄,发热;或见阴囊湿疹,睾丸肿大热痛,外阴瘙痒,带下黄臭等症。

[分析] 本证多由感受湿热之邪,或嗜酒、过食肥甘,酿生湿热所致。湿热内蕴,肝胆疏泄失常,气机郁滞,故见胁肋胀痛;湿热熏蒸,胆气上泛则口苦;胆汁不循常道而外逸,则面目周身发黄,发热;湿热郁阻,脾胃升降失常,故有纳呆,腹胀,呕恶,大便不调;肝脉绕于阴器,湿热下注,则阴囊湿疹或睾丸肿痛,妇人则见外阴瘙痒、带下黄臭等症。

(八) 寒凝肝脉证

寒凝肝脉证,是指寒邪凝滞于肝脉所表现出的证候。

[证候] 少腹胀痛,睾丸坠胀,遇寒加重,得温痛减;或见阴囊内缩,痛引少腹,面色青白,形寒肢冷,口唇青紫,小便清长,舌淡苔白,脉沉弦。

[分析] 本证多由寒邪侵袭肝脉,使气血凝滞而致。寒凝肝脉,气血凝滞,故见少腹胀痛,睾丸坠胀;寒则气血凝涩,热则气血通利,故疼痛遇寒加重,得温痛减;寒主收引,肝脉受寒,则阴囊冷缩而痛引少腹;寒为阴邪,寒盛阻遏阳气,阳气不得布达,故见面色青白,形寒肢冷;阴寒内盛不能化气行水,泌清浊,水走肠间,而见小便清长,便溏;肝络环唇,寒滞于肝,故口唇青紫;舌淡苔白,脉沉弦,皆属寒盛于肝之征。

寒凝肝脉证,常见于疝气病中的寒疝,因其具有小肠从少腹下垂阴囊而致气胀坠痛的特点,故又称小肠气痛。

（九）胆郁痰扰证

胆郁痰扰证，是指胆失疏泄，痰热内扰所表现出的证候。

[证候] 惊悸不寐，烦躁不安，口苦泛恶，呕吐，胸闷胁胀，头晕目眩，耳鸣，舌黄苔腻，脉弦滑。

[分析] 本证多由情志不遂，气郁化火，炼津生痰所致。肝与胆相表里，互为络属，肝热及胆，痰热内扰，胆气不宁，故见惊悸不寐，烦躁不安；胆热犯胃，胃气上逆，故口苦泛恶，呕吐；胆气郁滞，见胸闷胁胀；痰热循经上扰，则头晕目眩，耳鸣；苔黄腻，脉滑，均为痰热内蕴之征。

五、肾与膀胱病辨证

肾为先天之本，藏真阴而寓元阳，宜固藏而不宜泄。另外，多种疾病发展到严重阶段，都可累及肾，故肾病多虚证。肾病的常见症状有腰膝酸软而痛、耳鸣耳聋、发白早脱、齿牙动摇、阳痿遗精、精少不育、女子经少经闭以及水肿、二便异常等。膀胱病常见尿频、尿急、尿痛、尿闭以及遗尿、小便失禁等症。肾与膀胱相表里。

（一）肾阳虚证

肾阳虚证，是指肾脏阳气虚衰所表现出的证候。

[证候] 腰膝酸软，形寒肢冷以下肢为甚，头晕耳鸣，神疲乏力，阳痿，不孕，尿少，浮肿或五更泄，面色㿠白，舌质淡胖，脉沉弱。

[分析] 本证多由素体阳虚、久病劳损或年高肾亏所致。肾主骨生髓，肾阳虚则骨失所养，髓液不充，故见腰膝酸软；阳气不能温煦肌肤，故畏寒肢冷；肾阳不足，阴寒盛于下，故下肢尤其两足发冷明显；阳衰精髓不足，脑失所养，故神疲，甚则头晕耳鸣；肾藏精主生殖，肾阳不足，命门火衰，其生殖功能减退，故见阳痿或精冷、不孕；阳虚气化不及，故尿少，浮肿；阳虚不能温煦脾胃，故五更泄；舌淡胖，脉沉弱，均为阳虚之征。

（二）肾气不固证

肾气不固证，是指肾气亏虚，固摄无权所表现出的证候。

[证候] 腰膝酸软，耳鸣耳聋，小便频数清长，遗尿，小便失禁或余沥不尽，夜尿多，滑精早泄，白带清稀，胎动易滑，舌淡苔白，脉沉弱。

[分析] 本证多由年高肾气衰弱，或年幼肾气不充，或久病劳损而伤肾，使肾气亏损，失去封藏固摄之权所致。肾气不固，肾与膀胱相表里，膀胱失约，不能贮藏津液，故小便频数清长，遗尿，小便失禁或余沥不尽；夜为阴盛阳衰之时，肾气虚则阴寒尤甚，故夜尿多；肾失封藏，精关不固，故滑精早泄；不能固胎涩带，故白带清稀，滑胎；腰为肾之府，开窍于耳，故有腰膝酸软，耳鸣耳聋；舌淡苔白，脉沉弱，皆为肾气虚而不固之征。

（三）肾虚水泛证

肾虚水泛证，是指肾阳虚不能温化水液，水湿泛滥所表现出的证候。

[证候] 全身水肿，腰以下尤甚，按之没指，腹胀满，小便少，腰膝酸软，形寒肢冷，或见心悸，气短，喘咳痰鸣，舌淡、胖嫩、有齿痕，苔白滑，脉沉细。

[分析] 本证多由素体虚弱或久病，肾阳虚衰以致水湿泛滥所致。肾阳虚衰致膀胱气化无权，故小便不利而尿少；肾阳虚不能化气行水，水溢于肌肤，停滞胃肠，故有全身水肿，腹胀满；水湿趋下，故腰以下肿尤甚；阳虚不能温煦肢体，则形寒肢冷；水气凌心，心阳受阻，则心悸，气短；水气射肺，肺失肃降，故喘咳痰鸣；舌胖、有齿痕，苔白滑，脉沉细，皆为阳虚水泛之征。

（四）肾不纳气证

肾不纳气证，是指肾气虚衰，气不归元所表现出的证候。

[证候] 喘促、气短，呼多吸少，气不得续，动则喘息益甚，自汗神疲，声音低怯，腰膝酸软，舌淡苔白，脉沉细无力。

[分析] 本证多由久病咳喘，肺虚及肾，或年老体衰，肾气虚弱所致。肺司呼吸，肾主纳气。经久

咳喘由肺及肾,肾虚下元不固,摄纳无权,气不归元,故见喘促,气短,呼多吸少,气不得续;动则耗气,故动则益甚;肾虚腰膝失养,故腰膝酸软;肾阳虚亏,则自汗神疲,声音低怯;舌淡苔白,脉沉细无力,均为肺肾气虚之征。

(五) 肾阴虚证

肾阴虚证,是指肾阴亏虚,虚热内扰所表现出的证候。

[证候] 眩晕,耳鸣耳聋,失眠多梦,咽干舌燥,腰膝酸软,形瘦,五心烦热,潮热盗汗,男子遗精,女子经闭、不孕或崩漏,舌红,苔少而干,脉细数。

[分析] 本证多见因久病伤肾,或房事过度,或热病伤阴,或情志内伤,耗伤肾阴后所表现出的证候。腰为肾之府,肾主骨生髓,肾阴虚不能生髓充骨养脑,故见眩晕,耳鸣耳聋,腰膝酸软;肾阴不足,形体失于濡养则形瘦,阴虚生内热,故见五心烦热,失眠多梦,潮热盗汗,咽干;肾阴虚而相火妄动,火扰精室,则男子遗精或不育,女子崩漏、经闭或不孕;舌红,苔少而干,脉细数,均为肾阴虚之征。

(六) 肾精不足证

肾精不足证,是指肾精亏损所表现出的证候。

[证候] 男子精少不育,女子经闭不孕,性功能减退;小儿发育迟缓,身材矮小,智力低下,动作迟钝,囟门迟闭,骨骼痿软;成人可见早衰,发脱齿摇,耳鸣耳聋,健忘恍惚,足痿无力。

[分析] 本证多由先天禀赋不足,元气不充,或后天失养所致。肾精亏虚,则性功能减退,男子精少不育,女子经闭不孕;精亏则髓少,髓少不能充骨养脑,骨骼失充,脑髓空虚,故见小儿五迟、五软;肾精不足,无以化生,故在小儿则见身材矮小、智力低下、动作迟钝、囟门迟闭等发育迟缓症状,成人则见发脱齿摇、耳鸣耳聋、健忘恍惚、足痿无力等早衰症状。

(七) 膀胱湿热证

膀胱湿热证,是指湿热蕴结于膀胱所表现出的证候。

[证候] 尿频,尿急,排尿灼热疼痛,小便短赤涩少或尿血,或尿有砂石,尿浊,或腰痛,少腹拘急胀痛,发热,舌红,苔黄腻,脉濡数。

[分析] 本证多由湿热之邪蕴结于膀胱,或饮食不节,湿热内生,下注于膀胱所致。湿热蕴结,膀胱气化失常,故见小便短涩不利,淋沥不尽;湿热下迫尿道,故尿频,尿急,尿赤或混浊;湿热阻滞,故尿痛;伤及阴络,则尿血;湿热煎熬津液,渣滓沉结而成砂石;湿热阻滞肾府,故腰痛;湿热郁蒸则发热;舌红,苔黄腻,脉濡数,皆属湿热内阻之征。

六、脏腑兼病辨证

人体各脏腑之间,生理上相互联系、密切相关,发生病变时亦常会相互影响。凡两个以上脏腑相继或同时发病者,即为脏腑兼病。临床上,常见的脏与脏、脏与腑的兼证辨证如下。

(一) 心肺气虚证

心肺气虚证,是指心肺两脏气虚所表现出的证候。

[证候] 心悸气短,久咳不已,咳喘少气,动则尤甚,胸闷,痰液清稀,声音低怯,头晕神疲,自汗乏力,面白无华,舌淡苔白,脉细无力。

[分析] 本证多由久病咳喘,耗伤心肺之气,或先天禀赋不足所致。肺气虚弱,宗气生成不足,致使心气亦虚;而当心气先虚时,其宗气耗散,亦可致肺气不足,导致心肺气虚。宗气不足,心的鼓动力弱,故见心悸,脉细无力;肺气虚则肃降无权,气机上逆则咳喘;宗气不足,则气短乏力,声音低怯,动则尤甚;胸阳不振,肺气不宣,则胸闷;肺气不能敷布津液,则痰稀;肺主一身之气,心主血脉,今心肺气虚,全身功能活动减弱,肌肤及头面供养不足,则面白无华,头晕神疲;表卫不固则自汗;舌淡白,脉细无力为气虚之征。

(二) 心脾两虚证

心脾两虚证,是指心血亏虚,脾气虚弱所表现出的证候。

[证候] 心悸健忘,失眠多梦,饮食减少,腹胀便溏,倦怠乏力,面色萎黄,或皮下出血,妇人月经量多、色淡,或崩漏,或经少、经闭,舌淡,脉细弱。

[分析] 本证多由久病失调、失血,或思虑过度,致心血耗伤,脾气受损所致。脾气虚弱,生血不足或统摄无权,血逸脉外可致心血虚;心血不足,无以化气以温煦脾胃,则脾气变虚,形成心脾两虚证。心血不足,心神失养,神不守舍,故心悸健忘,失眠多梦;脾气虚,脾失健运,故食少,腹胀便溏,倦怠乏力,面色萎黄;脾主统血,脾气虚,摄血无力,故皮下出血,月经量多,或崩漏;脾为后天之本,脾虚气血生化无源,故经少,经闭;舌淡,脉细弱,均为心脾两虚,气血不充之征。

(三) 心肾不交证

心肾不交证,是指心肾水火既济失调所表现出的证候。

[证候] 心烦失眠,心悸健忘,头晕耳鸣,咽干,腰膝酸软,多梦遗精,潮热盗汗,小便短赤,舌红少苔,脉细数。

[分析] 本证多由久病伤阴,房事过度,或思虑太过所致。肾水不足,不能上滋心阴,心阳偏亢;或心火亢于上,内耗阴精,致肾阴亏于下。心肾阴阳水火失去了协调相济的关系,形成了心肾不交。肾水不升,心火无制,心神不安,故见心烦失眠,健忘心悸;肾阴虚,则腰膝酸软;虚火内扰,精关不固,故见多梦遗精;津亏火旺则咽干,小便短赤;舌红少苔,脉细数,皆为阴虚内热之征。

(四) 心肾阳虚证

心肾阳虚证,是指心肾阳气虚衰,失却温运而表现出的证候。

[证候] 形寒肢冷,心悸,小便不利,肢体浮肿,甚则唇甲青紫,舌青紫暗淡,苔白滑,脉沉微。

[分析] 本证多由久病不愈,或劳倦内伤所致。心阳虚衰,病久及肾,导致肾阳亦衰,造成心肾阳虚。阳衰不能温养机体,故形寒肢冷;心肾阳虚,鼓动乏力,不能温运血液,血行瘀滞,则见心悸、心胸憋闷,甚则唇甲青紫,舌青紫暗淡,脉沉微;心肾阳衰,肾阳不能气化水液,水液内停,故小便不利;泛滥肌肤则肢体浮肿,水气凌心则喘息。

(五) 肝脾不调证

肝脾不调证,是指肝失疏泄,脾失健运所表现出的证候。

[证候] 胁肋胀闷疼痛,善太息,情志抑郁或急躁易怒,纳呆腹胀,便溏,或腹痛欲泻,泻后痛减,苔白腻,脉弦。

[分析] 本证乃肝失疏泄,气机不利,以致脾失健运,形成肝脾不调。胁乃肝之分野,肝失疏泄,肝郁气滞,则胁肋胀闷疼痛,善太息,情志抑郁或急躁易怒;脾失健运,则纳呆腹胀,便溏;肝郁乘脾,气机失调,脾失健运,清气不升,则腹痛泄泻,泻后气滞得畅,故泻后疼痛缓解;苔白腻,脉弦,均属肝脾不调之征。

(六) 肝胃不和证

肝胃不和证,是指肝失疏泄,胃失和降所表现出的证候。

[证候] 胸胁、胃脘胀满疼痛,呃逆嗳气,吞酸嘈杂,郁闷或烦躁易怒,苔薄黄,脉弦。

[分析] 本证多由情志不遂,肝气横逆犯胃,胃失和降所致。肝郁气滞,横逆犯胃,则胃脘胀痛;肝胃郁热,胃失和降,胃气上逆则呃逆嗳气,吞酸嘈杂;肝气郁结,肝失条达,故性情郁闷或烦躁易怒等;苔薄黄,脉弦,均属肝胃不和之征。

(七) 肝火犯肺证

肝火犯肺证,是指肝火上逆犯肺所表现出的证候。

[证候] 胸胁灼痛,咳逆上气,甚则咯血,急躁易怒,头晕目赤,烦热口苦,舌红,苔薄黄,脉弦数。

[分析] 本证多由情志郁结,肝郁化火,上逆犯肺,肺失清肃所致。肝郁化火,故胸胁灼痛,急躁易怒;肝火上逆犯肺,肺失清肃,则咳逆上气;火热灼伤肺络,则咯血;肝火上炎,故烦热口苦,头晕目赤,苔薄黄,脉弦数。

(八) 肝肾阴虚证

肝肾阴虚证,是指肝肾两脏阴液亏损所表现出的证候。

［证候］头晕目眩,视物模糊,耳鸣,胁痛,腰膝酸软,咽干,颧红盗汗,五心烦热,遗精,月经不调,舌红少苔,脉细数。

［分析］本证多由久病失调、房事过度、情志内伤等所致。肝藏血,肾藏精,精血互相资生,在病理上亦相互影响。肾阴不足,则水不涵木,因之肝阴亦亏;肝阴亏虚,子病及母,又可累及肾阴,导致肾阴亦亏,形成肝肾阴虚。肝肾阴虚,肝脉失养,虚火上扰,故头晕目眩,视物模糊,胁痛等;肾精不足,耳失所养,则耳鸣;冲任隶属于肝肾,肝肾阴亏,冲任失调,故月经不调;虚火扰动精室,则遗精;腰为肾府,腰膝失于肾精滋养,则腰膝酸软;五心烦热,咽干,颧红盗汗,舌红少苔,脉细数,皆属肝肾阴虚之征。

(九) 肺脾气虚证

肺脾气虚证,是肺脾两脏气虚所表现出的证候。

［证候］久咳不止,气短而喘,痰多稀白,食欲不振,腹胀便溏,甚则面浮足肿,舌淡苔白,脉细弱。

［分析］本证多由久病咳喘,肺虚累及脾,或饮食不节,劳倦伤脾,不能输精于肺所致。脾肺之气均不足,水津无以布散,痰湿由内而生,形成肺脾气虚。肺气受损,故见久咳不止,气短而喘;肺气虚,水津不布,聚湿生痰,故痰多稀白;脾运化失常,故食欲不振,腹胀便溏;肺失宣发,脾失健运,肺脾之气不能化气行水,故面浮足肿;舌淡苔白,脉细弱,皆属肺脾气虚之征。

脾肺气虚证与心肺气虚证均有气虚表现,所不同的是前者伴有脾病证候,后者兼有心病证候。

(十) 肺肾阴虚证

肺肾阴虚证,是指肺肾两脏阴亏所表现出的证候。

［证候］咳嗽痰少,间或咯血,消瘦,腰膝酸软,骨蒸潮热,颧红,口干咽燥或声音嘶哑,盗汗,遗精,舌红少苔,脉细数。

［分析］本证多由久咳耗伤肺阴,进而耗伤肾阴,致肺肾阴虚。阴虚肺燥,津液不能上承,肺失清肃,则干咳少痰,口燥咽干,甚或声音嘶哑;虚火上炎,灼伤肺络,故咯血;肾阴不足,故见腰膝酸软,遗精;阴精不足,虚热内生,故见形体消瘦、骨蒸潮热、颧红盗汗、舌红少苔、脉细数等阴虚内热之征。

肝肾阴虚证与肺肾阴虚证都有肾阴不足、虚火内炽的表现,所不同的是前者尚有肝阴虚、肝阳亢的症状,后者反映肺阴虚的现象。

(十一) 脾肾阳虚证

脾肾阳虚证,是指脾肾阳气亏虚所表现出的证候。

［证候］形寒肢冷,面色㿠白,腰膝或下腹冷痛,下利清谷,或五更泄泻,或面浮肢肿,小便不利,甚则出现腹水,舌淡、胖大,脉沉弱。

［分析］本证多由脾肾两脏久病,耗气伤阳,形成脾肾阳虚证。脾肾阳虚,不能温养形体,故见形寒肢冷,面色㿠白,舌质淡胖,脉沉细弱;肾阳不能正常温煦腰膝,故腰膝冷痛;脾阳虚失于运化水谷精微,则下利清谷,五更泄泻;脾阳虚不能运化水液,水湿内停,膀胱气化失司,则小便不利;水湿泛滥肌肤,则面浮肢肿;土不制水,水湿内聚,水渗腹腔,则出现腹水,甚之见腹胀如鼓。

第三节 │ 六经辨证

六经辨证是《伤寒论》辨证论治的纲领,是东汉张机所创立,用于对外感伤寒发生发展过程中所表现出的证候进行分类归纳的一种辨证方法。

六经指太阳、阳明、少阳、太阴、少阴、厥阴,是人体脏腑、经络、气血的生理功能和病理变化的概括。张机在《黄帝内经》的基础上,总结前人的经验,依据机体抗病的强弱、病邪的盛衰及病势的进展、缓急,结合八纲,联系经络、脏腑、气血,对外感伤寒演变过程中所表现的各种证候,进行分类、归纳,概括为六经病证,即太阳病、阳明病、少阳病、太阴病、少阴病、厥阴病,用以说明病变的部位、性质、正邪斗争的消长盛衰、病势趋向和六类病证之间的传变关系。

六经辨证以六经为纲,将外感病在发生发展过程中表现出的不同证候,归纳为三阳病和三阴病两大类。将太阳病、阳阴病、少阳病归为三阳病,太阴病、少阴病、厥阴病归为三阴病。一般说来,三阳病多属阳证、热证、实证,三阴病多属阴证、寒证、虚证。就表里而言,太阳属表,其余各经病变属里,但表里的概念又是相对的,例如:三阳病属表,三阴病属里;阳明病属表,太阴病属里等。

根据经络、脏腑相关理论,每条经脉在体内都与一定的脏腑相联系。六经病证是经络、脏腑病理变化的反映,其中三阳病证是以六腑病变为基础,三阴病证是以五脏病变为基础,所以说,六经辨证实际上基本概括了脏腑十二经的病变。

六经辨证从病变部位上分,太阳病主表,阳明病主里,少阳病主半表半里,三阴病则统属于里。从病变性质及正邪关系上分:凡正盛邪实,抗病能力强,病势亢奋,表现为热为实的,多属三阳病证,治疗当以祛邪为主;凡抗病能力衰减,病势虚衰,表现为寒为虚者,多属三阴病证,治疗当以扶正为主。

一、太阳病证

太阳统摄营卫,主一身之表,有抗御外邪侵袭的功能,故称太阳为六经之藩篱。寒邪袭表,多从太阳而入,为外感病的初期阶段。由于患者体质有差异,感受病邪性质之不同,所以有太阳中风(表虚)与太阳伤寒(表实)的区别。

(一)太阳中风证

太阳中风证,是指风邪袭表,卫气不固所表现出的证候。

[证候]发热,恶风,汗出,头痛,苔薄白,脉浮缓。

[分析]本证多由风邪袭表,腠理不固,营卫失调所致。卫阳与风邪相抗相争,故有发热;风性开泄,腠理疏松,营阴不能内守,故汗出,恶风;风邪袭表,经气不利,故头痛;汗出营阴受损,则脉浮缓。

(二)太阳伤寒证

太阳伤寒证,是指寒邪袭表,卫阳被郁所表现出的证候。

[证候]恶寒发热,头项强痛,身痛腰痛,骨节疼痛,无汗而喘,脉浮紧。

[分析]本证乃寒邪侵袭腠表,风寒外束所致。卫阳被郁,肌肤失于温煦,故有恶寒;邪正相争,阳气被郁,故见发热;邪郁经脉,腠理闭塞,故无汗;寒邪凝滞营卫,气血不得宣通,故身痛腰痛;肺主皮毛,邪犯太阳,肺失宣降,故见喘;寒邪束于肌表,故脉浮紧。

二、阳明病证

阳明主里主燥,为此当病邪传入阳明胃肠时多化热化燥,表现出一派阳亢热极的证候,为外感伤寒化热过程中邪热炽盛之阶段。由于体质的差异和邪气侵犯的部位不同,阳明病有经证和腑证之分。

(一)阳明经证

阳明经证,是指邪客阳明,邪热弥漫全身所表现出的证候。

[证候]面赤心烦,身大热,汗大出,口大渴,舌苔黄燥,脉洪大。

[分析]本证乃邪热客于阳明经,里热弥漫全身,但肠内尚未结燥所致。邪热侵客阳明,造成里热亢盛蒸腾于外,故见身大热、面赤;热迫津液外泄,故大汗出;汗出津伤,则口渴;里热扰于心神,则心烦;舌苔黄燥,脉洪大,皆为里热炽盛,热盛伤津之征。

(二)阳明腑证

阳明腑证,是指邪热传入阳明之腑,热邪与肠中糟粕相结,致使腑气通降不利所表现出的证候。

[证候]身热,日晡潮热,汗出连绵,大便秘结,腹满硬痛,拒按,烦躁,甚则神昏谵语,舌苔黄燥或焦黄起芒刺,脉沉实有力。

[分析]本证乃由热邪入里,传入阳明之腑所致。阳明经气旺于日晡,今阳热亢盛,邪正交争,故日晡潮热;里热蒸腾于外,故汗出连绵;邪热与肠中糟粕相搏,燥屎内结,致使腑气不通,故大便秘结,

腹满硬痛,拒按;邪热炽盛,上扰于心,故见烦躁,甚则神昏谵语;里热亢盛成实,故脉沉实有力;苔黄燥或焦黄起芒刺,为燥热内结伤津之征。

三、少阳病证

少阳病,是病邪已离太阳之表,尚未进入阳明之里的阶段,病邪客于半表半里之间。足少阳经属胆,胆居六腑之首,与肝脏相表里,其主半表半里。因其为介于表里之间的证候,故临床称其为"半表半里证"。

[证候] 口苦,咽干,目眩,往来寒热,胸胁苦满,心烦喜呕,默默不欲饮食,脉弦。

[分析] 本证乃邪犯少阳经,处半表半里,正邪相争所致。热邪犯少阳,胆火上炎,耗伤津液,故口苦,咽干;热邪上熏,则目眩;邪处半表半里间,邪正相争,病邪出入未定,故见寒热往来;少阳经脉布于胸胁,今热郁少阳,经气不利,故胸胁苦满;胆之郁热犯胃,胃为热扰,故默默不欲饮食;热郁则心烦,胃逆则呕,故有心烦喜呕;弦脉为少阳病之主脉。

四、太阴病证

太阴病证,为脾阳虚、寒湿内盛的里虚寒证。其形成有两个因素:一为阳经传变而来,多由三阳病失治、误治,以致里虚而邪传太阴;二为素体脾胃虚弱,寒邪直中于太阴,引起虚寒下利及脾阳虚等证候。

[证候] 腹满呕吐,食欲不振,腹泻,腹痛阵发,喜温喜按,口不渴,舌淡,苔白滑,脉迟缓。

[分析] 本证多由阳经病失治或误治传入太阴,或由素体脾胃虚衰,寒邪直中,导致脾阳虚,寒湿内盛而成。脾阳不足,脾失健运,寒湿内停,故见腹满,食欲不振;阳虚致阴寒凝滞,故腹痛阵发,喜温喜按;脾胃为寒湿所伤,升降失职,胃气上逆,则呕吐;脾阳虚,中阳不运,寒湿内盛,故腹泻;口不渴,苔白滑,脉迟缓,皆为脾阳虚、寒湿内盛之征。

五、少阴病证

少阴病证,是指心肾功能衰退的病变,无论其来自传变,或因体质素虚而外邪直中,皆为疾病的严重阶段。其病变以阳虚里寒为主,有寒化、热化两个证型。

(一) 少阴寒化证

少阴寒化证,是指病邪从阴化寒,阴盛阳衰所表现出的证候。

[证候] 畏寒蜷卧,四肢厥冷,下利清谷,舌淡苔白,脉沉微。

[分析] 本证乃由心肾两脏阳气虚亏所致。阳气虚衰不能温煦机体,故见畏寒蜷卧,四肢厥冷;肾阳虚不能温暖脾阳,使脾虚不运水谷,故下利清谷;舌淡苔白,脉沉微,皆属阳虚阴盛之征。

(二) 少阴热化证

少阴热化证,是指病邪从阳化热,阴虚而阳亢所表现出的证候。

[证候] 心烦不寐,口燥咽干,舌红少津,脉细数。

[分析] 本证乃由邪入少阴,灼耗肾阴,心火独亢所致。邪袭少阴从阳化热,灼伤肾阴,水亏而不能上济于心,使心火独亢,故见心烦不寐;阴虚内热,耗灼津液,故口燥咽干;舌质红、少津,脉细数,皆为阴虚内热之征。

六、厥阴病证

厥阴病证,是六经病证的最后阶段,因此阶段正气和病邪在做最后抗争,故病变表现极其错综复杂。若阳气由虚衰而转复,则示病势好转;若阴寒盛极而阳气不续,则示病势重危;若阴寒虽盛而阳气尚能与之抗争,则病势多表现为寒热错杂的证候。因厥阴病证是一个病情严重的阶段,临床表现又错综复杂,所以抓住辨证要点是非常重要的。在临证当中,必须随时关注厥阴病证的正邪进退之状况,及时调整治疗方案,才能获得疗效。

（一）寒热错杂证

寒热错杂证乃由正邪交争,阴阳失调形成的上热下寒、胃热肠寒的证候。

[证候] 口渴饮水不止,气上冲心,胸中热痛,饥而不欲食,食则吐蛔,四肢厥冷,下利呕吐。

[分析] 本证乃由厥阴证阴寒与阳气相抗,造成阴阳失调,气机逆乱,所形成的寒热错杂证。若见上热,则口渴不止,气上冲心,心胸热痛而知饥渴;若见下寒,则不欲食,下利;若蛔虫上窜,则吐蛔;若阳气不能达于四肢,则四肢厥冷。

（二）厥热胜复证

厥热胜复证,为厥阴病发展过程中阴阳消长的外在表现。

[证候] 四肢厥冷与全身发热交替而作。

[分析] 本证乃由邪正相搏,正邪之间进退,表现出的阴阳交争之证候。阴气盛,则厥冷;阳气复,则发热。厥冷时多,发热时少,为阳消阴长,其病为进;先发热而后厥冷者,病重。邪正相搏、厥热往来代表病之进退,故临床上常以厥热的时间长短以及厥热的多少,作为预测疾病病情转归和判断预后的依据。厥热相等,为阳气来复,阴阳则趋于平衡,其病情向愈;热多厥少,乃正能胜邪,故病势好转;厥多热少,则是正不胜邪,其病为进。热而复厥,为阳复不及,病又发作;但厥不热,则为阴盛而阳衰,病情危重;厥退而热不止,此为阳复太过,病从热化。

六经辨证是《伤寒论》辨证论治的纲领,八纲辨证是对一切疾病的病位和证候性质的总概括,两者相互补充,不可分割。因为疾病是在外邪的作用下,正邪斗争的临床反映,而正邪的消长盛衰,决定着疾病的发展变化,关系着疾病的证候性质,所以六经辨证的具体运用,无不贯穿着阴阳、表里、寒热、虚实等内容。后世所说的八纲辨证,就是从《伤寒论》中得到启发而加以系统化的。由此可见,六经辨证与八纲辨证的关系是相辅相成的,必须明确这一点,才能有效地运用于临床的辨证和治疗。

第四节 | 卫气营血辨证

卫、气、营、血的名称出自《黄帝内经》,原指人体的物质基础和功能活动。卫和气属阳,在外,是人体的功能活动;营和血属阴,在内,指人体的营养物质。它们之间相互资生而又相互制约。四时温热病邪侵袭人体,造成卫气营血生理功能的失常,导致温热病的发生。叶桂引申了卫、气、营、血之间的生理关系,创立了卫气营血辨证,将外感温热病在其病程发展过程中所表现出的证候,进行分析、归纳,概括为卫、气、营、血四个不同阶段的证候类型,即卫分证、气分证、营分证、血分证四个阶段,用以说明其病位深浅、病情轻重、各阶段的病理变化及其传变规律,为临床治疗提供依据。卫气营血辨证是针对温病而创立的辨证方法。

"温病",即温热病,是温热病邪所引起的急性发热病的总称。其特点是发病急速,病情多变,具有传染性、流行性、季节性、地域性等。温热病是由特异的致病因素"温邪"引起。"温邪"一词首见于叶桂的《温热论》,该书谓:"温邪上受,首先犯肺。"温邪包括风热、暑热、暑湿、湿热、燥热、伏寒化温等,发病后以发热为主症。温邪的特异性体现在从外侵袭人体,温热性质显著,易消耗人体阴津,不同的温邪大多具有特定的侵犯部位等。

温热病邪侵袭人体,多起于卫分,渐次转入气分、营分、血分,这是病情发展的一般规律,但是,这种传变规律并不是一成不变的。由于患者的体质有强弱之分,感邪有轻重之别,临床上有起病即从营分或气分开始者,亦有病虽入气分而卫分之邪仍未消除者,还有不仅气分有热而血分同时受到热灼者,从而酿成气血两燔。为此,临床当中应根据病情的具体情况作出具体分析并加以灵活运用。

温热病的临床治疗大法是:卫分证,治宜辛凉解表;气分证,治宜清热生津;营分证,治宜清营透热;血分证,治宜凉血散瘀。下面仅就温病典型的证候,作简要介绍。

一、卫分证

卫分证，是温热病的初期阶段，为温热病邪侵袭肌表，卫气功能失调所表现出来的证候，属八纲证候中的表热证。因肺主皮毛，卫气通于肺，故卫分证常见肺经病变的证候。

[证候] 发热，微恶风寒，舌尖边红，苔薄白或微黄，脉浮数。常伴有头痛，咳嗽，口微渴，无汗或有少许汗，咽喉肿痛。

[分析] 温邪初袭肌表，卫气被郁，肌肤失去温煦，故见恶寒；正邪交争于肌表，则发热；温为阳邪，温热之邪袭体则见发热重，恶寒轻；温热上扰于清窍，则头痛；温热犯表，肺失宣降，故咳嗽；咽喉为肺之门户，温热袭肺，则咽喉肿痛；温热袭表，卫气被郁，开合失司，故有汗或无汗；热邪伤津不甚，则口微渴；舌尖边红，苔薄白或微黄，脉浮数，为热邪在卫分之征。

二、气分证

气分证，是指温热病邪内入脏腑，为正盛邪实，正邪剧争，阳热炽盛的里热证。其病变范围较广泛，凡温邪不在卫分，又未传入营（血）分，皆属于气分范围。温热入气分的途径大致有两方面：一是从卫分传来；二是温热病邪直入气分。由于邪犯气分所在脏腑部位不同，故病理变化与临床证候也不一样。常见者有气分大热的阳明经证及热结肠道的阳明腑证。

（一）气分大热证

气分大热证是指邪热炽盛所表现出的证候。

[证候] 大热，大汗，大渴，喜冷饮，面赤，心烦，舌红，苔黄燥，脉洪大。

[分析] 本证多由邪热炽盛而灼伤津液，气分热甚，弥漫全身，故见大热、大渴喜冷饮；邪热蒸腾，迫津外泄，故大汗出；热扰心神，故心烦；里热炽盛，气盛血涌，故呈面赤；因其为实热，故见苔黄燥，脉洪大。

（二）热结肠道证

热结肠道证，是指邪热入腑与糟粕互结，耗伤津液所表现出的证候。

[证候] 日晡潮热，大便燥结，腹满硬痛，拒按，舌苔黄燥，脉沉实。

[分析] 肠道属阳明经，而阳明经气旺于日晡。今热入气分，燥热内盛，正邪交争，故见日晡潮热；热结肠道，耗伤津液，肠道津亏，使肠内不润，故大便燥结；燥屎内结，腑气不通，故腹满，硬痛，拒按；舌苔黄燥，脉沉实为里热实之征。

三、营分证

营分证，是指温热之邪，内陷心营之深重阶段，以实质损害为主要病机变化。营分证以营热伤阴、心神被扰的病变为主，其病位在心和心包。营分证多为气分不解而内传入营者，亦有从卫分证不经气分而直入营分者，称为"逆传心包"，或有由温邪直入营分者。

（一）热伤营阴证

热伤营阴证，是指温热之邪深入营分，耗伤营阴所表现出的证候。

[证候] 身热夜甚，口干不欲饮，心烦不寐，或见神昏谵语，斑疹隐隐，舌红绛，脉细数。

[分析] 本证乃由邪热入营，灼伤营阴所致。温热之邪侵袭而入营，灼耗而伤及营阴，故见身热而夜甚；营气通于心，今邪热入营，内扰于心神，则见心烦不寐或神昏谵语；热伤血络，故斑疹隐隐；热入营分，蒸腾营阴，营气上升则口干不欲饮；舌红绛，脉细数，均为热伤营阴之征。

（二）热入心包证

热入心包证，是指卫分邪热直接内陷心包所表现出的证候。

[证候] 高热，神昏谵语，手足厥冷，舌红绛，脉细数。

[分析] 本证是由温热之邪内陷于心包所致。热邪内陷心包，心神被扰，阻闭心窍，故见高热，神昏谵语；邪热闭遏于内，则自觉身灼热而手足厥冷；舌红绛，脉细数，皆为邪热伤营之征。

四、血分证

血分证,是温热病发展到最危重阶段,亦是卫气营血病变的最后阶段,病变已属极期和后期,以动血耗血、瘀热内阻为主要病机变化。凡邪热久留必使其体内真阴耗损,故病久而累及肾,为此血分证候以心、肝、肾的病变为主。温热之邪入血分,多由营分证不解而传入血分,或由气分直接传入血分,称为"气血两燔"。

(一)血热妄行证

血热妄行证,是指血分热炽,灼伤血络所表现出的证候。

[证候] 在营分证的基础上,出现躁扰不安,斑疹透露,吐血,便血,尿血,血色鲜红或深红,舌质深绛,脉细数;常兼见全身壮热、口渴引饮、多汗等气分见证者,为气血两燔证。

[分析] 本证乃由热入血分,灼伤血络所致。热入血分,血分热炽,神明被扰,故见躁扰不安;血热迫血妄行,故见发斑、吐血、衄血、尿血、便血等,且血色鲜红;若血热深重,则血色深红带紫;舌质深绛,脉细数,均为热邪深入血分之征。

(二)肝热动风证

肝热动风证是指血热灼伤肝经,肝风内动所表现出的证候。

[证候] 发热,心烦,口渴,头痛眩晕,手足抽搐,角弓反张,舌红绛,脉弦数。

[分析] 本证是由温热之邪亢盛,灼伤津液,故见发热,心烦,口渴;热邪上扰清窍,故见头痛,眩晕;血热灼伤肝络,筋脉失养,则抽搐,角弓反张;舌质红绛,脉弦数,皆属肝经热邪内盛之征。

(三)血热伤阴证

血热伤阴证是指血分热盛,耗伤阴液所表现出的证候。

[证候] 低热不退,夜热早凉,五心烦热,口燥咽干,神疲,耳聋,舌红少苔,脉细数。

[分析] 本证多由温热病后期,邪热久留,导致肝肾真阴亏损,虚热内生所致。虚热内炽,故见低热不退,夜热早凉,五心烦热;阴虚阳亢,虚火上炎,则口燥咽干;阴精亏损,正气虚衰,故见神疲无力;肾开窍于耳,肾精耗损,则耳聋;舌红少苔,脉细数,均为阴虚内热之征。

温病与伤寒类外感疾病的区别主要在于病原不同。温病是感受温热邪气而致,阳盛则阴病,乃化燥伤阴,多热势偏盛,甚至耗血动血;在病变过程中,又易于出现神昏谵语、斑疹、吐衄、动风痉厥等。伤寒则是感受寒邪,阴盛则阳病,乃寒化伤阳。在治疗上,病变初期,温病宜辛凉解表以透热,伤寒宜辛温解表以散寒;后期,温病应重在养阴,伤寒应注意回阳。

第五节 | 三焦辨证

三焦辨证是清代著名医家吴瑭依据《黄帝内经》及先贤对三焦所属部位的论述,结合六经辨证及卫气营血辨证,以临床温热病的传变特点及规律为核心总结而成。三焦辨证是一种诊治温热病的辨证方法。

三焦辨证将外感温热病的各种证分别纳入上焦病证、中焦病证、下焦病证,着重阐明了三焦所属脏腑在温热病过程中的病理变化、临床表现、证候特点及其传变规律,同时也反映着温热病发展过程中初、中、末三个不同阶段。从三焦证来看,上焦病证主要包括手太阴肺经和手厥阴心包经的病变,手太阴肺经证多为温病的初起阶段,病情轻浅;手厥阴心包经证为肺经温热邪气内陷心包之证。中焦病证主要包括足阳明胃、足太阴脾及手阳明大肠的病变,足阳明胃主燥,易从燥化,多为里热燥实证;足太阴脾主湿,易从湿化,多为湿温病证,中焦病证多为温病的中期阶段,病情较重。下焦病证主要包括足少阴肾和足厥阴肝的病变,属温病的末期阶段,多表现为肝肾阴虚之证,病情深重。

一、上焦病证

上焦病证,是指温热之邪侵袭手太阴肺和手厥阴心包所表现的证。

[证候] 发热,微恶风寒,微汗出,头痛,咳嗽,鼻塞,口渴,舌边尖红,脉浮数;或但热不寒,多汗,烦躁口渴,咳嗽,气喘,苔黄,脉数;甚则高热,神昏,谵语,舌謇,肢厥,舌质红绛。

[分析] 温热之邪自口鼻、皮毛而入,而肺外合皮毛,开窍于鼻,故肺常先受邪。肺主表统卫,热邪犯表,卫气被郁,肺气失宣,故见发热、微恶风寒、鼻塞、咳嗽;热邪上炎则头痛,伤津则口干,腠理开泄则汗出;舌边尖红,脉浮数,是风热在表之象。

若表邪入里,热邪壅肺,肺失宣降,肺气上逆,则咳嗽,气喘;里热亢盛,充斥内外,则身热,烦躁;迫津外泄则汗多,口渴;苔黄,脉数,均为肺热炽盛之象。

若肺卫热邪不解,内陷心包,灼伤心神,故神昏谵语,舌謇或不语;热邪壅盛,格阴于外,故胸腹壮热而四肢厥冷;舌质红绛,为里热炽盛之征。

[辨证要点] 邪犯肺卫:以发热、微恶风寒、舌边尖红、脉浮数为主要表现;邪热壅肺:以但热不寒、咳喘、苔黄、脉数为主要表现;邪陷心包:以高热、神昏、肢厥、舌质红绛为主要表现。

二、中焦病证

中焦病证,是指温热之邪侵犯中焦脾胃,从燥化或从湿化所表现的证。

[证候] 身热气粗,面红目赤,腹满便秘,渴欲饮冷,口燥咽干,唇裂舌焦,小便短赤,大便干结,苔黄燥或焦黑,甚则神昏谵语,脉沉实有力;或身热不扬,头身困重,胸脘痞闷,泛恶欲呕,小便不利,大便不爽或溏泄,舌苔黄腻,脉细而濡数。

[分析] 阳明主燥,温热之邪传至阳明,邪从燥化则燥热炽盛,身热恶热,日晡益甚,热性上炎,则面目俱赤;邪热壅盛,则呼吸气粗;热炽津伤,故口干唇裂,渴喜冷饮;胃肠津亏,邪热与燥屎内结,腑气不通,故见便秘而腹满胀痛;侵扰心神,故见神昏谵语;苔黄或焦黑,脉沉实,均为燥热内结,气机不畅之象。

太阴主湿,邪入中焦,邪从湿化则脾气受困,运化失司,升降反常,故见胸脘痞闷、犯恶欲呕、小便短黄灼热、大便不爽或溏泄;湿遏热伏,故身热不扬;湿性重浊,滞留肌腠,故头身重痛;舌苔黄腻,为湿热内蕴之象。

[辨证要点] 阳明燥热:以身热、腹满、便秘、苔黄燥、脉沉实等为主要表现;太阴湿热:以身热不扬、脘痞欲呕、头身困重、苔黄腻、脉濡数等为主要表现。

三、下焦病证

下焦病证,是指温热之邪犯及下焦,以劫夺肝肾之阴为主所表现的证。

[证候] 身热,手足心热甚于手足背,颧红,口舌干燥,神倦,耳聋,舌红少苔,脉虚大;或见手足蠕动,或瘛疭,心中憺憺大动,神倦,脉虚,舌绛苔少,甚或时时欲脱。

[分析] 温热病邪,久居中焦,燥热消灼下焦阴液,而致肝肾受累,故多为肝肾阴伤之证。温病后期,邪热深入下焦,损及肝肾之阴。肾阴亏耗,虚热内生,故见身热,手足心热甚于手足背,颧红;肝肾阴精既耗,神失充养,故神倦;耳失充养,故耳聋;口舌干燥,舌红少苔,脉虚大,为阴虚内热之象;热邪久羁,肾阴被灼,水不涵木,筋失所养,虚风内动,以致出现手足蠕动,甚或瘛疭;心中憺憺大动亦系阴虚水亏,虚风内扰所致;神倦,脉虚,舌绛苔少,甚或时时欲脱,均为阴精耗竭之象。

[辨证要点] 肾阴亏虚:以身热颧红、神倦耳聋等与阴虚症状共见;肝阴亏虚:以手足蠕动、瘛疭、舌绛苔少、脉虚等与阴虚症状共见。

四、三焦病证的传变

三焦病证的传变与否,取决于病邪的轻重和机体正气的强弱。

（一）顺传

三焦病证的传变，一般多由上焦手太阴肺卫开始，传入中焦，再传入下焦，此为"顺传"，标志着病情由浅入深，由轻到重的病理进程。

（二）逆传

温热病邪由肺卫直接传入手厥阴心包经，为"逆传"，说明邪热炽盛，病情重笃。

在温病的发展过程中，三焦病证自上而下的传变，是一般的规律。然而，由于病邪的性质不一、感邪的轻重不同、患者的体质各异，其传变亦有其他形式。例如：有邪犯上焦，经治而愈，不传变者；有自上焦直达下焦者；有起病即见下焦病证者；亦有两焦病证并见；更有病邪弥漫三焦者。因此，对三焦病证病势的判断，应综合临床资料全面、综合地分析。

辨证是中医临床的核心环节。辨证以整体思维为基础揭示病变当前的主要矛盾，是疾病某一阶段病理状态的概括，是动态变化的。同样的证，其形成及转归可能不同。各种辨证方法虽然各有异同，但最终结果都是对疾病某一阶段病性及病位的概括。

（徐 巍）

复习思考题

1. 什么是八纲及八纲辨证？
2. 什么是卫气营血辨证？
3. 卫分证、气分证、营分证、血分证的主要表现是什么？
4. 六经辨证的概念是什么？
5. 上焦病证、中焦病证及下焦病证的主要表现是什么？

本章思考题解题思路

本章目标测试

第六章 | **防治原则与治法**

本章数字资源

【内容提要】

防治原则与治法是在整体观念和辨证论治的基础上，根据疾病的具体情况，确定合适的治疗原则，提出具体的治疗方法，以利于对疾病进行正确的治疗。

本章主要介绍未病先防、既病防变、治病求本、调整阴阳、扶正祛邪、三因制宜六大治疗总则，以及汗、吐、下、和、温、清、补、消及其他治疗大法，并介绍几种中医常见的外治方法。

【学习要点】

1. 掌握中医治疗疾病的总原则与八种基本治疗方法的概念和基本内容。
2. 熟悉中医"未病先防"及"既病防变"的预防医学思想。
3. 熟悉标本缓急、病治异同等治则的应用规律以及八大治法的临床适应证。

中医历来十分重视疾病的预防，明确地提出了"治未病"的预防思想，在《素问·四气调神论》中载"圣人不治已病治未病，不治已乱治未乱……夫病已成而后药之，乱已成而后治之，譬犹渴而穿井，斗而铸锥，不亦晚乎"，强调"防患于未然"的原则。所谓治未病，包括未病先防和既病防变两方面内容。

中医学在长期的临床医疗实践过程中，积累了丰富的治疗经验，确立了临床治疗原则，创造了多种行之有效的治疗方法，逐步形成了系统的中医治疗学。中医治疗学，分为治疗原则和治疗方法两大部分。治疗原则简称治则，即治疗疾病的总原则，是指在整体观念和辨证论治思想指导下，临床治疗立法、处方、用药的普遍原则。治疗方法简称治法，是治疗疾病的基本方法，即治则的具体化。我国历代医学家经过反复临床实践，总结、归纳出"八法"。八法是针对八纲辨证以及方药的主要作用而概括出来的基本治疗方法。随着社会的进步、医学科学的发展和医疗实践的需要，现代临床上的实际应用早已超出"八法"范围。本章仅介绍属于临床上常用且具有共性的治疗大法。

第一节 | 防治原则

防治原则，是养生与预防、治病求本、调整阴阳、扶正祛邪、同病异治与异病同治、三因制宜等治疗总则。

由于疾病的证候表现多种多样，病理变化复杂多变，病变过程有轻重缓急，不同的时间、地点和个体的病情变化也会各异，所以必须善于从复杂多变的疾病现象中，抓住疾病的本质进行治疗，即"治病求本"。如根据体内邪正斗争所产生的虚实变化而施以"扶正祛邪"，依阴阳盛衰而治以"调整阴阳"，按脏腑、气血失调的病机而予以调理脏腑功能和气血关系，按发病的不同时间、地点和不同的患者而循以"三因制宜"。

一、养生与预防

中医学历来重视养生与预防。养生，是指研究增强体质、预防疾病，以达到延年益寿的理论和方法,中医又称之为"摄生""道生""保生"。摄是保养、珍重的意思,摄生即保养生机、延续生命的意思。因此,养生对于强身、防病、益寿均有着十分重要的意义。养生是中医预防医学的重要组成部分,养生与预防,两者在理论上常相互交融,在使用上常互为补充,相互为用。早在《素问·上古天真论》中就有"恬淡虚无,真气从之,精神内守,病安从来"等精辟论述,突出了"不治已病治未病"的预防思想,并以"渴而穿井,斗而铸锥"为比喻来阐述"治未病"的重要意义。这些"未雨绸缪"的防重于治的理论,是中医学理论的精髓内容,对疾病的预防和治疗颇有现实意义。

(一)未病先防

未病先防是指在疾病发生之前,充分调动人体的主观能动性,增强体质,养护正气,提高机体的抗病能力,同时主动地适应客观环境,避免病邪侵袭,做好各种预防工作,以防止疾病的发生。由于疾病的发生与机体内的正气有关,亦与外邪侵入密切相关,盖邪气是导致疾病发生的重要条件,而正气不足是疾病发生的内在原因和根据,外邪通过内因而起作用,所以治未病,必须从养生和预防两方面着手。

1. 注重调养正气,提高机体的抗邪能力 情志刺激可致正气内虚,易招致外邪而致病,故平时注意调摄精神,保持精神愉快,使气机调畅,气血和平,以利于健康。经常锻炼身体,既能增强体质,又可减少或防止疾病的发生;同时要适应自然环境的变化,对饮食起居、劳逸等有适当的节制和安排,并适当进行药物的预防及人工免疫,也是防病和调养正气的重要方法。

2. 注意防止邪气的侵害 包括讲究卫生,防止环境、水源和食物的污染,以及避免六淫、疫疠、七情、饮食与劳逸等致病邪气的侵袭。这些均是未病先防的有效手段和方法。

3. 养生保健 养生的内容很广泛,方法众多,包括养精神、调饮食、练形体、慎房事、适寒温等,以使精气充沛,气机条达,气血运行通畅,脏腑功能健运,则疾病远离。

(二)既病防变

既病防变是指疾病已经发生,应早期诊断、早期治疗,以防止疾病的发展和传变。

1. 早期诊治 外邪侵入人体,如果不及时作出正确诊断和治疗,其邪就可能由表传里,步步深入,极易侵犯脏腑,使病情愈来愈复杂、深重,治疗起来就会愈加困难。为此,一定要掌握疾病的发展规律及其传变途径,见微知著,做到早期诊断、有效治疗,才能防止传变。

2. 先安未受邪之地 根据疾病的发展传变规律,对尚未受邪而即将可能被传及之处,事先调理安抚,则可阻止传变的发生,达到截断扭转病情的目的。"上工治未病,中工治已病……见肝之病,则知肝当传之与脾,故先实其脾气,无令得受肝之邪"(《难经·七十七难》)。肝属木,脾属土,肝木能乘克脾土,故治疗肝病,常须配合健脾和胃的方法。这就是以其脏腑传变规律,先安未受邪之地的实例。清代叶桂曾根据温热病伤及胃阴后,热病进一步发展耗及肾阴的病变规律,主张在甘寒养胃的方药中加入某些咸寒滋肾之品。此即是既病防变法则的具体应用,称为"务必先安未受邪之地"。

3. 愈后防复 在疾病初愈、缓解或痊愈时,机体状态往往尚未完全恢复,仍应注意调整阴阳平衡,预防疾病复发、病情反复。如《素问·热论》指出"病热少愈,食肉则复,多食则遗,此其禁也",即是提示饮食调护、防止热病复发的重要性。

二、治病求本

治病求本,是指在治疗疾病时,必须寻找出疾病的根本原因,并针对根本原因进行治疗,主要包括治标与治本、正治与反治两方面。它是辨证论治的一个基本原则。

本与标,具有多种含义,且有相对的特性。如以正邪而言,正气是本,邪气是标;以病因和症状论,则病因为本,症状为标;其他如旧病、原发病为本,新病、继发病为标等亦同此义。疾病的发生、发展是通过临床症状显示出来的,但这些症状只是疾病的现象,不是疾病的本质。因此,只有充分地收集疾病的各方面信息,并在中医学理论指导下进行综合分析,才能准确地判断其标本状况,找出疾病的根本原因,并针对其"本"确立相应的治疗方法。

在运用"治病求本"这一治则时,必须正确掌握"正治反治""标本缓急"等内容。

(一) 正治与反治

逆者正治,从者反治,这两种治疗方法,是治病求本这一治疗原则的具体运用。

1. **正治**　是逆其疾病证候性质而治的一种常规治疗法则,又称"逆治"。"逆",是指采用方药的性质与疾病的性质相反,如临床上常用的"寒者热之""热者寒之""虚则补之""实则泻之"等。它适用于疾病的征象(症状、体征)与疾病的本质(病因、病机)相一致的病证。常用的正治法如下。

(1) 寒者热之:寒性病证表现寒象,用温热性质的方药来治疗。如表寒证运用辛温解表的方药,里寒证运用辛热温里散寒的方药等。

(2) 热者寒之:热性病证表现热象,用寒凉性质的方药来治疗。如表热证运用辛凉解表的方药,里热证运用苦寒攻里的方药等。

(3) 虚则补之:虚损病证表现虚弱的征象,用补益性质的方药来治疗。如阳气虚用温补阳气的方药,阴液亏少用滋阴养血的方药等。

(4) 实则泻之:邪实病证表现实证的征象,用攻邪泻实的方药来治疗。如火热毒盛内炽用清热解毒泻火的方药,阳明腑实、积滞内结证用通腑泻热的方药,瘀血疼痛证用活血化瘀的方药等。

2. **反治**　是顺从疾病假象而治的一种治疗法则,又称"从治"。"从",是指采用方药的性质顺从疾病的假象而施治。常用的有"热因热用""寒因寒用""塞因塞用""通因通用"等,适用于疾病的征象与本质不一致,甚至相反的病证。这是一种在治病求本法则指导下,针对疾病本质进行治疗的方法。常用的反治法如下。

(1) 寒因寒用:以寒治寒,即用寒凉性质的方药来治疗具有假寒征象的病证,适用于里热盛极、阳盛格阴,反见寒象的真热假寒证。虽外见寒象,但热盛是其本质,故用寒凉药以治其热从而消除假寒之征象。如外感热病中热入心包之四肢厥冷的假寒证,依其外在的寒象而用寒性药治疗。

(2) 热因热用:以热治热,即用热性药治疗具有假热症状的病证,适用于阴寒内盛、格阳于外,反见热象的真寒假热证。临床虽见热象,但其本质为真寒,治本之法当用温热药治之。如亡阳虚脱患者,其本质属阳衰内寒,而有时却出现烦躁、面红等热的假象,必须用人参、附子回阳救逆以急救之。

(3) 塞因塞用:以补开塞,即用补益药治疗具有闭塞不通症状的病证,适用于因虚而致闭阻的真虚假实证,如脾虚便秘、血枯经闭等证,其治应以补开塞,不要妄用通泄,否则更伤正气。如脾虚失运所致的腹胀满闷、时胀时减、大便不畅等闭塞症状,应用补脾益气之剂治疗。

(4) 通因通用:以通治通,即用通利药治疗具有实性通泄症状的病证,适用于因实邪内阻出现通泄症状的真实假虚证。一般情况下,对泄泻、崩漏、尿频等症,多用止泻、固冲、缩尿等法,但这些通泄症状出现在实性病证中则当以通治通。如食滞内停,阻滞胃肠,致腹痛泄泻,泻下物臭如败卵时,不仅不能止泄,相反当消食、导滞、攻下,推荡积滞,使食积去而泄自止。又如瘀血内阻,血不循经所致的崩漏,如用止血药,则瘀阻更甚而血难循其经,出血难止,此时当活血化瘀,瘀去则血自归经而出血自止。再如湿热下注而致的淋证,若见尿频、尿急、尿痛等症,以利尿通淋清其湿热,则诸症自消。这些都是针对邪实本质而治的常用治疗方法。

以上所说的反治法,主要是顺从疾病反映于外的症候而治,表面上是与正治法相反,但在治病求本的原则指导下,选择了针对疾病的内在本质及病因而治疗的方法,符合辨证施治的原则,可以说仍然是正治法。

正治与反治的相同之处,都是针对疾病的本质而治,故同属于治病求本的范畴。其不同之处在于正治适用于病变本质与其外在表现相一致的病证,而反治则适用于病变本质与临床征象不完全一致的病证。

(二) 标本缓急

在复杂多变的病证中,常有标本主次的不同,因而在治疗上就有先后缓急的区别。

1. **急则治其标**　是指标病危急,如若不先治其标,就会危及患者生命或者影响对本病的治疗,因而采取的一种暂时性的应急方法。临证中出现中满、大小便不利等较急重病情时,不论其本为何,均应先治其标,待急重症状稳定后,再治其本证。又如大出血者,无论属于何种出血,均应采取应急措施,先止血以治标,血止后再治其本病;某些慢性病者,原有宿疾复感外邪而新感证又较急时,亦应先治外感之标,待新病愈后,再治宿疾以治其本。

2. 缓则治其本 是在病情不急的情况下,针对疾病本质进行治疗的一种原则,适用于慢性病或急性病转变平稳后的治疗方法,病本既除则标证自愈。对于慢性病或急性病恢复期者,如肺痨咳嗽、热病伤阴等证,虽见标证如咳嗽等,亦应针对肺肾阴虚之本来加以治疗。

3. 标本兼治 当标本并重或标本均不太急时,应标本兼治。如素体气虚又患外感,治宜益气解表,益气为治本,解表是治标;又如表证未解,里证又现,治宜表里双解。

三、调整阴阳

疾病的发生、发展变化,其本质是机体阴阳相对平衡遭到破坏,造成体内阴阳偏盛偏衰的结果。为此,调整阴阳,损其偏盛,补其偏衰,恢复阴阳的相对平衡,促进阴平阳秘,是治疗疾病的根本法则之一。

(一)损其偏盛

损其偏盛,又称损其有余,主要是对阴阳偏盛,即阴或阳的一方过盛有余的病证,采用"损其有余"的治法。如对阳盛则热的实热证,采用清泻阳热的方法进行治疗,遵"治热以寒"即"热者寒之"之法,清泻阳热,治疗阳热亢盛之实热证;对阴盛则寒的实寒证,采用温散阴寒的方法治疗,遵"治寒以热"即"寒者热之"之法,温散阴寒,治疗阴寒内盛之实寒证。

在阴阳偏盛的病变过程中,阳热亢盛易伤阴,阴寒偏盛易伤阳,故在损其有余的同时,应兼顾对方偏衰的情况。若"阳盛则阴病",治疗以清热泻火为主兼以养阴;若"阴盛则阳病",治疗以温散阴寒为主兼以助阳。

(二)补其偏衰

补其偏衰,又称补其不足,主要针对阴或阳的一方甚至双方虚损不足的病证,采用"补其不足"的治法。

由于疾病的类型有阴虚、阳虚、阴阳两虚之分,故治法有滋阴、补阳、阴阳双补之别。

1. 滋阴制阳,扶阳制阴 滋阴制阳,或称阳病治阴,即"壮水之主,以制阳光",适用于阴液不足,阳热相对偏亢所致的虚热证,用滋养阴液的方药以制约相对亢盛的阳热。扶阳制阴,或称阴病治阳,即"益火之源,以消阴翳",适用于阳气不足,阴寒内盛所致的虚寒证,用温补阳气的方药来消除相对亢盛的阴寒。

2. 阴中求阳,阳中求阴 根据阴阳互根的原理,阴中求阳是指在治疗阳虚证时,在助阳剂中适当佐以滋阴药,即"阳得阴助而生化无穷";阳中求阴是指在治疗阴虚证时,在滋阴剂中适当佐以补阳药,即"阴得阳升而泉源不竭"。

3. 阴阳双补 根据阴阳互根互化的原理,在慢性疾病的后期,可出现阴损及阳、阳损及阴的阴阳两虚证,治疗应阴阳双补。

另外,由于阴阳概念的广义性,故诸如解表攻里、升清降浊、寒热温清、虚实补泻、调和营卫等治疗方法,亦都属于调整阴阳的范围。

人体是一个有机的整体,脏与脏、腑与腑以及脏与腑之间在生理上相互协调,在病理上必然相互影响,脏腑的病变也均受阴阳平衡的影响,所以在治疗脏腑病变时,应根据脏腑及其病变的阴阳属性调整其盛衰虚实。

四、扶正与祛邪

疾病的演变过程,从邪正关系来说,是正气与邪气双方互相斗争的过程。邪正斗争的胜负决定疾病的转归和预后,正能胜邪则病退,邪能胜正则病进。通过扶助正气,祛除邪气,改变邪正双方的力量对比,使其有利于疾病向痊愈方向转化,这是中医治疗学中的一个重要法则。

扶正,即扶助正气,增强体质,提高机体的抗邪能力。扶正多用补虚方法,包括用药、针灸、气功、身体锻炼、精神调摄、饮食调养等。

祛邪,即祛除病邪,减轻或消除邪气的毒害作用,使邪去正安。祛邪多用泻实方法,由于邪气不同,部位有异,其治法亦不一样。

扶正与祛邪,虽然各异,但两者相互为用,相辅相成。扶正使正气加强,有助于机体抗御和祛除病邪;祛邪能排除病邪的侵害和干扰,使邪去正安,有利于正气的保存和恢复。运用本法时,必须全面分析正邪双方的消长盛衰状况,并根据其在疾病中的地位,决定扶正与祛邪的主次和先后。一般单纯扶正法,适用于以正气虚为主要矛盾,且邪气又不盛的虚性病证。如气虚、阳虚、血虚、阴虚者,分别用补气、补阳、补血、滋阴法治之。单纯祛邪法,适用于以邪实为主要矛盾,而正气未衰的实性病证。如表邪亢盛、痰涎壅塞、食物中毒、食积胀满等,分别用解表祛邪、消导化痰、吐、下等法治之。扶正与祛邪兼用,适用于正虚邪实病证,扶正而不留邪,祛邪又不伤正,但在具体应用时,还应分清是正虚为主,还是邪实为主,酌情有所偏重。先祛邪后扶正,适用于邪盛正虚,但正气尚能耐攻伐者,如瘀血所致之崩漏证,应先活血祛瘀,然后再调养经血,如不然则瘀血不去,崩漏难止。先扶正后祛邪,适用于正虚邪实,以正虚为主的患者,如虫积者因其正气太虚而不宜驱虫,宜先健脾以扶正,待正气恢复后,再驱虫消积。

五、同病异治与异病同治

同病异治,指同一种疾病,由于病邪性质不同,机体反应有异,疾病发展的阶段不同,其病机和疾病性质也不一样,所以治疗上应根据具体情况,运用不同的治法加以治疗。如同为感冒,可有风寒、风热、暑热、气虚等不同,治法亦各有不同。

异病同治,指不同的疾病,在其病情发展过程中出现相同的病机变化或同一性质的证候,可以采用相同的治法治疗。如久泄脱肛、崩漏、子宫脱垂、胃下垂等几种截然不同的疾病,如果辨证均符合中气下陷这一证型,则皆应以益气升提的补中益气汤进行治疗。

六、三因制宜

三因制宜即因时、因地、因人制宜的简称。疾病的发生、发展与转归,是由多方面因素所决定的。中医学十分重视时令气候、地理环境、情志、饮食等条件对疾病的影响,尤其患者本身的体质因素对疾病的影响更大。因此,治疗疾病时应充分考虑这些因素,区别不同情况,制订相应的治疗方法。

(一)因时制宜

根据不同季节的气候特点考虑治疗用药原则,这种原则叫因时制宜。因一年四季,气候有寒、热、温、凉之不同,对人体生理活动及病理变化产生的影响不同,所以治疗疾病时,要根据不同季节和气候特点来指导治疗用药。如夏季气候温热,人体腠理开泄,故不宜过用辛温发散药,避免开泄太过,耗伤气阴;冬季气候寒凉,人体腠理致密,当慎用寒凉,以防伤阳;暑季多雨,气候潮湿,故病多夹湿,治宜加入化湿、渗湿之品。

(二)因地制宜

根据不同地区的地理特点考虑治疗用药原则,这种原则叫因地制宜。不同地区的地理环境、气候、生活习惯等各不相同,人的生理活动和病理变化特点也不尽一致,所以治疗用药应有所差别。如西北地高气寒,病多燥寒,治宜辛润,寒凉之剂必须慎用;东南地低气温多雨,病多温热或湿热,治宜清化,而温热及助湿之剂必须慎用。如同一风寒表证,治宜辛温发汗以解表,而西北地区多用麻黄、桂枝、细辛,东南地区多用荆芥、苏叶、淡豆豉、生姜,湿重地区多用羌活、防风、佩兰等。

此外,某些地区还有地方病,如地方性甲状腺肿、大骨节病等,在治疗疾病时也应因地制宜。

(三) 因人制宜

根据患者的年龄、性别、体质、生活习惯等不同特点来确定治疗用药原则,这种原则叫因人制宜。

年龄不同,生理状况及气血盈亏亦不同,治疗用药应有差别。如老年人生机渐减,气血亏虚,故病多虚或虚实夹杂,治宜偏于补益,实证时攻之宜慎;小儿生机旺盛,气血未充,脏腑娇嫩,易寒易热,易虚易实,病情变化较快,故治疗时忌峻攻、峻补,用量宜轻。

男女性别不同,其生理特点各异,尤其是妇女有经、带、胎、产等生理特点,治疗用药应考虑随证施治。如妇人用药要根据其经、带、胎、产等情况,妊娠期禁用或慎用峻下、破血、滑利、走窜、有毒之品,产后用药应兼顾气血亏损、恶露等。男子多患阳痿、遗精、滑精、早泄、不育等,治疗用药实证应以祛邪为主,虚证应遵补肾及调补相关脏腑的治则。

人有先天禀赋及后天调养不同,形体有强弱、胖瘦不同,以及寒热阴阳偏盛之别,所以治疗用药当加以区别。阳热体质或平素偏食辛辣者,用药宜偏凉,慎用温热;阳虚体质或嗜食生冷者,用药宜偏温,慎用苦寒。另外,亦当注意肥人多痰、瘦人多火及素有慢性疾病、职业病等不同情况,在治疗时均应根据各自情况予以考虑。

总之,三因制宜原则,就是要求诊治疾病时不能孤立地看待病证,既要看到患者的整体性和不同特点,又要看到自然环境对人体的影响。它体现了中医治病的整体观念和辨证论治思想,以及在实际应用中的原则性和灵活性。

第二节 | 治 法

治法,包括治疗大法和具体治法。治疗大法也叫基本治法,它概括了许多具体治法的共性,在临床上具有普遍意义。基本的治法包括汗、吐、下、和、温、清、补、消"八法"。具体治法是针对具体病证而拟定的治法,属于个性的,各具特定应用范围的治疗方法,如辛温解表法、清胃泄热法、温补脾肾法等。以下介绍属于共性的治疗大法,即"八法"。

一、汗法

汗法,也叫解表法或解肌法,是运用发汗解表的方药,以开泄腠理,调和营卫,逐邪外出,解除表证的一种治疗方法。它适用于一切外感疾病初起,病邪在表,症见恶寒发热、头痛身疼、苔薄、脉浮等。此外,水肿病腰以上肿甚、疮疡病初起、麻疹将透未透等有表证者,也可运用。

汗法的临床应用,根据外感表证的表寒、表热的性质不同,分为辛温发汗(或解表)和辛凉发汗(或解表)两类。

辛温发汗,适用于外感风寒,恶寒甚、发热轻的表寒证;辛凉发汗,适用于外感风热或温燥,发热重、恶寒轻的表热证。

如果患者正气素虚,则应根据其阴虚、阳虚、气虚、血虚或痰饮等具体症状,在解表剂中适当配伍滋阴、助阳、益气、养血或化痰等药物,以达到扶正祛邪的目的。此即滋阴发汗、助阳发汗、益气发汗、养血发汗、蠲饮化痰发汗等方法。此外,还有理气、清热、消食等与发汗并用的方法,亦称"表里双解法"。

应用汗法的注意事项如下。

1. 汗法的应用,宜以汗出邪去为度,发汗太过会耗散津液,损伤正气。

2. 对于表邪已解、麻疹已透、疮疡已溃,以及自汗、盗汗、失血、吐泻、热病后期津亏者,均不宜用。

3. 上述诸证患者,如必须使用汗法,则须配伍加用益气、滋阴、助阳、养血等药物进行治疗。

4. 凡用发汗剂时,服药后应避风寒,忌食油腻厚味及辛辣食物。

二、吐法

吐法,也叫催吐法,是利用药物涌吐的性能,引导病邪或有毒物质从口中吐出的一种治疗方法。

《素问·阴阳应象大论》载:"其高者,因而越之。"它适用于食积停滞胃脘、顽痰留滞胸膈、痰涎阻塞于气道而病邪有上涌之势者,或误食毒物尚在胃脘等病证。此外,有时吐法还可以代替升提法,用于癃闭或妊娠胞阻等病证。

吐法多用于病情严重急迫,必须迅速吐出积滞或毒物的实证,但因邪有寒热之分,又有邪实正气未伤和邪实正气已伤的不同。因此,吐法的具体运用一般可分为四类:寒药吐法,适用于热邪郁滞于上的病证;热药吐法,适用于寒邪郁滞于上的病证;峻药吐法,适用于邪实于上,病势急迫的病证;缓药吐法,适用于邪实正虚,病在上焦,且须采用吐法的病证。

应用吐法的注意事项如下。

1. 吐法是一种急救的方法,用之得当,收效迅速;用之不当,最易伤正气,故必须慎用。

2. 临床中凡见病势危笃、老弱气衰、失血证、喘证、幼儿及孕妇或产后气血虚弱者,均不得用吐法。

3. 吐法,一般以一吐为快,不宜反复使用。

4. 凡给予催吐剂时,吐后宜进稀粥等以自养,禁食辛辣、硬性食物,防止七情刺激、房事劳倦,谨避风寒。

三、下法

下法,也叫泻下法,是运用具有泻下作用的药物通泻大便,攻逐体内实热结滞和积水,以解除实热蕴结的一种治疗方法。它适用于寒、热、燥、湿等邪内结在胸膈、肠道,以及水结、宿食、蓄血、痰滞、虫积等里实证。

下法在临床中的运用,由于里实证有寒、热、水、血、痰、虫及病情的新、久、缓、急等不同,分为多种下法。

寒下,适用于里实热证之大便不通、热结旁流以及肠垢结滞之痢疾等病证;温下,适用于寒痰结滞、胃肠冷积、寒实结胸及大便不通之病证;逐水,适用于阳水实证;润下,适用于肠道津液不足、阴亏血少的大便不通证;通瘀,适用于蓄血、瘀血内结证;攻痰,适用于痰滞壅阻证;驱虫,适用于虫积在肠道较重者;攻瘀,适用于瘀热结于下焦,体质尚实者。

以上诸法虽皆属下法,但通瘀、攻痰、驱虫等法中,均有其对症的主药,而下法只用以为佐。另以上各法又皆有缓急之分。峻下,必须在病势急迫且患者体质尚强时才能使用;缓下,是在病势轻缓或患者体质较弱的情况下使用。

应用下法的注意事项如下。

1. 下法中,特别是峻下逐水剂,极易损伤人体正气,故应用时务须注意以邪去为度。

2. 根据病情和患者的体质,以邪去为度,不可过量或久用,以防正气受损。服药后大便已通,应中病即止。

3. 邪在表或半表半里者不可下,阳明病腑未实者不可下。

4. 高龄津枯便秘或素体虚弱、阳气衰微者,以及新产后营血不足而大便难下者,皆不宜用峻下法;妇人行经期、妊娠期及脾胃虚弱者,均应慎用或禁用。

四、和法

和法,也叫和解法,是用和解或疏泄的方药,来达到祛除病邪、调整机体、扶助正气目的的一种治疗方法。和法的应用范围很广泛,除适宜于外感病中的往来寒热之少阳证外,凡内伤病的肝胃不和、肝脾不和、肠胃不和,肝气郁结的月经不调及肝木乘脾土之痛泻等脏腑不和病证,皆可应用。

和法适用于邪气在半表半里之间的少阳证,肝气犯胃、胃失和降之肝胃不和证,肝脾失调导致的腹痛、泄泻或月经不调等病证,邪在肠胃导致寒热并见的肠胃失调证等。一般情况下,在病势不太强盛,而汗、吐、下等法皆不适用且正气并不虚弱的状况下,均可使用。具体应用时,依病情的偏表、偏里、偏寒、偏热以及邪正虚实,可分为以下几种和法:和而兼汗,适用于病偏表而又需和解者;和而兼下,适用于病偏里实而又需和解者;和而兼温,适用于病偏寒而又需和解者;和而兼清,适用于病偏热而又需和解者;和而兼消,适用于内有积滞而又需和解者;和而兼补,适用于正气偏虚而又需和解者。

应用和法的注意事项如下。

1. 凡病邪在表,尚未入少阳者,慎用和法。

2. 邪气入里、阳明热盛之实证者,不宜用和法。

3. 症见三阴寒证者,均不宜使用和法。

五、温法

温法,也称祛寒法,是运用温热的方药来祛除寒邪和补益阳气的一种治疗方法。它是采用回阳救逆、温中散寒的方药,从而达到消除沉寒痼冷、补益阳气目的的一种方法。

温法,适用于里寒证,用以治疗寒邪侵及脏腑,阴寒内盛的寒实证,亦用于阳气虚弱,寒从内生的虚寒证。温法在临床应用时,根据寒邪所犯部位及正气强弱的不同,可分为温中祛寒、温经散寒、回阳救逆等方法。

温中散寒,适用于寒邪直中中焦,或阳虚中寒证;温经散寒,适用于寒邪凝滞经络、血脉不畅的寒痹证;回阳救逆,适用于亡阳虚脱、阴寒内盛的危候。另外,中医临床上常用的温肺化饮、温化寒痰、温肾利水、温经暖肝、温胃理气等治法,亦都属于温法的范围。

应用温法的注意事项如下。

1. 温法所用药物,性多燥热,易耗伤阴血。

2. 凡素体阴虚、血虚以及血热妄行的出血证,禁用温法。

3. 内热火炽、夹热下痢、神昏欲绝脱者,禁用温法。

4. 孕妇、产妇,均应慎用或禁用。

六、清法

清法,也叫清热法,是运用寒凉的方药,通过泻火、解毒、凉血等作用,以清除热邪的一种治疗方法。本法治疗范围广泛,凡外感热病,无论热在气分、营分、血分,只要表邪已解而里热炽盛者,均可应用。清热法的运用,根据热病发展阶段的不同和火热所伤脏腑不同,有清热泻火、清热解毒、清营凉血、清泻脏腑等不同用法。

清热泻火,适用于热在气分,属于实热的证候;清热解毒,适用于时疫温病、热毒疮溃等证;清热凉血,适用于热入营血的证候。按照邪热入气分、营分、血分之不同,临床上又可分为以下具体治法。

辛凉清热,适用于热在气分,热炽津伤之证;苦寒清热,适用于热在气分,属实热证者;透营清热,适用于热入营分证;咸寒清热,适用于热入血分证;养阴清热,适用于热灼伤阴,水不制火证;清热开窍,适用于高热不退、神志昏迷者。

邪热入于脏腑,用本法清泻脏腑之热邪,则有泻肺清热、清心降火、清肝泻火、清泻胃火等不同治法。

应用清法的注意事项如下。

1. 清热法所有的方药多具寒凉之性,常易损伤脾胃阳气,故一般不宜久用。

2. 凡体质素虚、脾胃虚寒者,表邪未解、阳气被郁而发热者,由气虚或血虚引致虚热证者,皆不宜用清法。

七、补法

补法,也叫补益法,是运用具有补养作用的方药,以益气强筋、补精益血,消除虚弱证候的一种治疗方法,适用于各种原因造成的脏腑、气血、阴阳虚弱或某一脏腑虚损病证。补法一般分为补气、补血、补阴、补阳四大类,还依其病情不同,选用峻补、平补、缓补等治法。

补气法,适用于脾肺气虚,倦怠乏力,少气不足以息,自汗,脉虚大等症;补血法,适用于血虚与失血的患者,视其血热(宜补血行血以清之)、血寒(宜温经养血以和之)之不同,分别用药;补阴法,适用于阴精或津液不足而引起的病证;补阳法,适用于脾肾阳虚,表现为腰膝冷痛、下肢酸软不任步履、小腹冷痛、小便频数、阳痿、早泄等症者。除以上四类外,临床中使用补法时,常根据其虚在何脏,予以直补其脏,如补养心血法、补益心气法、养血柔肝法、滋阴润肺法、补气健脾法、滋阴补肾法、温补肾阳法等。另外,当某些脏腑的气、血、阴、阳俱虚时,则应几法相兼治疗,如脾肾双补、滋补肝肾、益气养阴等。

应用补法的注意事项如下。

1. 运用补法时应注意,对"真实假虚",即"大实有羸状"证,应绝对禁补,免犯误补益疾之戒。

2. 对邪实正虚而以邪气盛为主者,亦当慎用,防止造成"闭门留寇"的不良后果。

3. 在采用补剂时,为防止因虚不受补而发生气滞症,宜在补剂中稍佐理气药。

八、消法

消法,也叫消导法或消散法,包括消散和破消两方面,是运用消食导滞、行气、化痰、利水等方药,使积滞的实邪逐步消导或消散的一种治疗方法。它适用于气、血、食、痰、湿(水)所形成的积聚、癥瘕、痞块等病证。

消法的运用,应依据疾病病因的不同而分别选择使用,通常可分为五类:消食导滞,适用于饮食不当,脾胃不适,以致宿食停滞的病证;行气消瘀,适用于气滞血瘀证;消坚化积,适用于体内痰、湿、气、血相结,形成痞块、积聚、癥瘕等病证;消痰化饮,适用于痰饮蓄积的病证;消水散肿,适用于气不化水,水湿泛溢的病证。此外,虫积、内外痈肿等病证,亦可采用消法治疗。积聚癥瘕病有初期、中期、末期的不同,应根据正气的状况采用消散、消和、消补等不同治法。

应用消法的注意事项如下。

1. 消法虽不比下法峻猛,但用之不当,亦能损伤人体正气。

2. 气滞中满之臌胀及土衰不能制水之肿满,阴虚热病或脾虚而腹胀、便泻、完谷不化,妇人血枯而致月经停闭者,均应禁用消法。

3. 消法乃为祛邪而设,凡正气虚而邪实者,应在祛邪的同时兼以扶正。

九、其他治法

(一)活血化瘀法

活血化瘀法,是运用具有行血、活血、祛瘀作用的药物治疗瘀血病证的治法。因血液循经而行,环流不息,周而复始,濡养全身,若内外各种致病因素侵袭脉道,影响血液的正常功能和运行,或体内存储离经之血,或有污秽之血,即可形成血瘀证,所以本法适用的范围很广泛。瘀血病证因成因和瘀阻部位不同,临床表现各异。临证时,应四诊合参,全面收集病情资料,辨明血瘀证的病因、病位、病性、症状、分型等,灵活应用活血化瘀之法。

临床上常用的具体治法:①行气化瘀法,适用于气滞血瘀所致的胸痛、胁痛、头痛、脘腹胀痛等症,常佐以疏肝理气或行气宽中之品,使气机疏通,血流无阻,促其瘀化;②温经化瘀法,适用于寒邪外袭或阳气不足,寒以内生所致的血液瘀滞不通的血瘀兼寒证,常与温经散寒同用,以祛寒邪而促瘀化;③益气化瘀法,适用于久病或正气不足,不能运血而致血瘀阻络者,常与补气药物并举,以扶正祛邪,逐瘀生新;④通络化瘀法,适用于久治不愈的慢性病和一些身体各部脉络瘀阻,疼痛较盛之病证,以疏通经络,活血止痛;⑤软坚逐瘀法,适用于气为血滞,聚而成形之脘腹包块,按之有形之证,常同时配伍软坚散结之品。

应用活血化瘀法的注意事项如下。

1. 血瘀证有轻重,应选用不同方药治疗。

2. 祛瘀过猛易伤正,在使用活血化瘀法时,常辅以益气养血之品,使祛瘀而不伤正。

3. 活血化瘀能促进血行,故凡出血证、妇女月经过多及孕妇均当慎用。

(二) 开窍法

开窍法,是用辛香走窜、通窍开闭的方药,治疗窍闭神昏病证的治法,用于救治邪闭心窍而神志昏迷者。药物常用麝香、冰片、苏合香、石菖蒲等。针灸常选百会、人中、涌泉、内关、十宣或十二井等穴为主。

因病因有寒热之别,开窍法又有凉开、温开的不同。凉开法用于治疗温邪热毒内陷心包的热闭证或痰火内闭神昏证。常用方如安宫牛黄丸、紫雪丹、至宝丹等。常用药如牛黄、麝香、冰片、水牛角、黄连、羚羊角等。温开法用于治疗寒邪或痰浊内闭的寒闭证。常用方如苏合香丸、玉枢丹、通关散等。常用药如苏合香、丁香、荜茇、麝香、冰片等。

应用开窍法的注意事项如下。

1. 开窍法只适用于邪气盛实的闭证,脱证禁用。

2. 开窍方药大都气味芳香,辛散走窜,不可久服。

(三) 固涩法

固涩法,也叫收涩法,是用药味酸涩、具有收敛固涩作用的方药,治疗精、气、血、津液耗散滑脱之证的一种治疗方法。它适用于自汗盗汗、久咳虚喘、久痢久泻、精关不固、小便失禁、崩中漏下、久带清稀等症。

因病因、病位不同,固涩法又分为敛汗固表法、涩精止遗法、涩肠固脱法、固崩止带法等。敛汗固表法,用于体虚汗出不止之证。阳虚卫外不固者,以补气固表,方如玉屏风散、牡蛎散等;阴虚盗汗者,以滋阴敛汗,方如当归六黄汤。常用药如麻黄根、浮小麦、龙骨、牡蛎等,配伍益气或养阴药。涩精止遗法,用于治疗肾虚不固所致的遗精、遗尿症。固肾涩精,常用方如金锁固精丸;止遗尿,常用方如桑螵蛸散、缩泉丸等。常用药如金樱子、菟丝子、山茱萸、益智仁、莲须、桑螵蛸、芡实、覆盆子、五味子等。涩肠固脱法,用于治疗脾肾虚寒,肠道不固的久泻久痢、滑脱不禁等症。常用方如四神丸、真人养脏汤等。常用药如诃子、赤石脂、石榴皮、禹余粮、补骨脂、肉豆蔻等,尚须配伍健脾益气或温阳药。固崩止带法,用于治疗妇女崩漏不止及带下淋漓之症。常用方如固冲汤、完带汤、易黄汤等。常用药如芡实、海螵蛸、白果、煅龙骨、煅牡蛎等固涩药,配伍健脾利湿药。

应用固涩法的注意事项如下。

1. 临床应用此法时,常配伍补益药,以标本兼顾。

2. 若外邪未尽,不宜过早使用此法,以免"闭门留寇"。

3. 痢泻初起,忌用固涩法,崩漏遗精、遗尿有热者,均慎用此法。

第三节 | 中医常用的外治法

中医的治疗方法可概分为内治法和外治法两大类。用口服药物调整阴阳、脏腑、气血的偏盛偏衰以治疗疾病的方法,称为内治法。与内治法相对而言的,凡从身体外部施以针灸、推拿、热熨、熏洗、敷贴、吹药、耳针、拔罐、膏摩、导引等促使疾病痊愈的方法,称为外治法。

中医外治法的历史悠久,廉便效验,易于推广,具有适应证广、疗效迅捷、使用安全、操作简便、成本低廉、重复性强等优点,千百年来深受广大劳动人民的欢迎。

由于针灸、推拿、耳针、拔罐在本书有专章介绍,这里仅介绍其他几种临床常用的外治法。

一、热熨法

热熨法是将物体或药物加热后放于人体局部或特定穴位上,作来回往返或旋转移动的一种方法。常用热熨法有麦麸热熨法、葱姜热熨法、热沙熨法、热水袋熨法、药饼热熨法、药包热熨法、药膏贴熨法以及热烘法等。热熨法具有行气活血、散寒定痛、祛瘀消肿之功效,适用于风寒湿痹证、虚寒、寒湿、瘀滞头痛、颈肩背痛、腰腿痛、脘腹痛、癃闭、乳痈、泄泻、跌打损伤等。

二、贴敷疗法

贴敷疗法是将药物研为细末,用水、醋、酒、蜂蜜、植物油等液体调制成糊状制剂,敷贴于所需的穴位或患部,用以治疗疾病的方法。

贴敷疗法是中医特色外治法之一,包括敷药法和贴药法。

1. **敷药法**　是将药物敷布于患处或穴位的方法。敷药法有冷敷法与热敷法之分。冷敷是将鲜药捣烂或将鲜药绞汁直接敷于患处,用于治疗乳痈、疔疮痈疽、小儿痄腮等。热敷是将中药粉碎后置于布袋加热,并趁热敷在患者局部,具有缓解疼痛、祛风散寒、活血祛瘀等功效,用于治疗局部疼痛、外感风寒、跌打损伤等。

2. **贴药法**　是将药物贴于患者腧穴部位或患处,用以治疗疾病的方法。常用的剂型有膏贴、饼贴、叶贴、皮贴、花贴、药膜贴,临床最常见的是膏贴。贴药法具有舒筋通络、活血祛瘀、散结止痛、消肿拔毒等作用,适用于内、外、妇、儿、骨伤科等多种疾病,如疖肿、疮疡、瘰疬、乳核、风湿痹痛、哮喘、偏头痛、腰腿痛、腹痛、腹泻等。

穴位贴还可以强身健体,如中药温肾固元贴、健脾益气贴。它既利用中药的药物透皮作用,也利用经络穴位在体表的治病作用,起到药物与经络协同增效的功用。

皮肤过敏者慎用本法。若敷后出现药疹、水疱等,则应洗去药物,停止使用。

三、吹药法

吹药法是将各种功能不同的药物研成细粉,用特制的吹药器具,将药物吹入患病部位的一种给药方法,具有清热解毒、消肿止痛、祛腐生肌、凉血止血、芳香开窍之功效,适用于口腔、咽喉、耳、鼻等处疾病。因吹药所到部位不同又分为吹耳法、吹鼻法、吹喉法等,如吹于外耳道内或鼓膜上,称为吹耳疗法。吹药法用于治疗咽喉部疾病较为广泛。

四、熏洗法

熏洗法是用药物煎汤,趁热在患部熏蒸、淋洗和浸浴的方法。它借助药力和热力作用于肌体,具有疏通腠理、散风除湿、透达筋骨、活血理气之功效。

根据熏洗的部位不同,熏洗法分为全身熏洗法和局部熏洗法两大类。局部熏洗适用于目赤肿痛、鼻塞、鼻痒、鼻衄、筋骨关节疼痛、皮肤病、阴痒带下、肛门疾病等。全身熏洗适用于感冒、咳嗽、失眠、痹症、腹泻、痛经、闭经等。

五、膏摩疗法

膏摩疗法是将中药磨粉配成膏,也可以配成药酒,取少量膏剂或药酒涂于体表的治疗部位上,再施以推拿按摩手法,具有温经通络、除湿散寒、活血化瘀、强筋壮骨、调理脏腑、滋润濡养、养颜护肤等功效。本法取药物与按摩协同作用,对于颈椎病、腰椎病、骨性关节炎、肩周炎、筋膜炎、痹症、中风偏瘫、痛风、便秘等均具有较好的疗效。

六、导引术

导引术是一种以肢体运动与呼吸运动相结合的一种养生术,与现代的保健体操类似。经常练习能达到身心并练、调和气血、防治疾病、延年益寿目的。导引术既是一种养生术,又是一种体育医疗方法,其中,流传最广的主要有五禽戏、八段锦、太极拳等。

（刘克林）

复习思考题

1. 中医学的基本治则有哪些?

2. 何谓正治,何谓反治,各有哪些具体内容?

3. 何谓治病求本,治病求本包括哪些内容?

4. 何谓"八法","八法"的临床适应证有哪些?

5. 何为中医外治法,常用的外治法有哪些?

本章思考题解题思路

本章目标测试

中　篇

第七章 | 中　药

【内容提要】

本章主要分中药概述及简介两部分。概述简要介绍了中药的炮制、性能及基本用法,包括配伍、禁忌等内容。中药简介部分按常用中药以功效分类,每类中药介绍 1～3 味,包括产地、性味归经、功效主治、用法用量、使用禁忌等内容。

【学习要点】

1. 掌握常用中药的性味、归经、功效主治以及特殊药物的用量、用法、配伍、禁忌。
2. 熟悉中药配伍理论及中药的性能。
3. 了解中药炮制方法及其基本知识。

中药是我国传统药物的总称。凡是以中医传统理论为指导,进行采收、加工、炮制、制剂,以利于临床应用的药物统称为中药。中药来源于天然药及其加工品,主要包括植物药、动物药、矿物药及部分化学、生物制品类药物等。由于中药以植物药居多,故一直以来人们习惯把中药称为"本草"。

历代医药学家在长期医疗实践中,大胆探索,不懈努力,积累了丰富的用药经验与方法,并逐步形成了独特的中药理论体系和应用形式。中药是中医学的重要组成部分,数千年来,中药作为防病治病的主要武器,在保障我国人民健康和民族繁衍中发挥着巨大作用。

第一节 | 中药概述

一、中药的产地、采集与贮藏

中药除部分来自人工制品外,绝大部分都来自天然的动物、植物、矿物。中药的产地、采收与贮藏是否合宜,直接影响药物的质量和疗效。研究中药的产地、采集规律和贮藏方法,对于保证和提高药材的质量及保护药源具有重要的意义。

(一) 中药的产地

天然药材的分布和生产离不开一定的自然条件。我国疆域辽阔,地处亚洲东部,大部分地处北温带,并有大兴安岭北部的寒温带、秦岭淮河以南的亚热带及华南低纬度的热带,加之地貌复杂,江河湖泽、山陵丘壑、平原沃野及辽阔的海域,形成了复杂的自然地理环境,水土、日照、气候、生物分布等生态环境各地不尽相同,甚至南北迥异,差别很大,因而为各种药用动物、植物的生长和矿物的形成提供了有利的条件。古代医药学家经过长期使用、观察和比较,认识到即便是分布较广的药材,也由于自然条件的不同,各地所产,其质量优劣不一,由此逐渐形成了"道地药材"的概念。

当前,对道地药材的栽培研究主要集中在道地药材栽培品种的地理分布和生态环境的调查、道地药材生态型与生长环境(包括光照、温度、湿度、土壤等)关系的研究、道地药材植化的研究、道地药材的药理研究及野生变家种的生态研究等方面;动物驯养工作也在进行,这些工作在一定程度上满足了部分短缺药材的需求。当然,在药材的引种或驯养工作中,必须确保该品种原有的性能和疗效。

(二) 中药的采集

中药的采收时节和方法是确保药物质量的重要环节之一。由于动植物在生长发育的不同时期,其药用部分所含的有效及有害成分各不相同,药物的疗效和毒副作用也往往有较大差异,故药材必须在适当的时节采收。近代药物化学研究证实,人参皂苷以 8 月份含量最高,麻黄碱秋季含量最高,槐花在花蕾时芦丁含量最高,青蒿中青蒿素含量以 7 至 8 月花蕾出现前为高峰,故槐花、青蒿均应在开花前采收。通常以入药部分的成熟程度为依据进行采收,即在药用部位的有效成分含量最高的时节采集。

无论植物药、动物药及矿物药,采收方法各不相同。正如《本草蒙筌》所谓:"茎叶花实,四季随宜。采未老枝茎,汁正充溢;摘将开花蕊,气尚包藏;实收已熟,味纯;叶采新生,力倍。入药诚妙,治病方灵。其诸玉石禽兽虫鱼,或取无时,或收按节,亦有深义,匪为虚文,并各遵依,毋恣孟浪。"足见药材不同,采收方法各异,但还是有一定规律可循的。

(三) 中药的贮藏

中药在运输、贮藏过程中,如果管理不当,养护不善,在外界条件和自身性质相互作用下,就会逐渐发生物理、化学变化,出现发霉、虫蛀、变色、变味、泛油、风化等现象,直接影响药物的质量与疗效。这种现象称为中药的变异现象。中药的变异现象不仅取决于中药自身的性质(包括所含化学成分及其性质、含水量等),而且和外界的环境密切相关。掌握中药各种变异现象及特色,了解发生变异的原因,才能有效地进行防治,从而保证临床用药的安全有效。

1. **影响中药变异的常见外界因素**　包括温度、湿度、空气、日光、微生物、虫害及鼠害。

2. **贮藏中常见的中药变异现象**　包括虫蛀、发霉、变色及走油(泛油)。

3. **常用的中药贮藏与养护方法**　包括干燥养护、冷藏养护、密封养护、化学药剂养护、对抗同贮养护及气调养护。

二、中药的炮制

炮制是指药物在应用或制成各种剂型前必要的加工处理过程,包括对原药材进行的一般修制整理和部分药物的特殊处理。炮制是否得当,对保证药效、用药安全及制剂等有十分重要的意义。

(一) 炮制目的

1. **消除或降低毒副作用**　炮制使有毒中药毒性成分减少或发生改变,毒副作用消除或降低,使药物能更安全地服务于临床。如川乌、草乌及附子等,经炮制后,有毒成分乌头碱水解为乌头原碱,毒性大为降低。

2. **增强药效**　炮制使有些药物有效成分的溶出和含量增加,或产生新的有效成分,使药效增强。

3. **改变药物性能**　炮制可影响药物的归经、四气五味及升降浮沉,使应用范围改变或扩大。如生地黄清热凉血、滋阴生津,炮制成熟地黄则能滋阴补血、填精补髓。

4. **利于贮存**　药物经纯净修制、除去杂质、制成饮片、干燥等方法炮制处理后,有利于药材贮藏和保存药效。

5. **便于服用**　一些动物药、动物粪便及有特殊臭味的药,经炮制后可矫味矫臭。

(二) 炮制方法

1. **修制法**　主要包括纯净、粉碎和切制三道工序,为进一步加工、贮存、调剂、制剂作准备。

2. **水制法**　用水或其他辅料处理药材的方法称水制法。其作用主要在于清洁药物、除去杂质、降低毒性、软化药物便于切制等。常用方法有漂洗、闷润、浸泡、喷洒、水飞等。

3. **火制法**　用火对药物进行加热处理的方法称火制法。根据加热的方法、温度、时间不同,可分为炒、炙、烫、煅、煨、炮、燎、烘等八种。火制法是应用最广泛的一种炮制方法。

4. 水火共制法 本法既要用水,又要用火。基本方法有蒸、煮、潬、淬、炖。

5. 其他制法 主要有制霜、发酵、发芽、药拌等。

此外,中药炮制过程中,常会应用炮制辅料。常用辅料有液体辅料(如酒、醋、蜂蜜、生姜汁及甘草汁等)和固体辅料(如白矾、食盐、麦麸、蛤粉及朱砂等)两大类。

三、中药的性能

中药的性能即中药药性理论,是历代医家在数千年医疗实践中,根据药物作用于人体所反映出来的各种生理病理信息,经不断推测、判断、总结出来的用药规律。在长期临床实践中不断产生新的药性理论,使原有的药性理论得到不断充实和完善。

中药的性能主要包括四气、五味、升降浮沉、归经及毒性等内容。

(一) 四气

四气是指药物具有寒、热、温、凉四种不同的药性,又称四性。药物的寒、热、温、凉是从药物作用于机体所发生的反应概括出来的。温次于热,温热属阳;凉次于寒,寒凉属阴。凡能治疗温热性疾病的药物,多属凉性或寒性;凡能治疗寒凉性疾病的药物,多属温性或热性。此外,还有一些寒、热之性不甚明显,作用平和的药物称平性药。

(二) 五味

五味是指药物具有辛、甘、苦、酸、咸五种味道。药味不同则作用不同,现分述如下。

1. 辛 "能行、能散",即具有行气、发散、行血作用。如解表药、理气药、活血药,大多具有辛味,故多用于治疗外感、气滞血瘀等病证。

2. 甘 "能补、能和、能缓",即具有补益、调和、缓急的作用。补益药、调和药及止痛药多具有甘味,故多用于虚损、脏腑不和及疼痛等病证。

3. 酸 "能收、能涩",即具有收敛、固涩作用。收敛固涩药多具有酸味,故多用于治疗体虚多汗、肺虚久咳、久泻滑脱、遗精遗尿、崩漏带下等病证。

4. 苦 "能泄、能燥",即具有通泄、燥湿作用。如清热燥湿药大多具有苦味,故能泄热燥湿,常用于实热、实火及湿热等病证。

5. 咸 "能下、能软",即具有泻下通便、软坚散结等作用。如泻下药和软坚药大多具有咸味,故常用于治疗大便秘结、瘰疬瘿瘤、癥瘕痞块等病证。

此外尚有"淡"味药,本类药无明显味道,"淡"则"能渗、能利",即能渗湿利小便,常用于水肿、小便不利等病证。"涩"与"酸"味药作用相似,大多具有收敛固涩作用。

由于每一种药物都具有性和味,所以两者必须结合起来看,性与味显示了药物的部分功能,也显示了某些药物的共性。只有认识和掌握每一味药的性能,才能准确地了解和使用药物。

(三) 升降浮沉

升、降、浮、沉是指药物在治疗疾病时对人体的作用有不同趋向性。升,即上升提举;降,即下达降逆;浮,即向外发散;沉,即向内收敛。也就是说,升、降、浮、沉是指药物对机体有向上、向下、向外、向内四种不同作用趋向。药物的这种性能可用于调整机体气机紊乱,使之恢复正常,或因势利导,驱邪外出,达到治愈疾病的目的。

一般地讲,升浮药,大多性温、热,味属辛、甘、淡,多为气厚味薄之品,总的属性为阳。本类药物质地轻清空虚,其作用趋向特点多为向上、向外;沉降药,大多性寒、凉,味属酸、苦、咸,多为气薄味厚之品,总的属性为阴。其质地多重浊坚实,药物趋向多为向下、向内。

药物的升降浮沉受多种因素影响,主要与气味厚薄、四气、五味、用药部位、质地轻重、炮制、配伍等有关。

(四) 归经

药物对某经(脏腑或经络)或某几经发生明显作用,而对其他经作用较少,甚至无作用,这种对机体某部分的选择性作用称归经。如酸枣仁能安神,治心悸失眠,归心经。有些药物,可以同时归数经,说明该药对数经病变均有治疗作用。如山药能补肾固精、健脾止泻、养肺益阴,归肾、脾、肺经。因此,归经指明了药物治病的范围,药物的归经不同,治疗的范围也就不同。

一些不但能自入某经,而且还能引导他药进入某经的药物称为引经药。引经药起"向导"作用,能引导"诸药直达病所"。部分引经药如:手太阴肺经的桔梗、升麻、辛夷、葱白;手阳明大肠经的白芷、石膏;手少阴心经的细辛;手太阳小肠经的竹叶;足太阴脾经的苍术;足阳明胃经的石膏、葛根;足少阴肾经的肉桂、细辛;足太阳膀胱经的羌活;足厥阴肝经的柴胡、吴茱萸;足少阳胆经的柴胡、青皮;手厥阴经心包经的柴胡、丹皮;手少阳三焦经的连翘、柴胡。

(五)中药毒性

正确认识中药毒性,是安全用药的重要保证。有毒中药大多效强功捷,临床用之得当,则可立起沉疴,用之失当,则可引起中毒。

1. **毒性分级** 根据中毒表现严重程度,可将其分为三级,即大毒、有毒及小毒。

(1)大毒:中毒症状严重,常引起主要脏器严重损害,甚至造成死亡者,归为"大毒",如生草乌、生川乌、马钱子等。

(2)有毒:当用量过大或用药时间过久,出现严重中毒症状,并引起重要脏器损害,甚至造成死亡者,归为"有毒",如附子、蜈蚣、白花蛇、雄黄等。

(3)小毒:中毒症状轻微,一般不损害组织和器官,不造成死亡者,归为"小毒",如吴茱萸、细辛、鸦胆子、苦杏仁、䗪虫等。

2. **中毒原因** 了解中药中毒的原因,对于预防中药中毒十分必要。其主要原因如下。

(1)剂量过大:超过常规剂量或超大量服用是引起中毒的重要原因之一,即使毒性不大的一些常用药物,如果超大量服用,亦可造成中毒,甚至死亡。

(2)服用太久:超疗程长期服用,容易导致蓄积中毒。如长期服用朱砂可引起中枢神经系统和肾脏损害,出现痴呆及血尿、蛋白尿等。

(3)炮制不当:不少中药,特别是有毒中药,如川乌、草乌、附子等,使用前必须经过严格炮制,以降低药物毒性或消除药物副作用,如使用上述炮制不当或未经炮制的生品,即会引起中毒。

(4)配伍失误:临床处方中,违背了"十八反""十九畏"配伍禁忌,或配伍不当,如朱砂与碘化物或溴化物类药物同用,即会引起中毒反应。

(5)制剂不妥:药物因制剂不同,其药效、毒性也不同。酒能使川乌、草乌、附子等毒性增加。在制剂过程中,煎煮时间适宜,可以消除或缓解毒性,如乌头、附子等,先煎久煮可使其毒性下降,若煎煮时间太短,即会引起中毒。

(6)外用失控:外用中药可经皮肤、黏膜吸收引起中毒,甚至死亡,主要为大面积广泛、长期使用所致。

(7)误食误用:民间常因自采、自购、自用而误食;医界常因错收、错买、错发而误用。

3. **预防措施** 应用有毒药物时,除在炮制、配伍、制剂等环节尽量减轻或消除其毒副作用外,还应做到以下几点:首先,应掌握有毒中药的品种及其使用的特殊要求和注意事项;其次,要根据患者体质强弱和病情轻重,严格控制药物剂量和服药时间;第三,要在治疗过程中严密观察可能出现的毒副作用,做到早诊断、早停药、早处理。

四、中药的用法

(一)配伍

根据病情不同和临床辨证,有选择地将两种或两种以上药物组合在一起应用叫配伍。在长期临床用药实践中,把单味药的应用和药物的配伍关系总结为"七情",以表示药物之间的相互作用。现将"七情"配伍关系分述如下。

1. **单行** 用一味药治疗疾病谓单行,如人参治疗气虚欲脱证。

2. **相须** 两种性能、功效相同或相似的药物合用,以增强疗效的配伍叫相须,如麻黄配桂枝,可增强发汗解表、祛风散寒作用。

3. **相使** 两种药合用,一种药物为主,另一种药物为辅,辅药可以提高主药功效的配伍叫相使,如吴茱萸配生姜,生姜可增强吴茱萸暖肝温胃、下气止呕的作用。

4. **相畏** 一种药物的毒副作用,被另一种药物所抑制,使其毒副作用减轻或消失的配伍叫相畏,如半夏畏生姜,即生姜可抑制半夏的毒副作用。

5. **相杀** 一种药物能够清除另一种药物毒副作用的配伍叫相杀,如金钱草杀雷公藤毒,防风杀砒霜毒等。

6. **相恶** 一种药物能破坏另一种药物的功效,使其作用减弱,甚至消失的配伍叫相恶,如生姜恶黄芩,黄芩能削弱生姜的温胃止呕作用。

7. **相反** 两种药物配伍应用后,产生毒性反应或副作用,即谓相反,如贝母反乌头、附子等。详见用药禁忌"十八反""十九畏"。

七情配伍关系中,临床用药时,除单行外,相须相使、相畏相杀是常用的配伍方法,而相恶相反则是配伍禁忌。

(二)用药禁忌

为了保证用药安全和药物疗效,应当注意用药禁忌。中药用药禁忌主要包括配伍禁忌、妊娠用药禁忌、证候用药禁忌及服药食忌四方面的内容。

1. **配伍禁忌** 是指某些药物配伍使用,会产生或增强毒副作用,或破坏和降低原药物的药效,因此临床应当避免配伍使用。

(1)中药配伍禁忌:主要包括药物七情中相反、相恶两个方面的内容。历代医家对配伍禁忌药物的认识都不一致,金元时期才把药物的配伍禁忌概括为"十八反""十九畏",并编成歌诀传诵至今。"十八反"源自张从正《儒门事亲》:"本草明言十八反,半蒌贝蔹芨攻乌,藻戟遂芫俱战草,诸参辛芍叛藜芦。""十九畏"源自刘纯《医经小学》:"硫黄原是火中精,朴硝一见便相争。水银莫与砒霜见,狼毒最怕密陀僧。巴豆性烈最为上,偏与牵牛不顺情。丁香莫与郁金见,牙硝难合京三棱。川乌草乌不顺犀,人参最怕五灵脂。官桂善能调冷气,若逢石脂便相欺。"

(2)中西药联合应用配伍禁忌:中西药联合应用不当时也会产生不良反应,出现毒副作用而影响临床疗效。在中西药并用,或中西药在一定时限之内交替使用时,都必须严格掌握中西药的配伍禁忌。配伍禁忌主要有:①形成难溶性物质,影响药物的分布、吸收、排泄而降低疗效,例如石膏、磁石、珍珠粉等矿物质类中药与新霉素、卡那霉素等抗生素联合使用时,可产生络合物和不溶性盐类,导致药物吸收障碍,并降低疗效;②抑制酶活性,例如厚朴对人肝 CYP2C9、CYP2C8 等酶类具有明显的抑制作用;③酸碱中和,例如煅牡蛎以及硼砂等呈现碱性的中药与胃蛋白酶合剂等呈现酸性的西药联合使用可引发酸碱中和反应;④产生毒性反应,例如地高辛等洋地黄类西药与含有蟾酥的中药六神丸联合应用可引起中毒反应;⑤拮抗作用,例如新霉素、土霉素与四消丸、消宁丸联合应用可拮抗中成药中大黄的致泻作用;⑥加速体内代谢使疗效降低,例如苯巴比妥、安乃近等西药与经过白酒炮制过的中药饮片(如酒大黄等)联合应用时,可加速西药在体内的代谢,阻碍药物的吸收并降低疗效;⑦增加副作用,例如巴豆、朱砂联合解热止痛西药,可引起消化道穿孔或出血等副作用;⑧作用类似,易致中毒,例如维 C 银翘片中含对乙酰氨基酚,若与氨酚伪麻美芬片Ⅱ/氨麻苯美片等同样含有对乙酰氨基酚的西药联用,可造成对乙酰氨基酚过量服用而出现中毒症状。

2. **妊娠用药禁忌** 是指对妊娠母体或胎儿具有损害,干扰正常妊娠的药物。根据药物作用的强弱,一般分为禁用和慎用两类。禁用的药物大多毒性强、药性猛烈,如斑蝥、麝香、虻虫、水蛭、三棱、莪术等;慎用的药物主要有活血破血、攻下通便、行气消滞及大辛大热之品,如桃仁、红花、乳香、没药、大黄、枳实、附子等。

3. 证候用药禁忌　由于药物具有寒热温凉和归经等特点,所以一种药物只适用于某种或某几种特定的证候,而对其他证候无效,甚或出现反作用,即为禁忌证。一般药物大多有证候禁忌,其内容详见本章第二节每味药物的"使用注意"项。

4. 饮食禁忌　是指服药期间对某些食物的禁忌,简称食忌。食忌包括病证食忌和服药食忌两方面的内容。

（1）病证食忌:是指治疗疾病时,应根据病情忌食某些食物,以利于疾病的痊愈。例如癫痫患者不宜吃辣椒、甜食等一些刺激性大的食物。

（2）服药食忌:是指服药时不宜同吃某些食物,以免降低疗效、加剧病情或变生他证。如服人参时忌食萝卜等。

（三）中药用量

中药的用量即剂量,是指用药的分量。用量是否得当,是直接影响药效及临床疗效的重要因素之一。中药绝大多数来源于生药,药性平和,安全剂量幅度大,但对于一些药性猛烈和有剧毒的药物,必须严格控制用量。一般地讲,应根据以下几方面因素来确定中药的剂量。

1. 药物性质与剂量　毒性大、作用峻烈的药物,如马钱子、砒霜等用量宜小;质坚体重的药物如矿物、介壳类用量宜大;质松量轻的药物如花、叶等用量宜小;鲜药含水分较多,用量宜大,而干品用量宜小。

2. 药物配伍与剂量　单方剂量比复方重;复方中,君药比辅药重;入汤剂要比入丸、散剂量重。

3. 年龄、体质、病情与剂量　一般地讲,小儿、妇女产后及年长体弱者均要减少用量;五岁以上用成人量的 1/2,五岁以下用成人量的 1/4,或根据体重酌情加减;病情轻、病势缓、病程长者用量宜小;病情重、病势急、病程短者用量宜大。

4. 季节、地域与剂量　发汗解表药夏季用量宜小,冬季用量宜大;苦寒泻火药夏季用量宜重,冬季用量宜轻。解表药在严寒冬天的北方,用量宜重;在炎热夏天的南方,用量宜轻。

（四）中药煎服法

中药汤剂是临床最常用的口服剂型,其煎法和服法对药效发挥具有重要影响。

1. 煎药法　是指中药汤剂的煎煮方法。煎煮质量的好坏直接影响疗效和用药安全。

（1）煎药用具:以砂锅、瓦罐为最好,搪瓷罐次之,忌用铜、铁锅,以免发生化学反应而影响疗效。

（2）煎药用水:古时曾用井水、雨水、泉水、米泔水煎煮,现在多用自来水、井水等洁净的水。

（3）煎煮火候:有文火及武火之分。使温度上升及水液蒸发迅速的火候谓武火,缓慢的火候称文火。

（4）煎煮方法:正确的方法是先将药物放入容器内,加冷水漫过药面,浸泡 30～60 分钟,使有效成分易于煎出。一般煎煮 2 或 3 次,煎液去渣滤净,混合后分 2 或 3 次服用。煎药火候的控制根据药物性能而定。一般地讲,解表药、清热药宜武火急煎,补益药宜文火慢煎。有些药物因质地不同,煎法特殊。煎煮方法归纳起来主要有:①先煎。介壳及矿石类药宜打碎先煎 20～30 分钟后,再下其他药物同煎,以使有效成分完全析出。对乌头、附子等毒副作用较强的药物,宜先煎 45～60 分钟,以降低毒性,保证用药安全。②后下。气味芳香的药物如薄荷、木香、砂仁、沉香等,久煮易使有效成分挥发;钩藤、大黄及番泻叶等,久煎可使有效成分破坏,故均宜后下。③包煎。对于蛤粉、滑石等黏性强、粉末及带有绒毛的药物,宜用纱布包好,再与其他药物同煎,可避免药液混浊,或刺激咽喉引起咳嗽,或沉于锅底焦化。④另煎。对于人参等贵重药物,宜单独另煎 2～3 小时,以便更好地煎出有效成分。⑤溶化,又称烊化。如阿胶、龟胶、鹿角胶等,为避免入煎粘锅,往往用水或黄酒加热溶化兑服。

2. 服药法　主要包括服药时间及服药方法。

（1）服药时间:汤剂一般每日一剂,一次剂量约 100～200ml,小儿酌减,分 2 或 3 次服。急重病可不拘时间,慢性病应定时服。一般地讲,病在胸膈以上宜饭后服,病在胸膈以下宜饭前服,补益药多滋腻碍胃,宜早晚空腹服;对胃有刺激的药物宜饭后服;驱虫药及泻下药宜空腹服;宁心安神药宜睡前服。

（2）服药方法：一般汤剂宜温服，但解表剂宜偏热服；寒证用热药宜热服，热证用寒药宜冷服；丸、散剂均可用温开水吞服。

第二节 │ 中药的分类及常用中药

一、解表药

以发散表邪、解除表证为主要作用的药物称解表药。根据其药性和主治不同，一般将其分为发散风寒药和发散风热药两类。发散风寒药多属辛温，故又名辛温解表药，适用于风寒表证；发散风热药多属辛凉，故又名辛凉解表药，适用于风热表证。解表药通过发汗解除表证，若用之不当，汗出过多，则伤津耗气。因此，本类药物不可久用或过量使用，应中病即止。凡自汗盗汗、呕吐泻痢、吐血下血、麻疹已透、疮疡已溃、热病后期津液已亏等病证，均应慎用。

（一）发散风寒药

发散风寒药大多味辛性温，辛能散，温能通，故发汗作用强，适用于外感风寒表证。有些辛温解表药还具有温经通脉、祛风除湿、透疹止痒等功效，可用于风寒湿痹及风疹、麻疹等病证。

桂枝

桂枝为樟科植物肉桂 *Cinnamomum cassia* Presl 的干燥嫩枝，主产于广西、广东等地。

【性味归经】辛、甘，温。归心、肺、膀胱经。

【功效主治】发汗解肌，温通经脉，助阳化气，平冲降逆。

1. **发汗解肌** 用治外感风寒表证。属表实证者，常与麻黄同用；属表虚证者，常与白芍、生姜同用。

2. **温经通脉** 用治寒凝经脉所致的胸痹，常与瓜蒌、丹参、川芎等同用；痛经者，常与桃仁、牡丹皮同用；风寒湿痹者，常与附子、独活、黄芪等同用。

3. **助阳化气** 用治脾肾阳虚所致的水湿内停，常与白术、茯苓同用。

【用法用量】煎服，3～10g。

【使用注意】温热病、阴虚火旺、血热妄行者及孕妇慎用。

【现代研究】

1. **化学成分** 主要含桂皮醛、苯甲醛、莰烯、β-榄香烯、β-荜澄茄烯等挥发油，其中桂皮醛又称肉桂醛，是挥发油中最重要的活性成分，在挥发油中占比 70%～80%。此外，还含酚类、有机酸、糖苷类、香豆精等成分。

2. **药理作用** 桂皮醛、桂皮酸发挥解热作用；桂皮醛发挥镇痛作用。

桂枝醇提取物对金黄色葡萄球菌、大肠埃希菌、肺炎球菌、炭疽杆菌、霍乱弧菌、流感病毒等均有抑制作用。现代研究表明，桂枝具有调节体温、镇痛、抑菌、抗炎、抗过敏、抗病毒、促进血管舒张、利尿等药理作用。

麻黄

麻黄为麻黄科植物草麻黄 *Ephedra sinica* Stapf、中麻黄 *Ephedra intermedia* Schrenk et C.A.Mey. 或木贼麻黄 *Ephedra equisetina* Bge. 的干燥草质茎。草麻黄主产于山西、河北等地；中麻黄主产于甘肃、青海等地；木贼麻黄主产于内蒙古、新疆、宁夏等地。

【性味归经】辛、微苦，温。归肺、膀胱经。

【功效主治】发汗散寒，宣肺平喘，利水消肿。

1. **发汗散寒** 用治外感风寒表实证，常与桂枝等配伍，以增强发汗散寒解表之力。

2. 宣肺平喘 治疗风寒外束,肺气壅遏的喘咳实证,常配伍苦杏仁、甘草;治疗风热犯肺之喘咳痰多,常与生石膏、黄芩、苦杏仁等配伍。

3. 利水消肿 用治风水泛滥证。治疗风寒偏盛,常与生姜、苏叶等同用;治疗风热偏盛,常与生石膏、白术等同用。

【用法用量】煎服,3～10g。发汗解表宜生用,止咳平喘宜蜜炙用。

【使用注意】发汗力强,用量不宜过大。体虚多汗、肺虚咳喘者慎用;失眠、高血压患者慎用;运动员禁用。

【炮制品种】蜜麻黄:取麻黄段,采用蜜炙法进行炮制而得,形如麻黄段,表面深黄色,微有光泽,略具黏性,有蜜香气,味甜。

【现代研究】

1. 化学成分 主要含麻黄碱、伪麻黄碱、去甲基麻黄碱、去甲基伪麻黄碱等生物碱类成分,以及麻黄多糖、黄酮类、挥发油、有机酸类及鞣质等成分。

2. 药理作用 麻黄挥发油、麻黄碱、1-甲基麻黄碱等均有发汗作用;发挥平喘作用的主要成分为生物碱类成分;发挥利尿作用的有效物质是 D-伪麻黄碱。麻黄挥发油还具有解热、抗炎、抑菌的作用;麻黄碱具有兴奋中枢神经系统、强心、升高血压、抑制肠平滑肌作用。

(二) 发散风热药

发散风热药多味辛性凉,发汗解表作用和缓,主要适用于外感风热表证。有些辛凉解表药还有透疹、解毒功效,可用于风疹、麻疹和疮疡肿毒初起。

柴胡

柴胡为伞形科植物柴胡 *Bupleurum chinense* DC. 或狭叶柴胡 *Bupleurum scorzonerifolium* Willd. 的干燥根。前者习称"北柴胡",主产于河北、辽宁、黑龙江、吉林、陕西等地;后者习称"南柴胡",主产于湖北、四川、江苏等地。

【性味归经】辛,苦,微寒。归肝、胆、肺经。

【功效主治】疏散退热,疏肝解郁,升举阳气。

1. 疏散风热 用治外感风热表证,常与葛根、黄芩、升麻等同用。

2. 和解表里 用治邪入少阳的半表半里证,常与法半夏、黄芩等同用。

3. 疏肝解郁 用治肝气郁结,常与白芍、当归等同用。

4. 升阳举陷 用治气虚下陷的久泻、脱肛、阴挺等,常与升麻、黄芪同用。

【用法用量】煎服,3～10g。升阳生用或酒炙;疏肝醋炙;解表退热生用。

【使用注意】本品药性升发,凡气逆不降、肝阳上亢者等均当慎用。

【现代研究】

1. 化学成分 主要含柴胡皂苷 A、C、D 等皂苷类成分及 2-甲基环戊酮、柠檬烯、月桂烯、香芹酮、戊酸、己酸、庚酸、辛酸、2-辛烯酸、壬酸、γ-庚烯酸等挥发油成分,还含黄酮类、多糖类、甾醇类等成分。

2. 药理作用 柴胡煎剂、注射液、醇浸膏、挥发油及粗皂苷等均有明显的解热作用;柴胡皂苷有抗炎作用,其抗炎作用与促进肾上腺皮质系统功能等有关。现代研究表明,柴胡具有抗抑郁、抗炎、调节免疫、保护肝脏、退热、抗癫痫、抗肿瘤等药理作用。

葛根

葛根为豆科植物野葛 *Pueraria lobata*（Willd.）Ohwi 的干燥根,主产于四川、重庆、浙江、河南、湖南等地。

【性味归经】甘、辛,凉。归脾、胃、肺经。

【功效主治】解肌退热,生津止渴,透疹,升阳止泻,通经活络,解酒毒。

1. **发表解肌** 用治外感表证。属风寒者,常与麻黄、桂枝等同用;属风热者,常与柴胡、黄芩等同用。

2. **生津止渴** 用治热病口渴或消渴,可单用或与天花粉、麦冬等同用。

3. **透发麻疹** 用治麻疹初起或疹出不畅,常与升麻、白芍等同用。

4. **升阳止泻** 用治脾虚泄泻,常与党参、白术等配伍;用治湿热泻痢,常与黄芩、黄连等同用。

【用法用量】煎服,9~15g。发表解肌、生津止渴、透疹生用;升阳止泻煨用。

【使用注意】夏日表虚多汗及胃寒者慎用。

【现代研究】

1. **化学成分** 主要含葛根素、黄豆苷元、黄豆苷、黄豆苷元 8-O-芹菜糖（1-6）葡萄糖苷等黄酮类成分,6,7-二甲基香豆素、6-牻牛儿基-7,4′-二羟基香豆素等香豆素类成分以及有机酸类、三萜类和三萜皂苷类等成分。

2. **药理作用** 葛根素能解痉,改善微循环,提高局部微血流量,抑制血小板凝集;葛根总黄酮、大豆苷、葛根素均能对抗垂体后叶素引起的急性心肌缺血;葛根总黄酮能扩张冠脉血管和脑血管,增加冠脉血流量和脑血流量,降低心肌耗氧量,增加氧供应。现代研究表明,葛根具有降血压、心脏保护、抗动脉粥样硬化、抗糖尿病、抗肿瘤、保护神经系统、平衡成骨细胞与破骨细胞、解酒保肝、解热镇痛、抗炎、抗氧化等药理作用。

二、清热药

以清除里热为主要作用,治疗热性病证的药物称清热药。根据其作用不同,分清热泻火、清热解毒、清热凉血、清热燥湿、清热解暑、清热明目、清虚热七类。清热药物大多药性苦寒,故脾胃虚弱、虚寒或便溏者慎用。

（一）清热泻火药

以清热泻火为主要作用,治疗气分实热证的药物称清热泻火药。热为火之渐,火为热之极,清热与泻火不可截然分开。凡能清热的药物,大多皆能泻火。本类药物主要适用于热入气分所致高热、口渴、汗出、脉洪大、烦躁,甚至神昏谵语等病证。

石膏

石膏为硫酸盐类矿物石膏族石膏,主含含水硫酸钙（$CaSO_4 \cdot 2H_2O$）,主产于湖北、安徽等地,山东、河南、山西、甘肃、云南、四川亦产。

【性味归经】甘、辛,大寒。归肺、胃经。

【功效主治】清热泻火,除烦止渴。

1. **清热泻火** 用治肺胃气分实热证,常与知母同用;用治邪热郁肺证,常与麻黄、苦杏仁同用;用治胃火上炎,常与升麻、黄连同用。

2. **除烦止渴** 用治肺胃燥热之烦渴引饮,常与知母、人参等同用。

3. **敛疮生肌** 外用治疮疡溃不收口、烧伤烫伤等,常与青黛、黄柏等同用。

【用法用量】煎服,15~60g。先煎。清热泻火生用;敛疮收湿煅用。

【现代研究】

1. **化学成分** 主要含含水硫酸钙（$CaSO_4 \cdot 2H_2O$）以及有机物、硫化物和微量元素钛、铝、硅等成分。

2. **药理作用** 石膏上清液可促进血液凝固,缩短血凝时间,抑制神经应激能力,减轻骨骼肌兴奋性,降低毛细血管通透性,促进胆汁排泄,增强巨噬细胞吞噬能力,抗病毒,抗炎,促进免疫,利尿,降血糖等;煅石膏粉外敷可促进创口成纤维细胞数、肉芽组织中毛细血管数和毛细血管面积的增加。

知母

知母为百合科植物知母 *Anemarrhena asphodeloides* Bge. 的干燥根茎,主产于河北、山西、陕西、内蒙古等地。

【性味归经】苦、甘,寒。归肺、胃、肾经。

【功效主治】清热泻火,滋阴润燥。

1. **清热泻火**　用治肺胃气分实热,常与生石膏配伍;用治肺热所致咳吐黄痰,常与黄芩、瓜蒌仁、栀子等同用。

2. **滋阴降火**　用治阴虚所致骨蒸潮热,多与黄柏、生地黄、龟甲等同用。

3. **生津润燥**　用治内热伤津及消渴病,常配生石膏、葛根、麦冬等同用;用治肠燥便秘,常与玄参、麦冬、生地黄等同用。

【用法用量】煎服,6～12g。清热泻火生用;滋阴降火盐水炙用。

【使用注意】本品性寒滑润,有滑肠之弊,脾虚便溏者慎用。

【现代研究】

1. **化学成分**　主要含知母皂苷 A-Ⅰ、A-Ⅱ,知母皂苷 B-Ⅰ、B-Ⅱ等皂苷类成分以及知母多糖、芒果苷、异芒果苷、生物碱和有机酸等成分。

2. **药理作用**　知母皂苷能明显降低甲状腺素造成的耗氧率增高,抑制钠钾 ATP 酶活性;知母浸膏有解热作用,有抑制血小板聚集、降血糖、抗炎、利尿、祛痰、抗菌、抗癌、抗溃疡、改善学习记忆能力、保护脑缺血性损伤等作用。现代研究表明,知母具有降血糖、抗菌、抗炎、解热、抗抑郁、抗阿尔茨海默病等药理作用。

(二) 清热解毒药

以清热解毒为主要作用,治疗各种热毒、火毒证的药物称清热解毒药。本类药物主要适用于痈疽疔疮、瘟毒发斑、丹毒喉痹、热毒血痢等病证。

金银花

金银花为忍冬科植物忍冬 *Lonicera japonica* Thunb. 的干燥花蕾或带初开的花,产于全国各省,主产于河南、山东、重庆等地。

【性味归经】甘,寒。归肺、心、胃经。

【功效主治】清热解毒,疏散风热。

1. **清热解毒**　用治温病初起,身热、口渴,常与连翘、板蓝根等同用;用治疮痈初起,红肿热痛,常与蒲公英、野菊花、紫花地丁等同用。

2. **疏散风热**　用治外感风热表证,常与连翘、薄荷、马勃等同用。

3. **凉血止痢**　用治热毒血痢,可配马齿苋、白头翁等同用。

【用法用量】煎服,6～15g。

【使用注意】脾胃虚寒及疮疡脓清属气虚者慎用。

【现代研究】

1. **化学成分**　主要含有绿原酸、异绿原酸、咖啡酸等有机酸类成分,木犀草苷、忍冬苷、金丝桃苷、槲皮素等黄酮类成分,以及挥发油、环烯醚萜苷、三萜皂苷等成分。

2. **药理作用**　绿原酸对金黄色葡萄球菌、溶血性链球菌、痢疾杆菌、霍乱弧菌等多种致病菌均有一定的抑制作用,有一定的抗流感病毒、柯萨奇病毒等作用;金银花水煎液、口服液和注射液有不同程度的退热作用。现代研究表明,金银花具有清热解毒、抗炎、抗菌、抗病毒、增强免疫力等药理作用。

连翘

连翘为木犀科植物连翘 *Forsythia suspensa*（Thunb.）Vahl 的干燥果实,主产于山西、河南、陕西、湖北、山东等地。白露前采收的初熟果实为"青翘",寒露后采收的成熟果实为"黄翘",其种子称"连翘心"。

【性味归经】苦,微寒。归肺、心、小肠经。

【功效主治】清热解毒,消肿散结,疏散风热。

1. **清热解毒** 用治温病初起的发热头痛、咽痛,常与金银花、板蓝根、牛蒡子同用;用治热入心包的高热神昏,常用连翘心与水牛角、莲子心、竹叶等同用。

2. **消痈散结** 用治痈疮疖肿、瘰疬痰核,常与夏枯草、浙贝母、皂角刺、穿山甲、蒲公英、牡丹皮等同用。

3. **疏风散热** 用治外感风热表证,常与薄荷、桑叶、荆芥等同用。

【用法用量】煎服,6～15g。清热解毒宜用青翘;疏风散热宜用黄翘;清心泻火宜用连翘心。

【使用注意】脾胃虚寒及虚寒阴疽者慎用。

【现代研究】

1. **化学成分** 主要含连翘酯苷 A、C、D 等苯乙醇苷类成分,连翘苷等木脂素类成分,烃类、醛酮类、醇、醛、酮、酯、酸、杂环类及环氧化物等挥发油类成分,齐墩果酸等三萜,咖啡酸等酚酸类,以及黄酮类等成分。

2. **药理作用** 连翘水煎液有广谱抗菌作用,对多种革兰氏阳性及阴性细菌有明显的抑制作用;连翘酯苷、连翘苷等具有抗氧化能力;连翘乙醇提取物对肿瘤细胞有抑制作用;连翘甲醇提取物有抗炎和止痛作用。现代研究表明,连翘具有抗炎、抑菌、抗病毒、抗癌、抗氧化、保肝等药理作用。

（三）清热凉血药

以清热凉血为主要作用,清营分、血分热的药物称清热凉血药。本类药物适用于营分、血分实热所致身热夜甚、躁扰不安、神昏谵语、吐血衄血等病证。

生地黄

生地黄为玄参科植物地黄 *Rehmannia glutinosa* Libosch. 的干燥块根。我国大部分地区皆有生产,主产于河南、浙江、陕西、山西、江苏等地。

【性味归经】甘,寒。归心、肝、肾经。

【功效主治】清热凉血,养阴生津。

1. **清热凉血** 用治温病热入营血所致壮热神昏,常与水牛角、玄参等同用;用治血热妄行所致衄血、便血,常与牡丹皮、赤芍、水牛角等同用。

2. **养阴生津** 用治热病伤津及阴虚内热所致发热口渴、大便秘结,常与玄参、麦冬、玉竹同用;用治骨蒸潮热,可与鳖甲、青蒿等同用。

【用法用量】煎服,10～15g。清热凉血宜用鲜地黄;滋阴生津宜用生地黄。

【使用注意】脾虚湿滞、腹满便溏者慎用。

【现代研究】

1. **化学成分** 主要含梓醇、二氢梓醇、乙酰梓醇、地黄苷、桃叶珊瑚苷、密力特苷、单密力特苷、去羟栀子苷、筋骨草苷等环萜烯苷类成分,毛蕊花糖苷等苯乙醇苷类成分,以及 β-谷甾醇、多种氨基酸和糖类等成分。

2. **药理作用** 生地黄煎剂能抑制大剂量甲状腺素所致的 β-肾上腺素受体兴奋,增强 M-胆碱受体-环磷酸鸟苷（cyclic guanosine monophosphate,cGMP）系统功能,提高血浆环磷酸腺苷（cyclic adenosine monophosphate,cAMP）含量水平,并显著拮抗地塞米松造成的肾上腺皮质萎缩及功能下降,提高血浆皮质酮水平;地黄浸剂、醇浸膏及地黄苷均有一定的降血糖作用;地黄苷、地黄低聚糖可增强体液免疫和细胞免疫功能。

牡丹皮

牡丹皮为毛茛科植物牡丹 *Paeonia suffruticosa* Andr. 的干燥根皮。全国各地均有栽培,主产于安徽、四川等地。

【性味归经】苦、辛,微寒。归心、肝、肾经。

【功效主治】清热凉血,活血化瘀。

1. **清热凉血**　用治温病热入营血所致斑疹、吐血、衄血,常与水牛角、生地黄、赤芍等同用;用治阴虚发热、夜热早凉及无汗骨蒸,常与鳖甲、知母等同用。

2. **活血化瘀**　用治血瘀所致经闭痛经、癥瘕积聚等,常与桃仁、赤芍、桂枝等同用;用治外伤瘀肿疼痛,常与乳香、没药、赤芍等同用。

【用法用量】煎服,6～12g。清热凉血生用,活血散瘀酒炒用。

【使用注意】血虚有寒者及孕妇忌用;月经过多者慎用。

【现代研究】

1. **化学成分**　主要含牡丹酚(丹皮酚)、牡丹酚苷、牡丹酚原苷、牡丹酚新苷、芍药苷、氧化芍药苷、苯甲酰芍药苷、苯甲酰氧化芍药苷等成分,以及没食子酸、挥发油等成分。

2. **药理作用**　丹皮酚具有抗炎、解热、镇静、抗肿瘤、抗菌、增强免疫力、抗心律失常、改善机体微循环、抗动脉粥样硬化等作用;丹皮总苷抗惊厥;牡丹皮水煎剂对痢疾杆菌、伤寒杆菌、小芽孢杆菌等致病细菌及多种皮肤真菌均有抑制作用;丹皮酚、芍药苷、苯甲酰芍药苷、苯甲酰氧化芍药苷能抑制血小板聚集,有抗血栓等作用。

(四) 清热燥湿药

以清热燥湿为主要作用,治疗湿热内蕴或湿邪化热的药物称清热燥湿药。本类药物主要适用于湿温、暑温、湿疹、湿疮等湿热病证。其药物苦寒伐胃、性燥伤阴,凡脾胃虚寒、津伤阴亏者慎用。

黄芩

黄芩为唇形科植物黄芩 *Scutellaria baicalensis* Georgi 的干燥根,主产于山西、河北、内蒙古、山东、河南、甘肃及东北等地。

【性味归经】苦,寒。归肺、胆、脾、大肠、小肠经。

【功效主治】清热燥湿,泻火解毒,止血,安胎。

1. **清热燥湿**　用治暑温湿阻证,常与滑石、白蔻仁、通草等同用;用治湿热中阻所致痞满呕吐,常与黄连、半夏等同用;用治胃肠湿热下痢,常与黄连、葛根等同用。

2. **泻火解毒**　用治肺热所致咳吐黄痰,可单用;用治火毒炽盛的疮痈肿毒、咽喉肿痛,常与连翘、牛蒡子、板蓝根等同用。

3. **止血**　用治热毒炽盛,迫血妄行,常与牡丹皮、赤芍等同用。

4. **安胎**　用治血热之胎动不安,常与白术、黄柏等同用。

【用法用量】煎服,3～10g。清热多生用;安胎多炒用;止血炒炭用;清中上焦热可酒炙用。

【使用注意】本品苦寒,伐胃伤津,故脾胃虚寒及津伤者慎用。

【现代研究】

1. **化学成分**　主要含黄芩苷、黄芩素(黄芩苷元)、汉黄芩素、汉黄芩苷、黄芩新素等黄酮类成分,克罗烷双环二萜类,苯乙酮、棕榈酸、油酸等挥发油成分,以及苯乙醇苷类、β-谷甾醇、黄芩酶等成分。

2. **药理作用**　黄芩煎剂、水浸出物具有体外抗菌、抗病毒作用;黄芩苷、黄芩苷元有抗炎、抗过敏作用;黄芩水煎醇沉液、黄芩苷、黄芩总黄酮等具有明显的解热作用。现代研究表明,黄芩具有抗菌、抗肿瘤、抗氧化及保护心血管等药理作用。

黄连

黄连为毛茛科植物黄连 *Coptis chinensis* Franch.、三角叶黄连 *Coptis deltoidea* C.Y.Cheng et Hsiao 或云连 *Coptis teeta* Wall. 的干燥根茎。以上三种分别习称"味连""雅连""云连",主产于湖北、四川、云南等地。

【性味归经】苦,寒。归心、脾、胃、胆、大肠经。

【功效主治】清热燥湿,泻火解毒。

1. 清热燥湿　用治湿热中阻,常与木香、黄芩、半夏等同用;用治湿热泻痢,常与木香、白芍、白头翁等同用。

2. 泻火解毒　用治三焦热盛的高热烦躁,常与黄芩、黄柏、栀子等同用;用治痈疮疔毒症见红肿热痛者,常与黄柏、连翘、金银花等同用;用治火热扰心,常与黄芩、栀子等同用;用治胃火上炎,常与升麻、牡丹皮等同用。

【用法用量】煎服,2~5g;外用适量。清心火宜生用;疏肝和胃宜吴茱萸水炒用;治胃热呕恶宜姜汁炒用。

【使用注意】本品苦寒,伐胃伤津,故脾胃虚寒及阴虚津伤者慎用。

【现代研究】

1. 化学成分　主要含小檗碱、黄连碱、药根碱、巴马汀(掌叶防己碱)、棕榈碱、非洲防己碱、木兰碱、表小檗碱等异喹啉类生物碱,以及黄柏酮、黄柏内酯、阿魏酸、绿原酸、木脂素类等成分。

2. 药理作用　小檗碱、黄连碱、药根碱等具有抗炎、解热、抗菌、抗流感病毒、抗胃溃疡、抑制胃液分泌、保护胃黏膜等作用;黄连水煎液、小檗碱均能抗糖尿病,具有降血糖作用。现代研究表明,黄连具有降血脂、抗肿瘤、抗糖尿病、抗病原微生物、抗炎及改善肠道菌群紊乱等药理作用。

黄柏

黄柏为芸香科植物黄皮树 *Phellodendron chinense* Schneid. 的干燥树皮,习称"川黄柏",主产于四川、重庆、云南、贵州、湖北等地。

【性味归经】苦,寒。归肾、膀胱经。

【功效主治】清热燥湿,泻火解毒,除骨蒸。

1. 清热燥湿　用治膀胱湿热之小便涩痛,常与车前草、萆薢等同用;用治带下黄稠臭秽,常与苍术、薏苡仁、车前子等同用;用治大肠湿热所致泻痢脓血,常与白头翁、黄连等同用;用治湿热黄疸,常与栀子、茵陈等同用。

2. 泻火解毒　用治热毒壅盛的痈疽疮疡,常与黄芩、黄连、栀子等同用;用治骨蒸潮热、盗汗,常与熟地黄、龟板同用。

【用法用量】煎服,3~12g。外用适量。清热燥湿生用;泻相火、退骨蒸盐水炒用;止血炒炭用。

【使用注意】本品苦寒伤胃,脾胃虚寒者忌用。

【现代研究】

1. 化学成分　主要含小檗碱、木兰花碱、黄柏碱、药根碱、掌叶防己碱等多种生物碱类成分,黄柏内酯、黄柏酮、黄柏酮酸等苦味质成分,丁香苷、松柏苷、咖啡酸甲酯、阿魏酸甲酯、绿原酸等酚酸类成分,黄柏内酯、黄柏酮、黄柏酮酸、诺米林等柠檬苦素类成分,以及苯丙素类、萜类、挥发油类及甾醇类等成分。

2. 药理作用　小檗碱、药根碱、掌叶防己碱等生物碱具有抗菌、抗流感病毒、乙肝表面抗原抑制作用;小檗碱有显著抗炎性增生、抗溃疡、利胆作用。现代研究表明,黄柏具有抗炎、抗菌、抗癌、抗糖尿病及治疗高尿酸和保护肾脏等药理作用。

（五）清热解暑药

以清热解暑为主要作用,治疗暑热或暑湿证的药物称清热解暑药。本类药物主要适用于感受暑邪所致的发热烦渴、头痛头晕、吐泻腹痛等病证。

青蒿

青蒿为菊科植物黄花蒿 *Artemisia annua* L. 的干燥地上部分。全国大部分地区均产,主产于湖北、四川、重庆、浙江等地。

【性味归经】苦、辛,寒。归肝、胆经。

【功效主治】清虚热,除骨蒸,解暑热,截疟,退黄。

1. 清热解暑　用治外感暑热证,常与滑石、连翘、西瓜翠衣等同用。

2. 退热除蒸　用治温病后期邪伏阴分出现的夜热早凉,常与鳖甲、知母、牡丹皮同用;用治阴虚内热,常与银柴胡、地骨皮等同用。

3. 清胆截疟　用治邪郁少阳所致寒热往来,常与黄芩等同用;用治间日疟、恶性疟,可大剂量单用。

【用法用量】煎服,6～12g。外用适量。

【使用注意】不宜久煎。鲜用绞汁服。脾胃虚弱者慎用。

【现代研究】

1. 化学成分　主要含青蒿素、青蒿酸等萜类成分,蒿酸甲酯、青蒿醇、蒿酮等挥发油成分,以及多糖等成分。

2. 药理作用　青蒿素有显著抗疟作用,对血吸虫成虫有明显的杀灭作用;青蒿挥发油对皮肤癣菌有抑制和杀灭作用,以及镇咳、祛痰、平喘作用;青蒿乙醇提取物对钩端螺旋体有抑制作用;青蒿素、β-谷甾醇、豆甾醇均有抗病毒作用。现代研究表明,青蒿具有抗疟疾、抗肿瘤、治疗白血病、抗菌、抗炎、治疗心血管及神经系统疾病等药理作用。

（六）清热明目药

以清热明目为主要作用,治疗目赤肿痛及目暗不明的药物称清热明目药。本类药物主要适用于风热、热毒、湿热及脏腑积热上炎所致的目疾诸证。

决明子

决明子为豆科植物决明 *Cassia obtusifolia* L. 或小决明 *Cassia tora* L. 的干燥成熟种子。全国大部分地区均产,主产于安徽、广西、四川等地。

【性味归经】甘、苦、咸,微寒。归肝、大肠经。

【功效主治】清热明目,润肠通便。

1. 清热明目　用治肝火上炎所致目赤肿痛,常与夏枯草、钩藤、菊花等同用;用治风热上冲所致目赤肿痛、羞明多泪,常与青葙子、茺蔚子、菊花等同用。

2. 润肠通便　用治内热肠燥所致大便秘结,常与火麻仁、瓜蒌仁等同用。

【用法用量】煎服,10～15g。

【使用注意】脾虚便溏者慎用。通便不宜久煎。

【现代研究】

1. 化学成分　主要含大黄酚、大黄素、大黄素甲醚、大黄酸、橙黄决明素、美决明子素等蒽醌类化合物,以及决明苷、甾醇类、硬脂酸、棕榈酸、油酸、亚油酸、黄酮、多糖等成分。

2. 药理作用　决明子水浸出液、醇浸出液有降血压作用;决明子粉、煎剂及流浸膏均有泻下和抗菌作用;决明子醇提物具有保肝作用;决明子水煎剂具有减肥作用。现代研究表明,决明子具有保肝明目、降血压、降血脂、润肠通便、抗氧化、抗衰老、抗菌消炎、抗肿瘤、改善肾功能等药理作用。

（七）清虚热药

以清虚热为主要作用,治疗虚热病证的药物称清虚热药。本类药物主要适用于阴虚内热所致骨蒸潮热、五心烦热、盗汗等病证。使用这类药物时,应适当配伍凉血养阴之品以治其本。

地骨皮

地骨皮为茄科植物枸杞 *Lycium chinense* Mill. 或宁夏枸杞 *Lycium barbarum* L. 的干燥根皮。全国大部分地区均产,主产于宁夏、江苏、浙江、河南等地。

【性味归经】甘,寒。归肺、肝、肾经。

【功效主治】凉血除蒸,清肺降火。

1. 凉血除蒸 用治阴虚内热、盗汗骨蒸,常与鳖甲、知母、银柴胡等同用。

2. 清肺降火 用治肺热咳喘,常配桑白皮。

【用法用量】煎服,9～15g。

【使用注意】风寒发热及脾胃虚寒者慎用。

【现代研究】

1. 化学成分 主要含甜菜碱、苦可胺 A、莨菪亭、枸杞子酰胺、阿托品等生物碱类成分,以及有机酸及其酯类、苷类、甾醇类、香豆素类、蒽醌类、黄酮类等成分。

2. 药理作用 地骨皮乙醇提取物、水提取物及乙醚残渣水提取物等均有显著的解热作用;其煎剂、浸膏有降压、降血糖、降血脂作用。现代研究表明,地骨皮具有降血糖、降血压、美容护肤、解热镇痛、降脂、免疫调节、调节成骨样细胞、改善睡眠质量以及抵抗骨质疏松等药理作用。

三、泻下药

以促进排便为主要作用,治疗胃肠积滞、水饮停聚的药物称泻下药。本类药物主要适用于便秘及水肿。根据药物作用特点及使用范围,分为攻下药、润下药及逐水药三类;其中攻下药及逐水药泻下峻猛,年老体弱、久病正虚宜慎用,妇女胎前、产后及经期忌用。

（一）攻下药

攻下药味苦性寒,具有较强清热泻火及泻下通便作用,主要适用于热结便秘及火热上炎之里实热证。

大黄

大黄为蓼科植物掌叶大黄 *Rheum palmatum* L.、唐古特大黄 *Rheum tanguticum* Maxim.ex Balf. 或药用大黄 *Rheum officinale* Baill. 的干燥根和根茎,主产于甘肃、青海、四川、陕西、西藏、贵州、云南等地。

【性味归经】苦,寒。归脾、胃、大肠、肝、心包经。

【功效主治】泻下攻积,清热泻火,凉血解毒,逐瘀通经。

1. 泻热通便 用治热结便秘,可单用;用治里热炽盛,可与芒硝、枳实同用。

2. 凉血解毒 用治血热妄行所致吐血、衄血、咯血者,常与黄芩、黄连同用;用治火邪上炎所致目赤肿痛、咽喉牙龈肿痛、热毒痈肿等,常配金银花、蒲公英、牡丹皮、黄芩等同用;用治湿热黄疸,常与茵陈、栀子等同用。

3. 逐瘀通经 用治妇女产后瘀阻腹痛、恶露不尽者,常与桃仁、红花等同用;用治跌打损伤、瘀血肿痛或癥瘕积聚,可与赤芍、穿山甲、桃仁等同用。

【用法用量】煎服,5～15g。外用适量,研末调敷。攻下通便宜生用;活血逐瘀酒制用;止血炭用。

【使用注意】入汤剂应后下,或用温开水泡服,久煎则泻下作用减弱。脾胃虚寒者慎用。孕妇、月经期及哺乳期忌用。

【现代研究】

1. **化学成分** 主要含番泻苷 A、B、C、D、E、F 等双蒽醌苷成分,大黄酸、大黄酚、大黄素、芦荟大黄素、大黄素甲醚等游离型的苷元以及鞣质类、有机酸、雌激素样物质等成分。

2. **药理作用** 大黄能增加肠蠕动,抑制肠内水分吸收,促进排便,具有抗感染、抗菌、抗流感病毒等作用;由于含鞣质,故泻后又有便秘现象;现代研究表明,大黄具有泻下、保护胃肠道、保护肝脏、改善微循环、抗肿瘤等药理作用。

(二) 润下药

润下药多为植物种仁,富含油脂,具有润燥滑肠作用,主要适用于年老津枯、产后血虚、热病伤津及失血等所致的肠燥津枯便秘。使用本类药物须根据病情适当配伍,热盛津伤者宜与清热养阴药同用,血虚者宜与补血药同用,气滞者宜与行气药同用,气虚者宜与益气药同用。

火麻仁

火麻仁为桑科植物大麻 *Cannabis sativa* L. 的干燥成熟果实,主产于山东、浙江、河北、江苏及东北等地。

【性味归经】甘,平。归脾、胃、大肠经。

【功效主治】润肠通便。用治津血不足的肠燥便秘,常与当归、桃仁、熟地黄等同用。

【用法用量】煎服,10～15g。打碎入煎。

【使用注意】孕妇及习惯性流产者忌用。食入过量可致中毒。

【现代研究】

1. **化学成分** 火麻仁含有 20%～25% 的蛋白质、20%～30% 的碳水化合物以及 10%～15% 的纤维,富含矿物质,含油量高达 35%,油中主要有饱和脂肪酸、油酸、亚油酸及亚麻酸等成分,以及胡芦巴碱、异亮氨酸甜菜碱、大麻酰胺等成分。

2. **药理作用** 现代研究表明,火麻仁可治疗神经退行性疾病以及神经炎症、具有治疗和预防便秘、调节肠道微环境、保护心脏、降血压及降血糖等药理作用。

(三) 逐水药

本类药物泻下作用峻猛,能引起剧烈腹泻,使体内积液从大便排出,故称逐水药。其中部分药物兼有利尿作用,主要适用于水肿、臌胀、胸胁停饮等病证。逐水药均力峻有毒,易伤正气,年老体弱及孕妇忌用。临床应用时,应注意用量、炮制方法及禁忌等,并做到中病即止,不可久服。

甘遂

甘遂为大戟科植物甘遂 *Euphorbia kansui* T.N.Liou ex T.P.Wang 的干燥块根,主产于陕西、河南、山西等地。

【性味归经】苦,寒;有毒。归肺、肾、大肠经。

【功效主治】泻水逐饮,消肿散结。

1. **泻水逐饮** 用治水肿臌胀、胸胁停饮、正气未衰者,单用即效,亦可与大戟、芫花等同用。

2. **消肿散结** 用治疮痈肿毒,可用甘遂末水调外敷。

【用法用量】入丸散,每次服 0.5～1.0g。外用适量。

【使用注意】过量服用易中毒。内服醋制可减轻毒性。反甘草。

【现代研究】

1. **化学成分** 主要含大戟二烯醇、α-大戟醇、甘遂醇(20-表大戟二烯醇)、巨大戟萜醇、甘遂萜酯 A 和 B 等萜类成分以及棕榈酸、枸橼酸、草酸及甾醇类等成分。

2. **药理作用** 甘遂能刺激肠管蠕动,加速肠内物质消化,从而产生泻下作用;甘遂萜酯 A、B 有镇痛作用;甘遂的乙醇提取物有引产作用。现代研究表明,甘遂具有泻下、利尿、治疗恶性腹水、抗生育、杀虫、抗炎、抗病毒、免疫抑制、抗氧化等药理作用。

四、祛风湿药

以祛风除湿为主要作用,治疗风寒湿痹的药物称为祛风湿药。此类药物辛散祛风,苦燥除湿,性温散寒。有的祛风湿药还有补肝肾、强筋骨作用,有的兼有发汗解表、利水消肿、和中化浊、活血解毒等作用,部分辛散温燥的药对阴虚血亏者应慎用。

独活

独活为伞形科植物重齿毛当归 *Angelica pubescens* Maxim.f.*biserrata* Shan et Yuan 的干燥根,主产于湖北、重庆、四川、安徽、浙江、江西、广东等地。

【性味归经】辛、苦,微温。归肾、膀胱经。

【功效主治】祛风除湿,通痹止痛。

1. **祛风除湿**　用治风寒湿痹证,常与秦艽、桑寄生、细辛、牛膝等同用。
2. **散寒止痛**　用治外感风寒夹湿证,常与羌活、蔓荆子、藁本等同用。

【用法用量】煎服,3～10g。外用适量。

【使用注意】本品辛散温燥,阴虚及气血不足者慎用。

【现代研究】

1. **化学成分**　主要含蛇床子素、香柑内酯、花椒毒素、二氢欧山芹醇当归酸酯等成分。
2. **药理作用**　独活有抗炎、镇痛及镇静作用,对血小板聚集有抑制作用,并有降压作用,但不持久;香柑内酯、花椒毒素等有光敏及抗肿瘤作用;现代研究表明,独活具有抗炎、抗氧化、抗阿尔茨海默病等药理作用。

桑寄生

桑寄生为桑寄生科植物桑寄生 *Taxillus chinensis*(DC.)Danser 的干燥带叶茎枝,主产于广西、广东等地。

【性味归经】苦、甘,平。归肝、肾经。

【功效主治】祛风湿,补肝肾,强筋骨,安胎元。

1. **祛风除湿**　用治风湿痹证,常与防风、独活等同用。
2. **强筋健骨**　用治肝肾不足证,常与杜仲、牛膝同用。
3. **养血安胎**　用治血虚崩漏、妊娠下血等,常与菟丝子、阿胶、续断等同用。

【用法用量】煎服,6～15g。

【使用注意】血压低者慎用。

【现代研究】

1. **化学成分**　主要含广寄生苷、槲皮素、金丝桃苷、槲皮苷等黄酮类成分,苯甲酰、苯二烯、芳姜黄烯、桉树脑等挥发油成分。
2. **药理作用**　桑寄生注射液对冠状血管有扩张作用,并能减慢心率;煎剂或浸剂在体外对脊髓灰质炎病毒和多种肠道病毒均有明显抑制作用;提取物可抑制乙型肝炎病毒表面抗原;现代研究表明,桑寄生具有抗肿瘤、降血压、降血糖、降血脂、抗炎镇痛、保护神经、增强记忆等药理作用。

五、化湿药

以化湿燥湿、健脾和胃为主要作用,治疗湿阻中焦的药物称化湿药。因药物气味芳香,故又称芳香化湿药。本类药物主要适用于湿犯中焦所致的脘腹痞满、食少倦怠、呕恶泄泻等病证。其药物大多含挥发油,宜后下,不应久煎。

藿香

藿香为唇形科植物广藿香 *Pogostemon cablin*（Blanco）Benth. 或藿香 *Agastache rugosa*（Fisch.et Mey）O.Ktze. 的干燥地上部分。藿香又名"土藿香"，全国大部分地区均产，主产于重庆、四川、云南等地。广藿香主产于广东、海南等地。

【性味归经】辛，微温。归脾、胃、肺经。

【功效主治】芳香化浊，和中止呕，发表解暑。

1. **化湿解暑** 用治夏季外寒内冷所致的暑湿证，常与佩兰、紫苏、厚朴等同用。

2. **和中止呕** 用治湿阻中焦，常与半夏、丁香、白术等同用。

3. **醒脾化湿** 用治寒湿困脾，常与苍术、厚朴等同用。

【用法用量】煎服，5～10g。鲜品解暑化湿、辟秽力强，用量加倍。

【使用注意】阴虚血燥者忌用。

【现代研究】

1. **化学成分** 主要含百秋李醇、广藿香醇、α-广藿香烯、β-广藿香烯、广藿香酮及广藿香二醇等挥发油成分，5-羟基-3,7,4-三甲氧基黄烷酮、5-羟基-7,4-二甲氧基黄烷酮、藿香黄酮醇、商陆黄素、芹菜素、鼠李素等黄酮类成分以及萜类、酚酸类、醌类和苯丙素类等成分。

2. **药理作用** 藿香挥发油能促进胃液分泌，增强消化力，对胃肠有解痉作用，具有防腐和抗菌作用，还能收敛止泻、扩张微血管而略有发汗等作用；现代研究表明，藿香具有改善胃肠道功能、抗病原微生物、抗炎、抗氧化、抗动脉粥样硬化等药理作用。

苍术

苍术为菊科多年生植物茅苍术（南苍术）*Atractylodes lancea*（Thunb.）DC. 或北苍术 *Atractylodes chinensis*（DC.）Koidz. 的干燥根茎。前者主产于江苏、湖北、河南、安徽等地；后者主产于河北、山西、陕西、内蒙古及东北等地。

【性味归经】辛、苦，温。归脾、胃、肝经。

【功效主治】燥湿健脾，祛风散寒，明目。

1. **燥湿健脾** 用治中焦湿滞，常与茯苓、厚朴、陈皮等同用。

2. **祛风除湿** 用治风湿寒痹，常与桂枝、防风、独活、秦艽等同用；用治风湿热痹，常与黄柏、薏苡仁、川牛膝等同用。

3. **散寒解表** 用治外感风寒夹湿，常与白芷、川芎、羌活等同用。

4. **养肝明目** 用治青盲、夜盲等，常与黑芝麻、草决明、猪肝等同用。

【用法用量】煎服，5～10g。亦可熬膏或入丸散用。

【使用注意】苍术香燥伤阴，阴虚内热及表虚多汗者忌用。

【现代研究】

1. **化学成分** 主要含 β-榄香烯、α 及 δ-愈创木烯、花柏烯、丁香烯、榄香烯、芹子烯、广藿香烯、苍术酮、苍术素、芹子二烯酮等挥发油成分，苍术素等烯炔类成分，β-桉叶醇、茅术醇、白术内酯等倍半萜类成分以及糖类、甾醇类等成分。

2. **药理作用** 苍术挥发油具有神经保护作用；苍术醇有促进胃肠运动作用、对胃平滑肌也有微弱收缩作用；苍术煎剂有降血糖、排钠、排钾作用；现代研究表明，苍术具有抗胃溃疡、免疫调节、抗炎、改善胃肠道功能、抗肿瘤等药理作用。

六、利水渗湿药

以利水渗湿、通利小便为主要作用，治疗水湿停聚的药物称利水渗湿药。本类药物大多味淡，又称淡渗利湿药,主要适用于水湿停聚所致的水肿胀满、小便不利等病证。本类药物易伤阴耗液,阴虚津亏者慎用。

(一) 利水消肿药

服用后能使小便畅利,水肿消退,具有利水消肿作用的药物称利水消肿药。本类药物用于水湿内停之水肿、小便不利,以及泄泻、痰饮等证。临证时则宜根据不同病证之病因病机,选择适当配伍。

茯苓

茯苓为多孔菌科真菌茯苓 *Poria cocos*(Schw.)Wolf 的干燥菌核。茯苓寄生于松科植物赤松或马尾松等树根上,色白者名"白茯苓",淡红者名"赤茯苓",黑色外皮为"茯苓皮",菌核中带有根的为"茯神",主产于云南、湖北、河南、贵州等地。

【性味归经】甘、淡,平。归心、肺、脾、肾经。

【功效主治】利水渗湿,健脾,宁心。

1. **利水渗湿** 用治水肿胀满、小便不利,常与猪苓、泽泻、白术等同用。

2. **补中健脾** 用治脾虚湿盛之食少便溏,常与党参、白术等同用。

3. **宁心安神** 用治心悸怔忡、失眠健忘等,常与龙眼肉、酸枣仁等同用。

【用法用量】煎服,10～15g。利水宜用茯苓皮;安神宜用茯神;健脾宜用茯苓。

【使用注意】虚寒滑精者忌服。

【现代研究】

1. **化学成分** 主要含 β-茯苓聚糖等多糖,茯苓酸、块苓酸、齿孔酸、松苓新酸等三萜类成分,麦角甾醇等甾醇类成分,反橙花叔醇、金合欢醇、α-柏木醇等挥发油类成分以及蛋白质、脂肪、卵磷脂、腺嘌呤等成分。

2. **药理作用** 茯苓煎剂、糖浆剂、醇提取物、乙醚提取物,分别具有利尿、镇静、抗肿瘤、增加心肌收缩力的作用;茯苓多糖有增强免疫功能的作用;现代研究表明,茯苓具有降血糖、降血脂、抗肿瘤、抗心衰、护肝、调节免疫、抗胃溃疡等药理作用。

(二) 清热利湿药

以清利湿热为主要作用,治疗湿热证的药物称清热利湿药。本类药物主要适用于湿热所致黄疸、热淋、血淋等病证。热盛常配清热解毒药,湿盛常配芳香化湿药。

茵陈

茵陈为菊科植物茵陈蒿 *Artemisia capillaris* Thunb. 或滨蒿 *Artemisia scoparia* Waldst. et Kit. 的干燥地上部分。全国大部分地区均产,主产于山西、陕西、安徽等地。

【性味归经】苦、辛,微寒。归脾、胃、肝、胆经。

【功效主治】清利湿热,利胆退黄。

1. **利胆退黄** 用治湿热阳黄,常与栀子、大黄等同用;用治寒湿阴黄,常与附子、白术、干姜等同用。

2. **除湿止痒** 用治湿热内蕴所致风瘙隐疹、湿疹疥疮等,可与黄柏、苦参、地肤子等配伍。

【用法用量】煎服,10～15g。外用适量,煎汤熏洗。

【使用注意】脾虚血亏所致萎黄者慎用。

【现代研究】

1. **化学成分** 主要含滨蒿内酯、东莨菪素等香豆素类成分,茵陈黄酮、异茵陈黄酮、蓟黄素等黄酮类成分,绿原酸、水杨酸、咖啡酸、香豆酸等有机酸类以及挥发油、烯炔、三萜、甾体等成分。

2. **药理作用** 茵陈煎剂对人型结核分枝杆菌及 ECHD11 病毒有抑制作用;茵陈乙醇提取物具有抗流感病毒作用;现代研究表明,茵陈具有保肝利胆、抗炎、抗肿瘤、解热、平喘、降压等药理作用。

七、温里药

以温散里寒为主要作用,治疗里寒证的药物称温里药,亦称祛寒药。本类药物主要适用于外寒内侵、脏腑阳虚及亡阳厥逆等病证。温里药多辛热燥烈,易伤津耗液,凡热证、阴虚证者忌用。

附子

附子为毛茛科植物乌头 *Aconitum carmichaelii* Debx. 的子根加工品。如子附母,故名附子,主产于四川、陕西等地。由于炮制方法不同,而有盐附子、黑顺片、白附片之分。黑顺片、白附片可直接入药;盐附子须加工炮制成淡附片或炮附片用。

【性味归经】辛、甘,大热;有毒。归心、肾、脾经。

【功效主治】回阳救逆,补火助阳,散寒止痛。

1. **回阳救逆** 用治亡阳证,常与干姜、甘草同用;若阳气欲脱,则与人参同用。

2. **补火助阳** 用治脾胃虚寒,常与干姜、党参、白术等同用;用治脾肾阳虚水肿,常与茯苓、桂枝、白术等同用;用治肾阳不足所致阳痿宫冷等,可与熟地黄、肉桂、山茱萸等同用。

3. **散寒止痛** 用治风寒湿痹所致关节疼痛,常与桂枝、白术同用;用治虚寒痛经,常与桂枝、当归、小茴香等同用。

【用法用量】煎服,3～15g。先煎30～60分钟,至口尝无麻辣感为度。

【使用注意】阴虚阳亢及孕妇忌用。反半夏、瓜蒌、贝母、白蔹、天花粉、白及。内服须经炮制。服用过量,或炮制、煎煮方法不当均可引起中毒。附子中含多种乌头碱类化合物,具有较强的毒性,尤其表现为心脏的毒性。

【现代研究】

1. **化学成分** 主要含乌头碱、新乌头碱、次乌头碱、去甲乌头碱、去甲猪毛菜碱、塔拉乌头胺、异飞燕草碱、新乌宁碱等双酯型生物碱成分,苯甲酰新乌头原碱、苯甲酰乌头原碱、苯甲酰次乌头原碱等单酯型生物碱成分。双酯型生物碱是附子的主要活性和毒性成分。

2. **药理作用** 附子煎剂、水溶性部分等均有明显的强心作用;附子水溶性部分能增加股动脉血流量,降低血管压力,对冠状血管有轻度扩张作用;其正丁醇提取物、乙醇提取物及水提物对氯仿所致小鼠室颤有预防作用;乌头属类生物碱能扩张四肢血管;附子煎剂可降低动物血压、减慢心率。现代研究表明,附子具有抗炎、镇痛、增强机体免疫与抗氧化能力、抗衰老等药理作用。

干姜

干姜为姜科植物姜 *Zingiber officinale* Rosc. 的干燥根茎,主产于四川、重庆、贵州、广西、广东、湖北等地。

【性味归经】辛,热。归脾、胃、肾、心、肺经。

【功效主治】温中散寒,回阳通脉,温肺化饮。

1. **温中散寒** 用治里寒证。治脾胃虚寒所致脘腹冷痛,常与党参、白术配伍;治胃寒呕吐,常与高良姜同用;治肺寒停饮,常与麻黄、细辛、茯苓等同用;治中寒水泻,可单用,亦可与党参、白术等同用。

2. **回阳通脉** 治亡阳厥逆,常与附子、人参同用。

【用法用量】煎服,3～10g。

【使用注意】阴虚内热及血热者慎用。

【现代研究】

1. **化学成分** 主要含 6-姜辣素、α-姜烯、牻牛儿醇、β-甜没药烯等挥发油成分,以及 β-谷甾醇、棕榈酸、胡萝卜苷、环丁二酸酐等成分。

2. 药理作用　干姜甲醇或醚提取物有镇静、镇痛、抗炎、止呕及短暂升高血压的作用;水提取物或挥发油能明显延长大鼠实验性血栓形成时间;干姜醇提取物及其所含姜辣素和姜辣烯酮有显著灭螺和抗血吸虫作用;干姜醇提取物能明显增加大鼠肝脏胆汁分泌量;现代研究表明,干姜具有解热、镇痛、抗炎、抗菌、改善心血管功能的作用以及保护胃黏膜、抗溃疡、保肝利胆等药理作用。

八、理气药

以疏通气机、行气解郁为主要作用,治疗气机郁滞诸证的药物称理气药,亦称行气药。本类药物主要适用于脾胃气滞、肝气郁结、肺气壅塞等病证。其药物大多辛温香燥,易耗气伤阴,故气虚、阴虚者慎用。

陈皮

陈皮为芸香科植物橘 *Citrus reticulata* Blanco 及其栽培变种的干燥成熟果皮,又名"橘皮",主产于四川、广东、浙江、湖南等地。

【性味归经】苦、辛,温。归脾、肺经。

【功效主治】理气健脾,燥湿化痰。

1. 理气健脾　用治脾胃气滞,常与苍术、半夏、厚朴等配伍。

2. 燥湿化痰　用治湿痰、寒痰之咳嗽胸满、痰多色白,常与半夏、茯苓等同用。

【用法用量】煎服,3～10g。

【现代研究】

1. 化学成分　主要含柠檬烯、γ-松油烯等挥发油成分,橙皮苷、新皮苷、陈皮素、柚皮苷、新柚皮苷等黄酮类成分以及生物碱类、有机胺和微量元素等成分。

2. 药理作用　陈皮水煎液可增强唾液淀粉酶活性,抑制家兔离体十二指肠的自主活动;陈皮挥发油能松弛支气管平滑肌;水提物和挥发油均能阻断氯乙酰胆碱、磷酸组胺引起的支气管平滑肌收缩痉挛,有平喘、镇咳的作用;柠檬烯有刺激性祛痰作用;现代研究表明,陈皮具有抑菌、抗炎、抗氧化、抗血小板聚集、抗衰老、强心、抗休克、抗过敏、抗肿瘤、促消化、神经保护、避孕、抗紫外线辐射、杀虫等药理作用。

枳实

枳实为芸香科植物酸橙 *Citrus aurantium* L. 及其栽培变种或甜橙 *Citrus sinensis* Osbeck 的干燥幼果,近成熟的果实名"枳壳",主产于重庆、浙江、江西、江苏、福建等地。

【性味归经】苦、辛、酸,微寒。归脾、胃经。

【功效主治】破气消积,化痰散痞。

1. 破气消积　用治胃肠实热积滞所致便秘腹胀,常与大黄、芒硝、黄连等同用;治饮食积滞所致腹痛痞满,常配神曲、麦芽、木香等同用。

2. 化痰散痞　用治痰滞胸脘、痰热结胸所致咳吐黄痰,常与瓜蒌、黄芩等同用;用治痰饮停胸所致咳喘痞满,常与半夏、陈皮、厚朴等同用。

【用法用量】煎服,3～10g。

【使用注意】枳壳与枳实同出一物,二者功效相同。枳壳力缓,偏于行气开胸、宽中除胀。孕妇忌用。

【现代研究】

1. 化学成分　主要含橙皮苷、橙皮素、柚皮苷、柚皮素、新橙皮苷、柚皮芦丁等黄酮类成分,辛弗林、N-甲基酪胺等生物碱类成分,α-水茴香萜、α-蒎烯、柠檬烯、芳樟醇等挥发油成分以及柠檬苦素、蛋白质、碳水化合物、胡萝卜素、核黄素、γ-氨基丁酸等成分。

2. 药理作用　柚皮苷、新橙皮苷、辛弗林可促进胃肠运动;黄酮苷对大鼠离体肠平滑肌的收缩呈抑制作用,挥发油则呈先兴奋后抑制作用;现代研究表明,枳实具有抗炎、保肝、抗溃疡、抗氧化、调节子宫功能、升高血压、强心、降糖、降血脂、抗血栓、抗休克、利尿、抗过敏等药理作用。

九、消食药

以消除胃肠积滞、促进消化为主要作用,治疗饮食积滞的药物称消导药或消食药。本类药物主要适用于饮食不消、宿食停滞所致脘腹胀满、嗳腐吞酸等病证。若脾胃虚弱,应健脾助运与消食导滞相结合,标本同治。

山楂

山楂为蔷薇科植物山里红 *Crataegus pinnatifida* Bge.var.*major* N.E.Br. 或山楂 *Crataegus pinnatifida* Bge. 的干燥成熟果实,主产于河南、山东、河北等地。

【性味归经】酸、甘,微温。归脾、胃、肝经。

【功效主治】消食健胃,行气散瘀,化浊降脂。

1. 消食健胃　用治肉食积滞,胃脘胀满,可与莱菔子、神曲等同用。

2. 行气散瘀　用治气滞血瘀所致胁肋刺痛、血瘀经闭,可与川芎、桃仁、红花等同用;用治产后瘀阻腹痛、恶露不尽,常与当归、香附、益母草等同用。

【用法用量】煎服,10～15g。消食散瘀多生用或炒用;止泻止痢多炒焦或炒炭用。

【使用注意】孕妇及胃酸分泌过多者均慎用。

【现代研究】

1. 化学成分　主要含枸橼酸(柠檬酸)、绿原酸、枸橼酸单甲酯、枸橼酸二甲酯、枸橼酸三甲酯等有机酸类成分,槲皮素、金丝桃苷、牡荆素等黄酮类成分,果糖、葡萄糖等糖类成分,熊果酸、白桦脂醇等三萜类成分以及脂肪酸、山楂酸、胡萝卜素、维生素 C、维生素 B_1 等成分。

2. 药理作用　脂肪酸促进脂肪消化,增加胃消化酶分泌;山楂酸提高蛋白分解酶的活性;山楂提取物能扩张冠状动脉,增加冠脉血流量,保护缺血缺氧的心肌,并可强心、降血压及抗心律失常;现代研究表明,山楂具有降血压、抗心肌缺血、抗动脉粥样硬化、降血糖、抗炎、抗菌、免疫调剂、抗氧化等药理作用。

十、驱虫药

以杀灭或麻痹虫体为主要作用,治疗人体寄生虫病的药物称驱虫药。本类药物主要适用于蛔虫、钩虫、蛲虫、绦虫、姜片虫等肠道及其他部位的寄生虫病。驱虫药多有毒性,应严格控制剂量,防止中毒。

槟榔

槟榔为棕榈科植物槟榔 *Areca catechu* L. 的干燥成熟种子,主产于广东、海南、云南等地。

【性味归经】苦、辛,温。归胃、大肠经。

【功效主治】杀虫,消积,行气,利水,截疟。

1. 杀虫截疟　用治绦虫,可单用本品或与南瓜子同用;治疟疾,常与常山、草果等同用。

2. 行气消积　用治食积气滞之腹胀便秘,常与木香、青皮、大黄等同用。

3. 利水　用治水肿实证,常与商陆、泽泻、木通等同用;用治寒湿脚气肿痛,常与木瓜、吴茱萸、陈皮等同用。

【用法用量】煎服,3～10g,驱虫 30～60g。生用力佳,炒用力缓。

【使用注意】脾虚便溏或气虚下陷者忌用,孕妇慎用。

【现代研究】

1. **化学成分** 主要含槟榔碱、槟榔次碱、去甲基槟榔碱、去甲基槟榔次碱等生物碱类成分,儿茶素、单宁酸、表没食子儿茶素、表儿茶素等多酚类成分,亚油酸、6-十八碳烯酸、肉豆蔻酸以及棕榈油酸等脂肪酸类以及三萜、蒽醌、甾体类等成分。

2. **药理作用** 槟榔生物碱具有驱虫、修复胃肠膜损伤、抗胃溃疡、拟胆碱作用,可兴奋胆碱受体,促进唾液、汗腺分泌,增加肠蠕动,减慢心率,降低血压,滴眼可使瞳孔缩小;酚类物质和生物碱类物质具有抗抑郁活性;槟榔甲醇提取物具有抗炎、抗氧化、抗衰老及抗菌等作用。

十一、止血药

以制止体内外出血为主要作用,治疗各种出血证的药物称止血药。本类药物主要适用于咯血、衄血、吐血、便血、尿血、崩漏、紫癜及外伤出血等病证。止血药有凉血止血、收敛止血、化瘀止血及温经止血药之分,应根据不同出血原因选择应用。

白及

白及为兰科植物白及 *Bletilla striata*(Thunb.)Reichb.f. 的干燥块茎,主产于贵州、四川、湖南、湖北。

【性味归经】苦、甘、涩,微寒。归肺、胃、肝经。

【功效主治】收敛止血,消肿生肌。

1. **收敛止血** 本品味涩质黏,为收敛止血之要药,用于治疗体内外诸出血证;用治咯血,可与藕节、枇杷叶等配伍;用治吐血,可与生地、茜草、牛膝等配伍;用治外伤或金创出血,可单味研末使用。

2. **消肿生肌** 本品为外疡消肿生肌的常用药,对于疮疡,无论未溃或已溃均可应用;疮疡初起,可单用本品研末外敷;若疮痈已溃,可与黄连、浙贝母、轻粉等共同外敷;治烧烫伤,可以将本品研末使用。

【用法用量】煎服,6～15g;研末吞服 3～6g。外用适量。

【现代研究】

1. **化学成分** 本品主要含联苄类、二氢类、联菲类成分,二氢菲并吡喃类、苄类化合物,蒽醌类和酚酸类成分。

2. **药理作用** 本品有止血、促进伤口愈合、抗胃溃疡等作用。本品可缩短出血和凝血时间,对胃黏膜损伤有明显保护作用,对实验性烫伤、烧伤动物模型能促进肉芽生长,促进疮面愈合,此外还有抗肿瘤、抗菌的作用。

三七

三七为五加科植物三七 *Panax notoginseng*(Burk.)F.H.Chen 的干燥根和根茎,主产于云南、广西等地。

【性味归经】甘、微苦,温。归肝、胃经。

【功效主治】散瘀止血,消肿定痛。

1. **散瘀止血** 用治体内外各种出血,可单品研末服用,或与血余炭、花蕊石等同用。

2. **消肿定痛** 用治跌打损伤所致瘀血疼痛,可单味研末,黄酒或白开水送服;用治痈疽溃烂,常与乳香、没药、儿茶等同用。

【用法用量】煎服,3～10g。研末吞服,每次 1～3g。外用适量。

【使用注意】孕妇慎用。

【现代研究】

1. **化学成分** 主要含联苄类、二氢类、联菲类成分,二氢菲并吡喃类化合物,苄类化合物、蒽醌类成分及酚酸类成分。

2. 药理作用 现代研究表明,三七具有抗血小板聚集及溶栓、造血作用,可降低血压,减慢心率,降低心肌耗氧量和氧利用率,扩张脑血管,增强脑血管流量,提高体液免疫功能,此外,还具有镇痛、抗炎抗菌、保护神经系统、抗疲劳、抗衰老、抗肿瘤、调节血脂等作用。

十二、活血化瘀药

以通畅血行、消除瘀血为主要作用,治疗血瘀证的药物称活血化瘀药或活血祛瘀药,简称活血药,其中活血化瘀作用峻猛者称破血逐瘀药。活血药主要适用于一切瘀血阻滞之病证。本类药物易动血耗血,故出血证、月经过多者或孕妇忌用。

(一)活血止痛药

辛散善行,既入血分又入气分,能活血行气止痛,主治气血瘀滞所致的各种痛证的药物称为活血止痛药,适用于头痛、胸胁痛、心腹痛、痛经、产后腹痛、肢体痹痛、跌打损伤之瘀痛等,也可用于其他瘀血病症。

川芎

川芎为伞形科植物川芎 *Ligusticum chuanxiong* Hort. 的干燥根茎,主产于四川、重庆、贵州、陕西、山东等地。

【性味归经】辛,温。归肝、胆、心包经。

【功效主治】活血行气,祛风止痛。

1. 活血行气 用治肝气郁结、跌仆损伤、瘀血阻滞所致各种痛证。用治胸痹心痛,常与丹参、赤芍同用;用治肝气郁结所致胁痛,常与柴胡、香附同用;用治瘀血阻滞所致闭经痛经,常与当归、白芍等同用。

2. 祛风止痛 用治风寒湿痹所致关节痛,常与独活、姜黄、附子等同用;用治头痛属风寒者,常与白芷、藁本同用;用治头痛属风热者,常与蔓荆子、桑叶等同用。

【用法用量】煎服,3～10g;研末吞服,每次 1.0～1.5g。

【使用注意】阴虚火旺、热盛者及孕妇慎用。

【现代研究】

1. 化学成分 主要含川芎嗪等生物碱,蛇床内酯、新蛇床内酯等挥发油,阿魏酸等酚类及有机酸类成分,藁本内酯、新川芎内酯、洋川芎内酯等苯酞内酯类成分以及川芎多糖、苷类等成分。

2. 药理作用 川芎嗪能扩张冠状动脉,增加冠脉血流量,改善微循环,能降低血小板表面活性,抑制血小板凝集,预防血栓的形成;川芎总生物碱、川芎嗪具有降压作用,能显著增加肾血流,延缓慢性肾损害,扩张支气管平滑肌;阿魏酸大剂量能抑制子宫平滑肌;挥发油、水煎剂有镇静作用;川芎哚有镇痛效应;现代研究表明,川芎具有镇痛、抗炎、抗肿瘤、抗氧化、细胞保护、抗凝血、抗脑缺血、抗食源性致病菌、抗血管认知障碍、抗电离辐射损伤、抗抑郁、改善心功能等药理作用。

(二)活血调经药

辛散苦泄,主归肝经血分,具有活血散瘀、通经止痛之功,尤其善于通血脉而调经水的药物称为活血调经药,主治血行不畅、瘀血阻滞所致的月经不调,经行腹痛,量少紫暗或伴血块,经闭不行及产后瘀滞腹痛,亦常用于其他瘀血病证,如瘀滞疼痛、癥瘕积聚、跌打损伤、疮痈肿痛等。

丹参

丹参为唇形科植物丹参 *Salvia miltiorrhiza* Bge. 的干燥根及根茎,主产于四川、山西、江苏、安徽等地。

【性味归经】苦,微寒。归心、肝经。

【功效主治】活血祛瘀,通经止痛,清心除烦,凉血消痈。

1. 活血祛瘀 用治胸痹心痛,常与红花、川芎、赤芍等同用;用治跌打损伤,瘀血作痛,常与当归、乳香、没药等同用。

2. **通经止痛** 用治血滞经闭、痛经及产后瘀滞腹痛,可单用本品研末服。

3. **清心除烦** 用治热扰心神所致心烦不寐,常与金银花、麦冬等同用。

4. **凉血消痈** 用治疮疡痈肿,常与金银花、连翘、白芷、赤芍等同用;用治风湿热痹,常与忍冬藤、赤芍、桑枝等同用。

【用法用量】煎服,5~15g。活血化瘀宜酒炒用。

【使用注意】反藜芦。孕妇慎用。

【现代研究】

1. **化学成分** 主要含:丹参酮Ⅰ、Ⅱ、ⅡA、ⅡB,Ⅲ、Ⅴ、Ⅵ,异丹参酮Ⅰ、ⅡA、ⅡB,隐丹参酮,异隐丹参酮,甲基丹参酮,羟基丹参酮,丹参新酮,左旋二氢丹参酮Ⅰ等醌类成分;丹酚酸A、B,丹参素,原儿茶醛,原儿茶酸,迷迭香酸,琥珀酸,紫草酸单甲酯,紫草酸二甲酯,紫草酸A、B等有机酸类成分;亚油酸、亚麻酸、油酸、棕榈酸等脂肪酸类成分。

2. **药理作用** 丹参酮ⅡA、丹参酮Ⅰ、隐丹参酮具有广泛的抗肿瘤作用;丹酚酸A具有心脏保护、抗肝损伤、抗肿瘤等作用;丹参素具有心肌保护、抗炎及抗肿瘤等作用;现代研究表明,丹参具有抗心律失常、调节血脂、抗动脉粥样硬化、保护心肌、抑制血小板聚集、对抗血栓形成、保护肝细胞损伤、抗肝纤维化、改善肾功能、保护缺血性肾损伤、镇静、镇痛、抗炎、抗过敏等药理作用。

(三) 活血疗伤药

药味多辛、苦或咸,主归肝、肾经,功善活血化瘀、消肿止痛、续筋接骨、止血生肌敛疮的药物称为活血疗伤药,主治跌打损伤、瘀肿疼痛、骨折筋损、金疮出血等骨伤科疾病,也可用于其他血瘀病证。

土鳖虫

土鳖虫为鳖蠊科昆虫地鳖 *Eupolyphaga sinensis* Walker. 或冀地鳖 *Steleophaga plancyi*(Boleny)的雌虫干燥体,主产于江苏、浙江、湖北、河北、河南。

【性味归经】咸,寒;有小毒。归肝经。

【功效主治】破血逐瘀,续筋接骨。

1. **破血逐瘀** 常用于瘀滞经产病及癥瘕痞块,治血瘀经闭,产后瘀阻腹痛,常配伍大黄、桃仁等;治正气虚损,瘀血内停之干血劳,症见形体虚羸、腹满不能饮食、肌肤甲错、两目暗黑,或妇人经闭不行者,常配伍大黄、水蛭、干地黄等;治癥瘕痞块,常配伍柴胡、桃仁、鳖甲等。

2. **续筋接骨** 可消肿止痛,续筋接骨,为伤科疗伤常用药。治骨折筋伤,局部瘀血肿痛,可单用本品研末调敷,或研末黄酒冲服;治骨折筋伤后期,筋骨软弱无力者,常配伍续断、杜仲、骨碎补等。

【用法用量】煎服,3~10g。

【使用注意】孕妇禁用。对药物过敏者易引起过敏反应。

【现代研究】

1. **化学成分** 主要含棕榈油酸、油酸、软脂酸、豆蔻酸、硬脂酸及少量亚油酸等脂肪酸类成分以及尿嘧啶、尿囊素、生物碱、氨基酸等成分。

2. **药理作用** 现代研究表明,土鳖虫具有抑制血管生成、抗肿瘤、改善血液流变学、抗凝血、抗血栓形成、保护血管内皮细胞、调节血脂、抗氧化、抗缺氧、促进骨髓间充质干细胞分化、促进骨骼愈合、调节免疫、保肝、镇痛、调节肠道菌群、抗菌等药理作用。

(四) 破血消癥药

味多辛苦,虫类药居多,兼有咸味,主归肝经血分,药性峻猛,走而不守,能破血逐瘀、消癥散积的药物称为破血消癥药,主治瘀滞时间长、程度重的癥瘕积聚,亦可用于血瘀经闭、瘀肿疼痛、中风偏瘫等病症。

莪术

莪术为姜科植物蓬莪术 Curcuma phaeocaulis Val.、广西莪术 Curcuma.kwangsiensis S.G.Lee et C.F.Liang 或温郁金 Curcuma.wenyujin Y.H.Chen et C.Ling 的干燥根茎,主产于四川、广西、浙江。

【性味归经】辛、苦,温。归肝、脾经。

【功效主治】行气破血,消积止痛。

1. **行气破血**　适用于气滞血瘀、食积日久而成的癥瘕积聚,以及气滞、血瘀、食停、寒凝所致的诸般痛证,常与三棱相须为用;治肝闭腹痛,腹中痞块,常配伍三棱、当归、香附等;治胁下痞块,常配伍丹参、三棱、鳖甲等;治血瘀经闭、痛经,常配伍当归、红花、牡丹皮等;治胸痹心痛,常配伍丹参、川芎等;治体虚而久瘀不消,常配伍黄芪、党参等以消补兼施。

2. **消积止痛**　用于食积气滞,脘腹胀痛,常配伍枳实、青皮、槟榔等;治脾虚食积,脘腹胀痛,常配伍党参、白术、茯苓等。

【用法用量】煎服,6～9g。醋制后可增强祛瘀止痛作用。

【使用注意】孕妇及月经过多者禁用。

【现代研究】

1. **化学成分**　主要含吉马酮、莪术二酮、莪术醇、莪术螺内酯、温郁金醇、姜烯、龙脑、莪术呋喃酮、松油烯、丁香酚等挥发油成分以及姜黄素等酚性成分。

2. **药理作用**　莪术油有抗炎、抗胃溃疡、保肝、抗肿瘤、抗早孕等作用;莪术水提液具有抑制血小板聚集,促进微动脉血流恢复,促进局部微循环恢复等作用;莪术水提醇沉液对体内血栓形成有抑制作用。现代研究表明,莪术具有抗肿瘤、保护心脑血管系统、调节免疫、保肝、镇痛、抗炎、抑菌、抗病毒、降血糖等药理作用。

十三、化痰止咳平喘药

以祛除痰涎为主要作用,治疗咳痰不畅的药物称祛痰药;以制止或减轻咳嗽喘息为主要作用,治疗咳嗽、喘息的药物称止咳平喘药。痰、咳、喘三者相互兼杂。痰多易致咳嗽,因而祛痰可以止咳;咳嗽往往与喘并现,因而止咳可以平喘。化痰药主要用于痰多咳嗽,咳痰不爽以及病机上与痰有关的癫痫、瘿瘤、瘰疬、阴疽流注和中风痰迷等病证;止咳平喘药主要用于外感、内伤所致肺失宣降的咳嗽气喘等病证。按药性及功效,本类药物可分为清化热痰药、温化寒痰药及止咳平喘药三类。

(一) 清化热痰药

以清化热痰为主要作用,治疗痰热证的药物称清化热痰药。本类药物主要适用于热痰壅肺所致的咳嗽气喘、咳吐黄痰等病证。其药物寒凉清润,易伤阳助湿,故寒痰、湿痰及脾胃虚寒者慎用。

前胡

前胡为伞形科植物白花前胡 Peucedanum praeruptorum Dunn 或紫花前胡 Peucedanum decursivum Maxim. 的干燥根。前者主产于四川、浙江、湖南等地;后者主产于江西、浙江、安徽等地。

【性味归经】苦、辛,微寒。归肺经。

【功效主治】降气化痰,散风清热。

1. **降气平喘**　用治咳嗽喘促、胸膈满闷,可与麻黄、枳壳、贝母等同用。

2. **清化热痰**　用治肺热咳嗽所致痰黏而黄,常与桑白皮、贝母等同用。

3. **疏散风热**　用治外感风热所致咳嗽咽痛,常与桑叶、薄荷、桔梗等同用。

【用法用量】煎服,3～10g。

【现代研究】

1. 化学成分　主要含白花前胡甲素、乙素、丙素、丁素等香豆素类成分以及皂苷类、挥发油、萘醌类、无机元素类等成分。

2. 药理作用　现代研究表明，前胡可显著增加呼吸道黏液分泌，具有祛痰作用，还具有扩张血管、降低血压、抗心肌缺血、改善心脏功能、抗心衰、降血压以及抗菌、抗炎、镇静、解痉、抗过敏、抗溃疡等作用。

贝母

贝母主要分川贝母、浙贝母二大类。川贝母为百合科植物川贝母 *Fritillaria cirrhosa* D.Don、暗紫贝母 *F.unibracteata* Hsiao et K.C.Hsia、甘肃贝母 *F.przewalskii* Maxim. 或棱砂贝母 *F.delavayi* Franch. 的干燥鳞茎，主产于四川、甘肃、云南等地；浙贝母为百合科植物浙贝母 *F.thunbergii* Miq. 的干燥鳞茎，主产于浙江等地。

【性味归经】川贝母：苦、甘，微寒；浙贝母：苦，寒。归肺、心经。

【功效主治】清热化痰，解毒散结。

1. 清热化痰　用治外感风热所致咳痰黄稠者，常与黄芩、知母同用；用治燥热伤肺所致咽干喉痛、咳痰不爽者，常与瓜蒌、沙参、麦冬、桔梗等同用。

2. 解毒散结　用治痈疽疮疡初起，常与金银花、白芷、天花粉等同用；用治肺痈胸痛，常与红藤、桔梗、连翘等同用；用治瘰疬痰核，常与玄参、牡蛎等同用。

【用法用量】煎服，3～10g。研末冲服，每次 1～2g。川贝母药性凉润，多用于肺热燥咳及阴虚劳嗽；浙贝母苦寒，多用于肺热咳嗽及瘰疬痰核。

【使用注意】反乌头类。

【现代研究】

1. 化学成分　主要含西贝素、贝母甲素、贝母乙素、贝母辛等生物碱类成分以及皂苷类，核苷类，有机酸及其酯类化合物，甾醇和萜类及多糖类等成分。

2. 药理作用　现代研究表明，贝母具有止咳、祛痰、平喘、镇痛、抗肿瘤、抗炎、抗氧化等药理作用。

（二）温化寒痰药

以温肺化痰或燥湿化痰为主要作用，治疗寒痰、湿痰的药物称温化寒痰药。本类药物主要适用于寒饮、痰湿犯肺所致的咳嗽痰多、痰白清稀等病证。其药物性温燥烈，易助火伤津，凡痰热咳嗽、阴虚燥咳及吐血、咯血者均当慎用。

半夏

半夏为天南星科植物半夏 *Pinellia ternata*（Thunb.）Breit. 的干燥块茎，主产于四川、重庆、湖北、安徽、贵州等地。晒干为"生半夏"；经白矾制者称"清半夏"；经生姜、白矾制者称"姜半夏"；经石灰制者称"法半夏"。

【性味归经】辛，温；有毒。归脾、胃、肺经。

【功效主治】燥湿化痰，降逆止呕，消痞散结。

1. 温化寒痰　用治寒饮伏肺，常与干姜、桂枝、细辛等同用。

2. 燥湿化痰　用治痰湿阻肺，常与陈皮、茯苓、甘草等同用。

3. 降逆止呕　用治痰饮犯胃，常与生姜同用；用治胃热呕吐，常与黄连、竹茹同用；用治胃寒干呕、吐涎沫，常与干姜同用。

4. 消痞散结　用治痰气郁结所致梅核气，常与厚朴、生姜、苏叶等同用；用治瘿瘤痰核，常与昆布、海藻等同用。

【用法用量】煎服,3～10g,宜制用。消痞和胃多用清半夏;降逆止呕多用姜半夏;燥湿止咳多用法半夏;竹沥半夏常用于清热化痰;外用适量消肿散结。

【使用注意】反乌头类。误服、过量服用半夏,可出现口舌麻辣,语言不清,续则出现四肢发麻,口腔黏膜及咽部红肿等症状,严重者可致死亡。

【现代研究】

1. **化学成分** 主要含油酸、油酸甲酯等脂肪酸及酯类成分,尿囊素、环(甘-丙)二肽、4-甲氧基喹啉-2-酮、N-苯甲酰基-L-苯丙胺醇等生物碱类成分,芹菜苷、大豆素、7-甲基芹菜定等黄酮类成分以及甾醇类、氨基酸、蛋白类等成分。

2. **药理作用** β-谷甾醇有镇咳祛痰作用;煎剂或混悬液有明显的抗炎作用;半夏乙醇提取液对Sarcoma-180细胞制成的小鼠荷瘤模型具有抑制瘤体生长的作用;现代研究表明,半夏具有镇咳、祛痰、抗肿瘤、抗氧化、保护胃黏膜、镇静催眠等药理作用。

(三) 止咳平喘药

以止咳平喘为主要作用,治疗咳嗽气喘的药物称止咳平喘药。本类药物主要适用于外感、内伤等引起的咳喘、气逆、胸膈痞闷等病证。

苦杏仁

苦杏仁为蔷薇科植物山杏 *Prunus armeniaca* L. var. *ansu* Maxim.、西伯利亚杏 *Prunus sibirica* L.、东北杏 *Prunus mandshurica*(Maxim.)Koehne 或杏 *Prunus armeniaca* L. 的干燥成熟种子,主产于内蒙古、辽宁、山西、陕西、河北等地。

【性味归经】苦,微温;有小毒。归肺、大肠经。

【功效主治】降气止咳平喘,润肠通便。

1. **止咳平喘** 用治风寒袭肺所致咳嗽气喘,常与麻黄、甘草等同用;用治风热犯肺所致痰黄黏稠,可与桑叶、菊花、桔梗等同用。

2. **润肠通便** 用治阴虚津亏所致肠燥便秘,常与柏子仁、郁李仁等同用。

【用法用量】煎服,3～10g。打碎入煎。

【使用注意】用量不宜过大。婴儿慎用。误服过量苦杏仁可致机体中毒。

【现代研究】

1. **化学成分** 主要含苦杏仁苷等氰苷类成分,苦杏仁苷酶、樱叶酶、醇腈酶等苦杏仁酶成分,油酸、亚油酸、棕榈酸等脂肪酸类成分以及雌酮、α-雌二醇及蛋白质等成分。

2. **药理作用** 苦杏仁苷在体内分解的氢氰酸能抑制呼吸中枢,起到镇咳、平喘作用,使呼吸加深,咳嗽减轻,痰易咳出;苦杏仁分解的苯甲醛可抑制胃蛋白酶活性而影响消化功能;苦杏仁油体外实验对蛔虫、钩虫、蛲虫及伤寒杆菌、副伤寒杆菌有抑制作用;现代研究表明,苦杏仁具有抗炎、镇痛、增强机体细胞免疫、抗消化性溃疡、抗肿瘤、抗脑缺血、降血糖等药理作用。

桔梗

桔梗为桔梗科植物桔梗 *Platycodon grandiflorun*(Jacq.)A. DC. 的干燥根。全国大部分地区均产。

【性味归经】苦、辛,平。归肺经。

【功效主治】宣肺,祛痰,利咽,排脓。

1. **宣肺祛痰** 用治风寒咳嗽痰多,常与紫苏叶、苦杏仁等药同用;用治风热咳嗽痰多者,常与桑叶、菊花等药同用。

2. **利咽排脓** 用治外邪犯肺,咽痛失音者,常与甘草、牛蒡子等同用;用治热毒壅盛咽喉肿痛者,常与射干、马勃、板蓝根等同用。用治肺痈咳嗽胸痛,咳痰腥臭,常与甘草、鱼腥草、冬瓜仁等同用。

【用法用量】煎服,3～10g。

【使用注意】本品性升散,凡气机上逆、呕吐等患者不宜用。用量大易致恶心、呕吐。

【现代研究】

1. 化学成分　主要含:桔梗皂苷 A、D,远志皂苷等三萜皂苷类成分;二氢黄酮、黄酮及黄酮苷类等黄酮类成分;桔梗聚糖、脂肪油、脂肪酸、无机元素等成分。

2. 药理作用　桔梗皂苷能增强呼吸道黏蛋白的释放,发挥祛痰作用;桔梗煎剂、水提物均有良好的止咳效果,且有抗菌,抗炎,免疫增强,抑制胃液分泌和抗溃疡,降低血压和胆固醇,镇静,镇痛,解热,抗过敏等作用;桔梗水提物有明显的保肝和降血糖作用;桔梗石油醚提取物有抗癌、抗氧化作用。

十四、安神药

以镇惊、养心为主要作用,治疗神志不安的药物称安神药。安神药分重镇安神药及养心安神药两类,分别适用于心神受扰及心神失养所致的惊悸怔忡、失眠多梦等病证。本类药物多属对症治疗,部分矿石类药物有毒,应中病即止,不可久服。

酸枣仁

酸枣仁为鼠李科植物酸枣 *Ziziphus jujuba* Mill. Var. *Spinosa* (Bunge) Hu ex H. F. Chou 的干燥成熟种子,主产于陕西、辽宁、河北、内蒙古等地。

【性味归经】甘、酸,平。归肝、胆、心经。

【功效主治】养心补肝,宁心安神,敛汗,生津。

1. 养心补肝　用治心肝阴血亏虚之心悸、失眠、多梦,常与当归、白芍、龙眼肉等同用。

2. 宁心安神　用治心脾两虚之惊悸不安、体倦失眠,常与黄芪、当归、党参等同用。

3. 敛汗生津　用治津伤之口渴咽干,常与生地、麦冬、天花粉等同用。

【用法用量】煎服,10～15g,研末吞服,每次 1.5～2.0g。

【现代研究】

1. 化学成分　主要含酸枣仁皂苷 A、B 等三萜皂苷类成分,荷叶碱、欧鼠李叶碱、原荷叶碱、去甲异紫堇定碱、右旋衡州乌药碱等生物碱类成分,斯皮诺素、当药素、芹菜素、葛根素等黄酮类成分,花生酸、花生烯酸、豆蔻酸、月桂酸等脂肪酸类成分以及挥发油、糖类、蛋白质及有机酸等。

2. 药理作用　酸枣仁总皂苷、总黄酮、总生物碱等具有催眠、镇静作用;酸枣仁煎剂有镇痛、降体温作用;现代研究表明,酸枣仁具有镇静催眠、抗抑郁、抗焦虑、抗惊厥、改善心肌缺血、降血压、降血脂、增强免疫功能、抗血小板聚集、抗炎、抗肿瘤等药理作用。

十五、平肝息风药

以平肝阳、息肝风、止抽搐为主要作用,治疗肝阳上亢或肝风内动的药物称平肝息风药。本类药物主要适用于肝阳上亢所致头晕目眩及肝风内动所致痉挛抽搐等病证。使用时,应根据引起肝阳上亢及肝风内动的病因及兼证作适当配伍。

天麻

天麻为兰科植物天麻 *Gastrodia elata* Bl. 的干燥块茎,主产于四川、云南、贵州、湖北、陕西等地。

【性味归经】甘,平。归肝经。

【功效主治】息风止痉,平抑肝阳,祛风通络。

1. 平肝息风　用治肝阳上亢所致头痛眩晕,常与钩藤、牛膝等同用;用治各种原因所致惊痫抽搐,常配钩藤、全蝎等同用。

2. 祛风通络　用治风寒湿痹之关节疼痛,常与秦艽、羌活、桑枝等同用。

【用法用量】煎服,3～10g。研末冲服,每次 1.0～1.5g。

【现代研究】

1. **化学成分**　主要含：天麻素、对羟基苯甲醇（天麻苷元）、4-羟苄基甲醚、4-（4-羟苄氧基）苄基甲醚等酚类成分；棕榈酸、十七烷酸等脂肪酸类成分；天麻多糖，杂多糖 GE-Ⅰ、Ⅱ、Ⅲ等多糖类成分；胡萝卜苷、氨基酸、微量元素等成分。

2. **药理作用**　现代研究表明，天麻具有镇静催眠、抗惊厥、改善学习记忆、保护神经元、抗焦虑、抗抑郁、降血压、扩张血管、保护心肌细胞、抗凝血、抗血栓、抗血小板聚集、抗炎、镇痛、调节免疫等作用。

钩藤

钩藤为茜草科植物钩藤 *Uncaria rhynchophylla*（Miq.）Miq. ex Havil.、大叶钩藤 *Uncaria macrophylla* Wall.、毛钩藤 *Uncaria hirsuta* Havil.、华钩藤 *Uncaria sinensis*（Oliv.）Havil. 或无柄果钩藤 *Uncaria sessilifructus* Roxb. 的干燥带钩茎枝，主产于广东、广西、湖南、福建等地。

【性味归经】甘，凉。归肝、心包经。

【功效主治】息风定惊，清热平肝。

1. **息风定惊**　用治肝热之惊痫抽搐，常与天麻、蝉蜕、全蝎、僵蚕等同用。

2. **清热平肝**　用治肝火上炎或肝阳上亢之头痛眩晕，常与夏枯草、龙胆等同用。

【用法用量】煎服，3～12g。不宜久煎。

【现代研究】

1. **化学成分**　主要含钩藤碱、异钩藤碱、去氢钩藤碱、异去氢钩藤碱等吲哚类生物碱，常春藤苷元、钩藤苷元等三萜类成分，槲皮素、槲皮苷等黄酮类成分。

2. **药理作用**　现代药理研究表明，钩藤具有镇静、抗惊厥、抗苯丙胺依赖、抗脑缺血、保护脑组织、降血压、扩张血管、抗心律失常、抑制血小板聚集、抗血栓、降血脂、抗内毒素血症、平喘、调节平滑肌等作用。

十六、开窍药

以通关开窍、醒脑复神为主要作用，治疗闭证神昏的药物称开窍药。因其气味芳香，故亦称芳香开窍药。本类药物主要适用于热陷心包所致神昏谵语，痰蒙心窍所致神昏癫痫以及中风、中暑所致窍闭神昏等病证。该类药辛香走窜，易伤正气，应中病即止，不可久服。

麝香

麝香为鹿科动物林麝 *Moschus berezovskii* Flerov、马麝 *Moschus sifanicus* Przewalski 或原麝 *Moschus moschiferus* Linnaeus 的成熟雄体香囊中的干燥分泌物，主产于四川、西藏、内蒙古、陕西、青海等地。本品应密闭、避光贮存。

【性味归经】辛，温。归心、脾经。

【功效主治】开窍醒神，活血通经，消肿止痛。

1. **开窍醒神**　用治各种原因所致的闭证神昏，常与牛黄、冰片、朱砂等同用。

2. **活血通经**　用治血瘀经闭、跌打损伤，常与桃仁、木香、三棱等同用；用治疮疡恶毒，常与蟾酥、牛黄、冰片、珍珠等同用。

3. **消肿止痛**　用治久病入络之偏正头痛，常与川芎、桃仁、赤芍等同用。

【用法用量】多入丸散用，0.03～0.10g。外用适量。不入煎剂。

【使用注意】孕妇忌用。

【现代研究】

1. **化学成分**　主要含麝香酮、麝香醇、麝香吡啶等麝香大环类成分，睾酮、胆甾醇等甾类成分以及蛋白质、多肽、氨基酸等成分。

2. 药理作用 现代研究表明,麝香具有强心,增强中枢神经系统的耐缺氧能力,改善脑循环,兴奋中枢,抗脑损伤,改善学习记忆,促进受损神经的功能修复,扩血管,增加子宫收缩频率和强度,抗早孕和抗着床,一定的抗炎以及抗肿瘤、免疫抑制等作用。

十七、补虚药

以补气血阴阳为主要作用,治疗各种虚证的药物称补益药,亦称补虚药。根据各种药物功效及其主治不同,将其分为补气药、补血药、补阴药及补阳药四类。

(一) 补气药

以补气为主要作用,治疗气虚证的药物称补气药。本类药物主要适用于气虚所致神疲乏力、少气懒言、多汗及中气下陷、气虚欲脱、血行无力、气不化津、血失统摄等病证。

人参

人参为五加科植物人参 *Panax ginseng* C. A. Mey. 的干燥根和根茎,主产于东北、山东、山西、湖北等地。栽培者称"园参",野生者称"山参",朝鲜产者称"高丽参"。根据加工、炮制方法不同,又有"生晒参""红参""白参"等称谓。

【性味归经】甘、微苦,微温。归脾、肺、心、肾经。

【功效主治】大补元气,复脉固脱,补脾益肺,生津养血,安神益智。

1. **大补元气** 用治元气不足,常与鹿茸、巴戟天、紫河车等同用。

2. **复脉固脱** 用治气虚欲脱,可大剂量单用或与附子同用。

3. **补益心气** 用治心悸多梦、安神益智,常与柏子仁、酸枣仁、夜交藤等同用。

4. **补脾益肺** 用治脾虚证,常与白术、茯苓、甘草同用;用治中气下陷之脱肛、阴挺,常与升麻、柴胡、黄芪、白术等同用;用治肺气虚弱,常与黄芪、桑白皮、五味子等同用;用治肺虚久咳,常与五味子、款冬花、贝母等同用。

5. **益气摄血** 用治气虚失摄、血不循经之吐血、衄血、崩漏,常与黄芪、白术、大枣等同用。

6. **益气生津** 用治热病气津两伤,常与生石膏、知母等同用;用治内热消渴,常配天花粉、麦冬、葛根等同用。

【用法用量】煎服,3～9g;挽救虚脱可用 15～30g,文火另煎兑服;也可研粉吞服,1 次 2g,1 日 2 次。

【使用注意】反藜芦、畏五灵脂。

【现代研究】

1. **化学成分** 主要含人参皂苷 Ro、Ra_1、Rb_1、Re、Rg_1、Rg_2 等多种三萜皂苷类成分以及多糖、挥发油、氨基酸、有机酸、黄酮类、维生素类和微量元素等成分。

2. **药理作用** 人参皂苷可增强胃肠道消化、吸收功能,加速糖的氧化分解以供给能量,增强学习记忆力,能促进造血功能,具有抗疲劳、抗衰老、抗心肌缺血、抗脑缺血、抗心律失常等作用;人参浸膏、人参皂苷 Rb 可使正常或贫血动物红细胞、白细胞和血红蛋白含量增加;人参多糖和注射液可增加白细胞数量;人参皂苷 Rg_2 具有强心作用;现代研究表明,人参有调节中枢神经兴奋与抑制过程的平衡、增强免疫功能、抗肿瘤、抗辐射、抗应激、降血脂、降血糖和抗利尿等药理作用。

黄芪

黄芪为豆科植物蒙古黄芪 *Astragalus membranaceus*（Fisch.）Bge.Var.*mongholicus*（Bge.）Hsiao 或膜荚黄芪 *Astragalus membranaceus*（Fisch.）Bge. 的干燥根,主产于内蒙古、黑龙江、吉林、山西、陕西等地。

【性味归经】甘,微温。归肺、脾经。

【功效主治】补气升阳,固表止汗,利水消肿,生津养血,行滞通痹,托毒排脓,敛疮生肌。

1. **补气升阳**　用治中气下陷,常与人参、白术、升麻、柴胡等同用;用治胸中大气下陷,常配柴胡、升麻、桔梗同用。

2. **固表止汗**　用治气虚自汗,常与牡蛎、浮小麦、麻黄根等同用;用治卫表不固,易感外邪者,常与白术、防风等同用。

3. **利水消肿**　用治脾虚水肿,常配白术、陈皮、茯苓等同用。

4. **生津养血**　用治气不摄血的吐衄崩漏、便血紫癜,常与人参、白术等同用。

5. **行滞通痹**　用治气虚血瘀所致肌肤麻木不仁,常与桃仁、当归、川芎等同用;用治中风偏瘫,常配地龙、红花、川芎等同用。

6. **托毒排脓**　用治气血不足、脓成不溃者,常与当归、川芎、穿山甲、皂角刺等同用;用治疮疡溃后久不收口,常与白芍、丹参、天花粉等同用。

【用法用量】煎服,9～30g。补气升阳蜜炙用;托毒排脓、利水消肿生用。

【现代研究】

1. **化学成分**　主要含:黄芪皂苷Ⅰ、Ⅱ、Ⅲ、Ⅳ(黄芪甲苷),莱膜黄芪苷Ⅰ、Ⅱ等三萜皂苷类成分;芒柄花素、毛蕊异黄酮葡萄糖苷等黄酮类成分;多糖、氨基酸等成分。

2. **药理作用**　黄芪多糖具有提高免疫力、抗衰老、改善记忆力、抗骨质疏松、抗流感病毒等作用;黄芪水煎液、多糖、皂苷对造血功能有保护和促进作用,还有抗氧化、抗衰老、抗肿瘤、抗糖尿病、免疫调节和保护心血管系统等作用;黄芪水煎液有保护肾脏、消除尿蛋白和利尿作用,并对血压有双向调节作用;现代研究表明,黄芪具有抗衰老、抗辐射、抗炎、降血脂、降血糖、增强免疫、抗肿瘤和保肝等药理作用。

(二) 补血药

以补益血液为主要作用,治疗血虚证的药物称补血药。本类药物主要适用于心肝血虚所致面色无华、心悸怔忡、失眠健忘、头昏耳鸣、月经后期、经血量少色淡等病证。补血药大多滋腻碍胃,凡湿浊中阻、脘腹胀满者慎用。脾胃虚弱者,可配伍健脾消食药同用。

熟地黄

熟地黄为玄参科植物地黄 *Rehmannia glutinosa* Libosch. 的干燥块根,由生地黄经炮制加工而成。我国大部分地区均产,主产于河南、浙江、陕西等地。

【性味归经】甘,微温。归肝、肾经。

【功效主治】补血滋阴,益精填髓。

1. **补血滋阴**　用治血虚证,常与当归、白芍等同用;用治月经后期或量少色淡,可与当归、黄芪、阿胶、川芎等配伍。

2. **益精填髓**　用治肾精不足,常与山茱萸、山药等同用;用治肝阴不足,常与枸杞子、菊花等同用。

【用法用量】煎服,9～15g。

【使用注意】本品甘润黏腻,凡脘腹胀满,食少便溏者忌用。

【现代研究】

1. **化学成分**　主要含梓醇、地黄苷A、地黄苷B、地黄苷C、地黄苷D、桃叶珊瑚苷、蜜力特苷、益母草苷等环烯醚萜苷类,毛蕊花糖苷、松果菊苷等苯乙醇苷类以及多糖、氨基酸类、微量元素类、紫罗兰酮类、熟地黄苯丙素及其衍生物等成分。

2. **药理作用**　熟地黄水煎液能提升机体造血功能;熟地黄苯丙素及其衍生物等具有抗衰老作用,熟地黄多糖具有抗氧化、抗肿瘤、增强免疫的作用;现代研究表明,熟地黄具有降血糖、防治骨质疏松、调节免疫、改善心血管系统、抗衰老、抗焦虑、提高学习记忆力等药理作用。

当归

当归为伞形科植物当归 *Angelica sinensis* (Oliv.) Diels 的干燥根,主产于甘肃、陕西、四川、湖北、云南等地。

【性味归经】甘、辛,温。归肝、心、脾经。

【功效主治】补血活血,调经止痛,润肠通便。

1. **补血活血** 用治血虚所致面色苍白、月经不调等,常与熟地黄、黄芪、白芍等同用。

2. **活血止痛** 用治跌打损伤、瘀血肿痛,常与乳香、没药、桃仁等同用;用治寒滞经络之痹痛,常与川芎、桂枝、细辛等同用。

3. **润肠通便** 用治血虚津亏所致肠燥便秘,常与肉苁蓉、郁李仁、枳壳同用。

【用法用量】煎服,5～15g。补血用当归身,活血用当归尾。

【使用注意】本品滑肠,湿盛中满、大便溏泄者忌用。

【现代研究】

1. **化学成分** 主要含藁本内酯、正丁烯呋内酯、香荆芥酚、马鞭草烯酮、黄樟醚、对乙基苯甲醛等挥发油成分,木犀草素-7-O-芦丁糖苷、查尔酮衍生物和木犀草素-7-O-β-*D*葡萄糖苷等黄酮类成分,阿魏酸、香草酸、烟酸、琥珀酸等有机酸类成分以及多糖、维生素、氨基酸等。

2. **药理作用** 现代研究表明,当归具有抗炎、加强造血功能、抗肿瘤、保肝、护肾、增强机体免疫、降血压、降血脂、调节动脉粥样硬化、调节子宫平滑肌、抗菌、抗辐射等药理作用。

白芍

白芍为毛茛科植物芍药 *Paeonia lactiflora* Pall. 的干燥根,主产于浙江、安徽。本品生用、清炒用或酒炙用。本品洗净,润透,切薄片,干燥得白芍饮片;取净白芍片,照清炒法炒至微黄色得炒白芍;取净白芍片,照酒炙法炒至微黄色得酒白芍。

【性味归经】苦、酸,微寒。归肝、脾经。

【功效主治】养血调经,敛阴止汗,柔肝止痛,平抑肝阳。

1. **养血调经** 用治血虚面色萎黄、月经不调等,常与熟地黄、当归、川芎同用;治血虚有热,月经不调,配伍黄芩、黄柏等。

2. **敛阴止汗** 治外感风寒,营卫不和之汗出恶风,配伍桂枝;治虚劳自汗不止,配伍黄芪、白术等;治阴虚盗汗,配伍龙骨、牡蛎等。

3. **柔肝止痛** 治血虚肝郁,胁肋疼痛,常配伍当归、柴胡等;治脾虚肝旺,腹痛泄泻,配伍白术、防风等;治阴血亏虚,常配伍甘草。

4. **平抑肝阳** 本品为治肝阳上亢常用药,常配伍牛膝、代赭石、龙骨等。

【用法用量】煎服,6～15g。本品平抑肝阳、敛阴止汗多生用;养血调经、柔肝止痛多用炒白芍或酒白芍。

【使用注意】不宜与藜芦同用,阳衰虚寒证者不宜使用。

【现代研究】

1. **化学成分** 主要含:芍药苷,氧化芍药苷,苯甲酰芍药苷,白芍苷,芍药内酯苷等单萜类成分;没食子酸、右旋儿茶素等鞣质类成分;丹皮酚;β-谷甾醇等。

2. **药理作用** 现代药理研究表明白芍具有抗炎、镇痛、保肝、促进造血功能、抗血栓、抗肿瘤以及抗氧化等作用。芍药苷和芍药内酯苷均具有镇痛作用;芍药苷可促进小鼠骨髓造血功能的恢复,具有抗血栓、抗肿瘤等作用;白芍总苷可调节细胞功能与代谢紊乱、调节血清中谷丙转氨酶和谷草转氨酶水平等。

(三)补阴药

以滋阴生津润燥为主要作用,治疗阴虚证的药物称补阴药,亦称养阴药或滋阴药。本类药物主要适用于阴液亏虚所致咽干口燥、便秘尿黄,以及阴虚内热所致五心烦热、潮热盗汗等病证。其药物大多甘寒滋腻,凡脾胃虚弱、痰湿内阻、纳呆便溏者不宜用。

沙参

沙参分为北沙参和南沙参两种。北沙参为伞形科植物珊瑚菜 *Glehnia littoralis* Fr. Schmidt ex Miq. 的干燥根,主产于山东、河北、辽宁、江苏等地。南沙参为桔梗科植物轮叶沙参 *Adenophora tetraphylla* (Thunb.) Fisch. 或沙参 *Adenophora stricta* Miq. 的干燥根,主产于安徽、重庆、江苏、四川、浙江、河北、山西等地。

【性味归经】北沙参:甘、微苦、微寒;归肺、胃经。南沙参:甘、微寒;归肺、胃经。

【功效主治】北沙参:养阴清肺,益胃生津。南沙参:养阴清肺,益胃生津,化痰,益气。

1. **养阴清肺** 用治燥热伤肺所致干咳少痰,常与麦冬、天花粉配伍;治阴虚劳嗽,常与贝母、知母、麦冬、鳖甲等同用。

2. **益胃生津** 用治胃阴不足所致口燥咽干,常与生地黄、麦冬等配伍。

【用法用量】煎服,北沙参5～12g,南沙参9～15g。

【使用注意】两种沙参功用相似。北沙参长于清养肺胃,治肺胃阴虚有热;南沙参兼益气祛痰,宜用于气阴两虚及燥痰咳嗽者。反藜芦,恶防己。

【现代研究】

1. 北沙参

(1)化学成分:主要含香豆素、木质素等苯丙素类成分以及酚酸类、聚乙炔类、五碳糖、香豆素苷、聚炔类、黄酮类、脂肪酸等成分。

(2)药理作用 现代研究表明,北沙参具有抗氧化、抗肿瘤、抑制脂肪生成、抗炎、抗菌、神经保护等药理作用。

2. 南沙参

(1)化学成分:主要含羽扇豆烯酮、环阿屯醇乙酸酯、蒲公英萜酮等三萜类成分,胡萝卜苷、β-谷甾醇十五烷酸酯等β-谷甾醇及其衍生物,沙参苷Ⅰ、Ⅱ、Ⅲ及紫丁香苷等酚性苷,以及香豆素类、挥发油类、多糖、矿物元素和氨基酸等成分。

(2)药理作用:现代研究表明,南沙参具有调节免疫、抗氧化、抗衰老等药理作用。

百合

百合为百合科植物百合 *Lilium brownii* F. E. Brown var. *viridulum* Baker、细叶百合 *Lilium pumilum* DC. 或卷丹 *Lilium lancifolium* Thunb. 的干燥肉质鳞叶,主产于湖南、湖北、江苏、浙江、安徽等地。

【性味归经】甘,寒。归心、肺经。

【功效主治】养阴润肺,清心安神。

1. **养阴润肺** 用治阴虚肺燥有热之干咳少痰、咯血等,常与款冬花同用。

2. **止咳祛痰** 用治肺虚久咳,常与生地、玄参、桔梗等同用。

3. **清心安神** 用治虚热上扰之失眠、心悸,常与麦冬、酸枣仁、丹参等同用。

【用法用量】煎服,6～12g。蜜炙可增强润肺作用。

【使用注意】脾虚便溏及外感风寒咳嗽者忌用。

【现代研究】

1. **化学成分** 主要含螺甾烷醇、异螺甾烷醇、变形螺甾烷醇和呋甾烷醇等甾体皂苷成分,百合甾体糖苷生物碱,薯蓣皂苷,酚甘油酯、酚类糖苷、酚甘油类糖苷等酚类成分,百合黄酮类成分以及糖和少量秋水仙碱等成分。

2. **药理作用** 百合甾体糖苷生物碱、呋喃甾醇皂苷、秋水仙碱等具有抑菌、降血糖作用;百合皂苷类成分具有镇静催眠作用;百合多糖具有调节免疫、抗肿瘤作用;百合总皂苷和薯蓣皂苷具有抗炎、抗抑郁作用;百合多酚具有抗氧化作用;百合黄酮类成分具有保肝、利胆作用。

(四)补阳药

以补助人体阳气为主要作用,治疗阳虚证的药物称为补阳药,又称壮阳药或助阳药。本类药物主要适用于阳气不足所致的形寒肢冷、腰膝酸软、阳痿早泄、精寒不育或宫冷不孕、尿频遗尿、神疲自汗及阳气欲脱等病证。补阳药大多药性温燥,易耗气伤阴,阴虚火旺者不宜用。

淫羊藿

为小檗科植物淫羊藿 *Epimedium brevicornu* Maxim.、箭叶淫羊藿 *Epimedium sagittatum*（Sieb. et Zucc.）Maxim.、柔毛淫羊藿 *Epimedium pubescens* Maxim. 或朝鲜淫羊藿 *Epimedium koreanum* Nakai 的干燥叶,主产于陕西、山西、四川、湖北、吉林等地。

【性味归经】辛、甘,温。归肝、肾经。

【功效主治】补肾阳,强筋骨,祛风湿。

1. **补肾壮阳**　用治肾虚阳痿、尿频,常与肉苁蓉、巴戟天、杜仲等同用。

2. **祛风除湿**　用治风湿痹痛、肢体麻木,常与威灵仙、肉桂、川芎等同用。

【用法用量】煎服,6~10g。

【使用注意】阴虚火旺者忌服。

【现代研究】

1. **化学成分**　主要含淫羊藿苷、朝藿定 A、朝藿定 B、朝藿定 C、淫羊藿次苷 I、宝藿苷 I 和宝藿苷 II 等黄酮类成分,木兰花碱、淫羊藿碱 A 等生物碱类成分以及多糖、木脂素类、微量元素、有机酸、肌醇及挥发油等成分。

2. **药理作用**　现代研究表明,淫羊藿具有对性激素和生殖器官的增益作用,还可治疗卵巢早衰及少弱精子症,保护神经系统,防止骨矿物质流失并减少与骨质疏松症相关的股骨强度下降,改善骨代谢,抗心律失常,抗心力衰竭,降血压,增强特异性免疫和非特异性免疫,抑菌,抗氧化等。

鹿茸

鹿茸为鹿科动物梅花鹿 *Cervus nippon* Temminck 或马鹿 *Cervus elaphus* Linnaeus 的雄鹿未骨化带毛的幼角,主产于辽宁、吉林、内蒙古、新疆、青海等地。

【性味归经】甘、咸,温。归肾、肝经。

【功效主治】壮肾阳,益精血,强筋骨,调冲任,托疮毒。

1. **补肾壮阳**　用治肾阳不足之阳痿早泄、宫冷不孕,可单用研末,亦可与人参、肉苁蓉、肉桂等同用。

2. **强筋健骨**　用治肝肾不足之筋骨痿软,常与熟地黄、杜仲、牛膝同用。

3. **固冲止带**　用治冲任不固之崩漏不止、带下清稀,常与当归、阿胶、狗脊、白蔹等同用。

4. **托毒起陷**　用治阴疽久溃不敛、脓出清稀者,常与黄芪、当归等同用。

【用法用量】研末冲服或入丸散服,1~2g。

【使用注意】发热者忌用。

【现代研究】

1. **化学成分**　主要含鹿茸多肽,占鹿茸总湿质量的 50%~60%,以及多肽、糖类、氨基酸、蛋白质、甾体化合物、无机元素和维生素等成分。

2. **药理作用**　现代研究表明,鹿茸对骨质疏松症有明显保护作用,可治疗小关节骨关节炎,增加微血管密度与小动脉生成,有效促进血管新生,保肝,改善学习记忆能力,抗疲劳,调节免疫,抗衰老,抗氧化,降血糖,抗菌,抗肿瘤,促进皮肤愈合等。

十八、收涩药

以敛耗散、固滑脱为主要作用,治疗多汗、遗泄滑脱、崩漏带下的药物称固涩药或收涩药。本类药物根据作用特点,分为收敛止汗、涩肠止泻、涩精缩尿及固崩止带四类。

(一) 收敛止汗药

以收敛止汗为主要作用,治疗汗证的药物称收敛止汗药。本类药物主要适用于卫阳不固、津液外泄的自汗及阴虚内热、迫津外泄的盗汗等病证。

五味子

五味子为木兰科植物五味子 *Schisandra chinensis*(Turcz.)Baill. 或华中五味子 *Schisandra sphenanthera* Rehd. et Wils. 的干燥成熟果实。前者习称"北五味子",主产于辽宁、黑龙江等地;后者习称"南五味子",主产于湖北、云南等地。

【性味归经】酸、甘,温。归肺、心、肾经。

【功效主治】收敛固涩,益气生津,补肾宁心。

1. **收敛固涩**　用治气虚自汗,常与白术、黄芪、浮小麦、麻黄根等同用;用治肺虚久咳,常与罂粟壳同用;用治遗精滑泄,常与桑螵蛸、龙骨、山茱萸等同用;用治脾肾虚寒久泻不止,可与吴茱萸、补骨脂、肉豆蔻等同用。

2. **益气生津**　用治阴虚内热之消渴多饮,常与人参、麦冬、知母、天花粉等同用;用治热病后期,气阴两伤之气短体倦,汗多口渴,常与人参、麦冬等同用。

3. **补肾安神**　用治阴血不足所致心悸失眠,常与酸枣仁、茯神、远志同用。

【用法用量】煎服,2～6g。研末服,每次 1～3g。

【使用注意】表邪未解、内有实热、咳嗽初起、麻疹初期者均忌用。

【现代研究】

1. **化学成分**　主要含五味子甲素、五味子乙素、新五味子素、五味子醇乙、五味子醇甲、五味子酯乙等木脂素类成分,单萜类、含氧单萜类、倍半萜类等挥发油类成分以及多糖类、不饱和脂肪酸类、有机酸类、黄酮类等成分。

2. **药理作用**　现代研究表明,五味子具有脑组织保护、睡眠质量调整、增强记忆功能、抗衰老以及镇痛、心血管保护、小肠黏膜保护、抗炎、调节免疫、抗呼吸道感染等药理作用。

浮小麦

浮小麦为禾本科植物小麦 *Triticumaestivum* L. 的干燥轻浮瘪瘦的颖果。全国各地均产。

【性味归经】甘,凉。归心经。

【功效主治】固表止汗,益气,除热。

1. **固表止汗**　用治气虚自汗,常与黄芪、煅牡蛎、麻黄根等同用;用治阴虚盗汗,常与五味子、麦冬、地骨皮等同用。

2. **益气除热**　用治阴虚发热、骨蒸劳热等证,常与玄参、麦冬、生地等同用。

【用法用量】煎服,6～12g。研末服,3～5g。

【使用注意】表邪而汗者忌用。

【现代研究】

1. **化学成分**　主要含淀粉、蛋白质、糖类、粗纤维等,另含谷甾醇、卵磷脂、尿囊素、精氨酸、淀粉酶、蛋白分解酶等。

2. **药理作用**　现代研究表明,浮小麦具有缓解更年期综合征及治疗虚汗等药理作用。

(二)涩肠止泻药

以涩肠止泻为主要作用,治疗久泻滑脱的药物称涩肠止泻药。本类药物主要适用于久泻久痢、大便清稀、脘冷腹痛、喜温喜按等虚寒病证;若属湿热痢疾,则并非所宜。

乌梅

乌梅为蔷薇科植物梅 *Prunus mume*(Sieb.)Sieb. et Zucc. 的干燥近成熟果实,主产于四川、福建、湖南、浙江、湖北等地。

【性味归经】酸、涩,平。归肝、脾、肺、大肠经。

【功效主治】敛肺,涩肠,生津,安蛔。

1. **涩肠止泻**　用治脾肾阳虚所致久泻不止,常与肉豆蔻、人参、诃子等同用。
2. **敛肺止咳**　用治肺虚久咳少痰或干咳无痰,常与罂粟壳、苦杏仁等同用。
3. **生津止渴**　用治阴虚内热烦渴,常与天花粉、麦冬、人参等同用。
4. **安蛔止痛**　用治蛔厥腹痛,常与花椒、干姜、川楝子等同用。

【用法用量】煎服,6～12g。大剂量可至 30g。止泻、止血宜炭用。

【现代研究】

1. **化学成分**　主要含枸橼酸、苹果酸、琥珀酸、酒石酸等有机酸类成分,β-谷甾醇、菜油甾醇、5-燕麦甾醇和胆甾醇等甾醇类成分,熊果酸、芦丁等黄酮类成分以及挥发油类、多糖类、氨基酸类等成分。

2. **药理作用**　现代研究表明,乌梅可以减缓原发性痛经症状,能降低氧自由基的含量,保护肾小管,抑制草酸钙结石晶体的形成,能改善胰岛素的敏感性,具有抗肿瘤、镇静、抗惊厥、修复胃肠黏膜等药理作用。

(三)涩精止带缩尿药

以涩精止遗、缩尿止带为主要作用,治疗遗精滑泄、尿频等的药物称涩精止带缩尿药。本类药物主要适用于肾虚失藏、精关不固之遗精滑脱、尿频及带下清稀等病证;外邪内侵及湿热下注所致遗精、尿频者不宜用。

山茱萸

山茱萸为山茱萸科植物山茱萸 *Cornus officinalis* Sieb. et Zucc. 的干燥成熟果肉,主产于浙江、河南、安徽、四川、陕西、山西等地。

【性味归经】酸、涩,微温。归肝、肾经。

【功效主治】补益肝肾,收涩固脱。

1. **补益肝肾**　用治肝肾不足之腰膝酸软,常与熟地黄、杜仲、淫羊藿同用。
2. **收涩固脱**　用治遗精滑泄、遗尿尿频,常与补骨脂、桑螵蛸等同用;用治崩漏下血、月经过多,常与当归、白芍等同用;用治大汗虚脱,常与人参、附子同用。

【用法用量】煎服,6～12g。急救固脱,20～30g。

【现代研究】

1. **化学成分**　主要含 α-依兰油烯、壬醛、*cis*-菖蒲烯、石竹烯等挥发油成分,环戊烷型环烯醚萜、环烯醚萜二聚体、裂环环烯醚萜等环烯醚萜类成分,异诃子素、新哨呐草素 I、新哨呐草素 II 等鞣质成分以及黄酮类、糖类等成分。

2. **药理作用**　现代研究表明,山茱萸具有提高免疫、抗肿瘤、降血糖、抗炎、抗菌、抗氧化等药理作用。

十九、涌吐药

以促使呕吐为主要作用,祛除胃内宿食或毒物的药物称催吐药或涌吐药。本类药物主要适用于宿食停胃或误食毒物。由于此类药物具有毒性,且作用峻猛,故应中病即止,不可连服、久服。

瓜蒂

瓜蒂为葫芦科植物甜瓜 *Cucumis melo* L. 的干燥果蒂。全国各地均产。

【性味归经】苦,寒;有毒。归胃、胆经。

【功效主治】涌吐痰食,祛湿退黄。

1. 涌吐痰食 用治误食毒物或宿食停滞,可与赤小豆为末,香豉煎汤送服;用治痰热内扰所致痰涎上涌、喉痹喘息者,单用本品为末取吐。

2. 祛湿退黄 用治湿热黄疸难愈者,可单用本品研末吹鼻。

【用法用量】煎服,2.5~5.0g;入丸散,0.3~1.0g。

【使用注意】体虚、吐血、咯血、孕妇及无实邪者忌用。瓜蒂中毒主要表现为头晕眼花、呕吐、腹泻,严重者可由脱水造成电解质紊乱,终致循环衰竭及呼吸中枢麻痹而死亡。

【现代研究】

1. 化学成分 主要含葫芦素 B、葫芦素 D、异葫芦素 B、葫芦素 B 苷和喷瓜素等三萜类成分,其中以葫芦素 B 的含量最高,其次为葫芦素 B 苷,还含有皂苷、氨基酸等成分。

2. 药理作用 瓜蒂能刺激胃感觉神经,反射地兴奋呕吐中枢而致吐,对肝脏的病理损害有保护作用,能增强细胞免疫功能,具有抗肿瘤、降压、抑制心肌收缩力、减慢心率、退黄疸、治疗慢性乙型肝炎及肝硬化等药理作用。

二十、攻毒杀虫止痒药

凡以攻毒疗疮、杀虫止痒为主要功效的药物,称为攻毒杀虫止痒药。本类药物主要适用于外科、皮肤科、五官科病证,如痈肿疔毒、疥癣、湿疹湿疮、聤耳、梅毒、虫蛇咬伤等。

雄黄

雄黄为硫化物类矿物雄黄族雄黄,主含二硫化二砷(As_2S_2),主产于湖南、湖北、贵州。本品微有特异的臭气,味淡,以色红、有光泽者为佳。

【性味归经】辛,温;有毒。归肝、大肠经。

【功效主治】解毒杀虫,燥湿祛痰,截疟。

1. 解毒杀虫 治痈肿疔毒,可单用或入复方,且外用为主,配伍乳香、没药、麝香;治疗疥癣,与黄连、松脂、发灰为末,猪脂为膏外涂;用治蛇虫咬伤,轻者单用本品香油调涂患处。

2. 燥湿祛痰 内服能杀虫,燥湿祛痰,截疟。

【用法用量】0.05~0.10g,入丸散用。外用适量,熏涂患处。

【使用注意】本品应水飞入药,切忌火煅;内服宜慎;不可长期、大量使用;孕妇禁用。雄黄因含砷而毒性较大,可引起组织和器官损害。

【现代研究】

1. 化学成分 主要含二硫化二砷(As_2S_2),约含砷 75%、硫 24.5%,还含有少量铝、铁、钙、镁、硅等元素。

2. 药理作用 雄黄体外对金黄色葡萄球菌有杀灭作用,提高浓度也能杀灭大肠埃希菌;1% 雄黄可抑制人型、牛型结核分枝杆菌与耻垢分枝杆菌;雄黄水浸剂对堇色毛癣菌等多种致病性皮肤真菌有不同程度的抑制作用;雄黄具有抗肿瘤及抗血吸虫和疟原虫的作用。

二十一、拔毒化腐生肌药

凡以拔毒化腐、生肌敛疮为主要功效,常用以治疗痈疽疮疡溃后脓出不畅或久不收口为主的药物,称为拔毒化腐生肌药。本类药物主要适用于痈疽疮疡溃后脓出不畅,或溃后腐肉不去,新肉难生,伤口难以生肌愈合之证,以及癌肿、梅毒等。部分药物还可用于湿疹、疥癣瘙痒、咽喉肿痛、口舌生疮、目赤翳障、耳疮等。

红粉

红粉为红氧化汞(HgO),是以水银、火硝、白矾为原料加工而成的红色升华物,主产于河北、湖北、湖南、江苏。本品气微,以色红、块片不碎、有光泽者为佳。研细粉用。

【性味归经】辛,热;有大毒。归肺、脾经。

【功效主治】拔毒,除脓,去腐,生肌。

常与煅石膏研末外用,如:红粉与煅石膏的用量比为1:9者,称九一丹,拔毒力较轻而生肌力较强;比例为2:8者,称八二丹;比例为3:7者,称七三丹;比例为1:1者,称五五丹;比例为9:1者,称九转丹。随着本品用量的增加,拔毒除脓之力逐渐增强。

【用法用量】外用适量,研极细粉单用或与其他药味配制成散剂或制成药捻。

【使用注意】本品有大毒,只可外用,不可内服;外用亦不宜久用;孕妇禁用。长期、大剂量使用可导致汞中毒。

【现代研究】

1. 化学成分 本品主要成分为氧化汞(HgO)。

2. 药理作用 红粉体外对金黄色葡萄球菌、乙型溶血性链球菌、铜绿假单胞菌、大肠埃希菌等有较强杀菌作用,可促进和改善创面微循环,减少微血栓,增加创面营养和血液供应,有利于创面愈合。

(李 慧)

复习思考题

1. 为什么要注意中药的采收时间?

2. 中药药性理论的基本内容有哪些?

3. 中药防治疾病的基本作用是什么?

4. 中药副作用和毒性的区别是什么?

5. 如何理解毒性的含义?

6. 如何正确对待"十八反""十九畏"?

7. 解表药的使用注意是什么?

8. 川芎为何称为治头痛要药?

9. 泻下药的使用注意有哪些?

10. 甘味药的作用与适应证是什么?

11. 中药的性能与性状的区别是什么?

12. 牛膝"性善下行"体现在哪些方面?

13. 止血药分为哪几类,各适用于何病证?

14. 理气药为什么常与化湿药、泻下药、活血化瘀药及补益药同用?

15. 鹿茸的用量用法及使用注意是什么?

本章思考题解题思路

本章目标测试

第八章 | 方 剂

【内容提要】

本章由两部分组成:一为方剂的基础知识,内容包括方剂与治法,方剂的组成、变化、剂型;二为方剂的分类及常用方剂介绍。按照以法统方的原则,将常用方剂分为解表、理气、外用等二十类,每类方剂选择临床常用的 1 或 2 方加以介绍,每首方剂按方名、来源(出处)、组成与方解、功效、主治及药物常用量加以介绍。部分处方附有现代应用及现代研究等内容供参考。

【学习要点】

1. 掌握方剂君、臣、佐、使的组方原则。
2. 熟悉方剂的组成变化、方剂的类别及主要方方名。
3. 了解各类基本方的功用及主治。

第一节 | 方剂的基础知识

方剂是在中医理论指导下,针对具体病证,以辨证立法为依据,选择适当的药物,按照组方原则,酌定用量、用法、剂型,恰当配伍而成,是中医辨证施治的具体体现,也是中医临床治疗的重要手段。

一、方剂与治法

方剂是中医学体系理、法、方、药的组成部分。临证时首先是辨证,然后确立治法,在治法的指导下选用相应的药物组成方剂。因此,治法是组方的依据,方剂是治法的体现,即"法随证立""方从法出"。由此可见,治法是指导遣药组方的原则,方剂是体现和完成治法的主要手段。

二、方剂的组成及其变化

方剂是在使用单味药治病进而用多味药治证的基础上,辨证立法选择适当的药物组合而成。药物的功用各不相同,只有通过合理的配伍,调其偏性,制其毒性,增强或改变原来的功用,消除和缓解对人体的不利因素,发挥其相辅相成或相反相成综合作用,使各具特性的群药联结成一个新的有机整体,充分发挥药物的作用,才能适应对比较复杂病证的治疗需要。

（一）组方原则

每一首方剂的组成,必须根据病情,在辨证立法的基础上,选用适当的药物,在配伍组成方面,必须遵循严格的原则。如《素问·至真要大论》载:"主病之谓君,佐君之谓臣,应臣之谓使。"明代何瑭(号伯斋)说:"大抵药之治病,各有所主。主治者,君也。辅治者,臣也。与君药相反而相助者,佐也。引经及治病之药至病所者,使也。"因此,据历代医家论述及名方组成,组方原则如下。

1. 君药 是方剂中针对主病或主证起主要治疗作用的药物。其药力居方中之首,是方剂中必须具有的药物。

2. 臣药 意义有二。一是辅助君药加强治疗主病或主证的药物;二是针对兼病或兼证起主要治疗作用的药物,其药力次于君药。

3. **佐药** 意义有三。一是佐助药,即配合君、臣药以加强治疗作用,或直接治疗次要的兼证;二是佐制药,即用以消除或减缓君、臣药的毒性与烈性;三是反佐药,即根据病情需要,用与君药性味相反而又能在治疗中起相成作用的药物。

4. **使药** 意义有二。一是引经药,即能引方中诸药直达病所的药物;二是调和药,即具有调和方中诸药作用的药物。

临床应用时,不一定每首方剂都具备臣、佐、使药,若病情比较单纯,用一二味药即可奏效,或君、臣药无毒烈之性,有的则不需加用佐药。主病药物能至病所,则不必再用引经的使药。一般君药味数宜少,常用一味,臣药可多于君药,佐药可多于臣药,而使药用一二味即可。总之,方剂中药味的多少,以及君、臣、佐、使是否齐备,应视病情与治法的需要来确定,只要恰合病情,用药适宜,配伍严谨,主次分明即可。

(二) 组成变化

方剂的组成既有严格的原则性,又有极大的灵活性,临证组方时必须根据具体病情而灵活化裁。

1. **增减药味** 药物是决定方剂功效的主要因素,因此药物的增减必然使方剂的功效发生变化。药味增减有两种情况。一种是佐使药的加减,适用于主证未变而次要兼证不同的病例,这种加减变化不至于引起全方功效的根本改变。如银翘散是治疗风热表证的常用方剂,若兼见口渴,是热伤津液,可加天花粉以生津。另一种是臣药的加减,由于改变了方剂的配伍关系,所以全方的功效发生根本变化。如麻黄汤去臣药桂枝,则发汗力弱,而变为治疗风寒犯肺咳喘的基础方;麻黄汤加白术为臣药后,则成为一君二臣的格局,变成发汗祛风寒湿邪之方。

2. **增减药量** 药量是药物在方中药力大小的重要标志之一,即使方剂的药物组成相同,但用量各异,也使方剂的配伍关系及功用、主治不相同。如小承气汤与厚朴三物汤均由大黄、厚朴、枳实三药组成,但前方重用大黄四两为君,为攻下热结之剂,主治阳明腑实证,后方重用厚朴八两为君,为行气消满之方,主治气滞大便不通之证。

3. **剂型变化** 方剂的剂型各有特点,同一方剂,若剂型不同,其作用有大小缓峻之别,在主治病情上亦有轻重缓急之分。如理中丸与人参汤,两方组成及用量完全相同,前者为细末,炼蜜为丸,用于中焦虚寒之轻证,作用较缓和,后者治疗中上二焦之虚寒较重者,取汤剂以速治。

三、方剂的剂型

剂型是指方剂组成后,根据病情与药物的特点制成一定的形态。传统剂型有汤、丸、散、膏、酒、丹、露、锭、条、线、茶等剂型,现在又研制了许多新剂型,如片剂、冲剂、糖浆剂、口服液、胶囊剂、颗粒剂、注射剂、气雾剂等。现将常用的剂型介绍如下。

1. **汤剂** 是将药物饮片配齐后,用水或黄酒,或水酒各半浸泡后,再煎煮一定时间,去渣取汁而成,一般供内服用,如大承气汤、桂枝汤等。汤剂的特点是吸收快,能迅速发挥药效,特别是便于随证加减,是临床广泛使用的一种剂型。汤剂适用于病情较重或不稳定的患者,但该剂型存在某些有效成分不易煎出或易挥发、服用量大、服用时口感欠佳且不便于携带的缺点。

2. **丸剂** 是将药物研成细末或用药材提取物,加适宜的黏合剂制成的圆形固体剂型。丸剂吸收缓慢,药效持久,而且服用与携带方便,适用于慢性、虚弱性疾病,如十全大补丸、杞菊地黄丸等,亦可用于急救,如安宫牛黄丸、至宝丹等。常用的丸剂有:①蜜丸,是将药物细粉以炼制的蜂蜜为黏合剂制成的丸剂,分为大蜜丸和小蜜丸两种,作用缓和而持久,常用以治疗;②水丸,是将药物细粉用冷开水、蒸馏水或酒、醋、药汁等为黏合剂制成的小丸,水丸较蜜丸崩解快,易于吞服和吸收;③糊丸,是将药物细粉用米糊、面糊、曲糊等为黏合剂制成的小丸,其崩解、溶散慢,内服可延长药效,并能减轻不良反应;④浓缩丸,是将药物煎汁浓缩成膏,再与其他药物细粉混合、干燥、粉碎,用水或蜂蜜或药汁制成丸剂,其体积小,服用剂量小,患者易于接受。

3. **散剂** 是将药物粉碎,混合均匀,制成粉末状制剂,有内服与外用两种。内服散剂有细末和粗末之分。细末可直接冲服,如七厘散;粗末可加水煮沸取汁服用,如银翘散等。外用散剂一般作外敷用,掺撒疮面或患病部位,如金黄散等,亦有作吹喉等,如冰硼散等。散剂的特点是吸收快,制作简单,便于服用及携带,节省药材。

4. 膏剂　是将药物用水或植物油煎熬去渣而制成的剂型,有内服和外用两种。内服膏剂有流浸膏、浸膏、煎膏三种,外用膏剂有软膏和硬膏两种。流浸膏、浸膏多作为调配其他制剂使用。煎膏又称膏滋,是将药物加水反复煎煮去渣浓缩后,加炼蜜或炼糖制成的半流体剂型,多用于慢性虚弱患者,如枇杷膏等。软膏又称药膏,是将药物细粉与适宜的基质混合制成具有适当黏度的半固体外用制剂,多用于皮肤、黏膜或创面,如三黄软膏等。硬膏又称膏药,是以植物油将药物煎至一定程度,去渣再煎至滴水成珠后,加入黄丹等混合冷却制成的外用制剂。可用于跌打损伤、风湿疼痛等,如狗皮膏等。

5. 丹剂　有内服与外用两种。内服丹剂没有固定剂型,有丸剂,亦有散剂,以药品贵重或有特殊功效而名之曰丹,如至宝丹、紫雪丹等。外用丹剂又称丹药,是以某些矿物类药经高温烧炼制成的药品,常研粉涂撒疮面,主要供外科用,如红升丹等。

6. 酒剂　古称"酒醴",现又称药酒,是将药物置于酒中浸泡,去渣取液供内服或外用。酒有活血通络、助长药效、易发散的特性,适用于风湿疼痛、体虚补养和跌打损伤等,如杜仲虎骨酒等。外用有活血消肿止痛的作用。酒剂不适用于阴虚火旺的病证。

7. 露剂　又称药露,取新鲜含有挥发性成分的药物,用蒸馏法制成的芳香气味的澄明水液,气味清淡,便于口服。一般作为饮料,口感适宜,如金银花露等。

8. 栓剂　是将药物细粉与基质混合制成的一定形状固体制剂,用于腔道并在其间溶解而释放药物,有杀虫止痒、润滑、收敛等作用。外用栓剂可减少药物对肝脏的毒副作用及对胃黏膜的刺激作用,如消痔栓等。

9. 冲剂　是将药材提取药加适量赋形剂或部分药物细粉制成的干燥颗粒状或块状制剂,用时以开水冲服。冲剂具有作用迅速、服用方便等特点,如感冒退热冲剂等。

10. 片剂　是将药物细粉或药材提取物与辅料混合压制而成的片状制剂。片剂体积小,用量准确,服用方便,应用广泛。片剂多以口服普通片为主,也有咀嚼片、分散片、泡腾片、缓释片、肠溶片、阴道片等。

11. 糖浆剂　是将药物煎煮去渣取汁浓缩后,加入适量蔗糖溶解制成的浓蔗糖水溶液。糖浆制剂具有味甜、量小的特点,尤适用于儿童服用,如止咳糖浆等。

12. 口服液　是将药物用水或其他溶剂提取、精制而成的内服液体制剂。该制剂具有剂量小、吸收较快、口感适宜、服用方便等特点,如银黄口服液等。

13. 注射剂　又称针剂,是将药物经过提取、精制、配制等步骤而制成的灭菌溶液、无菌混悬液,或供配制成液体的无菌粉末。该制剂具有剂量准确、药效迅速、适于急救的特点,对于昏迷及不能口服用药的患者尤为适宜,如清开灵注射液等。

14. 茶剂　是由药物粗粉与黏合剂混合制成的固体制剂。使用时将药物置于有盖的容器中,以沸水泡汁代茶服用,故称茶剂。茶剂外形不固定,常制成小方块或饼状。由于茶剂制法简单,服用方便,故患者乐于采用,如午时茶等。

四、古今用药度量衡考证

度量衡是计量长度、容积、重量标准的简称。古方的用药剂量须根据该处方形成时期的度量衡与现代进行折算,以作为临床用药的依据。

汉代时期:汉代医著中以黍、铢、分、两、斤计量,以十黍为一铢,六铢为一分,四分为一两,十六两为一斤(亦有"枚""个"等数量,"鸡子大""弹丸大"拟量,"把""束""握"等估量值)。现代诸家结合出土度量衡器和历代文献考证,认为汉代一两约等于今之 13.920~15.625g;《中国科学技术史·度量衡卷》书中折算东汉一两为13.8g；国家中医药管理局公布《古代经典名方关键信息表》中，《伤寒论》中方剂或《张仲景方》一两为13.8g。汉代时期的容量单位有合、升、斗、参等，根据东汉时期出土的"光和大司农铜斛""元初大司农铜斗""永平大司农铜合"等容量实测值结果表明，汉之一斗相当于现今2 000ml，一斗为十升，一升折算现今200ml。

隋唐时期：唐中期出现"钱"计量单位，并且建立了"钱"以下的小数单位"分、厘、毫"为取代"分、铢"等非十进单位，"钱"与"两"为十进位关系。经文献和实物考证，隋唐方药计量仍采用汉制，方书中一斤约等于现代220g，一两约等于13.8g，一升约等于200ml，一合约等于20ml，一方寸匕约为2.7ml。

宋金元时期：宋朝是我国度量衡的分水岭，由于受宋代度量衡制度改革等因素的影响，度量衡较东汉至隋唐有很大的不同。计量单位宋承唐制，为"两、钱、分、厘、毫"之目，但学者根据权衡标准器、宋代银锭等分析后，确定宋代一斤为今之640～661g，一两为今之40.0～41.3g。容量单位根据《中国科学技术史·度量衡卷》中所考证的结论，宋代一升约为702ml，十合约为1L，故推算出一小盅约合210ml。

明清时期：明清两代离今相对较近，且有衡器留存于世，故考证依据较充分。通过对明代衡器"戥秤二杆"及清代衡器"拾两铜砝码"的考证得知，明、清两代的衡制基本相同，一斤为十六两，一斤约合今之596g，一两约合今之37.3g。容量单位根据明代"成化兵子铜斗"、清"户部铁方升"等容器进行测量，推算出明清时期的一升与现今1L基本一致。

临床应用过程中方剂中药物的用量一般应以最新版《中华人民共和国药典》为指导，结合医者的临床经验以及古籍中的记载，并根据药物性质、剂型、配伍关系，患者的年龄、体质、病情，以及季节的变化而酌定。本章每首方剂中药物标注的剂量为古方原著之用量，以领悟古方的配伍意义、组方特点，并作为今人临证用药配伍比例之参考，尊古但不泥古。

第二节 │ 方剂的分类及常用方剂

方剂的分类，历代不尽相同，有以病证分类、以病因分类、以脏腑分类、以组成分类、以治法或功效分类等。本教材遵循以法统方的原则，将所选常用方剂分为解表、泻下、和解、清热、祛暑、温里、补益、固涩、安神、开窍、理气、理血、治风、治燥、祛湿、祛痰、消食、驱虫、涌吐及外用等类别。

一、解表剂

凡以辛散解表药为主组成，具有发汗、解肌、透疹等作用，用以治疗表证的方剂，称解表剂，属"八法"中的"汗法"。解表剂主要适用于表证，或麻疹未透，以及疮疡、水肿等初起之时，症见恶寒、发热、头痛、身疼、苔薄、脉浮等。解表剂常分为两类：辛温解表剂，适用于表寒证，以麻黄汤为代表方；辛凉解表剂，适用于表热证，以银翘散为代表方。

解表剂多用辛散轻宣之品，故煎药时间不宜太久，以免药性耗散，影响疗效。应用解表剂时，服后取汗，但不可发汗太过，以防损伤正气。

麻黄汤 《伤寒论》

【组成】麻黄(去节)三两　桂枝(去皮)二两　杏仁(去皮尖)七十个　甘草(炙)一两

【用法】水煎服，温覆取微汗。

【功效】发汗解表，宣肺平喘。

【主治】外感风寒表实证。症见恶寒发热，头疼身痛，无汗而喘，舌苔薄白，脉浮紧。

【方解】本方主治病证多由风寒袭表，毛窍闭塞，肺气不宣，营卫不调所致。治宜发汗解表，宣肺平喘。方中麻黄味苦辛，性温，既可发汗解除风寒表邪，又可宣肺平喘，以消除咳喘，为君药。配伍桂枝解肌发汗可助麻黄解表，又温通经脉可解肢体疼痛，故为臣药。麻黄、桂枝相须为用，发汗之力倍增。佐以杏仁降利肺气，与麻黄相伍一宣一降，可增强宣肺平喘之功。使以炙甘草缓中，制约麻、桂发汗不致过猛。

本方发汗作用较强,当中病即止,不可过服。表虚有汗者、新产妇人、失血患者等均不宜用。

【现代研究】本方有发汗解热、镇咳、祛痰、平喘、抗哮喘、抗过敏作用。临床常用于感冒、流行性感冒、急性支气管炎、支气管哮喘等属风寒表实证者。

现代药理学研究表明,麻黄汤可降低由多种致热原引起的体温升高,促进汗腺上皮细胞内水泡增加及腺体分泌,通过兴奋β-肾上腺素受体缓解支气管平滑肌痉挛,减少咳嗽的次数,此外,还具有抗炎、抗病毒等作用。

【方歌】麻黄汤中臣桂枝,杏仁甘草四般施,发汗解表宣肺气,伤寒表实无汗宜。

注:杏最早记载于《夏小正》,杏核仁首载于《神农本草经》,以杏仁为正名始见于《雷公炮炙论》。后至明清时期,杏仁分为苦杏仁与甜杏仁,历代医家常混用,清代的部分本草医籍虽明确了两者的应用区别,但未将两者单独收载;至1953年版《中华人民共和国药典》及后续各版药典为区别用药,以苦杏仁为正名,甜杏仁见于各省中药材标准。苦杏仁功效偏降气止咳,杏仁偏润肺止咳。本书中各首方剂处方组成表述与古代医籍一致,具体应用可结合方剂形成时期及功效主治具体分析。

银翘散 《温病条辨》

【组成】金银花一两　连翘一两　桔梗六钱　薄荷六钱　竹叶四钱　生甘草五钱　荆芥穗四钱 牛蒡子六钱　淡豆豉五钱

【用法】鲜芦根煎汤,轻者日服三次,重者日服四次。

【功效】辛凉透表,清热解毒。

【主治】温病初起卫分证及风热表证。发热微恶风寒,无汗或有汗不多,头痛口渴,咳嗽咽痛,舌尖红,苔薄黄,脉浮数。

【方解】本方主治病证由风热邪气或温热病的疫疠毒气,从口鼻或皮毛而入,首先犯肺,使表卫失和,肺失肃降而引起。治宜发散风热,清解热毒。方中重用金银花、连翘辛凉解表,清热解毒,辟秽化浊,为君药。薄荷、牛蒡子辛而性凉,疏散风热,清利头目,解毒利咽;荆芥穗、淡豆豉辛而微温,助君药宣散在表之邪,共为臣药。芦根、竹叶清热生津;桔梗开宣肺气而止咳利咽,同为佐药。生甘草调和诸药,护胃安中,又可助桔梗清利咽喉,是为佐使药。

本方所用药物均系轻清之品,用法强调"香气大出,即取服,勿过煮",既为解表剂煎煮火候之通则,又体现了吴瑭"治上焦如羽,非轻不举"的用药原则。

【现代研究】本方有发汗、解热、抗病原微生物、抗炎、抗过敏作用,临床常用于急性发热性疾病的初起阶段,如流行性感冒、急性扁桃体炎、上呼吸道感染、肺炎、麻疹、流行性脑膜炎、乙型脑炎、腮腺炎等辨证属温病初起,邪郁肺卫者。治疗皮肤病如风疹、荨麻疹、疮疡痈肿,亦多用之。

现代药理学研究表明,银翘散为中枢性解热药,对不同致热原引起的发热均有明显解热作用,对革兰氏阳性和阴性菌有广泛抑制作用,且可明显抑制甲型流感病毒,通过抗组胺作用对多型变态反应有明显的抗过敏作用,此外,还具有止痛等作用。

【方歌】辛凉解表银翘散,竹叶荆牛薄荷甘,豆豉桔梗芦根入,风热外感服之安。

二、泻下剂

凡以泻下药为主组成,具有通便、泻热、攻积、逐水等作用,治疗里实证的方剂,称为泻下剂,属"八法"中的"下法"。泻下剂主要分为四类:寒下剂,适用于里热积滞实证,以大承气汤为代表方;温下剂,适用于里寒积滞实证,以温脾汤为代表方;润下剂,适用于肠燥津亏所致大便秘结证,以麻子仁丸为代表方;逐水剂,适用于水饮壅盛于里的实证,以十枣汤为代表方。

应用泻下剂,必待表邪已解,里实已成。若表邪未解,而里实已成,可用表里双解法。对年老体弱、孕妇、产妇及病后体虚者,均应慎用或禁用。泻下剂易伤胃气,中病即止。

大承气汤 《伤寒论》

【组成】大黄(酒洗)四两　厚朴(去皮,炙)半斤　枳实(炙)五枚　芒硝三合

【用法】以水一斗,先煮枳实、厚朴,取五升;去渣,下大黄更煮二升;去渣,下芒硝微火一二沸,日分服。大便已下,余药勿服。

【功效】峻下热结。

【主治】

1. 阳明腑实证。大便秘结,腹胀满或腹痛拒按,矢气频作,日晡潮热,神昏谵语,手足濈然汗出,舌苔黄燥起刺,脉沉实。

2. 热结旁流。下利稀水臭秽,脐腹疼痛,按之有硬块,口干舌燥,脉滑实。

3. 里热实证之热厥、痉病或发狂。

【方解】本方为寒下的常用代表方剂,以证属病邪入里化热,与肠中燥屎相结的里热实证为主治重点。方中大黄苦寒,泻热通便,荡涤肠胃邪热积滞,为君药。芒硝咸寒泻热,软坚润燥通便,为臣药。君、臣相须为用,则峻下热结之力增强。厚朴苦温下气,枳实苦辛破结,两药消痞除满,破气散结,助大黄、芒硝推荡积滞、通降腑气,为佐使药。本方治证虽然表现复杂多样,如热厥、痉病、发狂、热结旁流等,但皆由里热结滞、腑气不通所致,故用本方峻下热结,以存阴救阴,体现了"釜底抽薪、急下存阴"之法。

使用本方时,应以痞(心下闷塞坚硬)、满(胸胁脘腹胀满)、燥(肠有燥粪,干结不下)、实(腹中硬痛,痛而拒按;大便不通或下利清水而腹中硬满不减)四证及苔黄、脉实为依据。

本方取名承气,是取其有泻热结,承顺胃气之下行,可使塞者通、闭者畅之意。

【现代研究】本方有调节肠蠕动、影响消化功能、改善肺水肿的作用。临床常用于急性单纯性肠梗阻、急性胆囊炎、急性阑尾炎、急性胰腺炎等属阳明腑实证者。

现代药理学研究表明,大承气汤可显著促进肠道蠕动,调节胃肠激素分泌,从而调节胃肠运动,还可降低炎性细胞因子,减少炎性渗出,保护肠黏膜,此外,本方还具有抗菌、抑制血清内毒素、解热、提高机体免疫力等作用,还能显著保护脑、肺等重要脏器。

【方歌】大承气汤用硝黄,配伍枳朴泻力强,阳明腑实真阴灼,峻下热结宜此方。

温脾汤 《备急千金要方》

【组成】大黄五两　当归、干姜各三两　附子、人参、芒硝、甘草各二两

【用法】以上药材咬咀,以水八升煮取二升半,分三次服。

【功效】攻下寒积,温补脾阳。

【主治】阳虚寒积证。寒积便秘,或久利赤白,腹部冷痛、绞痛,手足不温,口不渴,苔白,脉沉弦而迟。

【方解】本方用于脾阳不足而寒实冷积阻于肠间所致诸证。寒湿久留,冷积不化,可导致脾气虚弱,而见下利赤白不止,不通则痛;腹痛而手足不温,脉沉弦,皆为中气虚寒,冷积内停之象。此时,单纯温补脾阳,虽可去里寒而积滞难去,单纯予以攻下,则更伤中阳,寒积也未必得去,故方中附子温脾阳以散寒凝,大黄泻下攻逐除积滞,二者相配,具有温下之功,共为君药。芒硝润肠软坚,助大黄泻下攻积;干姜温中助阳,助附子温阳祛寒,共为臣药。人参、当归益气养血,使下不伤正为佐。甘草既助人参益气,又能调和药性,为佐使药。诸药合用,使积滞得下,寒邪得去,脾阳得复,则诸症可愈。

【现代研究】本方有调节脂代谢紊乱、保护肾脏等作用,临床常用于急性单纯性肠梗阻或不完全梗阻、蛔虫性腹痛、慢性结肠炎、肝硬化腹水、慢性肾炎、尿毒症等属中阳虚寒、冷积内阻的腹痛等。

现代药理学研究表明,温脾汤可显著缩短排便时间,通过抑制内皮依赖性舒张因子、改善血液流变指标等途径改善肾功能,此外,还具有保护神经元、抗流感病毒等作用。

【方歌】温脾参附与干姜,甘草当归硝大黄,寒热并行治寒积,脐腹绞结痛非常。

三、和解剂

凡具有和解少阳、调和肝脾、调和寒热等作用,治疗邪在少阳、肝脾不和、肠胃不和、寒热错杂以及表里同病等证的方剂,称为和解剂,属"八法"中的"和法"。和解剂分为三类:和解少阳剂,适用于邪在少阳,以小柴胡汤为代表方;调和肝脾剂,适用于肝气郁结、肝脾失调,以逍遥散为代表方;调和寒热剂,适用于肠胃气机失调,以半夏泻心汤为代表方。

凡邪在肌表,未入少阳,或邪已入里,阳明热盛者,皆不宜使用和解剂;劳倦内伤、气虚血弱者,亦不宜用本类方剂。

小柴胡汤　《伤寒论》

【组成】柴胡半斤　黄芩三两　人参三两　甘草(炙)三两　半夏(洗)半升　生姜三两　大枣(擘)十二枚

【用法】水煎服。

【功效】和解少阳。

【主治】

1. 伤寒少阳证。寒热往来,胸胁苦满,默默不欲饮食,心烦喜呕,口苦,咽干,目眩,舌苔薄白,脉弦。

2. 热入血室证。妇人伤寒,经水适断,寒热发作有时。

3. 黄疸、疟疾及内伤杂病见少阳证者。

【方解】本方所治少阳病为伤寒邪传少阳,邪正相争于半表半里所致。本方为和解少阳的主方。方中柴胡苦辛微寒,轻清升散,清解透达少阳半表之邪,并能疏泄气机之郁滞,为君药。黄芩苦寒,清少阳半里之热,为胆经要药,与柴胡配伍,具有较好的和解清热作用,是为臣药。半夏、生姜和胃降逆止呕;人参、大枣益气健脾,扶正祛邪,皆为佐药。炙甘草助参、枣扶正,并调和诸药,为使药。诸药合用,以和解少阳为主,兼补胃气,使半表半里之邪得解,少阳枢机得利,上焦通而胃气和,则诸症自除。

【现代研究】本方有解热、抗炎、抗菌、抗病毒的作用。本方还具有:对免疫功能的影响,包括促进B细胞成熟,促进机体产生抗体,可显著提高体液免疫、非特异性免疫、红细胞免疫的能力;对肝胆系统的作用,包括对肝损伤的保护作用和对肝细胞再生能力的影响;对胃肠道的影响,包括对肠管蠕动有增强作用,对胃黏膜损伤有明显的抑制作用;抗纤维化作用;调节内分泌,对垂体、肾上腺皮质系统有双向调节作用;抗衰老作用;抗肿瘤作用;降血糖作用。临床常用于感冒、流行性感冒、急性胸膜炎、疟疾、慢性肝炎、肝硬化、胆汁反流性胃炎、急慢性胆囊炎、急性胰腺炎、急性乳腺炎、急性肾盂肾炎、膀胱炎、产褥感染、睾丸炎等属少阳证者。

【方歌】小柴胡汤和解功,半夏人参甘草从,更用黄芩加姜枣,少阳百病此为宗。

逍遥散　《太平惠民和剂局方》

【组成】甘草(微炙赤)半两　当归(去苗,剉,微炒)、茯苓(去皮,白者)、白芍、白术、柴胡(去苗)各一两

【用法】为粗末,每服二钱,加煨姜三钱,薄荷少许,同煎服。亦可改为饮片,水煎服。或为细末,水泛为丸,每服二钱,每日2次。

【功效】疏肝解郁,养血健脾。

【主治】肝郁血虚证。两胁作痛,胸闷嗳气,头痛目眩,口燥咽干,神疲食少,或月经不调、乳房胀痛,舌淡红,脉弦而虚。

【方解】本方证系肝气郁结、脾弱血虚、脾失健运所致。肝为藏血之藏,性喜条达而主疏泄,体阴用阳。七情郁结,肝失条达,或阴血暗耗,或生化之源不足,肝体失养,皆可使肝气横逆,故发此证。

方中柴胡辛散疏肝解郁，畅达肝气，为君药。白芍养血柔肝，当归养血活血，归、芍与柴胡同用，养血敛阴，柔肝缓急，共为臣药。白术、茯苓健脾益气，使脾土健旺以防肝乘；薄荷、煨姜辛散达郁以助柴胡疏泄条达，皆为佐药。甘草补中而调诸药，为使药。诸药合用，可使肝气疏畅，脾得补养，肝脾协调，则诸症自除。

【现代研究】本方有保肝、抗抑郁、缓解胃肠道痉挛的作用，临床常用于慢性肝炎、肝硬化、胆囊炎、胆石症、胃及十二指肠溃疡、胃肠神经症、经前期紧张综合征、乳腺增生症、更年期综合征、盆腔炎、子宫肌瘤等属肝郁血虚脾弱者。

【方歌】逍遥散用当归芍，柴苓术草姜薄荷，两胁作痛饮食少，疏肝养血治脾弱。

四、清热剂

凡以清热药为主组成，具有清热、泻火、凉血、解毒、滋阴透热等作用，用以治疗里热证的方剂，称为清热剂，属"八法"中的"清法"。温、火、热三者，同属阳邪，一般有温甚为热、热极似火的区别，实际是程度不同，其属性则一，故此三者统属里热证。清热剂主治里热证，但里热证有在气分、血分之异，实热、虚热之分及脏腑偏盛之殊，故清热剂分为六类。清气分热剂，适用于热在气分证，以白虎汤为代表方；清营凉血剂，适用于热邪深入营分、血分之证，以清营汤、犀角地黄汤为代表方；清热解毒剂，适用于温毒、热毒、丹毒、疔毒等证，以黄连解毒汤、凉膈散为代表方；气血两清剂，适用于疫毒或热毒充斥内外、气血两燔证，以清瘟败毒饮为代表方；清脏腑热剂，适用于热邪偏盛于某一脏腑，以龙胆泻肝汤为代表方；清虚热剂，适用于热病后期，邪热耗阴，邪不得解之证，以青蒿鳖甲汤为代表方。

使用清热剂的原则，是在表证已解，热已入里，但尚未结实的情况下使用；若邪热仍在表，应解表；里热已成腑实，则宜攻下。使用时须注意寒凉药物容易伤胃，必要时配伍护胃之品。

白虎汤 《伤寒论》

【组成】石膏(碎)一斤　知母六两　甘草(炙)二两　粳米六合
【用法】以水将米煮熟，去米，加入其余三味同煎，分三次服。
【功效】清热生津。
【主治】阳明气分热盛证。壮热面赤，烦渴饮冷，汗出恶热，尿黄便结，舌红苔黄，脉洪大或滑数。
【方解】本方主治阳明热盛及温病邪在气分之证。方中石膏辛甘大寒，清热泻火除烦，为清泻气分实热之要药，故为君药。知母苦寒质润，清热生津，为臣药。炙甘草、粳米和胃护津，以防寒凉伤中，为佐使药。四药合用，辛寒清气分热为主，辅以生津益胃，使热去津复。石膏用量宜偏重，方能生效。

使用本方应该注意，以下几种情况均不可妄投：①表证未解的无汗发热，口不渴；②脉见浮细或沉者；③血虚发热，脉洪不胜重按；④真寒假热的阴盛格阳证等。

本方适应证一般以"四大"（身大热、口大渴、大汗出、脉洪大）典型症状为依据。

【现代研究】本方有解热、抗感染作用，临床常用于治疗感冒、流行性感冒、大叶性肺炎、流行性乙型脑炎、流行性出血热、牙龈炎等属气分热盛者。

现代药理学研究表明，白虎汤对不同致热原引起的发热均有明显退热作用，能够拮抗自由基损伤，调节前列腺素代谢，提高抗炎因子水平，发挥抗炎作用，此外，还有提高免疫力、改善脑功能等作用。

【方歌】白虎膏知甘草粳，辛寒清热津能生，热渴汗出脉洪数，气分大热此方清。

黄连解毒汤 《外台秘要》引《崔氏方》

【组成】黄连三两　黄芩、黄柏各二两　栀子(擘)十四枚
【用法】水煎服。
【功效】泻火解毒。
【主治】实热火毒，三焦热毒证。大热烦躁，口燥咽干，错语不眠，或热病吐血、衄血，或热甚发斑、

身热下利、湿热黄疸,外科痈疡疔毒,小便黄赤,舌红苔黄,脉数有力。

【方解】本方证乃实热火毒充斥三焦所致。燥热错语,是火毒内盛,表里皆热,神明被扰而致;吐衄、发斑,是血为热迫,随火上逆,或热伤络脉,外逸肌肤;黄疸为瘀热熏蒸外越;痈肿疔毒,为热毒壅至肌肉而致。

方中以大苦大寒之黄连清泻心火为君,兼泻中焦之火。臣以黄芩清上焦之火,黄柏泻下焦之火。佐以栀子清泻三焦之火,导热下行,引邪热从小便而出。四药合用,苦寒直折,三焦之火邪并清而热毒解,诸症可愈。

【现代研究】本方有解热、抗菌、抗感染作用,临床常用于败血症、脓毒血症、痢疾、肺炎、泌尿系感染、流行性脑脊髓膜炎、乙型脑炎以及感染性炎症等属热毒为患者。

现代药理学研究表明,黄连解毒汤可通过降低血清中炎症因子水平、调控巨噬细胞极化等途径发挥抗炎作用,可保护血管内皮,发挥降血压作用,此外,还具有降血脂、抗肿瘤、抗氧化、保护脑神经、免疫调节、调节肠道菌群等作用。

【方歌】黄连解毒用四味,黄芩黄柏栀子备,烦躁大热呕不眠,吐衄斑黄皆可为。

五、祛暑剂

凡以祛除暑邪作用为主,用以治疗夏月暑病的方剂,称为祛暑剂,属"八法"中的"清法"。暑病有明显的季节性特点,常有多种兼证,故祛暑剂可分为四类:祛暑解表剂,适用于夏月外感风寒、暑湿伤中证,以香薷散为代表方;祛暑清热剂,适用于夏月感受暑热证,以清络饮为代表方;祛暑利湿剂,适用于感暑夹湿证,以六一散为代表方;祛暑益气剂,适用于外感暑热、气津两伤证,以清暑益气汤为代表方。

使用祛暑剂宜辨清暑病本证与兼夹证的轻重主次。尤其是夹湿者,应辨清暑与湿的轻重。若暑重湿轻,则湿从热化,祛湿之品不宜过于温燥,以免助热伤津;若湿重暑轻,甘寒之品又当慎用,以免阴柔留湿。

香薷散　《太平惠民和剂局方》

【组成】香薷(去土)一斤　白扁豆(微炒)、厚朴(去粗皮,姜汁炙熟)各半斤

【用法】水煎服,或加酒少量同煎。

【功效】祛暑解表,化湿和中。

【主治】阴暑。恶寒发热,头重头疼,无汗,四肢倦怠,胸闷泛恶,腹痛吐泻,舌苔白腻,脉浮。

【方解】本方为暑月外感于寒,内伤于湿而设。外感寒邪,腠理闭塞,故见恶寒发热、头痛头重、脉浮等表症。饮食生冷,湿伤脾胃,气机不畅,则胸闷泛恶、四肢倦怠,甚或腹痛吐泻。治当外解肌表之寒,内化脾胃之湿。方中香薷辛温芳香,解表散寒,祛暑化湿,是夏月解表之要药,李时珍称其"犹冬月之麻黄",为君药。厚朴苦辛而温,行气除满,燥湿行滞,为臣药。更用甘平之扁豆以消暑和中,兼能化湿,为佐药。三药合用,既能解表寒、祛暑邪,又能化内湿、和脾胃,实为夏月伤于湿寒之良方。

【现代研究】本方有抗病原微生物、增强免疫、解痉、利尿、镇痛、镇静、止咳祛痰等作用。临床常用于治疗上呼吸道感染、急性胃肠炎等属暑湿外感风寒者。

现代药理学研究表明,香薷散对离体肠有抑制作用,还有较强的广谱抗菌和一定的抗病毒作用,可解热镇痛,此外,还可降压、降胆固醇。

【方歌】三物香薷豆朴先,散寒化湿功效兼,易豆为花加银翘,新加香薷化湿阻。

六一散(原名益元散)　《黄帝素问宣明论方》

【组成】滑石六两　甘草一两

【用法】为细末,每服三钱,加蜜少许,温水调下,日三次;亦可做汤剂,水煎服。

【功效】清暑利湿。

【主治】暑湿证。身热烦渴,小便不利,或泄泻。

【方解】本方主治暑邪夹湿所致之证。方中滑石甘淡性寒,体滑质重,既可清解暑热,以治暑热烦渴,又可通利水道,使湿热从小便而去,以除暑湿所致的小便不利及泄泻,故为君药。生甘草甘平偏凉,能清热泻火,益气和中,与滑石相伍:一可甘寒生津,使利小便而津液不伤;二可防滑石之寒滑伐胃,为臣药。二药合用,清暑利湿,能使三焦暑湿之邪从下焦渗泄,则热、渴、淋、泻诸症可愈。

本方原名益元散,一名天水散,后人通称为六一散。既取"天一生水,地六成之"之义,又说明方药用量比例,以别于加朱砂之益元散。

【现代研究】本方有利尿、抗菌及黏膜保护等作用,临床常用于治疗膀胱炎、尿道炎、膀胱结石、前列腺炎、百日咳痉挛、新生儿腹泻、带状疱疹、湿疹、小儿肛周湿疹、病毒性肠炎、夏季皮炎等属暑湿热下注者。

【方歌】六一散用滑石草,清暑利湿功效好,发热口渴身倦怠,外治痱子可期待。

六、温里剂

凡以温热药为主组成,具有温中散寒、回阳救逆作用,治疗脾胃虚寒、阴盛阳衰、亡阳欲脱等里寒证的方剂,称为温里剂,属"八法"中的"温法"。温里剂分为三类:温中祛寒剂,适用于脾胃虚寒证,以理中汤为代表方;回阳救逆剂,适用于阳气衰微、阴寒内盛的急证,以四逆汤为代表方;温经散寒剂,适用于寒凝经脉证,以阳和汤为代表方。

本类药物多辛温燥热,对阴虚、血虚、血热者均忌用,并应辨明寒热真假,如真热假寒,不可误用。

理中丸 《伤寒论》

【组成】人参、干姜、甘草(炙)、白术各三两

【用法】上四味研末,炼蜜为丸,如鸡子黄大,每次服1丸,每日2或3次。或作汤剂煎服。

【功效】温中祛寒,补气健脾。

【主治】脾胃虚寒证。脘腹疼痛,喜暖喜按,大便稀溏,口不渴,畏寒肢冷,呕吐食少,舌淡苔白,脉沉细。

【方解】本方所治诸证皆由脾胃虚寒,升降失常所致。脾主运化而升清阳,胃主受纳而降浊阴。中虚有寒,升降失职,故吐利腹痛,不欲饮食。治当温中而祛寒,补气而健脾,助运化而复升降。

方中干姜为君,大辛大热,温脾阳,祛寒邪,扶阳抑阴。人参为臣,性味甘温,补气健脾。君臣相配,温中健脾。脾为湿土,虚则易生湿浊,故用甘温苦燥之白术为佐,健脾燥湿。炙甘草为佐使药:一为合参、术以助益气健脾;二为缓急止痛;三为调和药性。全方温补并用,以温为主,温中阳,益脾气,助运化,故曰"理中"。

【现代研究】本方有抗胃溃疡作用,对内分泌、免疫功能均有影响,有抗应激作用,临床常用于急慢性胃肠炎、胃及十二指肠溃疡、胃痉挛、胃下垂、胃扩张、慢性结肠炎等属脾胃虚寒者。

现代药理学研究表明,理中丸对肠蠕动有双向调节作用,可保护胃黏膜,改善胃黏膜损伤,提高免疫因子浓度,增强细胞免疫功能,此外,还有止泻、镇痛等作用。

【方歌】理中丸主温中阳,人参白术草干姜,呕利腹痛阴寒盛,或加附子总扶阳。

四逆汤 《伤寒论》

【组成】甘草(炙)二两　干姜(一两半)　附子(生用,去皮,破八片)一枚

【用法】以水三升,煮取一升二合,去滓,分温再服(附子生用有毒,须久煎;中病即止,不可久服)。

【功效】回阳救逆。

【主治】阴盛阳衰寒厥证。四肢厥逆,畏寒蜷卧,或冷汗淋漓,神疲欲寐,腹痛下利,面色苍白,舌苔白滑,脉微细。

【方解】本方用于心肾阳衰,阴寒内盛所致的寒厥证。《素问·厥论》曰"阳气衰于下,则为寒厥",故方中以大辛大热的生附子为君,入心、脾、肾经,温壮元阳,破散阴寒,回阳救逆,生用则能迅达内外以温阳逐寒。臣以辛热的干姜,入心、脾、肺经,温中散寒,助阳通脉。附子与干姜同用,一温先天以生后天,一温后天以养先天,相须为用,令回阳之力大增。方中用炙甘草:一可益气补中,使全方温补结合,以治虚寒之本;二可甘缓姜、附峻烈之性,使其破阴回阳而无暴散之虞,是为佐药而兼使药之用。三药合用,药简力宏,使阳气得复而"四逆"渐温。

【现代研究】本方有强心、升压及抗心肌缺血作用,临床常用于心肌梗死、心力衰竭、急性胃肠炎吐泻过多,或某些急证大汗而见休克属阳衰阴盛者。

现代药理研究表明,四逆汤:可有效地清除氧自由基,减轻脂质过氧化反应,改善缺血心肌的灌流;可抑制冠心病心绞痛的发作;可通过改善微循环、抑制细菌移位等途径治疗多种休克;能减轻血管内皮的氧化损伤和主动脉脂质斑块,发挥抗动脉粥样硬化作用;还有抗肿瘤、调节免疫、抗大脑老化、改善硬皮病症状、镇痛等作用。

【方歌】四逆汤中附草姜,四肢厥冷急煎尝,腹痛吐泻脉微细,回阳救逆赖此方。

七、补益剂

凡以补益药为主组成,具有补益气血阴阳不足等作用,治疗各种虚证的方剂,称为补益剂,属"八法"中的"补法"。补益剂可分为四类:补气剂,适用于肺脾气虚病证,以四君子汤为代表方;补血剂,适用于血虚病证,以四物汤为代表方;补阴剂,适用于阴虚病证,以六味地黄丸为代表方;补阳剂,适用于阳虚病证,以金匮肾气丸为代表方。

补气、补血、补阴、补阳虽各有重点,但气血相依,阴阳互根,因此补气时可少配伍补血药,补血时可加补气药,补阴时可佐以补阳药,补阳时可佐以补阴药。

真实假虚证及正气未虚而邪气亢盛者,均不能使用补益剂。对虚不受补者,宜先调理脾胃,使之补而不滞。

四君子汤 《太平惠民和剂局方》

【组成】人参(去芦)、白术、茯苓(去皮)、甘草(炙)各等分

【用法】上为粗末,每服二钱,水煎服。

【功效】益气健脾。

【主治】脾胃气虚证。面色萎白,语声低微,气短乏力,食少便溏,舌淡苔白,脉虚弱。

【方解】本方证由脾胃气虚,运化乏力所致。饮食劳倦损伤脾胃,导致气血生化不足。方中人参甘温,益气健脾,为君药。脾虚则易生湿,故以白术健脾燥湿,加强益气助运之力,为臣药。茯苓健脾渗湿,为佐药。苓、术相配,则健脾祛湿之功益著。甘草益气和中,调和诸药,为使药。

【现代研究】本方对消化系统、脑内单胺介质、免疫器官及免疫功能均有影响,临床常用于慢性胃炎、胃及十二指肠溃疡等属脾气虚者。

现代药理学研究表明,四君子汤:能调整胃肠功能,促进胃溃疡愈合;促进骨髓造血功能,加速红细胞的生成;升高血压,改善休克;还有增强免疫、抗肿瘤与抗突变、改善微循环、抗衰老等作用。

【方歌】参术苓草四君汤,益气健脾推此方,食少便溏体羸瘦,甘平益胃效相当。

四物汤 《仙授理伤续断秘方》

【组成】当归、川芎、白芍、熟地黄各等分

【用法】上为粗末,每服三钱,水煎服。

【功效】补血和血。

【主治】冲任虚损,血虚血滞证。心悸失眠,头晕目眩,面色无华,月经不调,量少不畅或经闭不

行,或经行腹痛,舌淡、口唇、爪甲色淡,脉细或细涩。

【方解】本方为补血调经的主方。本方治证由营血亏虚,血行不畅,冲任虚损所致。方中熟地甘温味厚质润,入肝、肾经,长于滋养阴血,补肾填精,为补血要药,故为君药。当归甘辛温,归肝、心、脾经,为补血良药,兼具活血作用,且为养血调经要药,用为臣药。佐以白芍养血益阴,川芎活血行气。四药配伍,共奏补血调血之功。

【现代研究】本方有造血和免疫调节作用,临床常用于妇女月经不调、胎产疾病、荨麻疹以及过敏性紫癜等属营血虚滞者。

现代药理学研究表明,四物汤:可改善骨髓造血功能,促进贫血恢复;提高机体耐缺氧能力;抑制血小板聚集,抗血栓形成;抗自由基损伤,延缓衰老;还有抗辐射、抑制子宫肌自发运动等作用。

【方歌】四物地芍与归芎,血家百病此方宗,妇人经病常应用,临证之时再变通。

六味地黄丸(原名地黄丸) 《小儿药证直诀》

【组成】熟地黄八钱　山萸肉、山药各四钱　泽泻、牡丹皮、茯苓(去皮)各三钱

【用法】共研细末,炼蜜为丸,如梧桐子大,每服三丸(现代用法:每服9g,每日2或3次,或水煎服)。

【功效】滋阴补肾。

【主治】肾阴不足证。腰膝酸软,头晕目眩,耳鸣耳聋,盗汗,遗精,消渴,骨蒸潮热,手足心热,口燥咽干,牙齿动摇,足跟作痛,小便淋沥,以及小儿囟门不合,舌红少苔,脉沉细数。

【方解】肾藏精,为先天之本,肝为藏血之脏,精血互可转化,肝肾阴血不足又常可相互影响。方中重用熟地黄滋阴补肾,填精益髓,为君药。山茱萸补养肝肾,并能涩精,取"肝肾同源"之意;山药补益脾阴,亦能固肾,共为臣药。三药配合,肾、肝、脾三阴同补,是为"三补",但熟地黄用量是山萸肉与山药之和,故仍以补肾为主。泽泻利湿而泄肾浊,并能减熟地黄之滋腻;茯苓淡渗脾湿,并助山药之健运,与泽泻共泻肾浊,助真阴得复其位;牡丹皮清泄虚热,以制山萸肉之温涩;三药称为"三泻",均为佐药。六味合用,三补三泻,其中补药用量重于"泻药",是以补为主;肝、脾、肾三阴同补,以补肾阴为主,这是本方的配伍特点。

【现代研究】本方有降血糖、保肝减毒、抗衰老、调节内分泌、改善脑发育等作用,临床常用于慢性肾炎、高血压病、糖尿病、肺结核、肾结核、甲状腺功能亢进、中心性视网膜炎及无排卵性功能失调性子宫出血、更年期综合征等属肾阴虚弱为主者。

现代药理学研究表明,六味地黄丸:可增加肝糖原含量,降低空腹血糖;提高巨噬细胞吞噬功能,调节免疫功能;抑制血小板聚集,降压及抗动脉粥样硬化;还有降血糖、抗肿瘤等作用。

【方歌】六味地黄益肾肝,萸山茯苓泽泻丹,腰酸头晕又耳鸣,遗精盗汗潮热安。

八、固涩剂

凡以固涩药为主组成,具有收敛固涩作用,以治疗气、血、津、精散失滑脱之证的方剂,称为固涩剂。固涩剂分为五类:固表止汗剂,适用于气虚卫外不固,阴液不能内守而致的自汗、盗汗,以牡蛎散为代表方;敛肺止咳剂,适用于久咳肺虚、气阴耗伤证,以九仙散为代表方;涩精止遗剂,适用于肾虚失藏、精关不固的遗精滑泄,或肾虚不摄、膀胱失约的尿频遗尿,以金锁固精丸为代表方;涩肠固脱剂,适用于久泻、久痢、内脏虚寒的滑脱证,以四神丸为代表方;固崩止带剂,适用于妇女带脉不固的赤白带下,以清带汤为代表方。

凡外邪未去者,不能使用固涩剂。由实邪所致的热病多汗、火扰精室、热痢初起、食滞泄泻、实热崩带等,亦均非本剂所宜。

牡蛎散 《太平惠民和剂局方》

【组成】黄芪(去苗、土)、麻黄根(洗)、牡蛎(米泔浸,刷去土,火烧通赤)各一两

【用法】三药为粗散,每服三钱,水一盏半,加小麦百余粒,同煎至八分,去渣热服,日二服,不拘时候。

【功效】益气固表,敛阴止汗。

【主治】自汗、盗汗证。常自汗出,夜卧更甚,心悸惊惕,短气烦倦,舌淡红,脉细弱。

【方解】本方适用于气虚卫外不固,心阴耗伤,心阳不潜所致自汗证。方中煅牡蛎敛阴潜阳,固涩止汗,为君药;黄芪益气固表止汗,为臣药;君臣相配,标本兼治,止汗作用更强。麻黄根甘平,功专收涩止汗,为佐药;小麦甘凉,专入心经,益心气,养心阴,退虚热而止汗,为使药。合而成方,补涩并用,兼潜心阳,使气阴得复,肌表得固,汗出可止。

【现代研究】本方常用于治疗病后、产后、术后、肺结核及自主神经功能失调之自汗、盗汗,属卫外不固,心阳不潜者。

【方歌】牡蛎散内用黄芪,麻黄根与小麦齐,益气固表又敛阴,体虚自汗盗汗宜。

四神丸　《证治准绳》

【组成】肉豆蔻二两　补骨脂四两　五味子二两　吴茱萸(浸,炒)一两

【用法】为细末,水适量,姜枣同煎,待枣煮烂,取枣肉,合药末捣为丸。每服二至三钱,空腹温水送下,每日2或3次。亦可水煎服。

【功效】温肾暖脾,涩肠止泻。

【主治】脾肾虚寒证。五更泄泻,不思饮食,食不消化,或久泻不愈,腹痛喜温,腰酸肢冷,神疲乏力,舌淡,苔薄白,脉沉迟无力。

【方解】五更即当黎明之前,是阴气盛极,阳气萌发之际。肾阳虚衰者,阳气当至不至,阴气极而下行,故为泄泻。肾阳虚脾亦不暖,运化失健,故不思饮食。久泻不愈,有寒有热,今腹痛腰酸肢冷,是为寒证。

方中重用补骨脂辛苦性温,补命门之火以温养脾土,为君药。肉豆蔻温暖脾胃,涩肠止泻,与补骨脂相伍,既可增强温肾暖脾之力,又能涩肠止泻,为臣药。吴茱萸温脾暖胃以散阴寒;五味子酸温,固肾涩肠,合吴茱萸以助君、臣药温涩止泻之力,为佐药。生姜暖胃散寒,大枣补脾养胃,为使药。诸药合用,则肾温脾暖,大肠固而运化复,泄泻自愈。

【现代研究】本方有对肠道的保护作用,还有抗炎、调节菌群、止泻的作用,临床常用于慢性结肠炎、肠结核、肠易激综合征等属脾肾虚寒者。

【方歌】四神故纸与吴萸,肉蔻五味四般须,大枣生姜同煮烂,五更肾泄最相宜。

九、安神剂

凡以重镇安神或滋养安神药物为主组成,具有安神作用,治疗神志不安证的方剂,称为安神剂。安神剂分为两类:滋养安神剂,适用于思虑过度,心血不足,心神失养,或心阴不足,虚火内扰心神之证,以酸枣仁汤为代表方;重镇安神剂,适用于肝郁化火,扰乱心神之证,以朱砂安神丸为代表方。

重镇安神剂多由金石类药物组成,此类药物易伤胃气,中病即止,不宜久服。某些安神药如朱砂具有一定毒性,久服能引起慢性中毒,亦应注意。

酸枣仁汤　《金匮要略》

【组成】酸枣仁二升　甘草一两　知母二两　茯苓二两　川芎二两

【用法】水煎服。

【功效】养血安神,清热除烦。

【主治】肝血不足,虚热内扰证。虚烦失眠,心悸不安,心烦头晕,咽干口燥,舌红,脉弦细。

【方解】本方证皆由肝血不足,阴虚内热所致。方中酸枣仁甘酸质润,入心肝经,养血补肝,宁心安神,为君药。茯苓宁心安神,知母苦寒质润,滋阴润燥,清热除烦,共为臣药,与君药相伍,以助安神除烦之功。川芎辛散,调肝血而疏肝气,与大量酸枣仁相伍,辛散与酸收并用,补血与行血结合,具有养血调肝之妙,为佐药。甘草调和诸药为使药。

【现代研究】本方有镇静、催眠、抗焦虑、增强记忆、保肝的作用,临床常用于神经衰弱、心脏神经症、更年期综合征等属心肝血虚,虚热内扰者。

【方歌】酸枣仁汤治失眠,茯苓川芎知草煎,养血除烦清内热,服后入梦自安然。

十、开窍剂

凡以芳香开窍药为主组成,具有开窍醒神作用,治疗神昏窍闭证的方剂,称为开窍剂。开窍剂分为两类:凉开剂,适用于邪热内闭证,以安宫牛黄丸为代表方;温开剂,适用于寒邪痰浊闭塞气机证,以苏合香丸为代表方。

开窍剂多芳香辛散,久服则耗气伤阴,故中病即止,不可久服。本类方剂多制成丸、散剂,不宜加热煎煮。临床多用于急救,孕妇慎用。

安宫牛黄丸 《温病条辨》

【组成】牛黄、郁金、犀角(现禁用,水牛角代)、黄连、朱砂、山栀、雄黄、黄芩各一两　梅片(冰片)二钱五分　麝香二钱五分　珍珠五钱

【用法】共研极细末,炼老蜜为丸,每丸一钱,金箔为衣,蜡护。每服1丸。成年人病重体实者,日再服,甚至日三服;小儿服半丸,不知再服半丸。

【功效】清热解毒,开窍安神。

【主治】邪热内陷心包证。高热烦躁,神昏谵语,舌謇肢厥,舌红或绛,脉数。亦治中风昏迷,小儿惊厥,属邪热内闭者。

【方解】本方适用于温热邪毒内陷心包,痰热壅盛,蒙蔽清窍之证。方中牛黄苦凉,清心解毒,豁痰开窍;水牛角咸寒,清心凉血解毒;麝香芳香通行十二经,开窍醒神,共为君药。黄连、黄芩、栀子苦寒清热泻火解毒,合牛黄、犀角(现禁用,水牛角代)则清解心包热毒之力颇强;郁金、冰片芳香辟秽,化浊通窍,以增麝香开窍醒神之功,同为臣药。朱砂、珍珠、金箔镇心安神,雄黄豁痰解毒,均为佐药。以蜂蜜为丸,和胃调中,为使药。本方清热泻火、凉血解毒与芳香开窍并用,但以清热解毒为主,意"使邪火随诸香一齐俱散也"(《温病条辨》)。

【现代研究】本方有解热作用,抗炎作用,对中枢神经的作用,临床常用于流行性乙型脑炎、流行性脑脊髓膜炎、中毒性痢疾、尿毒症、肝性脑病、急性脑血管病、肺性脑病、颅脑外伤、小儿高热惊厥以及感染或中毒引起的高热神昏等属热闭心包者。

临床药理学研究表明,安宫牛黄丸可治疗多种原因引起的高热不退;抑制大脑皮质,对抗苯丙胺的兴奋作用,增强戊巴比妥钠或硫喷妥纳的中枢抑制作用;刺激巨噬细胞的吞噬功能,增强机体免疫功能;还有抗病毒、复苏、保肝等作用。

【方歌】安宫牛黄开窍方,朱郁芩连栀雄黄,牛角珍珠冰麝箔,热闭心包功效良。

十一、理气剂

凡以理气药为主组成,具有行气或降气作用,以治疗气滞或气逆病证的方剂,称为理气剂,属于"八法"中的"消法"。理气剂可分为行气与降气两大类:行气剂,适用于气机郁滞之证,以越鞠丸为代表方;降气剂,适用于肺胃之气上逆之证,以旋覆代赭汤为代表方。

理气剂大多辛香而燥,易伤津耗气,故气虚、阴虚火旺者及孕妇,均当慎用。

越鞠丸 《丹溪心法》

【组成】香附、川芎、苍术、神曲、栀子各等分

【用法】研末,水泛为丸如绿豆大,每服二至三钱;或水煎服。

【功效】行气解郁。

【主治】气郁所致,胸膈痞闷,脘腹胀痛,恶心呕吐,嗳腐纳呆,脉弦或滑。

【方解】本方所治郁证系指气、血、痰、火、食、湿六郁证,六郁之中以气郁为主。喜怒无常,忧思无度,则肝气不疏,形成气郁,进而导致血郁、火郁;饮食不节,寒温不适影响脾土,则脾失健运而致食郁,甚则形成湿郁、痰郁。因此本方立意重在行气解郁,气行则血行,气畅则诸郁自解。

方中用药五味,以香附为君药,着重行气开郁以治气郁,因气行则血行,气畅则痰、火、湿、食诸郁亦易于消解。川芎活血行气,以治血郁;苍术燥湿运脾,以治湿郁;栀子清热泻火,以治火郁;神曲消食导滞,以治食郁,共为臣佐药。方中不用化痰药,是因为痰由诸郁而生,以火邪为主,火消痰自失,诸郁得解,痰郁随之而消。

【现代研究】本方有抗抑郁作用,临床常用于胃肠神经症、胃及十二指肠溃疡、慢性胃炎、肝炎、胆囊炎、胆石症、妇女痛经、精神抑郁等属于六郁所致者。

【方歌】越鞠丸治六般郁,气血痰火食湿因,香附芎苍栀子曲,气机畅达诸郁伸。

旋覆代赭汤 《伤寒论》

【组成】旋覆花三两　人参二两　生姜五两　代赭石一两　甘草(炙)三两　半夏(洗)半升大枣擘(十二枚)

【用法】水煎服。

【功效】降逆化痰,益气和胃。

【主治】胃虚痰阻气逆证。胃脘痞闷或胀满,按之不痛,频频嗳气,或见纳呆、呃逆、恶心,甚或呕吐,舌苔白腻,脉缓或滑。

【方解】本方证见胃气虚弱,痰浊内阻所致胃脘痞闷胀满、频频嗳气,甚或呕吐、呃逆等症。方中旋覆花性温而能下气消痰,降逆止呃,是为君药。赭石质重而沉降,善镇冲逆,但味苦气寒,故用量稍小,为臣药。生姜于本方寓意有三,一为和胃止呕,二为宣散水气以助祛痰,三可制约赭石的寒凉之性,使其镇降气逆而不伐胃;半夏燥湿化痰,降逆和胃;人参、炙甘草、大枣益脾胃,补气虚,扶助已伤之中气,并为佐药。炙甘草又能调和诸药而兼使药之用。诸药配合,共成降逆化痰、益气和胃之剂。

【现代研究】本方有预防反流性食管炎复发及癌变和促胃肠动力的作用,临床常用于胃神经症、胃扩张、慢性胃炎、胃及十二指肠溃疡、幽门不完全性梗阻、神经性呃逆、膈肌痉挛等属胃虚痰阻者。

【方歌】仲景旋覆代赭汤,人参半夏草枣姜,噫气不除心下痞,降逆补中此方尝。

十二、理血剂

凡以理血药为主组成,具有活血调血或止血作用,治疗血分病的方剂,称为理血剂。这里主要介绍活血祛瘀剂与止血剂两类。活血祛瘀剂,适用于瘀血阻滞病证,以血府逐瘀汤为代表方;止血剂,适用于各种出血证,以小蓟饮子为代表方。

活血逐瘀剂性多破泄,月经过多及孕妇当慎用或禁用。止血方属于治标,病情缓解后,宜审因论治。

血府逐瘀汤 《医林改错》

【组成】桃仁四钱　红花三钱　当归三钱　生地黄三钱　川芎一钱半　赤芍二钱　牛膝三钱桔梗一钱半　柴胡一钱　枳壳二钱　甘草二钱

【用法】水煎服。

【功效】活血祛瘀,行气止痛。

【主治】胸中血瘀,血行不畅。胸痛头痛,痛如针刺而有定处,或呃逆日久不止,或内热烦闷,心悸失眠,急躁易怒,唇暗或两目暗黑,舌暗红或有瘀点、瘀斑,脉涩或弦紧。

【方解】本方是治疗瘀血内阻胸部、气机郁滞所致胸痛、胸闷的常用方剂,系由桃红四物汤合四逆散加桔梗、牛膝而成。方中桃仁破血行滞而润燥,红花活血化瘀而止痛,共为君药。川芎、赤芍助君药活血止痛;牛膝祛瘀血,通血脉,引瘀血下行,共为臣药。柴胡、枳壳疏肝理气;桔梗开宣肺气,气行则血行,助活血祛瘀;生地、当归养血活血,使祛瘀而不伤阴血,同为佐药。甘草调和诸药,为使药。诸药合用,使血活瘀散气行,诸证可愈。

【现代研究】本方对血液流变学和心脏有影响,具有镇痛、抗缺氧的作用,临床常用于冠心病心绞痛、风湿性心脏病、胸部挫伤与肋软骨炎之胸痛,以及脑震荡后综合征之头痛头晕等,此外,对精神抑郁属于瘀阻气滞者亦有一定疗效。

临床药理学研究表明,血府逐瘀汤:能促进心肌缺血区血管再生;抑制平滑肌细胞增生,抗血管重塑;改善微循环状态,促进相关代谢酶升高,降低氧化应激反应的发生;通过抑制炎症因子表达发挥抗炎作用;还有诱导干细胞增殖、抗癌、抗抑郁等作用。

【方歌】血府当归生地桃,红花牛膝芎赤芍,柴胡枳壳桔甘草,胸中瘀血用之妙。

小蓟引子 《济生方》,录自《玉机微义》

【组成】生地黄、小蓟根、通草、滑石、山栀仁、蒲黄(炒)、淡竹叶、当归、藕节、甘草各等分

【用法】上咬咀,每服半两,水煎,空心服。

【功效】凉血止血,利水通淋。

【主治】结热下焦之血淋、尿血。尿中带血,或尿血,小便频数,赤涩热痛,舌红脉数。

【方解】本方证由瘀热蕴结下焦,热伤血络,气化失司所致,治宜凉血止血,泻火通淋。

方中小蓟甘苦性凉,善清热凉血止血,又可利尿通淋,为君药。生地黄凉血止血,养阴清热;蒲黄、藕节助君药凉血止血,并能祛瘀,共为臣药。滑石、淡竹叶、通草清热利水通淋;栀子清泄三焦之火;当归养血和血,引血归经,且可防诸药寒凉太过之弊,共为佐药。甘草缓急止痛,和中调药,为佐使药。诸药合用,共成凉血止血,利水通淋之方。

【现代研究】本方有利尿、肾脏保护、抗病原微生物、抗炎、抗氧化损伤等作用,临床常用于急性泌尿系感染以及泌尿系结石等症,包括膀胱炎、尿道炎及肾盂肾炎、肾结石、输尿管结石、膀胱结石等。

【方歌】小蓟饮子藕蒲黄,木通滑石生地襄;归草黑栀淡竹叶,血淋热结服之康。

十三、治风剂

凡以辛散祛风或息风止痉的药物为主组成,具有疏散外风或平息内风作用的方剂,称为治风剂。风病可分为外风与内风两大类。外风是指风邪侵袭人体头面、经络、肌肉、关节、筋骨等所致的病证,其主要表现为头痛、恶风、肌肤瘙痒、肢体麻木、筋骨挛痛、关节屈伸不利,或口眼㖞斜,甚或角弓反张等。内风是内生之风,由脏腑功能失调所致的风病,如热极生风、肝阳化风、阴虚风动等,主要表现为眩晕、震颤、抽搐、口眼㖞斜、语言謇涩、半身不遂,甚或猝然昏倒、不省人事等。因此,治风剂分为疏散外风和平息内风两大类。疏散外风剂可分为祛风散邪及祛风除湿两类:祛风散邪是治疗外风所致病证的方法,代表方如川芎茶调散;祛风除湿是治疗风邪夹寒、夹湿为病的一种方法,常以治风药与散寒化湿药配伍应用,代表方如独活寄生汤。息风剂分为三类:镇肝息风剂,适用于肝阳上亢、风阳上扰之证,以镇肝熄风汤为代表方;凉肝息风剂,适用于热极生风之证,以羚角钩藤汤为代表方;滋阴息风剂,适用于阴虚生风、虚风内动之证,以三甲复脉汤为代表方。

祛风剂药性多温燥,津液不足、阴虚有热者慎用。

川芎茶调散 《太平惠民和剂局方》

【组成】薄荷叶(不见火)八两 川芎、荆芥(去梗)各四两 细辛(去芦)一两 防风(去芦)一两半 白芷、羌活、甘草(爁)各二两

【用法】共为细末,每服二钱,清茶调服。临床上一般改汤剂煎服。

【功效】疏风止痛。

【主治】外感风邪头痛。偏正头痛或巅顶疼痛,恶寒发热,目眩鼻塞,舌苔薄白,脉浮。

【方解】本方所治头痛为风邪外袭,循经上犯清窍,清阳受阻,清窍不利所致。方中川芎味辛温,祛风活血止痛,为治头痛要药,善治少阳、厥阴经头痛,为君药。荆芥、薄荷辛散上行,疏散风邪,清利头目,且薄荷用量独重,以其辛凉制诸风药之温燥,共为臣药。羌活、白芷疏风止痛,羌活善治太阳经头痛,白芷善治阳明经头痛;细辛散寒止痛,长于治少阴经头痛;防风辛散上部风邪,四药共为佐药,助君、臣药增强疏风止痛之效。甘草调和诸药为使药。用时以清茶调下,取茶之苦凉性味,既可上清头目,又能制约风药的过于温燥与升散。

【现代研究】本方有镇痛、镇静、解热、抗炎作用,临床常用于感冒头痛、偏头痛、血管神经性头痛、慢性鼻炎头痛等属外风所致者。

【方歌】川芎茶调用荆防,辛芷薄荷甘草羌,目眩鼻塞风攻上,偏正头痛悉能康。

镇肝熄风汤 《医学衷中参西录》

【组成】怀牛膝一两 生赭石(轧细)一两 生龙骨(捣碎)五钱 生牡蛎(捣碎)五钱 生龟板(捣碎)五钱 生杭芍五钱 玄参五钱 天冬五钱 川楝子(捣碎)二钱 生麦芽二钱 茵陈二钱 甘草钱半

【用法】水煎服。

【功效】镇肝息风,滋阴潜阳。

【主治】肝肾阴亏,肝阳上亢,肝风内动证。头晕目眩,目胀耳鸣,心中烦热,面色如醉,或肢体渐觉不利,或口角渐形㖞斜,甚或眩晕跌仆,昏不识人,移时始醒,或醒后不能复原,脉弦长有力。

【方解】本方适用于肝肾阴亏,肝阳偏亢,阳化风动,气血上逆证。方中怀牛膝引血下行,补益肝肾;赭石质重沉降,镇潜肝阳,合牛膝潜阳降逆,共为君药。龙骨、牡蛎、龟甲、白芍益阴潜阳,镇肝息风,同为臣药。玄参、天冬滋阴清热,以制阳亢;茵陈、川楝子、生麦芽清泄肝热,疏肝理气,以利于肝阳的平降,共为佐药。甘草调和诸药为使药。诸药合用,镇降下行,滋阴潜阳,标本兼治,重在治标。

【现代研究】本方有降压作用,可预防高血压并发症,对脑出血后脑细胞有保护作用,临床常用于高血压病、脑血栓形成、脑出血、血管神经性头痛等属于肝肾阴虚、肝风内动者。

【方歌】镇肝熄风芍天冬,玄参龙牡赭茵供,麦芽龟膝草川楝,肝风内动显奇功。

十四、治燥剂

凡具有轻宣外燥或滋润内燥等作用,用以治疗燥证的方剂,称为治燥剂。燥证分外燥和内燥两大类。外燥是感受秋令燥邪所致的凉燥或温燥。内燥是由津液亏耗、脏腑失润所致,常累及肺、胃、肾、大肠等脏腑。上燥多病在肺,中燥多涉及胃,下燥多累于肾或大肠。因此,治燥剂分为轻宣外燥剂和滋润内燥剂两类:轻宣外燥剂,适用于外感凉燥或温燥之证,以杏苏散为代表方;滋润内燥剂,适用于脏腑津液不足的内燥证,以养阴清肺汤为代表方。

治燥剂药性多甘凉,故素体多湿、脾虚便溏、气滞痰盛者均应慎用。

杏苏散 《温病条辨》

【组成】苏叶 半夏 茯苓 甘草 前胡 桔梗 枳壳 生姜 橘皮 大枣去核 杏仁(原书未注用量)

【用法】水煎温服。

【功效】轻宣凉燥,理肺化痰。

【主治】外感凉燥证。恶寒无汗,头微痛,咳嗽痰稀,鼻塞咽干,苔薄白,脉浮弦。

【方解】本方所治之证为凉燥外袭,肺气不宣,痰湿内阻所致。方中苏叶辛温不燥,发表宣肺,使凉燥之邪从表而解;杏仁性降而润,降利肺气以止咳,共为君药。前胡既助苏叶疏散外邪,又助杏仁降气化痰;桔梗、枳壳一升一降,宣降肺气,化痰止咳,共为臣药。半夏、茯苓、橘皮燥湿化痰理气,生姜、大枣调和营卫,共为佐药。甘草调和诸药,合桔梗宣肺利咽,为佐使药。诸药合用,辛散宣肺而使凉燥得解,化痰理气而使咳嗽得愈。

【现代研究】本方有祛痰镇咳、发热解热、促进消化等作用,临床常用于治疗流行性感冒、慢性支气管炎、肺气肿等属外感凉燥者。

【方歌】杏苏散内陈夏前,甘桔枳苓姜枣研,轻宣温润治凉燥,服后微汗病自安。

十五、祛湿剂

凡以祛湿药为主组成,具有化湿利水、通淋泄浊作用,治疗水湿为病的方剂,称祛湿剂,属"八法"中的"消法"。湿为阴邪,其性重滞,其中人缓,病势缠绵。湿邪为病,有外湿、内湿之分,又常与风、寒、暑、热相间。祛湿剂分为六类:化湿和胃剂,适用于湿困脾胃之证,以平胃散、藿香正气散为代表方;利水渗湿剂,适用于水湿内停水肿等证,以五苓散为代表方;清热祛湿剂,适用于湿热俱盛或湿从热化之证,以茵陈蒿汤、八正散为代表方;温阳化湿剂,适用于湿从寒化或阳不化水之证,以真武汤为代表方;祛湿化浊剂,适用于湿浊下注之白浊等证,以萆薢分清饮、完带汤为代表方;祛风胜湿剂,适用于风寒湿痹证,以羌活胜湿汤、独活寄生汤为代表方。

藿香正气散　《太平惠民和剂局方》

【组成】大腹皮、白芷、紫苏、茯苓(去皮)各一两　半夏曲、白术、陈皮(去白)、厚朴(去粗皮,姜汁炙)、苦桔梗各二两　藿香(去土)三两　甘草(炙)二两半

【用法】上为细末,每服二钱,水一盏,姜三片,枣一枚,同煎至七分,热服。

【功效】解表化湿,理气和中。

【主治】外感风寒,内伤湿滞证。霍乱吐泻,恶寒发热,头痛,恶心呕吐,胸膈满闷,腹痛腹泻,舌苔白腻,脉浮缓。

【方解】本方主治外感风寒,内伤湿滞及霍乱吐泻证。方中藿香辛温解表散寒,芳香化湿浊,理气和中止呕,为治霍乱吐泻之要药,为君药。半夏曲、陈皮燥湿和胃,行气降逆止呕;白术、茯苓健脾运湿以止泻,共为臣药。紫苏、白芷辛温发散,助藿香解表散寒;厚朴、大腹皮行气化湿除满;桔梗宣肺利膈,既解表,又助化湿,共为佐药。炙甘草调和诸药为使药。兼用生姜、大枣以内调脾胃,外和营卫。诸药合用,外散风寒与内化湿滞相伍,健脾利湿与理气和胃共施,是夏月外感风寒、内伤湿滞的良方。

【现代研究】本方有解痉镇痛、抗菌、镇吐、调节胃肠功能作用,临床常用于急性胃肠炎,或四时感冒属湿滞脾胃,外感风寒者。

【方歌】藿香正气大腹苏,甘桔陈皮苓术朴,夏曲白芷加姜枣,风寒暑湿并祛除。

五苓散　《伤寒论》

【组成】猪苓(去皮)十八株　泽泻一两六株　白术十八株　茯苓十八株　桂枝(去皮)半两

【用法】原方为散剂,服方寸匕,日三服;现常水煎服。

【功效】通阳化气,利水渗湿。

【主治】外有表邪,水湿停蓄证。小便不利,小腹胀满,水肿,腹泻,烦渴欲饮,水入即吐,痰饮等,舌苔白,脉浮。

【方解】本方为治疗膀胱气化失职而致小便不利和水肿的蓄水证常用方。方中重用泽泻,味甘淡,利水渗湿,为君药。茯苓、猪苓淡渗利水,共为臣药。白术补气健脾,运化水湿,合茯苓增强健脾化湿,又可使水津得以运化、输布;桂枝解太阳之表,辛温通阳,化气以行水,助膀胱气化通利水湿,为佐药。五药合方,则水行气化,表解脾健,而蓄水留饮,诸疾自除。

【现代研究】本方有利尿、降压、保肝降脂、抑菌作用,临床常用于急慢性肾炎水肿、肝硬化腹水、心源性水肿、急性肠炎、尿潴留、脑积水等属水湿内停者。

【方歌】五苓散治太阳府,二苓泽泻与白术,温阳化气用桂枝,利水渗湿收效著。

独活寄生汤 《备急千金要方》

【组成】独活三两 桑寄生、秦艽、防风、细辛、当归、白芍、川芎、干地黄、杜仲、牛膝、人参、茯苓、甘草、肉桂心各二两

【用法】上药㕮咀,以水一斗,煮取三升,分三次服。

【功效】祛风湿,止痹痛,益肝肾,补气血。

【主治】痹证日久,肝肾两虚,气血不足证。腰膝冷痛、痿软,肢节屈伸不利,或麻木不仁,畏寒喜暖,舌淡苔白,脉细弱。

【方解】本方适用于风寒湿邪痹阻经络,日久不愈,损伤肝肾,耗损气血之证。邪气留连,病久入深,或着于筋脉,或着于肌骨,荣卫凝滞不通,气血运行不畅,久之肝肾失养,气血失荣,而致肝肾不足、气血两虚证,故其病除痹着重痛外,兼见腰膝酸软,麻木不仁,甚至屈伸不利等。

方中独活长于祛下焦与筋骨间风寒湿邪,除痹止痛,为君药。细辛入少阴肾经,长于搜剔阴经之风寒湿邪;秦艽祛风湿,舒筋络而利关节;桂心温经散寒,通利血脉;防风祛一身之风而胜湿,共为臣药。桑寄生、牛膝、杜仲补益肝肾,强壮筋骨;当归、川芎、白芍、熟地养血和血;人参、茯苓、甘草补气健脾;白芍与甘草相合,尚能柔肝缓急,以助舒筋,均为佐药。甘草调和诸药,又为使药。

【现代研究】本方有镇痛、抗炎和抗佐剂性关节炎及改善骨性关节炎作用,临床常用于慢性关节炎、类风湿关节炎、风湿性坐骨神经痛、腰肌劳损、骨质增生症、小儿麻痹症等属风寒湿痹日久,正气不足者。

【方歌】独活寄生艽防辛,芎归地芍桂苓均,杜仲牛膝人参草,冷风顽痹屈能伸。

十六、祛痰剂

凡以消除痰饮作用为主,用于治疗痰证的方剂,称为祛痰剂,属于"八法"中的"消法"。祛痰剂可分五类:燥湿化痰剂,适用于湿痰证,以二陈汤为代表方;清热化痰剂,适用于热痰证,以清气化痰丸为代表方;润燥化痰剂,适用于燥痰证,以贝母瓜蒌散为代表方;温化寒痰剂,适用于寒痰证,以苓甘五味姜辛汤为代表方;治风化痰剂,适用于风痰证,以半夏白术天麻汤为代表方。

应用祛痰剂应辨明痰证的性质:有咯血倾向或痰黏难咳者,不宜使用温燥之剂避免引发咯血;表邪未解或痰多者,要慎用甘润之品,以防壅滞留邪。

二陈汤 《太平惠民和剂局方》

【组成】半夏(汤洗七次)、橘红各五两 白茯苓三两 甘草(炙)一两半

【用法】上药㕮咀,每服四钱,以水一盏,加生姜七片,乌梅一枚,水煎服。

【功效】燥湿化痰,理气和中。

【主治】湿痰咳嗽。痰多、色白易咳,胸膈胀满,恶心呕吐,或肢体倦怠,舌苔白腻,脉滑。

【方解】本方为治湿痰之主方。湿痰咳嗽,多由脾不运化,湿聚成痰所致。方中以辛温性燥的半夏为君药,最善燥湿化痰,且能降逆和胃。橘红为臣药,理气燥湿,使脾健湿除,气行痰消。与半夏相伍,行气与燥湿化痰同用,加强祛痰作用。痰由湿聚而成,茯苓健脾渗湿,杜绝生痰之源,脾湿浊不生,

痰无由成,是兼顾其本的治法;生姜降逆化痰,既助半夏、橘红行气消痰,又能监制半夏的毒性;用少许乌梅收敛肺气,与半夏相伍,散中有收,使祛痰不伤正,收敛不留邪。上三味为佐药。使以炙甘草调和药性,兼可以润肺和中。诸药合用,共奏燥湿化痰、理气和中之效。方中半夏、橘红陈久者良,故方名为"二陈汤"。

【现代研究】本方有祛痰、抗衰老、降血糖、降血脂及改善肝功能的作用。临床常以本方加减治疗慢性支气管炎、肺气肿、慢性胃炎、妊娠呕吐、神经性呕吐、耳源性眩晕、胃及十二指肠溃疡、脑血管意外等属湿痰壅盛者。

【方歌】二陈汤用半夏陈,益以茯苓甘草均,理气祛痰兼燥湿,湿痰为病此方珍。

十七、消食剂

凡以消食药为主组成,具有消食健脾、除痞化积等作用,以治疗食积停滞的方剂,称为消食剂,属"八法"中的"消法"。消法的应用范围较为广泛,凡由气、血、痰、湿、食、虫等壅滞而成的积滞痞块,均可使用。本节仅介绍饮食内停的方剂,以保和丸、枳实导滞丸为代表方。

保和丸 《丹溪心法》

【组成】山楂六两　神曲二两　半夏、茯苓各三两　陈皮、连翘、莱菔子各一两

【用法】为细末,制成丸剂,如梧桐子大,每服七八十丸。

【功效】消食和胃。

【主治】食积证。脘腹痞满或胀痛,嗳腐吞酸,恶食呕逆,或大便泄泻,舌苔厚腻,脉滑。

【方解】本方适用于饮食不节,暴饮暴食所致食积内停之证,《素问·痹论》称"饮食自倍,脾胃乃伤"。方中重用山楂为君,消一切饮食积滞,尤长于消肉食油腻之积。神曲消食健脾,善化酒食陈腐之积;莱菔子下气消食,长于消谷面痰气之积,二药共为臣药。以上三药合用,消各种饮食积滞。食滞中脘,阻滞气机,致胃失和降,故以半夏、陈皮、茯苓和胃止呕,健脾理气化湿;连翘辛苦性寒,既可散结以助消积,又可清食积所生之热,均为佐药。诸药配伍,共奏消食化积、理气和胃之功。

【现代研究】本方可增加胃酸分泌,保护胃黏膜,还有利胆作用,临床常用于治疗急性胃炎、急慢性肠炎、消化不良、婴幼儿腹泻等属食积内停者。

【方歌】保和神曲和山楂,苓夏陈翘莱菔加,消食化滞和胃气,方中亦可用麦芽。

十八、驱虫剂

凡以驱虫药为主组成,具有驱虫或杀虫作用,治疗人体寄生虫病的方剂,称为驱虫剂。本类方剂主要用于蛔虫、蛲虫、钩虫等消化道寄生虫病,以乌梅丸为代表方。

驱虫药具有攻伐之力,驱虫后要注意调理脾胃。

乌梅丸 《伤寒论》

【组成】乌梅三百枚　细辛六两　干姜十两　黄连十六两　当归四两　附子(炮,去皮)六两　蜀椒(炒香)四两　桂枝六两　人参六两　黄柏六两

【用法】上十味,异捣筛,合治之。以苦酒渍乌梅一宿,去核,蒸之五斗米下,饭熟捣成泥,和药令相得。内臼中,与蜜杵二千下,丸如梧桐子大。先食饮服十丸,日三服,稍加至二十丸。

【功效】温脏安蛔。

【主治】蛔厥证。脘腹阵痛,烦闷呕吐,时发时止,得食则吐,甚则吐蛔,手足厥冷;或久泻久痢,脉弦。

【方解】蛔厥之证,是患者素有蛔虫,复由肠道虚寒,蛔虫上扰所致。方中重用乌梅味酸安蛔,使蛔静而痛止,为君药。蜀椒、细辛辛温,辛可伏蛔,温能祛寒;黄连、黄柏苦寒,苦能下蛔,寒能清解蛔虫

上扰致气机逆乱所生之热,共为臣药。附子、桂枝、干姜辛热温脏祛寒,亦有辛可制蛔之力;人参、当归补养气血,且合桂枝以养血通脉,以解四肢厥冷,共为佐药。炼蜜甘缓和中,为使药。

【现代研究】本方有抗溃疡性结肠炎、降血糖、抗肝纤维化作用。本方常被用于治疗胆道蛔虫症、慢性菌痢、慢性胃肠炎、结肠炎等证属寒热错杂、气血虚弱者。

【方歌】乌梅丸用细辛桂,黄连黄柏及当归,人参附子椒干姜,清上温下又安蛔。

十九、涌吐剂

凡以涌吐药为主组成,具有涌吐痰涎、宿食、毒食等作用,以治疗痰厥、食积、误食毒物的方剂,称为涌吐剂,属"八法"中的"吐法"。涌吐剂以瓜蒂散为代表方。

涌吐剂作用峻猛,故年老体弱、孕妇、产后均非所宜。

瓜蒂散 《伤寒论》

【组成】瓜蒂(熬黄)一分 赤小豆(一分)

【用法】上二味,各别捣筛,为散已,合治之,取一钱匕,以香豉一合,用热汤七合,煮作稀糜,去滓。取汁和散,温顿服之。不吐者,少少加,得快吐乃止。

【功效】涌吐痰涎宿食。

【主治】痰涎宿食,壅滞胸脘证。胸脘痞硬,懊侬不安,欲吐不出,气上冲咽喉不得息,寸脉微浮。

【方解】本方主治痰涎壅滞胸中,或宿食停积上脘之证。有形之邪结于胸脘,治当因势利导,以酸苦涌泄之品引而越之。方中瓜蒂味苦,善于涌吐痰涎宿食,为君药。赤小豆味酸平,能祛湿除烦满,为臣药。君臣二药相配,酸苦涌泄,可增强催吐之力。佐以豆豉既可安中护胃,使在快吐之中兼顾护胃气,又能轻清宣泄,宣解胸中邪气,利于涌吐。三药相合,涌吐痰涎宿食,宣越胸中邪气,使壅滞胸脘之痰食得以涌吐排出,胸痞懊侬诸症自解。

【现代研究】本方能刺激胃黏膜的感觉神经,反射性兴奋呕吐中枢,引起呕吐。

【方歌】瓜蒂散用赤豆研,散和豉汁不需煎,催吐逐邪疗效速,宿食痰涎一并除。

二十、外用剂

凡以外用药为主,通过体表发挥治疗作用的方剂,称为外用剂。此类方剂具有收敛止血、化腐生肌、消肿解毒等作用,适用于皮肤疾病、疮疡肿毒以及烫伤、跌打损伤等症,以金黄散为代表方。

金黄散 《外科正宗》

【组成】天花粉十斤 黄柏、大黄、姜黄、白芷各五斤 厚朴、陈皮、甘草、苍术、天南星各二斤

【用法】共研细末,用醋、酒、蜂蜜或植物油调敷患处。

【功效】清热解毒,消肿止痛。

【主治】阳证疮疡初起。局部红肿,灼热疼痛,脓未形成,舌红苔黄,脉滑数。

【方解】本方所治之证为热毒壅聚引起。方中以大黄、黄柏、天花粉清热解毒,散瘀消肿,为君药。苍术、白芷、厚朴、陈皮、南星理气化湿,消肿止痛,为臣药。姜黄活血为佐药。甘草调和药性为使药。

【现代研究】本方有抗炎镇痛和抑菌作用,临床常用于治疗转移性肌肉深部脓肿、下肢丹毒(溶血性链球菌、丹毒链球菌侵入皮肤或膜内的网状淋巴管所引起的急性感染)、流行性腮腺炎、急性乳腺炎、骨折及软组织损伤、静脉炎、皮肤疮疡肿毒、糖尿病足溃疡、压疮、湿疹、痛风急性发作、阑尾炎周围脓肿、淤滞性皮炎、慢性前列腺炎、炎性外痔、毒蛇咬伤肢体肿胀等阳证疮疡。

【方歌】金黄大黄柏姜黄,白芷南星陈皮苍,厚朴甘草天花粉,阳证疮疡外用良。

(李 慧)

复习思考题

1. 方剂的组方原则中如何体现方剂与治法的关系?

2. 方剂的组成变化会给方剂的功效应用带来哪些变化?

3. 方剂的组方原则是什么?

4. 银翘散的组成、功用及主治是什么?

5. 试述六味地黄丸的功用及主治。

6. 小柴胡汤的组成、功用及主治是什么?

7. 试述川芎茶调散的方解。

8. 试述独活寄生汤的功用及主治。

9. 试述镇肝熄风汤的方解。

10. 试述五苓散的功用及主治。

11. 试述白虎汤的方解。

12. 试述逍遥散的功用及主治。

13. 试述大承气汤的方解。

14. 试述保和丸的功用及主治。

15. 试述二陈汤的方解。

16. 试述理中丸的方解。

17. 试述四逆汤的组成、功用及主治。

18. 试述越鞠丸的功用及主治。

19. 试述血府逐瘀汤的功用及主治。

20. 试述补阳还五汤的功用及主治。

21. 试述四君子汤的方解。

22. 试述四物汤的方解。

本章思考题解题思路

本章目标测试

本章数字资源

第九章 | 针灸学基础

【内容提要】

针灸学是以中医理论为指导,运用针刺和艾灸等防治疾病的一门临床学科,它是中医学的重要组成部分。其内容包括经络、腧穴、针灸疗法、耳针疗法及临床治疗等部分。本章重点介绍经络理论、常用腧穴、针法、灸法、耳针、推拿和拔罐疗法。

【学习要点】

1. 掌握十二经脉的命名、分布衔接规律和十二经脉流注次序;掌握腧穴的基本概念、分类方法及定位方法;掌握十四经脉的循行。掌握针法与灸法异同,针灸选穴原则和配穴方法,毫针的进针方法、常用的行针手法及得气在针刺中的意义。

2. 熟悉经络系统的组成;熟悉腧穴的主要治疗作用和主治规律;熟悉十四经脉的病候和主治概要。熟悉针灸的治疗特点、治疗作用、治疗原则,针刺练习、针刺异常情况的预防和处理,常用灸法、耳针疗法、推拿的作用原理。

3. 了解经络学说的形成和发展,了解奇经八脉的分布、作用及特点。了解各类特定穴的意义和内容。全面了解十四经腧穴与经外奇穴,并重点掌握其中110余个常用经穴、奇穴定位方法、主治特点和操作要求。了解主要针刺补泻手法、灸法和拔罐疗法的适应证与禁忌证及异常情况处理,推拿疗法的基本治疗方法、基本推拿手法的操作要领、适应证及禁忌证,火罐的操作及临床应用。

第一节 | 经 络

一、经络学概念

经络是机体运行气血、联络脏腑肢节、沟通上下内外的通道。经络是经脉和络脉的总称。经,有路径的意思,是经络系统的主干,大多循行于深部,有一定的循行径路。络,有网络的意思,是经脉的分支,纵横交错,大多循行于较浅的部位。经络把人体的五脏六腑、四肢百骸、五官九窍、皮肉筋骨等联结成一个统一的有机整体,使人体内的功能活动保持相对的协调和平衡。

经络学说是研究人体经络系统的生理功能、病理变化及其与脏腑相互关系的学说。它是针灸、推拿、气功等学科的理论基础,并对指导中医临床各科有十分重要的意义;它与藏象学说、病机学说等基础理论结合,较完整地阐释了人体的生理功能、病理变化,并指导诊断和确定治法。

二、经络的组成

经络系统,包括十二经脉、奇经八脉、十二经别、十五络脉、十二经筋和十二皮部等,在内连属于脏腑,在外连属于筋肉、肢节和皮肤(图9-1)。

经脉分为正经和奇经两类。

正经有十二条,即手足三阴经和手足三阳经,合称"十二经脉",是气血运行的主要通道。十二经脉有一定的起止、一定的循行部位和交接顺序,在肢体的分布和走向有一定的规律,同脏腑有直接的

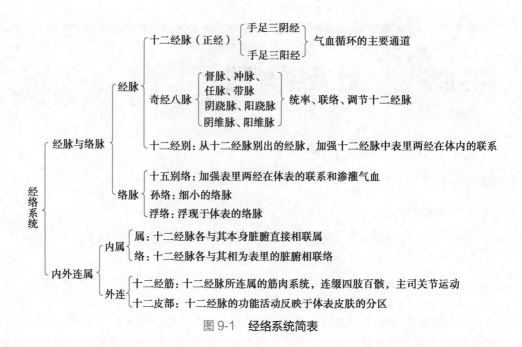

图 9-1　经络系统简表

络属关系。十二经脉对称地分布于人体的两侧,分别循行于上肢或下肢的内侧或外侧。主要行于上肢,起于或止于手的经脉,称"手经";主要行于下肢,起于或止于足的经脉,称"足经"。主要分布于四肢内侧面的经脉,属"阴经";主要分布于四肢外侧面的经脉,属"阳经"。十二经脉分布于上、下肢的内外两侧,每个侧面都有三条经脉分布,内侧属阴,一阴衍化为三阴,即太阴、少阴、厥阴;外侧属阳,一阳衍化为三阳,即阳明、太阳、少阳。十二经脉的名称是古人根据阴阳消长所衍化的三阴三阳,结合其循行于上肢或下肢的特点,以及其与脏腑相属络的关系而确定的。每一经脉的名称依据手足、阴阳、脏腑三个方面来命名。如隶属于心,循行于上肢内侧的经脉称为手少阴心经。

奇经有八条,即督、任、冲、带、阴跷、阳跷、阴维、阳维,合称"奇经八脉",有统率、联络和调节十二经脉的作用。奇经八脉,是十二正经之外的八条经脉,因其与脏腑没有直接的相互络属,相互之间也没有表里关系,故称"奇经"。督脉,行于背部正中,对全身阳经脉气有统率、总督作用。任脉,行于胸腹正中,总任全身阴经脉气;又主胞胎,为人之妊养之本。冲脉,其脉上至头,下至足,贯穿全身上下前后,为一身要冲,且能通受十二经气血。带脉,其运行环身一周,束腰如带。阴阳跷脉,起于足跟,与人的"跷健"善行有关,是人体举足步行的机要。阴阳维脉,具有维系诸阳经、阴经的功用。

十二经别是从十二经脉别出的经脉,可加强十二经脉中相为表里的两经之间在体内的联系,并通达某些正经未循行到的器官和形体部位,以补正经之不足。十二经别和十二正经有关,从某经别出的,就称为某经经别。如从手太阴肺经别出者,则称为手太阴经别。

此外,尚有十二经筋、十二皮部。十二经筋是十二经脉之气结、聚、散、络于筋肉、关节的体系,有约束骨骼,主司关节屈伸运动的作用,其命名依十二经脉而定,如手太阴经筋、足阳明经筋等。十二皮部是十二经脉的功能活动反映于体表的部位,其命名与十二经脉一致,如手太阴皮部、足太阳皮部等。

络脉有别络、浮络和孙络之分。

别络是较大的和主要的络脉,共 15 条,其中十二经脉与督脉、任脉各有一条别络,再加上脾之大络,合为"十五别络"。别络的主要功能是加强相为表里的两条经脉之间在体表的联系。"别",有本经别走他经之意。别络以从经脉别出处的络穴名称来命名。手太阴之别络,名曰"列缺";手少阴之别络,名曰"通里";手厥阴之别络,名曰"内关";手太阳之别络,名曰"支正";手阳明之别络,名曰"偏历";手少阳之别络,名曰"外关";足太阳之别络,名曰"飞扬";足少阳之别络,名曰"光明";足阳明之别络,名曰"丰隆";足太阴之别络,名曰"公孙";足少阴之别络,名曰"大钟";足厥阴之别络,名曰"蠡沟";任脉之别络,名曰"鸠尾"(尾翳);督脉之别络,名曰"长强";另有一支脾之大络,名曰"大包"。

浮络是浮现于体表的络脉,孙络是最细小的络脉,两者难以计数,遍布全身。

三、经络的走向、分布

(一) 经络的走向和交接

十二经脉的走向和交接是有一定规律的。《灵枢·逆顺肥瘦》载"手之三阴,从胸走手;手之三阳,从手走头;足之三阳,从头走足;足之三阴,从足走腹",即:手三阴经从胸腔走向手指末端,交手三阳经;手三阳经从手指末端走向头面部,交足三阳经;足三阳经从头面部走向足趾末端,交足三阴经;足三阴经从足趾走向腹、胸腔,交手三阴经。这样就构成一个"阴阳相贯,如环无端"的循环径路(图9-2)。

(二) 十二经脉的分布及表里关系

1. 十二经脉在体表的分布　十二经脉在体表的分布有一定规律。在四肢部,阳经分布于四肢的外侧面,阴经分布于四肢的内侧面。外侧分三阳,内侧分三阴,大体上,阳明、太阴在前缘,太阳、少阴在后缘,少阳、厥阴在中线。在头面部,阳明经行于鼻口面部,太阳经行于目、头顶及头后部,少阳经行于耳、颊部。在躯干部,手三阳经行于肩胛部,足三阳经则阳明经行于前(胸腹部),太阳经行于后(背腰部),少阳经行于侧面。手三阴经均从腋下走出,足三阴经均行于腹部。循行于腹部的经脉,自内向外的顺序为足少阴、足阳明、足太阴、足厥阴(图9-3)。

2. 十二经脉的表里关系　手足三阴、三阳经,通过经别和别络互相沟通,组合成六对"表里相合"关系。手阳明大肠经与手太阴肺经为表里;手少阳三焦经与手厥阴心包经为表里;手太阳小肠经与手少阴心经为表里;足阳明胃经与足太阴脾经为表里;足少阳胆经与足厥阴肝经为表里;足太阳膀胱经与足少阴肾经为表里。在循

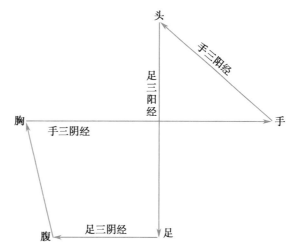

图 9-2　手足三阴三阳经走向交接示意图

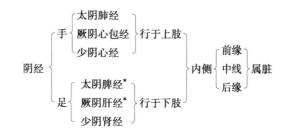

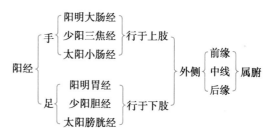

* 在小腿下半部和足背部,肝经在前缘,脾经在中线。至内踝上八寸处交叉之后,脾经在前缘,肝经在中线。

图 9-3　十二经脉在体表的分布规律

行路线上,凡是有表里关系的两条经脉,均在四肢末端交接,分别循行于四肢内外两个侧面的相对位置。十二经脉的表里络属关系,由于表里的两条经脉的交接而加强了联系。

3. 十二经脉的脏腑络属　阴经与阳经在体内与脏腑之间有络属关系,即阴经属脏络腑,阳经属腑络脏。如手太阴肺经属肺络大肠,手阳明大肠经属大肠络肺;足阳明胃经属胃络脾,足太阴脾经属脾络胃;手少阴心经属心络小肠,手太阳小肠经属小肠络心;足太阳膀胱经属膀胱络肾,足少阴肾经属肾络膀胱;手少阳三焦经属三焦络心包,手厥阴心包经属心包络三焦;足少阳胆经属胆络肝,足厥阴肝经属肝络胆。

手足阴阳十二经脉由于存在着表里关系,相互络属于同一脏腑,所以使相为表里的脏腑在生理功能上相互协调配合,在病理上也相互影响,在治疗上亦相互为用,如心火可下移小肠等。在治疗上,相为表里络属的两条经脉的腧穴可交叉使用,如脾经的穴位可用以治疗胃或胃经的疾病。

（三）十二经脉的流注顺序

十二经脉分布在人体内外,经脉中的气血运行是循环贯注的,从手太阴肺经开始,依次传至足厥阴肝经,再传至手太阴肺经,首尾相贯,如环无端。其流注顺序如图9-4。

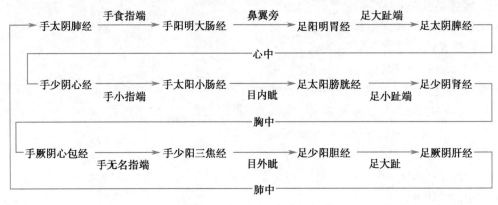

图 9-4　十二经脉流注顺序

（四）奇经八脉分布

奇经八脉纵横交叉于十二经脉之间,具有加强十二经脉之间的联系,调节正经气血的作用。凡十二经脉中气血满溢时,则流注于奇经八脉,蓄以备用;不足时,也可由奇经给予补充。奇经与肝、肾等脏及女子胞、脑、髓等奇恒之腑的关系较为密切,相互之间在生理、病理上均有一定的联系。

八脉之中,督、任、冲三脉均起于胞中,同出会阴,称为"一源三歧"。其中督脉后行于腰、背、项、头后部的正中线,上至头面,入脑,贯心,络肾,在生理上能总督一身阳经,故又称"阳脉之海",并与脑、髓、肾的功能有密切联系。任脉前行于腹、胸、颈、面部的正中线,在生理上能总任一身之阴经,故又称"阴脉之海",并与妊娠有关,故又有"任主胞胎"的说法。冲脉并足少阴肾经挟脐而上,环绕口唇,十二经脉均来汇聚,故称为"十二经脉之海",因冲脉与妇女月经有密切关系,故又称"血海"。由于督、任二脉各有其循行的部位和所属腧穴,故与十二正经相提并论,合称为"十四经"。

带脉起于胁下,束腰而前垂,统束纵行诸经,故有"诸脉皆属于带脉"之说,并有固护胎儿的作用。阴跷脉左右成对,起于足跟内侧,随足少阴等经上行,至目内眦与阳跷脉会合;阳跷脉左右成对,起于足跟外侧,伴足太阳等经上行,至目内眦与阴跷脉会合,沿足太阳经上额,于项后会合于足少阳经。阴阳跷脉分主一身左右的阴阳,共同调节下肢的运动和眼睑的开合功能。阴维脉左右成对,起于小腿内侧足三阴经交会之处,沿下肢内侧上行,经腹、胁,与足太阴脾经、足厥阴肝经会合后,复上行挟咽与任脉相并,主一身之里;阳维脉左右成对,起于小腿外侧外踝的下方,沿下肢外侧上行,经躯干部的外侧,上腋、颈、面颊部而达额与督脉相并,主一身之表。阴阳维脉维络诸阴经或阳经,使阴经或阳经的功能协调。

（五）经别、别络、经筋、皮部分布

经别从十二经脉的四肢部分(多为肘、膝以上)别出(称为"离"),走入体腔脏腑深部(称为"入"),然后浅出体表(称为"出")而上头面部,阴经的经别合入阳经的经别而分别注入六阳经脉(称为"合")。

别络是经脉分出的支脉,大多分布于体表。

经筋是十二经脉之气结、聚、散、络于筋肉、关节的体系。

皮部是十二经脉及其所属络脉在皮表的分区,也是十二经脉之气的散布所在。

四、经脉的循行

十四经脉是十二经脉与任督脉的总称。只有掌握每一条经脉的循行路线,才能够较好地了解腧穴的主治范围,为针灸的临床奠定基础。

(一) 手太阴肺经

【经脉循行】肺手太阴之脉,起于中焦,下络大肠,还循胃口,上膈属肺。从肺系横出腋下,下循臑内,行少阴、心主之前,下肘中,循臂内上骨下廉,入寸口,上鱼,循鱼际,出大指之端。

其支者,从腕后,直出次指内廉,出其端(图 9-5)。

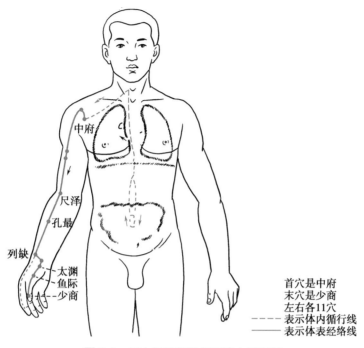

首穴是中府
末穴是少商
左右各11穴
----- 表示体内循行线
—— 表示体表经络线

图 9-5 手太阴肺经循行及腧穴示意图

【主治概要】主治喉、胸、肺病,如咳嗽、气喘、胸部胀满、胸痛、喉痛、肩背痛等。

(二) 手阳明大肠经

【经脉循行】大肠手阳明之脉,起于大指次指之端,循指上廉,出合谷两骨之间,上入两筋之中,循臂上廉,入肘外廉,上臑外前廉,上肩,出髃骨之前廉,上出于柱骨之会上,下入缺盆,络肺,下膈,属大肠。

其支者,从缺盆上颈,贯颊,入下齿中,还出挟口,交人中,左之右,右之左,上挟鼻孔(图 9-6)。

【主治概要】主治头面、五官、咽喉病,如腹痛、肠鸣、泄泻、便秘、痢疾、咽喉痛、齿痛、鼻塞或鼻衄,以及本经循行部位的疼痛等。

(三) 足阳明胃经

【经脉循行】胃足阳明之脉,起于鼻,交頞中,旁约太阳之脉,下循鼻外,入上齿中,还出挟口环唇,下交承浆,却循颐后下廉,出大迎,循颊车,上耳前,过客主人,循发际,至额颅。

其支者,从大迎前下人迎,循喉咙,入缺盆,下膈,属胃,络脾。

其直者,从缺盆下乳内廉,下挟脐,入气街中。

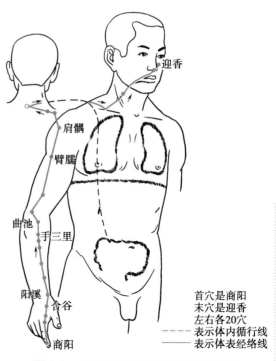

首穴是商阳
末穴是迎香
左右各20穴
----- 表示体内循行线
—— 表示体表经络线

图 9-6 手阳明大肠经循行及腧穴示意图

　　其支者,起于胃口,下循腹里,下至气街中而合。以下髀关,抵伏兔,下膝膑中,下循胫外廉,下足跗,入中趾内间。

　　其支者,下膝三寸而别,下入中指外间。

　　其支者,别跗上,入大指间,出其端(图9-7)。

　　【主治概要】主治胃肠病及头面部疾病,如肠鸣腹胀、水肿、胃痛、呕吐、口渴、消谷善饥、咽喉肿痛、口眼㖞斜以及本经循行部位的疼痛、热病、发狂等。

(四)足太阴脾经

　　【经脉循行】脾足太阴之脉,起于大指之端,循指内侧白肉际,过核骨后,上内踝前廉,上腨内,循胫骨后,交出厥阴之前,上膝股内前廉,入腹,属脾,络胃,上膈,挟咽,连舌本,散舌下。

　　其支者,复从胃,别上膈、注心中(图9-8)。

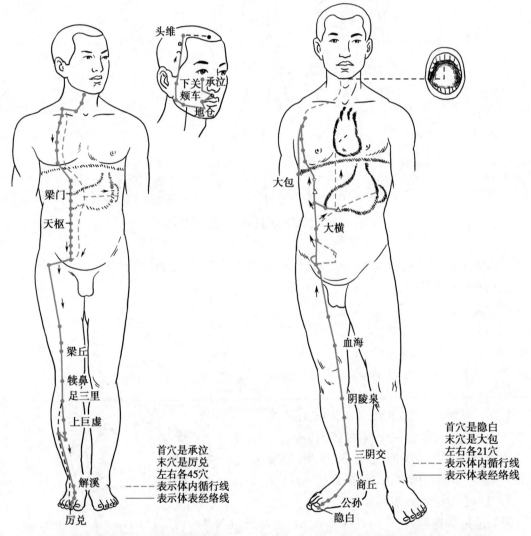

图9-7　足阳明胃经循行及腧穴示意图　　　　图9-8　足太阴脾经循行及腧穴示意图

　　【主治概要】主治脏腑病症,如腹胀、胃脘痛、呕吐、嗳气、便溏、黄疸、身重无力、舌根强痛、下肢肿胀、厥冷等病证。兼治妇科病及前阴病等。

(五)手少阴心经

　　【经脉循行】心手少阴之脉,起于心中,出属心系,下膈,络小肠。

　　其支者,从心系,上挟咽,系目系。

其直者,复从心系却上肺,下出腋下,下循臑内后廉,行太阴心主之后,下肘内,循臂内后廉,抵掌后锐骨之端,入掌内后廉,循小指之内,出其端(图9-9)。

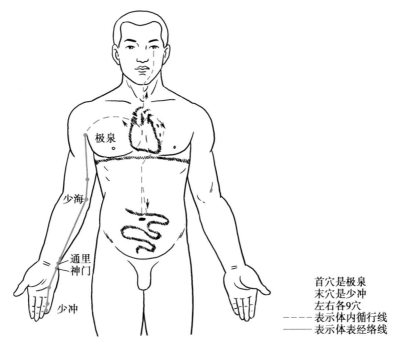

首穴是极泉
末穴是少冲
左右各9穴
---- 表示体内循行线
—— 表示体表经络线

图9-9 手少阴心经循行及腧穴示意图

【主治概要】主治心、胸、神志病,如心动过速或过缓、心律不齐、心绞痛、失眠、癫痫以及昏迷、上臂内侧痛等。

(六) 手太阳小肠经

【经脉循行】小肠手太阳之脉,起于小指之端,循手外侧,上腕,出踝中,直上循臂骨下廉,出肘内侧两筋之间,上循臑外后廉,出肩解,绕肩胛,交肩上,入缺盆,络心,循咽,下膈,抵胃,属小肠。

其支者,从缺盆循颈上颊,至目锐眦,却入耳中。

其支者,别颊上䪼,抵鼻,至目内眦,斜络于颧(图9-10)。

【主治概要】主治头、项、耳、目、咽喉病,热病,如少腹痛、耳聋、耳鸣、颊肿、项背肩胛部疼痛以及肩臂外侧后缘痛等。

(七) 足太阳膀胱经

【经脉循行】膀胱足太阳之脉,起于目内眦,上额,交巅。

其支者,从巅至耳上角。

其直者,从巅入络脑,还出别下项,循肩髆内,挟脊抵腰中,入循膂,络肾,属膀胱。

其支者,从腰中,下挟脊,贯臀,入腘中。

其支者,从髆内左右别下贯胛,挟脊内,过髀枢,循髀外后廉下合腘中,以下贯腨内,出外踝之后,循京骨至小指外侧(图9-11)。

【主治概要】主治头、项、目、背、腰、下肢部病症,如小便不通、遗尿、癫狂、疟疾、头痛、目疾和项、背、腰、臀部以及下肢后侧本经循行部位疼痛等症。

(八) 足少阴肾经

【经脉循行】肾足少阴之脉,起于小指之下,邪走足心,出于然骨之下,循内踝之后,别入跟中,以上腨内,出腘内廉,上股内后廉,贯脊属肾,络膀胱。

其直者,从肾上贯肝膈,入肺中,循喉咙,挟舌本。

其支者,从肺出,络心,注胸中(图9-12)。

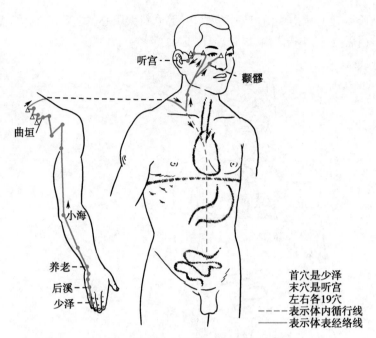

听宫

颧髎

曲垣

小海

养老
后溪
少泽

首穴是少泽
末穴是听宫
左右各19穴
--- 表示体内循行线
—— 表示体表经络线

图 9-10　手太阳小肠经循行及腧穴示意图

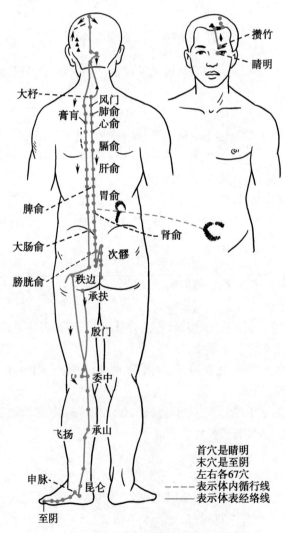

攒竹
睛明

大杼
膏肓
风门
肺俞
心俞
膈俞
肝俞
胃俞
脾俞
肾俞
大肠俞
次髎
膀胱俞
秩边
承扶
殷门
委中
承山
飞扬
申脉
昆仑
至阴

首穴是睛明
末穴是至阴
左右各67穴
--- 表示体内循行线
—— 表示体表经络线

图 9-11　足太阳膀胱经循行及腧穴示意图

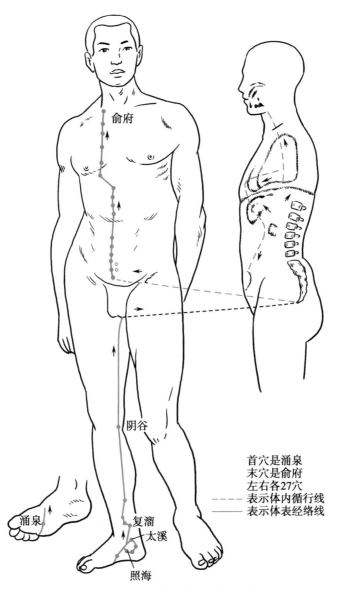

首穴是涌泉
末穴是俞府
左右各27穴
---- 表示体内循行线
—— 表示体表经络线

图 9-12　足少阴肾经循行及腧穴示意图

【主治概要】主治妇科病、前阴病、肾病、咽喉病及经脉循行部位其他病症,如遗精、阳痿、早泄、咳嗽、气喘、水肿、泄泻、便秘、耳鸣、失眠等。

（九）手厥阴心包经

【经脉循行】心主手厥阴心包络之脉,起于胸中,出属心包,下膈,历络三焦。

其支者,循胸出胁,下腋三寸,上抵腋下,循臑内,行太阴、少阴之间,入肘中,下臂,行两筋之间,入掌中,循中指,出其端。

其支者,别掌中,循小指次指出其端(图 9-13)。

【主治概要】主治心、胸、胃、神志病以及经脉循行部位的其他病症,如心痛、心悸、心烦、胸闷、癫狂、手臂挛急、掌心发热等。

（十）手少阳三焦经

【经脉循行】三焦手少阳之脉,起于小指次指之端,上出两指之间,循手表腕,出臂外两骨之间,上贯肘,循臑外上肩,而交出足少阳之后,入缺盆,布膻中,散络心包,下膈,遍属三焦。

其支者,从膻中,上出缺盆,上项,系耳后,直上出耳上角,以屈下颊至䪼。

其支者,从耳后入耳中,出走耳前,过客主人前,交颊,至目锐眦(图 9-14)。

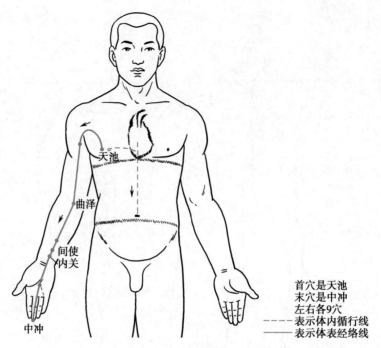

图 9-13　手厥阴心包经循行及腧穴示意图

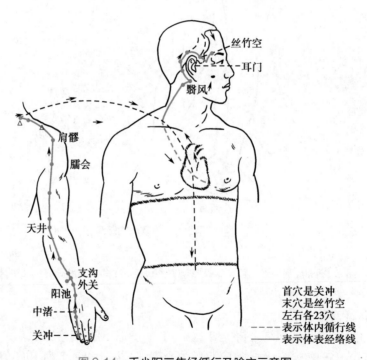

图 9-14　手少阳三焦经循行及腧穴示意图

【主治概要】主治侧头、耳、目、胸胁、咽喉部以及经脉循行部位的其他疾病,如水肿、遗尿、小便不利、耳鸣、耳聋、目赤、咽喉痛,以及耳后、肩臂部外侧疼痛等。

(十一) 足少阳胆经

【经脉循行】胆足少阳之脉,起于目锐眦,上抵头角,下耳后,循颈,行手少阳之前,至肩上,却交出手少阳之后,入缺盆。

其支者,从耳后入耳中,出走耳前,至目锐眦后。

其支者,别锐眦,下大迎,合于手少阳,抵于䪼,下加颊车,下颈,合缺盆,以下胸中,贯膈,络肝,属胆,循胁里,出气街,绕毛际,横入髀厌中。

其直者,从缺盆下腋,循胸,过季胁,下合髀厌中。以下循髀阳,出膝外廉,下外辅骨之前,直下抵绝骨之端,下出外踝之前,循足跗上,入小指次指之间。

其支者,别跗上,入大指之间,循大指歧骨内,出其端;还贯爪甲,出三毛(图9-15)。

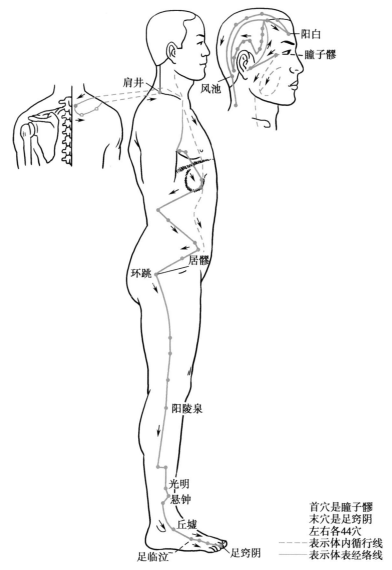

图 9-15　足少阳胆经循行及腧穴示意图

【主治概要】主治头、耳、目、咽喉病、神志病以及经脉循行部位的其他病症,如口苦、目眩、寒热交作、头痛、颌痛、目外眦痛以及胸、胁、股、下肢外侧疼痛等。

(十二) 足厥阴肝经

【经脉循行】肝足厥阴之脉,起于大指丛毛之际,上循足跗上廉,去内踝一寸,上踝八寸,交出太阴之后,上腘内廉,循股阴,入毛中,环阴器,抵小腹,挟胃,属肝,络胆,上贯膈,布胁肋,循喉咙之后,上入颃颡,连目系,上出额,与督脉会于巅。

其支者,从目系下颊里,环唇内。

其支者,复从肝,别贯膈,上注肺(图9-16)。

【主治概要】主治肝病、妇科病、前阴诸疾,如头痛、胁痛、呃逆、小便不利、月经不调、疝气、少腹疼痛等。

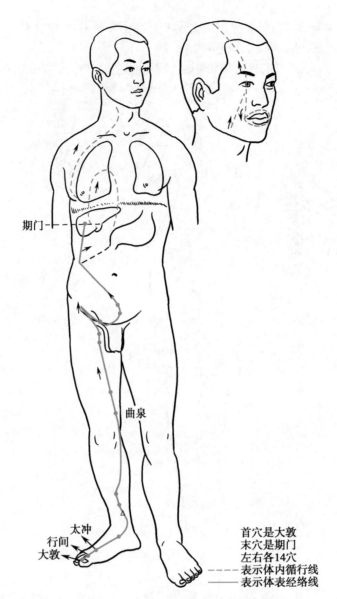

期门

曲泉

太冲
行间
大敦

首穴是大敦
末穴是期门
左右各14穴
------ 表示体内循行线
—— 表示体表经络线

图 9-16 足厥阴肝经循行及腧穴示意图

（十三）督脉

【经脉循行】督脉者，起于少腹以下骨中央，女子入系廷孔，其孔，溺孔之端也，其男子循茎下至篡，与女子等，其络循阴器合篡间，绕篡后，别绕臀，至少阴与巨阳中络者，合少阴上股内后廉，贯脊属肾。

与太阳起于目内眦，上额交巅上，入络脑，还出别下项，循肩髆内，挟脊抵腰中，入循膂络肾（图9-17）。

【主治概要】主治神志病，热病，腰骶、背、头项局部病证及相应的内脏疾病。

（十四）任脉

【经脉循行】起于中极之下，以上毛际，循腹里，上关元，至咽喉，上颐循面入目（图9-18）。

【主治概要】主治胸、腹、头面的局部病证，如疝气、带下、腹中结块等。

五、经络的作用

《灵枢·经脉》指出"经脉者，所以能决死生，处百病，调虚实，不可不通"，概括地说明了经络系统在生理、病理和诊治疾病等方面的重要性。其所以能决定人的生和死，是因为其具有联系人体内外和

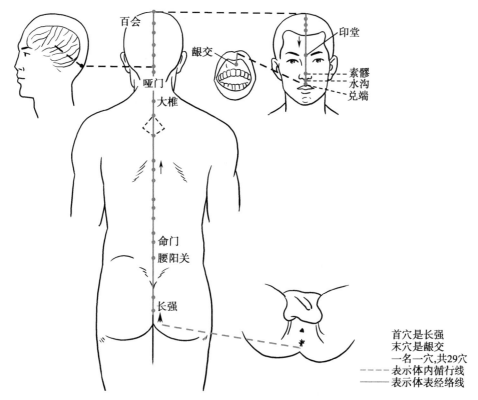

图 9-17　督脉循行及腧穴示意图

首穴是长强
末穴是龈交
一名一穴,共29穴
----表示体内循行线
——表示体表经络线

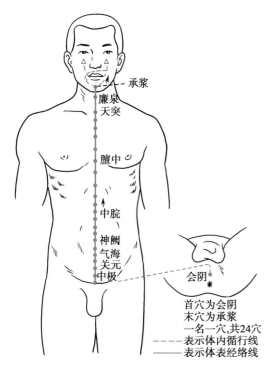

首穴为会阴
末穴为承浆
一名一穴,共24穴
----表示体内循行线
——表示体表经络线

图 9-18　任脉循行及腧穴示意图

运行气血的作用;处治百病,是因其具有抗御病邪、反映证候的作用;调整虚实,是因其具有传导感应而起补虚泻实的作用。

(一)沟通内外,网络全身

《灵枢·海论》载:"夫十二经脉者,内属于府藏,外络于支节。"人体的五脏六腑、四肢百骸、五官九窍、皮肉筋骨等组织和器官,虽有各自不同的生理功能,但又互相联系,互相配合,进行有机的整体活动,使人体内外、上下、前后、左右构成一个有机的整体,保持协调统一。人体的这种整体联系和整体活动主要是依靠经络系统的联络沟通而实现的。十二经脉及经别重在人体体表与脏腑,以及脏腑间的联系;十二经脉和十五络脉,重于体表与体表,以及体表与脏腑间的联系;十二经脉通过奇经八脉,加强了经与经之间的联系;十二经的标本、气街和四海,则加强了人体前后腹背和头身上下的分段联系。经络系统以头身四海为总纲,以十二经脉为主体,分散为三百六十五络遍布全身,将人体各部位紧密地联系起来,使人体各部的活动保持着完整和统一。

(二)运行气血,协调阴阳

《灵枢·本藏》言经络"行血气而营阴阳,濡筋骨,利关节",说明经络具有运行气血、濡养周身及协调阴阳的作用。气血是人体生命活动的物质基础。气血在全身各部的输布有赖经络的运行。人体各个脏腑组织和器官在气血的温养濡润后才能发挥其正常生理作用。无论是"宗气""原气""营气"

还是"卫气",必经过经络营运于周身内外,使得气血"内溉藏府,外濡腠理"(《灵枢·脉度》),从而使体内的脏腑和体表的五官七窍、皮肉筋骨,均能息息相通,协调一致。在经络的联系下,气血盛衰和功能动静保持相对平衡,使人体"阴平阳秘,精神乃治"(《素问·生气通天论》)。

(三) 抗御病邪,反映证候

《素问·气穴论》载"孙络"能"以溢奇邪,以通营卫"。这是因为孙络分布范围广而浅表,所以当病邪侵犯时,孙络和卫气发挥了重要的抗御作用。如果疾病发展,则可由表及里,从孙脉、络脉、经脉……逐步深入,出现相应的证候。《素问·缪刺论》载"夫邪之客于形也,必先舍于皮毛,留而不去,入舍于孙脉,留而不去,入舍于络脉,留而不去,入舍于经脉,内连五藏,散于肠胃"即是此意。温病学派运用"卫、气、营、血"概念来分析热性病浅深发展变化,临床上发现的疾病体表反应点就是以经络的功能为理论依据的。经络反映证候,可以是局部的、一经的、数经的或是整体的。在临床,经络的阴阳气血盛衰可出现寒热虚实等多种证候表现,疾病由表及里,由三阳经传入到三阴经的发展变化过程,体现了经络与经络之间、经络与脏腑之间存在着相互间的联系。如太阳病可出现"热结膀胱"和小肠腑证;经络的阴气不足也会出现五心烦热、盗汗等阴虚内热的表现。

(四) 传导感应,调整虚实

《灵枢·官能》载:"审于调气,明于经隧。"这是说,应用针灸等治法要讲究"调气",要明了经络的通路。针刺时的"得气"和"行气"现象是经络传导感应现象的表现。经络在针或灸等的刺激下,可起到双向调节作用,使之向着有利于机体恢复的方向转化。临床及实验研究表明,经络对机体各个系统和器官都能发挥多方面、多环节、多途径的调整作用。经络就像是人体四通八达的网络,在正常情况下能运行气血,协调阴阳,传递信息到人体各部。当发生气血不和及阴阳失衡等病症时也是通过经络将疾病的信息反映出来。针灸等治法是通过激发经络本身的功能,疏通经气的传导,使机体阴阳处于平衡状态,即如《灵枢·刺节真邪》所言:"泻其有余,补其不足,阴阳平复。"

(杜广中)

第二节 | 腧 穴

一、腧穴的基础概念

腧穴是脏腑、经络之气输注于体表的特殊部位,也是疾病的反应点和针灸等治法的刺激点。"腧"与"输"义同,有转输、输注的含义;"穴"即孔隙的意思。腧穴在《黄帝内经》中又称作"节""会""气穴""气府""骨空"等,俗称"穴位""孔穴"。

二、腧穴的分类

腧穴包括了十四经穴、经外奇穴及阿是穴三大类。

(一) 十四经穴

十四经穴简称经穴。它是分布于十四经脉循行路线上的腧穴,共有 362 穴,其中双穴,即左右对称的穴位 309 穴,单穴 53 穴。经穴是人体最重要的穴位,各穴都能主治所属经络的病症,为临床所常用。

(二) 经外奇穴

经外奇穴简称奇穴。它为后世新发现有肯定疗效,但尚未归属十四经系统的穴位。这部分穴位,历代均有所发展,特别是近代发现较多。这部分腧穴对某些病症具有特殊的治疗作用。奇穴与经络系统有一定联系,其中一部分,逐步被列入了经穴。从腧穴的发展过程来看,奇穴属于经穴的早期阶段,可作为经穴的补充。

(三) 阿是穴

阿是穴又称天应穴、不定穴、压痛点,即《灵枢·经筋》所载的"以痛为腧"。其部位是根据疼痛所在而定,即身体上出现的临时压痛点,就是穴位所在。阿是穴体现了针灸取穴的初级形式,是腧穴发展的最初阶段,临床上多用于疼痛性疾病。

三、腧穴的主治规律

十四经腧穴的主治规律,是根据"经脉所过,主治所及"的原则总结而成的。凡属同一经脉的腧穴,均有其共同性。例如:手太阴肺经的腧穴,一般均能主治肺及咽喉方面的病症;足阳明胃经脉的腧穴,一般均能主治胃肠及头面部病症。每个穴位因其所处部位的不同,其作用范围也各有特点。总的来说,所有穴位都具有治疗局部病症的作用,有的还兼有治疗邻近部位病症或远隔部位病症的作用。

(一)腧穴的远治作用

腧穴的远治作用,是十四经主治作用的基本规律。在十四经腧穴中,尤其是十二经在四肢肘膝关节以下的穴位,不仅能治疗局部病症,还可以治疗本经循行所及的远隔部位的脏腑、器官的病症,有的还具有全身性的作用。例如:列缺不仅能治疗上肢病症,还能治疗头顶部、胸、肺、咽喉以及外感病症等;阳陵泉不仅能治疗下肢病变,还能治疗胁肋、胆、肝、神志病以及痉挛、抽搐等病症。这种四肢腧穴的远治作用异同见表9-1。

表 9-1　四肢部腧穴分经主治异同表

经络名	本经主治病证	二经相同主治	三经相同主治
手太阴肺经	肺、喉病		胸部病
手厥阴心包经	心、胃病	神志病	
手少阴心经	心病		
手阳明大肠经	前头、鼻、口、齿病		眼病、咽喉病、热病
手少阳三焦经	侧头、胁肋病	耳病	
手太阳小肠经	后头、肩胛病		
足太阴脾经	脾胃病		腹部病
足厥阴肝经	肝病	前阴病	
足少阴肾经	肾病、肺病、咽喉病		
足阳明胃经	前头、口、齿、咽喉病、胃肠病		神志病、热病
足少阳胆经	侧头、耳病、胁肋、胆病	眼病	
足太阳膀胱经	后头、背腰病(背俞并治脏腑病)		

(二)腧穴的近治作用

全身所有腧穴,均能治疗所在部位及其邻近器官的病症,称为腧穴的近治作用。比如鼻区的迎香、口禾髎以及邻近的上星、通天等均能治疗鼻病,腹部的中脘、梁门以及章门、气海均能治疗胃病等。躯干腧穴的邻近主治作用分别见表9-2。

表 9-2　躯干腧穴分部主治表

分部	主治
胸、上背(胸1～7)	肺、心(上焦病)
上腹、下背(胸8～腰1)	肝、胆、脾、胃(中焦病)
下腹、腰骶(腰2～骶4)	前后阴、肾、肠、膀胱(下焦病)

任、督脉,因其部位特殊,除具有腧穴的近治作用外,更具有全身影响(表9-3)。

腧穴的远治或近治作用,均是通过调整机体的整体功能而起治疗作用的。临床实践证明,针刺某

表 9-3　任督二脉腧穴主治表

经名	本经主治病证	二经相同主治
任脉	中风脱证、虚寒、下焦病	神志病、脏腑病
督脉	中风昏迷、热病、头部病	

些腧穴,对机体的不同状态可以起到双向调整作用。例如针刺天枢穴,泄泻时可以止泻,便秘时可以通便。针刺内关穴,心动过速时,可以减缓心率;心动过缓时,可以使之恢复正常。

　　总之,十四经穴的主治作用,归纳起来总体是:本经腧穴主治本经病,表里经腧穴能配合治疗表里两经病,邻近的经穴,其治疗作用多相近;四肢部穴位应分经掌握主治;头面躯干部穴位应分部掌握主治。

四、特定穴的意义

　　特定穴是指十四经中具有特殊治疗作用和特定名称的一类腧穴。根据其不同的分布特点、含义和治疗作用,分为五输穴、原穴、络穴、郄穴、背俞穴、募穴、八会穴、下合穴、八脉交会穴和交会穴。由于特定穴除具有经穴的共同功效和主治特点外,还有其特殊的性能和治疗作用,所以,临床上较多使用特定穴,以提高针灸治疗效果。

(一) 五输穴

　　五输穴指十二经脉分布在肘、膝关节以下的井、荥、输、经、合五种重要经穴,简称"五输"。其分布次序是从四肢末端向肘膝方向排列的。这是古人类比自然界水流由小到大、由浅入深的变化来形容经气运行的过程。"井"穴位于手足之端,喻作水之源头,是经气所出的部位;"荥"穴多位于掌指或跖趾关节之前,喻作水流尚微,是经气流行的部位;"输"穴多位于掌指或跖趾关节之后,喻作水流由小到大,由浅注深,是经气渐盛、由此注彼的部位;"经"穴多位于肘膝关节以下,喻作水流变大,畅通无阻,是经气正盛,运行经过的部位;"合"穴位于肘膝关节附近,喻作江河水流汇入湖海,是经气由此深入,进而会合于脏腑的部位。井穴一般主治神志病和心中烦闷;荥穴主治热病;输穴主治体重节痛;经穴主治喘咳、咽喉病证;合穴主治肠胃等六腑病证。

(二) 原穴

　　"原"即本源,原气之意。原穴是脏腑原气经过和留止的部位。十二经脉在四肢各有一个原穴,又称十二原。在六阳经,原穴单独存在,排列在输穴之后,六阴经则以输为原。原穴对于诊断治疗经络、脏腑的病证具有重要作用。

(三) 络穴

　　"络"即联络之意。络脉从经脉分出的部位各有一个腧穴叫作络穴。络穴具有联络表里两经的作用,可治疗表里两经及其分布部位的病证。十二经的络穴皆位于四肢肘膝关节以下,加之任脉络穴鸠尾位于腹,督脉络穴长强位于尾骶部,脾之大络大包位于胸胁,共 15 穴,总称十五络穴。

(四) 郄穴

　　"郄",有空隙之意。郄穴是指经气深聚的部位。十二经脉在四肢部各有一郄穴,加上阴阳蹻脉、阴阳维脉在下肢也各有一个郄穴,共 16 郄穴,多分布于四肢肘、膝关节以下。郄穴主治本经循行部位及其所属脏腑的急性病痛。

(五) 背俞穴

　　背俞穴是脏腑之气输注于背腰部的腧穴。背俞穴均位于背腰部脊柱两侧的足太阳膀胱经的第一侧经线上,与脏腑相接近。当某一脏腑有病时,往往在其相应的背俞穴上出现压痛等异常反应。治疗内脏病常用其背俞穴。

(六) 募穴

　　募穴是脏腑之气输布、汇聚于胸腹部的腧穴。"募"有"幕"和"膜"的意思。它们均分布于躯干部,多与相应的脏腑相近,可用于内脏病的诊察与治疗。

(七) 八会穴

"会"即聚会之意。八会穴即脏、腑、气、血、筋、脉、骨、髓的精气聚会的 8 个腧穴。它们是脏会章门,腑会中脘,气会膻中,血会膈俞,筋会阳陵泉,脉会太渊,骨会大杼,髓会绝骨(悬钟)。八会穴与其他特定穴互有重复。临床上凡属脏、腑、气、血、筋、脉、骨、髓的病变,可取相应的会穴。

(八) 下合穴

下合穴是指手足三阳六腑之气下合于足三阳经的 6 个腧穴。下合穴在临床上多用于治疗六腑的病证。

(九) 八脉交会穴

八脉交会穴是指十二经脉与奇经八脉之气相交会的 8 个腧穴。它们均分布于腕踝关节的上下,能治疗奇经八脉病证。

(十) 交会穴

交会穴是指两经以上的经脉相交或会合处的腧穴,多分布于头面、躯干部,可治疗与交会经有关的病证。

五、腧穴的定位法

腧穴各有一定的位置。在临床上,取穴是否准确与治疗效果有着密切关系。要做到定位准确,就必须掌握正确的定位方法。临床上常用的定位方法有三种。

(一) 体表标志定位法

体表标志定位法是根据人体体表的各种骨性标志和肌性标志而定穴的方法,又称为自然标志定位法。人体的体表标志有两种:一种是不受人体活动影响,固定不移的标志,如五官、指/趾甲、乳头、肚脐等,称作"固定标志";一种是需要采取相应的动作姿势才会出现的标志,包括皮肤的皱襞、肌肉部的凹陷、显露的肌腱以及某些间隙等,称作"活动标志"。

(二) 骨度折量定位法

骨度折量定位法是以体表骨节为主要标志折量全身各部的长度和宽度,定出分寸,用于腧穴定位的方法,即以《灵枢·骨度》规定的人体各部的分寸为基础,并结合历代学者创用的折量分寸(将设定的两骨节点之间长度折量为一定的等份,每 1 等份为 1 寸,10 等份为 1 尺),作为定穴的依据(表9-4)。

表9-4　骨度折量寸表

部位	起止部位	骨度/寸	度量法	说　明
头面颈部	前发际正中→后发际正中	12	直寸	用于确定头部腧穴的纵向距离
	眉间(印堂)→前发际正中	3	直寸	用于确定前发际及头部腧穴的纵向距离
	第七颈椎棘突下(大椎)→后发际正中	3	直寸	用于确定后发际及头部腧穴的纵向距离
	两额角发际(头维)之间	9	横寸	用于确定头前部腧穴的横向距离
	耳后两乳突(完骨)之间	9	横寸	用于确定头后部腧穴的横向距离
胸腹胁部	胸骨上窝(天突)→剑胸结合中点	9	直寸	用于确定胸部任脉穴的纵向距离
	剑胸结合中点→脐中	8	直寸	用于确定上腹部腧穴的纵向距离
	脐中→耻骨联合上缘(曲骨)	5	直寸	用于确定下腹部腧穴的纵向距离
	两肩胛骨喙突内侧缘之间	12	横寸	用于确定胸部腧穴的横向距离
	两乳头之间	8	横寸	用于确定胸腹部腧穴的横向距离
背腰部	肩胛骨内侧缘→后正中线	3	横寸	用于确定背腰部腧穴的横向距离

部位	起止部位	骨度/寸	度量法	说　明
上肢部	腋前纹头→肘横纹(平尺骨鹰嘴)	9	直寸	用于确定上臂前侧及其内侧部腧穴的纵向距离
	腋后纹头→尺骨鹰嘴(平肘横纹)	9	直寸	用于确定上臂外侧及其后侧部腧穴的纵向距离
	肘横纹(平尺骨鹰嘴)→腕掌(背)侧远端横纹	12	直寸	用于确定前臂部腧穴的纵向距离
下肢部	耻骨联合上缘→髌底	18	直寸	用于确定大腿前部及其内侧部腧穴的纵向距离
	髌底→髌尖	2	直寸	
	髌尖(平膝中)→内踝尖(胫骨内侧髁下方阴陵泉→内踝尖为13寸)	15	直寸	用于确定小腿内侧部腧穴的纵向距离
	股骨大转子→腘横纹(平髌尖)	19	直寸	用于确定大腿部前外侧部腧穴的纵向距离
	臀沟→腘横纹	14	直寸	用于确定大腿后部腧穴的纵向距离
	腘横纹(平髌尖)→外踝尖	16	直寸	用于确定小腿外侧部及其后侧部腧穴的纵向距离
	内踝尖→足底	3	直寸	用于确定足内侧部腧穴的纵向距离

注:前后发际线不明者,依据眉间(印堂)→前发际正中→第7颈椎棘突下(大椎),直寸,18寸,确定头部腧穴的纵向距离。

　　本文腧穴定位的描述采用标准解剖学体位,即:身体直立,两眼平视前方,两足并拢,足尖向前,上肢下垂于躯干两侧,掌心向前(图9-19)。对于某些特殊腧穴的定位,需要采用其他体位,如胸膝位(会阳穴)、侧位屈髋屈膝(环跳穴)等。

(三) 手指同身寸定位法

　　手指同身寸定位法是以患者手指的宽度为标准来定取穴位的方法(图9-20)。如果患者手的大小与医生的手相仿,也可用医生的手指宽度来测量。

　　中指同身寸:是以患者的中指中节屈曲时内侧两端横纹头之间作为1寸,一般用于四肢定穴的直寸和背部定穴的横寸。

　　拇指同身寸:是以患者拇指指间关节的横度作为1寸,亦适用于四肢部的直寸定穴。

　　横指同身寸:又名"一夫法",是将患者示指、中指、无名指和小指并拢,以中指中节横纹处为准,四指横量作3寸,用于四肢及腹部的定穴。

六、常用腧穴

(一) 手太阴肺经

1. 云门 Yúnmén(LU2)

[定位] 在前胸部,锁骨下窝凹陷中,肩胛骨喙突内缘,前正中线旁开6寸。

[主治] 主治胸、肺部病症,常用于:咳嗽,气喘,胸满,胸痛;肩臂痛。

[操作] 直刺0.5~1.0寸,可向同侧肩肘手部放散,不可向内侧深刺,以免刺伤胸膜和肺脏,引起气胸。

2. 尺泽 Chǐzé(LU5)

[定位] 在肘前侧,肘横纹上,肱二头肌腱桡侧缘凹陷中。

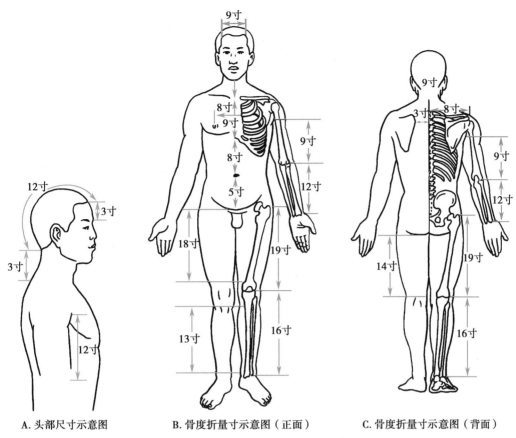

| A. 头部尺寸示意图 | B. 骨度折量寸示意图（正面） | C. 骨度折量寸示意图（背面） |

图 9-19　常用的骨度折量寸示意图

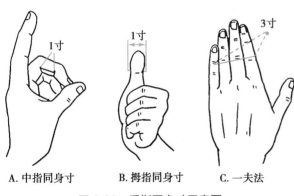

A. 中指同身寸　　　B. 拇指同身寸　　　C. 一夫法

图 9-20　手指同身寸示意图

［**主治**］主治肺部、咽部病症,常用于:咳嗽,气喘,胸满,咯血,咽喉肿痛,上肢痛;小儿惊风;干呕,泄泻。

［**操作**］直刺 0.8～1.2 寸,泄热可用三棱针点刺出血。

3. 孔最 Kǒngzuì（LU6）

［**定位**］在前臂前外侧,腕掌侧远端横纹上 7 寸,尺泽与太渊连线上。

［**主治**］主治肺部、咽部病症,常用于:咳嗽,气喘,咯血,咽喉肿痛;发热无汗;肘臂挛痛。

［**操作**］直刺 0.5～1.0 寸。

4. 列缺 Lièquē（LU7）

［**定位**］在前臂外侧,腕掌侧远端横纹上 1.5 寸,拇短伸肌腱与拇长展肌腱之间,拇长展肌腱沟的凹陷中。

［**主治**］主治肺部、局部及头项病症,常用于:咳嗽,气喘;半身不遂、口眼㖞斜,手腕无力或疼痛;头痛、颈项强痛;齿痛;惊痫;遗尿。

［**操作**］沿拇长展肌腱沟向肘侧或腕侧斜刺或平刺 0.3～0.5 寸。

5. 太渊 Tàiyuān（LU9）

［**定位**］在腕前外侧,桡骨茎突与腕舟状骨之间,拇长展肌腱尺侧凹陷中。

［**主治**］主治肺部、咽部病症,常用于:外感,咳嗽,气喘,咽喉肿痛;手腕痛或无力;无脉证。

[操作] 直刺 0.3～0.5 寸。

6. 鱼际 Yújì（LU10）

[定位] 在手掌,第 1 掌骨桡侧中点赤白肉际处。

[主治] 主治肺部、咽部病症,常用于:咳嗽、咯血,咽干,咽喉肿痛;发热,头痛;乳痈。

[操作] 直刺 0.5～0.8 寸。

7. 少商 Shàoshāng（LU11）

[定位] 在手指,拇指末节桡侧,指甲根角侧上方 0.1 寸(指寸)。

[主治] 主治咽部、鼻部、肺部病症,常用于:咽喉肿痛,发热,咳嗽,气喘,失音;鼻衄;小儿惊风;癫狂;手指挛痛。

[操作] 直刺 0.1～0.2 寸。对热结喉闭等实热证,宜用三棱针点刺出血。

(二) 手阳明大肠经

1. 商阳 Shāngyáng（LI1）

[定位] 在手指,示指末节桡侧,指甲根角侧上方 0.1 寸(指寸)。

[主治] 主治口齿、咽喉部病症,常用于:咽喉肿痛,颊肿,齿痛;耳鸣,耳聋;发热无汗,神昏;手指麻木或肿痛。

[操作] 浅刺 0.1～0.2 寸,或点刺出血。

2. 合谷 Hégǔ（LI4）

[定位] 在手背,第 1 掌骨和第 2 掌骨之间,约平第 2 掌骨桡侧的中点。

[主治] 主治头面部、咽部病症,常用于:齿痛,目赤肿痛,鼻衄,咽喉肿痛;口眼㖞斜,口噤,头痛,耳聋;中风失语、上肢不遂;恶寒发热,无汗,多汗;癫狂;痛经,闭经,难产。

[操作] 直刺 0.5～1.0 寸。治疗癫狂等精神疾病,可向劳宫穴方向透刺,强刺激。孕妇禁针灸。

3. 阳溪 Yángxī（LI5）

[定位] 在腕后外侧,腕背侧远端横纹桡侧,桡骨茎突远端,解剖学 "鼻烟窝" 凹陷中。

[主治] 主治口齿部、目部、咽部病症,常用于:目赤肿痛,齿痛,咽喉肿痛;头痛,耳聋、耳鸣;手腕肿痛或无力。

[操作] 直刺 0.5～0.8 寸。

4. 手三里 Shǒusānlǐ（LI10）

[定位] 在前臂后外侧,肘横纹下 2 寸,阳溪与曲池连线上。

[主治] 主治局部病症,常用于:肘臂痛或不遂,肩背痛;齿痛,颊肿,腹痛腹泻。

[操作] 直刺 0.8～1.2 寸。

5. 曲池 Qūchí（LI11）

[定位] 在肘外侧,尺泽与肱骨外上髁连线的中点处。

[主治] 主治口齿部、咽部病症,常用于:手臂痛,上肢不遂,瘾疹,湿疹,瘰疬;咽喉肿痛,齿痛,目疾;热病,狂,痫。

[操作] 直刺 0.8～1.5 寸。

6. 肩髃 Jiānyú（LI15）

[定位] 在肩带部,肩峰外侧缘前端与肱骨大结节两骨间凹陷中。

[主治] 主治局部病症,常用于:上肢不遂,肩痛不举;瘰疬,瘾疹。

[操作] 直刺或向下斜刺 0.8～1.5 寸。

7. 迎香 Yíngxiāng（LI20）

[定位] 在面部,鼻翼外缘中点旁,鼻唇沟中。

[主治] 主治鼻部、口面部病症,常用于:鼻渊,鼻衄;口眼㖞斜,面痒。

[操作] 斜刺或横刺 0.3～0.5 寸。

（三）足阳明胃经

1. 地仓 Dìcāng（ST4）

[定位] 在面部,口角旁开 0.4 寸。

[主治] 主治口面部病症,常用于口眼㖞斜、语言謇涩、口角流涎。

[操作] 斜刺或平刺 0.5～0.8 寸,或向迎香、颊车穴方向透刺 1.0～2.0 寸。

2. 颊车 Jiáchē（ST6）

[定位] 在面部,下颌角前上方一横指。

[主治] 主治牙齿及面部病症,常用于牙关开合不利、疼痛,颊肿,齿痛,口眼㖞斜。

[操作] 直刺 0.3～0.5 寸,或向地仓穴方向透刺 1.5～2.0 寸。

3. 下关 Xiàguān（ST7）

[定位] 在面部,颧弓下缘中央与下颌切迹之间凹陷中。

[主治] 主治牙齿、面部、耳部病症,常用于:下颌关节脱位,面肿,齿痛;耳聋,耳鸣;口眼㖞斜。

[操作] 直刺或斜刺 0.5～1.0 寸。

4. 头维 Tóuwéi（ST8）

[定位] 在头部,额角发际直上 0.5 寸,头正中线旁开 4.5 寸。

[主治] 主治目疾、头面部病症,常用于:头痛;目痛,流泪,视物不清,眼睑瞤动。

[操作] 向后平刺 0.5～0.8 寸,或横刺透率谷。

5. 天枢 Tiānshū（ST25）

[定位] 在上腹部,横平脐中,前正中线旁开 2 寸。

[主治] 主治胃肠及妇科病症,常用于:腹痛,腹胀,肠鸣,泄泻,便秘;月经不调,痛经。

[操作] 直刺 0.8～1.2 寸。

6. 犊鼻 Dúbí（ST35）

[定位] 在膝前侧,髌韧带外侧凹陷中。

[主治] 主治局部病症,常用于膝肿痛、屈伸不利。

[操作] 屈膝,置犊鼻托,向后内斜刺 0.5～1.0 寸。

7. 足三里 Zúsānlǐ（ST36）

[定位] 在小腿外侧,犊鼻下 3 寸,犊鼻与解溪连线上。

[主治] 主治胃、脾、肠病症,用于:胃脘痛,呕吐,呃逆,腹胀,腹痛,肠鸣,泄泻,便秘;发热,癫狂;乳痈,脚、膝肿痛;虚劳诸证。

[操作] 直刺 1.0～2.0 寸。

8. 上巨虚 Shàngjùxū（ST37）

[定位] 在小腿外侧,犊鼻下 6 寸,犊鼻与解溪连线上。

[主治] 主治胃肠病症,常用于:肠鸣,腹痛,泄泻,便秘,肠痈,气喘;半身不遂,下肢痿痹,膝肿。

[操作] 直刺 1.0～1.5 寸。

9. 下巨虚 Xiàjùxū（ST39）

[定位] 在小腿外侧,犊鼻下 9 寸,犊鼻与解溪连线上。

[主治] 主治小肠、乳房病症,常用于:前阴痛,少腹痛,腰痛;乳痈;下肢痿痹。

[操作] 直刺 1.0～1.5 寸。

10. 丰隆 Fēnglóng（ST40）

[定位] 在小腿外侧,外踝尖上 8 寸,胫骨前肌的外缘。

[主治] 主治痰证、脾胃病症,常用于:痰饮证;腹痛,腹胀,便秘;头痛,眩晕,咳嗽,气喘、痰多;癫狂;胸痛;咽喉肿痛;下肢痿痹。

[操作] 直刺 1.0～1.5 寸。

11. 内庭 Nèitíng（ST44）

[**定位**] 在足背,第 2、3 趾间,趾蹼缘后方赤白肉际处。

[**主治**] 主治头面、胃肠病症,常用于:齿痛,咽喉肿痛,鼻衄,口眼㖞斜;腹痛,腹胀,食欲不振,泄泻;足背肿痛。

[**操作**] 直刺或向上斜刺 0.5~0.8 寸。

（四）足太阴脾经

1. 隐白 Yǐnbái（SP1）

[**定位**] 在足趾,大趾末节内侧,趾甲根角侧后方 0.1 寸(指寸)。

[**主治**] 主治脾胃、妇科病症,常用于:腹胀,泄泻,呕吐;月经过多;便血、尿血、鼻衄;神昏,多梦。

[**操作**] 浅刺 0.1~0.2 寸。

2. 公孙 Gōngsūn（SP4）

[**定位**] 在足内侧,第 1 跖骨底的前下缘赤白肉际处。

[**主治**] 主治脾胃病症,常用于:胃脘痛,腹痛,腹胀,呕吐,泄泻;心痛,胸闷。

[**操作**] 直刺 0.5~1.0 寸。

3. 三阴交 Sānyīnjiāo（SP6）

[**定位**] 在小腿内侧,内踝尖上 3 寸,胫骨内侧缘后际。

[**主治**] 主治妇科、脾胃病症,常用于:月经不调,崩漏,带下,子宫脱垂,不孕,难产;腹胀,肠鸣,泄泻;遗精,阳痿,遗尿,小便不利,疝气;下肢痿痹;荨麻疹;高血压,失眠。

[**操作**] 直刺 1.0~1.5 寸。孕妇禁针。

4. 阴陵泉 Yīnlíngquán（SP9）

[**定位**] 在小腿内侧,由胫骨内侧髁下缘与胫骨内侧缘形成的凹陷中。

[**主治**] 主治脾胃、妇科、前阴病症,常用于:腹痛,腹胀,泄泻,水肿;妇人阴痛,痛经,带下;小便不利或遗尿,遗精;腰痛,膝肿。

[**操作**] 直刺 1.0~2.0 寸。

5. 血海 Xuèhǎi（SP10）

[**定位**] 在股前内侧,髌底内侧端上 2 寸,股内侧肌隆起处。

[**主治**] 主治妇科、皮肤病症,常用于:月经不调,痛经,崩漏,经闭;风疹,湿疹。

[**操作**] 直刺 1.0~1.5 寸。

6. 大包 Dàbāo（SP21）

[**定位**] 在侧胸部,第 6 肋间隙,腋中线上。

[**主治**] 主治胁部病症,常用于胁痛、身痛、四肢倦怠。

[**操作**] 斜刺或向后平刺 0.5~0.8 寸。

（五）手少阴心经

1. 神门 Shénmén（HT7）

[**定位**] 在腕前内侧,腕掌侧远端横纹尺侧端,尺侧腕屈肌腱的桡侧缘。

[**主治**] 主治心神病症,常用于心痛、心烦、惊悸、痴呆、健忘、失眠、癫、狂、痫。

[**操作**] 直刺 0.3~0.5 寸。

2. 通里 Tōnglǐ（HT5）

[**定位**] 在前臂前内侧,腕掌侧远端横纹上 1 寸,尺侧腕屈肌腱的桡侧缘。

[**主治**] 主治心、咽部病症,常用于:心悸,心痛,面赤无汗;咽喉肿痛,失音;肘臂痛。

[**操作**] 直刺 0.3~0.5 寸。

（六）手太阳小肠经

1. 少泽 Shàozé（SI1）

[**定位**] 在手指,小指末节尺侧,指甲根角侧上方 0.1 寸(指寸)。

[主治] 主治乳房病症,急症,常用于:乳痛,产后缺乳;头痛,咽喉肿痛;发热,神昏。

[操作] 浅刺0.1～0.2寸,或点刺出血。

2. 后溪 Hòuxī(SI3)

[定位] 在手背,第5掌指关节尺侧近端赤白肉际凹陷中。

[主治] 主治头项部、肩部病症,常用于:头痛,颈项强痛,腰背痛;耳聋,目赤,鼻衄;癫,狂,痫;疟疾;肘臂痛。

[操作] 直刺0.5～1.0寸,或向合谷穴方向透刺。

3. 小海 Xiǎohǎi(SI8)

[定位] 在肘后内侧,尺骨鹰嘴(即肘尖)与肱骨内上髁之间凹陷中。

[主治] 主治头项部病症,常用于:头痛,颈项强痛;肘臂痛;癫痫;疝气。

[操作] 直刺0.3～0.5寸,勿损伤尺神经。

4. 颧髎 Quánliáo(SI18)

[定位] 在面部,颧骨下缘,目外眦直下的凹陷中。

[主治] 主治局部病症,常用于:口眼㖞斜,眼睑𥆧动;齿痛;颊肿。

[操作] 直刺0.3～0.5寸。

5. 听宫 Tīnggōng(SI19)

[定位] 在面部,耳屏正中与下颌骨髁突之间的凹陷中。

[主治] 主治耳部病症,常用于:耳鸣,耳聋,聤耳;齿痛;癫狂痫。

[操作] 张口,直刺0.5～1.0寸。不宜深刺。

(七) 足太阳膀胱经

1. 睛明 Jīngmíng(BL1)

[定位] 在面部,目内眦内上方眶内侧壁凹陷中。

[主治] 主治目疾,常用于:目赤肿痛,目翳,流泪,视物不清,眩晕,夜盲;急性腰痛。

[操作] 嘱患者闭目,医者押手轻轻固定眼球,沿目眶鼻骨边缘刺0.3～1.0寸,不宜提插捻转。禁灸。

2. 攒竹 Cuánzhú(BL2)

[定位] 在面部,眉头凹陷中,额切迹处。

[主治] 主治眼目、头部病症,常用于:头痛,眉棱骨痛,眼睑𥆧动,眼睑下垂,口眼㖞斜;视物不清,迎风流泪,目赤肿痛;小儿惊风;痔痛;呃逆;腰痛。

[操作] 平刺0.5～0.8寸,禁灸。

3. 天柱 Tiānzhù(BL10)

[定位] 在颈后部,横平第2颈椎棘突上际,斜方肌外缘凹陷中。

[主治] 主治头项部病症,常用于:头痛,颈项强痛,眩晕,目痛,肩背痛;癫,狂,痫,发热。

[操作] 直刺0.5～0.8寸。勿向脊柱方向斜刺过深,以防刺伤脊髓。

4. 风门 Fēngmén(BL12)

[定位] 在背部,第2胸椎棘突下,后正中线旁开1.5寸。

[主治] 主治外感、肩背部病症,常用于:咳嗽,发热,头痛,鼻塞、鼻流清涕;颈项强痛,胸背痛;背部痈疽。

[操作] 斜刺0.5～0.8寸。不宜直刺过深或刺向外侧,以免损伤胸膜和肺脏。

5. 肺俞 Fèishū(BL13)

[定位] 在背部,第3胸椎棘突下,后正中线旁开1.5寸。

[主治] 主治肺部病症,常用于:咳嗽,气喘,咯血,潮热,盗汗;小儿龟背。

[操作] 斜刺0.5～0.8寸,不宜直刺过深或刺向外侧,以免损伤胸膜和肺脏。

6. 心俞 Xīnshū（BL15）

[定位] 在背部，第 5 胸椎棘突下，后正中线旁开 1.5 寸。

[主治] 主治心胸部、神志病症，常用于：胸痹心痛，咳嗽，咯血，盗汗；惊悸，癫痫，失眠，健忘；梦遗。

[操作] 斜刺 0.5～0.8 寸，不宜直刺或刺向外侧，以免损伤胸膜和肺脏。

7. 膈俞 Géshū（BL17）

[定位] 在背部，第 7 胸椎棘突下，后正中线旁开 1.5 寸。

[主治] 主治胸膈病症，常用于：呕吐，呃逆，气喘；吐血；心痛；胃脘痛。

[操作] 斜刺 0.5～0.8 寸，不宜深刺，宜向脊椎方向成 45°～60° 斜刺。

8. 肝俞 Gānshū（BL18）

[定位] 在背部，第 9 胸椎棘突下，后正中线旁开 1.5 寸。

[主治] 主治目疾、胁下病症，常用于：胁痛，黄疸；目赤，视物不清，夜盲，流泪；癫狂痫；吐血；鼻衄。

[操作] 斜刺 0.5～0.8 寸。不宜深刺，宜向脊椎方向成 30°～60° 斜刺。

9. 胆俞 Dǎnshū（BL19）

[定位] 在背部，第 10 胸椎棘突下，后正中线旁开 1.5 寸。

[主治] 主治胆胃病症，常用于：黄疸，口苦，呕吐，食不化，胸胁痛，肺痨，潮热。

[操作] 斜刺 0.5～0.8 寸，针刺不宜过深，宜向脊椎方向成 45°～60° 斜刺。

10. 脾俞 Píshū（BL20）

[定位] 在背部，第 11 胸椎棘突下，后正中线旁开 1.5 寸。

[主治] 主治脾脏病症，常用于：腹胀，呕吐，泄泻，水肿，黄疸；多食善饥、身体消瘦。

[操作] 斜刺 0.5～0.8 寸。不宜深刺，宜向脊椎方向成 45°～60° 斜刺。

11. 胃俞 Wèishū（BL21）

[定位] 在背部，第 12 胸椎棘突下，后正中线旁开 1.5 寸。

[主治] 主治脾胃病症，常用于：胃脘痛，腹胀，呕吐，肠鸣；胸胁痛。

[操作] 斜刺 0.5～0.8 寸，针刺不宜过深，宜向脊椎方向成 45°～60° 斜刺。

12. 肾俞 Shènshū（BL23）

[定位] 在腰部，第 2 腰椎棘突下，后正中线旁开 1.5 寸。

[主治] 主治耳部、肾脏病症，常用于：耳鸣，耳聋；腰痛，足寒，遗尿，尿频，遗精，阳痿，早泄；月经不调，带下，不孕；多食善饥、身体消瘦。

[操作] 直刺 0.5～1.0 寸。不宜向外侧深刺。

13. 大肠俞 Dàchángshū（BL25）

[定位] 在腰部，第 4 腰椎棘突下，后正中线旁开 1.5 寸。

[主治] 主治大肠病症，常用于：腹胀，腹痛，肠鸣，泄泻，便秘；腰痛。

[操作] 直刺 0.8～1.2 寸。

14. 膀胱俞 Pángguāngshū（BL28）

[定位] 在骶部，横平第 2 骶后孔，骶正中嵴旁开 1.5 寸。

[主治] 主治局部和前阴病症，常用于：小便不利，遗尿，泄泻，便秘；腰骶痛。

[操作] 直刺 0.8～1.2 寸。

15. 次髎 Cìliáo（BL32）

[定位] 在骶部，第 2 骶后孔中。

[主治] 主治局部、妇科和前阴病症，常用于：前阴、腰骶部引痛，下肢痿痹；疝气，小便不利，遗精；月经不调，痛经，带下。

[操作] 直刺 0.8～1.2 寸。

16. 委中 Wěizhōng（BL40）

[定位] 在膝后侧,腘横纹中点。

[主治] 主治腰腿、前阴病症,常用于:腰背痛,下肢痿痹;小腹痛,小便不利,遗尿。

[操作] 直刺 0.5～1.0 寸。或用三棱针点刺腘静脉出血。

17. 秩边 Zhìbiān（BL54）

[定位] 在臀部,横平第 4 骶后孔,骶正中嵴旁开 3 寸。

[主治] 主治局部及前后阴病症,常用于:腰骶痛,下肢痿痹;小便不利,便秘,痔病,前阴痛。

[操作] 直刺 1.5～3.0 寸。

18. 承山 Chéngshān（BL57）

[定位] 在小腿后侧,腓肠肌两肌腹与肌腱交角处。

[主治] 主治腰腿拘急及痔疮病症,常用于:痔疮,便秘;腰背痛,小腿挛痛。

[操作] 直刺 0.8～1.2 寸。

19. 飞扬 Fēiyáng（BL58）

[定位] 在小腿后外侧,腓肠肌外下缘与跟腱移行处,约当昆仑直上 7 寸。

[主治] 主治头面部、局部病症,常用于:头痛,眩晕,鼻衄;腰痛,腿软无力;痔疮。

[操作] 直刺 1～1.5 寸。

20. 昆仑 Kūnlún（BL60）

[定位] 在踝后外侧,外踝尖与跟腱之间的凹陷中。

[主治] 主治头项及腰腿病症,常用于:头痛,目痛,鼻衄;颈项强痛,腰痛,足跟肿痛;癫痫;难产。

[操作] 直刺 0.5～0.8 寸。

21. 申脉 Shēnmài（BL62）

[定位] 在足外侧,外踝尖直下,外踝下缘与跟骨之间凹陷中。

[主治] 主治头部病症,常用于:头痛,眩晕,失眠,嗜睡,癫狂痫;腰腿脚痛;眼睑下垂,目赤痛。

[操作] 直刺 0.3～0.5 寸。

22. 至阴 Zhìyīn（BL67）

[定位] 在足趾,小趾末节外侧,趾甲根角侧后方 0.1 寸(指寸)。

[主治] 主治头面部、胎产病症,常用于:胎位不正,难产;头痛,目痛,鼻塞,鼻衄;足膝肿痛。

[操作] 浅刺 0.1 寸,或点刺出血,胎位不正用灸法。

(八) 足少阴肾经

1. 涌泉 Yǒngquán（KI1）

[定位] 在足底,屈足卷趾时足心最凹陷中。

[主治] 主治热病、咽喉、腰及二阴病症,常用于:头痛,眩晕,昏厥,小儿惊风;咽喉肿痛,舌干,失音;足心热,腰脊痛,大便难,小便不利。

[操作] 直刺 0.5～1.0 寸,针刺不宜过深和刺激过强。

2. 然谷 Rángǔ（KI2）

[定位] 在足内侧,足舟骨粗隆下方,赤白肉际处。

[主治] 主治前阴及咽部病症,常用于:咯血,咽喉肿痛,消渴,黄疸,泄泻,遗精,阳痿;月经不调,阴痒,子宫脱垂;小儿脐风;足跗肿痛。

[操作] 直刺 0.5～0.8 寸。

3. 太溪 Tàixī（KI3）

[定位] 在踝后内侧,内踝尖与跟腱之间的凹陷中。

[主治] 主治二阴、少腹、咽部病症,常用于:月经不调;遗精,阳痿;咳嗽,气喘,咯血,胸痛;咽喉肿痛;消渴,便秘;腰背痛,下肢厥冷。

[操作] 直刺 0.3～0.5 寸。

4. 大钟 Dàzhōng（KI4）

[定位] 在足内侧,内踝后下方,跟骨上缘,跟腱附着部前缘凹陷中。

[主治] 主治腰、咽、前阴及神志病症,常用于:腰背痛;癃闭,便秘;咯血,气喘;痴呆,嗜卧;足跟痛;心烦。

[操作] 直刺 0.3～0.5 寸。

5. 照海 Zhàohǎi（KI6）

[定位] 在足内侧,内踝尖下 1 寸,内踝下缘边际凹陷中。

[主治] 主治目疾、咽喉、前阴及妇科病症,常用于:目赤肿痛;咽干、咽痛;月经不调,赤白带下,子宫脱垂,疝气,癃闭;癫痫,失眠。

[操作] 直刺 0.5～0.8 寸。

（九）手厥阴心包经

1. 曲泽 Qūzé（PC3）

[定位] 在肘前侧,肘横纹上,肱二头肌腱的尺侧缘凹陷中。

[主治] 主治心、胃病症,常用于:心痛,心悸,善惊;胃脘痛,吐血,呕吐;发热,口干;肘臂痛。

[操作] 直刺 0.8～1.0 寸,或用三棱针点刺出血。

2. 间使 Jiānshǐ（PC5）

[定位] 在前臂前侧,腕掌侧远端横纹上 3 寸,掌长肌腱与桡侧腕屈肌腱之间。

[主治] 主治心胃病症,常用于:心痛,心悸,心烦;胃脘痛,呕吐;癫狂痫;热病,疟疾;肘臂痛。

[操作] 直刺 0.5～1.0 寸。

3. 内关 Nèiguān（PC6）

[定位] 在前臂前侧,腕掌侧远端横纹上 2 寸,掌长肌腱与桡侧腕屈肌腱之间。

[主治] 主治心、胃病症,常用于:心痛,心悸,胸闷;胃脘痛,呕吐,呃逆,痞块;癫,狂,痫。

[操作] 直刺 0.5～1.0 寸。不宜大幅度提插、捻转,以免损伤正中神经。

4. 大陵 Dàlíng（PC7）

[定位] 在腕前侧,腕掌侧远端横纹中,掌长肌腱与桡侧腕屈肌腱之间。

[主治] 主治心胃病症,常用于:心痛,心悸,胸胁痛;胃脘痛,呕吐,吐血;悲恐善笑,癫狂痫;上肢痹痛;疮肿。

[操作] 直刺 0.3～0.5 寸。

5. 劳宫 Láogōng（PC8）

[定位] 在手掌,横平第 3 掌指关节近端,第 2、3 掌骨之间偏于第 3 掌骨。

[主治] 主治心胃病症,常用于:口疮,口臭,鼻衄;癫狂痫,癔病;心痛,心烦;呕吐。

[操作] 直刺 0.3～0.5 寸。

（十）手少阳三焦经

1. 液门 Yèmén（TE2）

[定位] 在手背,第 4、5 指间,指蹼缘上方赤白肉际凹陷中。

[主治] 主治头面五官部病症,常用于:头痛,耳聋,耳鸣,目赤,咽喉肿痛;热病,疟疾;手臂肿痛。

[操作] 直刺 0.3～0.5 寸。

2. 中渚 Zhōngzhǔ（TE3）

[定位] 在手背,第 4、5 掌骨间,第 4 掌指关节近端凹陷中。

[主治] 主治头面五官部病症,常用于:头痛,目痛,耳聋,耳鸣,咽喉痛;肩背、肘臂痛,手指屈伸不利;热病,消渴。

[操作] 直刺 0.3～0.5 寸。

3. 外关 Wàiguān（TE5）

[定位] 在前臂后侧,腕背侧远端横纹上 2 寸,尺骨与桡骨间隙中点。

[主治] 主治耳部病症,常用于:耳鸣,耳聋;胸胁痛;上肢痹痛。

[操作] 直刺 0.5～1.0 寸。

4. 支沟 Zhīgōu（TE6）

[定位] 在前臂后侧,腕背侧远端横纹上 3 寸,尺骨与桡骨间隙中点。

[主治] 主治耳、咽部病症,常用于:耳鸣、耳聋,失音;落枕,胸胁痛;呕吐,便秘;热病。

[操作] 直刺 0.5～1.0 寸。

5. 翳风 Yìfēng（TE17）

[定位] 在颈部,耳垂后方,乳突下端前方凹陷中。

[主治] 主治局部病症,常用于:耳鸣,耳聋;口眼㖞斜,口噤;齿痛,颊肿,瘰疬;习惯性下颌关节脱位。

[操作] 直刺 0.5～1.0 寸,不宜深刺。

（十一）足少阳胆经

1. 风池 Fēngchí（GB20）

[定位] 在颈后部,枕骨之下,胸锁乳突肌上端与斜方肌上端之间的凹陷中。

[主治] 主治脑部、耳目部病症,常用于:中风,癫、狂、痫,眩晕;耳鸣、耳聋,目赤肿痛;发热、头痛、鼻塞,鼻衄;颈项强痛。

[操作] 针尖微下,向鼻尖方向直刺 0.8～1.2 寸,或平透刺风府穴。针刺不宜过深,禁止大幅度提插、捻转,以免损伤椎动脉及延髓。

2. 肩井 Jiānjǐng（GB21）

[定位] 在颈后部,第 7 颈椎棘突与肩峰最外侧点连线的中点。

[主治] 主治局部病症,常用于:颈项强痛,肩背痛;中风、上肢不遂;瘰疬;难产,乳痈,产后缺乳。

[操作] 直刺 0.3～0.5 寸,不可向前下方刺入或直刺过深,孕妇禁用。

3. 带脉 Dàimài（GB26）

[定位] 在侧腹部,第 11 肋骨游离端垂线与脐水平线的交点上。

[主治] 主治妇科病症,常用于:带下,月经不调,阴挺,经闭,疝气,小腹痛;胁痛,腰痛。

[操作] 直刺 0.8～1.0 寸。

4. 环跳 Huántiào（GB30）

[定位] 在臀部,股骨大转子最凸点与骶管裂孔连线的外 1/3 与内 2/3 交点处。

[主治] 主治腰腿部病症,常用于腰腿痛,下肢痿痹、麻木,半身不遂。

[操作] 直刺 2.0～3.0 寸。侧卧屈髋成 110°,使针感放射至足。

5. 阳陵泉 Yánglíngquán（GB34）

[定位] 在小腿外侧,腓骨头前下方凹陷处。

[主治] 主治胆、胁部病症,常用于:胁痛,口苦,呕吐,吐酸;膝肿痛,下肢痿痹及麻木。

[操作] 直刺 1.0～1.5 寸。

6. 光明 Guāngmíng（GB37）

[定位] 在小腿外侧,外踝尖上 5 寸,腓骨前缘。

[主治] 主治目疾,常用于:目痛,夜盲,近视,目翳;下肢痿痹。

[操作] 直刺 0.5～0.8 寸。

7. 悬钟 Xuánzhōng（GB39）

[定位] 在小腿外侧,外踝尖上 3 寸,腓骨前缘。

[主治] 主治脾胃、局部病症,常用于:眩晕,耳鸣;腹满,不思饮食;半身不遂,下肢痿痹,足胫挛痛。

[操作] 直刺 0.5～0.8 寸。

8. 丘墟 Qiūxū（GB40）

[定位] 在踝前外侧,外踝的前下方,趾长伸肌腱的外侧凹陷中。

[主治] 主治胁部、目部病症,常用于:胸胁痛;疟疾;视物不清,目翳;下肢痿痹,小腿酸痛,外踝肿痛。

[操作] 直刺 0.5～0.8 寸。

9. 足临泣 Zúlínqì（GB41）

[定位] 在足背,第 4、5 跖骨底结合部的前方,第 5 趾长伸肌腱外侧凹陷中。

[主治] 主治头部、胸胁部病症,常用于:偏头痛,眩晕,胁痛,瘰疬;膝痛,足痛;月经不调,乳痈。

[操作] 直刺 0.3～0.5 寸。

（十二）足厥阴肝经

1. 行间 Xíngjiān（LR2）

[定位] 在足背,第 1、2 趾之间,趾蹼缘的后方赤白肉际处。

[主治] 主治前阴部、咽部病症,常用于:疝气,少腹疼痛;前阴痛,遗尿,癃闭;月经不调,带下;目赤肿痛,口干渴,口㖞;胁痛,善怒,太息,癫痫;脚膝肿痛;咽喉肿痛。

[操作] 直刺 0.5～0.8 寸。

2. 太冲 Tàichōng（LR3）

[定位] 在足背第 1、2 跖骨间,跖骨底结合部前方凹陷中,或触及动脉搏动。

[主治] 主治前阴部、胁下、咽部病症,常用于:阴疝,前阴痛,少腹肿;癃闭,遗尿;月经不调,崩漏;黄疸,胁痛,腹胀,呕逆;小儿惊风;目赤肿痛,咽干,口干,咽痛;下肢痿痹、足跗肿痛。

[操作] 直刺 0.5～0.8 寸。

3. 章门 Zhāngmén（LR13）

[定位] 在侧腹部,在第 11 肋游离端的下际。

[主治] 主治肝、脾、胃肠病症,常用于:黄疸,胁痛,痞块;腹痛,腹胀,肠鸣,呕吐。

[操作] 直刺 0.8～1.0 寸。不宜深刺,不宜刺向上方,以免损伤肝脏和脾脏。

4. 期门 Qīmén（LR14）

[定位] 在前胸部,第 6 肋间隙,前正中线旁开 4 寸。

[主治] 主治肝、脾、胸胁部病症,常用于:胁下积聚,气喘,呃逆,胸胁胀痛;呕吐,腹胀,泄泻;乳痈。

[操作] 斜刺或平刺 0.5～0.8 寸。不宜深刺或直刺,以免损伤壁胸膜和肺脏。

（十三）督脉

1. 长强 Chángqiáng（GV1）

[定位] 在会阴部,尾骨下方,尾骨端与肛门连线的中点处。

[主治] 主治肛肠部、督脉病症,常用于:痔疮,脱肛,泄泻,便秘;癫狂痫,小儿惊风;腰脊部、尾骶部疼痛。

[操作] 斜刺,针尖向上与骶骨平行刺入 0.5～1.0 寸。不得刺穿直肠,以防感染。

2. 命门 Mìngmén（GV4）

[定位] 在腰部,第 2 腰椎棘突下凹陷中,后正中线上。

[主治] 主治局部、妇科、男科症症,常用于:腰痛,少腹痛,脊强,下肢痿痹;赤白带下,月经不调;阳痿,遗精,尿频,遗尿;泄泻,痔漏下血。

[操作] 直刺 0.5～1.0 寸。

3. 至阳 Zhìyáng（GV9）

[定位] 在背部,第 7 胸椎棘突下凹陷中,后正中线上。

[**主治**] 主治脾部病症,常用于:黄疸;四肢重痛;腰背痛。

[**操作**] 向上斜刺 0.5～1.0 寸。

4. 大椎 Dàzhuī(GV14)

[**定位**] 在颈后部,第 7 颈椎棘突下凹陷中,后正中线上。

[**主治**] 主治热病、局部病症,常用于:热病,疟疾、寒热;咳嗽,气喘,骨蒸;颈项强痛,脊痛。

[**操作**] 向上斜刺 0.5～1.0 寸,不宜深刺,以免损伤脊髓。

5. 百会 Bǎihuì(GV20)

[**定位**] 在头部,前发际正中直上 5 寸。

[**主治**] 主治头目、心神病症,常用于:头痛,目痛,眩晕,耳鸣;中风,神昏,癫狂痫,小儿惊风;失眠,健忘;久泻,脱肛,子宫脱垂。

[**操作**] 斜刺或平刺 0.5～1.0 寸。

6. 水沟 Shuǐgōu(GV26)

[**定位**] 在面部,人中沟的上 1/3 与中 1/3 交点处。

[**主治**] 主治急症,常用于:一切神昏之急救;中风、口眼㖞斜、流涎、口噤;鼻塞,鼻衄;癫狂痫;水肿,黄疸,消渴;闪挫腰痛,腰脊强痛。

[**操作**] 向上斜刺 0.3～0.5 寸,一般不灸。

(十四)任脉

1. 中极 Zhōngjí(CV3)

[**定位**] 在下腹部,脐中下 4 寸,前正中线上。

[**主治**] 主治妇科、前阴部病症,常用于:月经不调,崩漏,子宫脱垂,阴痒,不孕,恶露不尽,带下;遗尿,小便不利,疝气,遗精,阳痿。

[**操作**] 直刺 1.0～1.5 寸,针前让患者排尿。孕妇慎用。

2. 关元 Guānyuán(CV4)

[**定位**] 在下腹部,脐中下 3 寸,前正中线上。

[**主治**] 主治前阴部、妇科病症,常用于:疝气,少腹疼痛;癃闭,尿频,遗精,阳痿;月经不调,痛经,经闭,崩漏,带下,子宫脱垂,恶露不尽,不孕;泄泻;虚劳诸疾;保健灸的常用穴。

[**操作**] 直刺 1.0～1.5 寸,针前让患者排尿。孕妇慎用。可灸。

3. 气海 Qìhǎi(CV6)

[**定位**] 在下腹部,脐中下 1.5 寸,前正中线上。

[**主治**] 主治虚劳、前阴部、妇科病症,常用于:虚脱,泄泻,虚劳羸瘦;疝气,腹痛;小便不利,遗尿,遗精,阳痿;月经不调,带下,子宫脱垂,恶露不尽;保健灸的常用穴。

[**操作**] 直刺 1.0～1.5 寸。孕妇慎用。可灸。

4. 神阙 Shénquè(CV8)

[**定位**] 在腹部,脐中央。

[**主治**] 主治腹部、水液病症,常用于:脐周痛,腹胀,肠鸣,泄泻;水肿,小便不利;中风脱证。

[**操作**] 临床多用灸法。

5. 中脘 Zhōngwǎn(CV12)

[**定位**] 在上腹部,脐中上 4 寸,前正中线上。

[**主治**] 主治腹部病症,常用于:胃脘痛,腹胀,腹中包块,泄泻,便秘,不思饮食,呕吐;黄疸。

[**操作**] 直刺 0.5～1.5 寸。对肝脾肿大和胃、十二指肠溃疡患者,针刺方向以斜向下方刺为宜。

6. 膻中 Dànzhōng(CV17)

[**定位**] 在前胸部,横平第 4 肋间隙,前正中线上。

[**主治**] 主治心、胸部病症,常用于:胸闷、心痛;咳嗽,气喘;噎膈;产后缺乳;乳痛,乳癖。

[操作] 向下平刺 0.3～0.5 寸。

7. 天突 Tiāntū(CV22)

[定位] 在颈前部,胸骨上窝中央,前正中线上。

[主治] 主治胸、肺、咽喉部病症,常用于:咳嗽,气喘,胸痛,咯血;咽喉肿痛,失音;瘿瘤;噎膈。

[操作] 先刺进 0.2 寸,然后将针尖转向下方,紧靠胸骨后面刺入 1.0～1.5 寸。

8. 廉泉 Liánquán(CV23)

[定位] 在颈前部,甲状软骨上缘(约相当于喉结处)上方,舌骨上缘凹陷中,前正中线上。

[主治] 主治舌咽部病症,常用于:中风失语,暴喑;梅核气;舌下肿痛,咽喉肿痛。

[操作] 向舌根斜刺 0.5～0.8 寸。

9. 承浆 Chéngjiāng(CV24)

[定位] 在面部,颏唇沟的正中凹陷处。

[主治] 主治口部病症,常用于:口眼㖞斜,口噤,齿龈肿痛,失音;暴喑,面肿。

[操作] 斜刺 0.3～0.5 寸。

(十五) 经外奇穴

经外奇穴较多,且各家取穴方法各异,现择其要而介绍之。

头面颈肩部

1. 四神聪 Sìshéncōng(EX-HN1)

[定位] 在头部,百会前后左右各旁开 1 寸,共 4 穴(图 9-21)。

[主治] 常用于:头痛、眩晕;失眠,健忘;癫痫。

[操作] 平刺 0.5～0.8 寸。

2. 太阳 Tàiyáng(EX-HN5)

[定位] 在头部,眉梢与目外眦之间,向后约一横指的凹陷中(图 9-22)。

[主治] 常用于:头痛;目赤肿痛,目涩,口眼㖞斜。

[操作] 直刺或斜刺 0.3～0.5 寸,或用三棱针点刺出血。

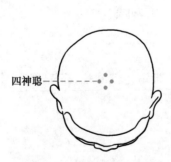

图 9-21　四神聪穴示意图

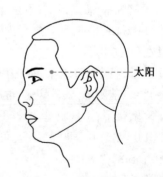

图 9-22　太阳穴示意图

3. 耳尖 Ěrjiān(EX-HN6)

[定位] 在耳区,在外耳轮的最高点。

[主治] 常用于:目疾;头痛;咽喉肿痛,热病。

[操作] 直刺 0.1～0.2 寸,宜用三棱针点刺出血。

背胸腹部

1. 定喘 Dìngchuǎn(EX-B1)

[定位] 在脊柱区,横平第 7 颈椎棘突下,后正中线旁开 0.5 寸(图 9-23)。

[主治] 常用于哮喘、咳嗽、肩背痛。

[操作] 直刺或偏向内斜刺 0.5～0.8 寸。

2. 夹脊 Jiájǐ（EX-B2）

[定位] 在脊柱区，第 1 胸椎至第 5 腰椎棘突下两侧，后正中线旁开 0.5 寸，一侧 17 穴（图 9-23）。

[主治] 胸 1～5 夹脊：心肺、胸部及上肢疾病；胸 6～12 夹脊：胃肠、脾、肝、胆疾病；腰 1～5 夹脊：腰、骶、小腹部及下肢疾病。

[操作] 稍向内斜刺 0.5～0.8 寸，待有麻胀感即停止进针。

四肢部

1. 腰痛点 Yāotòngdiǎn（EX-UE7）

[定位] 在手背，第 2、3 掌骨间及第 4、5 掌骨间，腕背侧远端横纹与掌指关节中点处，一手 2 穴（图 9-24）。

[主治] 急性腰扭伤。

[操作] 由两侧向掌中斜刺 0.5～0.8 寸。

2. 外劳宫 Wàiláogōng（EX-UE8）

[定位] 在手背，第 2、3 掌骨间，掌指关节后约 0.5 寸（指寸）凹陷中（图 9-24）。

[主治] 落枕，手指麻木、屈伸不利。

[操作] 直刺 0.5～0.8 寸。

[附注] 又名"落枕"穴。

3. 八邪 Bāxié（EX～UE19）

[定位] 在手背，第 1～5 指间，指蹼缘后方赤白肉际处，一手 4 穴。

[主治] 常用于手背红肿，手指麻木。

[操作] 向上斜刺 0.5～0.8 寸，或点刺出血。

4. 四缝 Sìfèng（EX-UE10）

[定位] 在手指，第 2～5 指掌面的近侧指间关节横纹的中央，一手 4 穴（图 9-25）。

[主治] 小儿疳积，百日咳。

[操作] 点刺出血，或挤出少许黄白色透明黏液。

5. 十宣 Shíxuān（EX-UE11）

[定位] 在手指，十指尖端，距指甲游离缘 0.1 寸（指寸），左右共 10 穴（图 9-26）。

[主治] 高热，中暑；昏迷，癫痫；咽喉肿痛。

[操作] 浅刺 0.1～0.2 寸，或点刺出血。

6. 胆囊 Dǎnnáng（EX-LE6）

[定位] 在小腿外侧，腓骨小头直下 2 寸（图 9-27）。

[主治] 急慢性胆囊炎，胆石症，胆道蛔虫症，胁痛，食积，下肢痿痹。

[操作] 直刺 1.0～1.5 寸。

7. 阑尾 Lánwěi（EX-LE7）

[定位] 在小腿外侧，髌韧带外侧凹陷下 5 寸，胫骨前嵴外一横指（中指）（图 9-28）。

[主治] 急慢性阑尾炎，食积，泄泻，下肢瘫痪。

[操作] 直刺 1.0～1.5 寸。

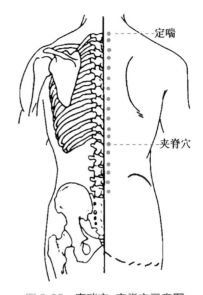

图 9-23　定喘穴、夹脊穴示意图

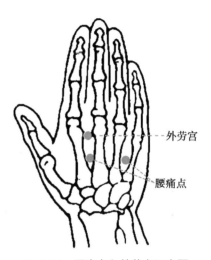

图 9-24　腰痛点和外劳宫示意图

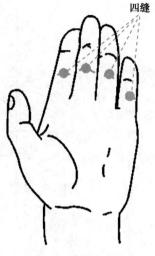

图 9-25　四缝穴示意图

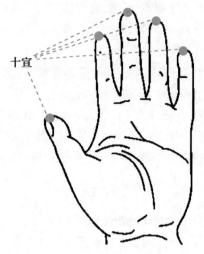

图 9-26　十宣穴示意图

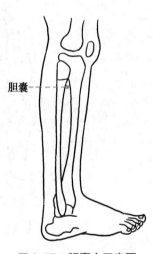

图 9-27　胆囊穴示意图

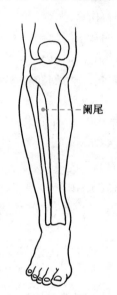

图 9-28　阑尾穴示意图

（杜广中）

第三节 │ 针灸法

针灸法是指针法和灸法两种不同的治疗方法,在临床上常结合使用,故称针灸法。本节介绍常用的针法和灸法。

一、针法

针法是利用金属制成的针具,通过一定的手法,刺激人体腧穴,以治疗人体多种疾病的方法。临床常用的针具有毫针、皮肤针、三棱针、皮内针等。其中毫针为临床最常用针具之一,本节介绍毫针针法。

(一)毫针

1. 构造　毫针是临床上常用的针具,是古代九针之一。

毫针的结构可分为五个部分。以铜丝或铝丝紧密缠绕的一端称针柄,针柄的末端多缠绕呈圆筒状,称为针尾。针的尖端锋锐的部分称为针尖。针柄与针尖之间的部分称为针身。针柄与针身的连接之处称为针根(图 9-29)。

2. 规格　毫针的长短、粗细规格,是以针身为准。其长度规格见表 9-5。15～25mm 多用于头面等部位的浅表穴位,40～50mm 多用于躯干、四肢部穴位,75～100mm 多用于肌肉丰满处,如环跳穴,或用于透穴。针的直径规格见表 9-6。临床上躯干和四肢部多采用 28 号,眼区穴或针灸美容保健时可用 32 号,需要较强刺激或点刺出血可用 26 或 28 号。

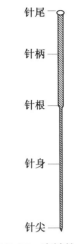

图 9-29　毫针的结构

(二)针刺练习

由于毫针针身细软,如果没有一定的指力和协调的动作,往往会造成进针困难和针刺疼痛,不能随意进行各种手法操作,影响疗效,所以必须在临床操作之前进行针刺指力和手法练习。

练习的材料可用纸垫或棉纱球。前者用草纸数张,折叠成厚 1～2cm、长约 8cm、宽约 5cm 的纸垫,用线作井字形扎紧。后者用纱布将棉花包裹,用线封口扎紧,做成直径为 6～7cm 的棉团。

表 9-5　毫针长度规格表

规格/寸	长度/mm	规格/寸	长度/mm
0.5	15	2.5	60
1.0	25	3.0	75
1.5	40	4.0	100
2.0	50	5.0	125

表 9-6　毫针粗细规格表

规格(号数)	直径/mm	规格(号数)	直径/mm
22	0.50	30	0.30
24	0.45	32	0.25
26	0.40	34	0.22
28	0.35		

操作练习时,先选用较短毫针在纸垫或棉团上练习进针、出针、上下提插、左右捻转等基本操作方法,待短针应用自如以后,再改用长针练习。为了更好地掌握针刺方法,体验各种针刺感觉,还应进行自身试针,或学员间相互试针。如此反复体会,在实际临床操作时才能心中有数,运用自如。

(三)针刺操作

1. 针刺前的准备

(1)做好诊断、辨证及解释工作:针刺治疗前应认真收集患者的四诊资料,辨证分析疾病所在,确定治疗方案。对初诊患者还应耐心做好解释工作,使患者对针刺疗法有所认识,消除其对针刺疼痛的畏惧心理,积极配合治疗,才能发挥针刺治疗效果,避免或减少异常情况的发生。

(2)检查选择针具:选择毫针应以针根无松动,针身挺直、光滑、坚韧而富有弹性,针尖圆而不钝,呈松针形者为好。如针体弯曲损伤,针尖勾毛,应予剔除或修理。

(3)体位选择:患者的体位是否合适,对于准确取穴、针灸操作、留针得气以及防止意外事故发生均有很大影响。因此,选择适当的体位具有重要临床意义。临床常用的体位有以下几种。

仰卧位:适用于胸腹部的腧穴(图 9-30)。

侧卧位:适用于侧身部的腧穴(图 9-31)。

俯卧位:适用于腰背部的腧穴(图 9-32)。

仰靠坐位:适用于前额、颜面、上肢、颈前和上胸部的腧穴(图 9-33)。

俯伏坐位:适用于头顶、枕项、肩背部的腧穴(图 9-34)。

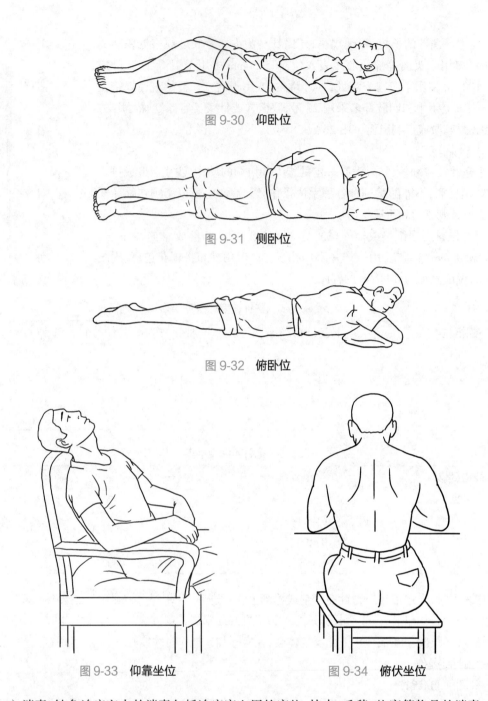

图 9-30　仰卧位

图 9-31　侧卧位

图 9-32　俯卧位

图 9-33　仰靠坐位　　　　　　　　　图 9-34　俯伏坐位

　　（4）消毒：针灸治疗室内的消毒包括治疗床上用的床垫、枕巾、毛毯、垫席等物品的消毒，提倡采用一人一用消毒垫布、垫纸、枕巾。治疗室也应定期消毒，保持空气流通，环境卫生整洁。针具消毒可以采用高压蒸汽灭菌，将针具用布包好放在密闭的高压蒸汽锅内灭菌，也可以药液浸泡消毒，将针具放入 75% 乙醇内浸泡 30～60 分钟，取出后用消毒巾或消毒棉球擦干使用。注意和毫针直接接触的针盘、针管、针盒、镊子等物品，可用 2% 来苏尔溶液浸泡 1～2 小时进行消毒。术者在术前应用肥皂水将手指洗净，然后用 75% 乙醇棉球擦拭施术的手指。同样，患者针刺部位也要注意消毒，在针刺的腧穴部位用 75% 乙醇或 0.5% 碘伏棉球擦拭。使用一次性毫针时，要注意保质期。

　　2. 毫针针法

　　（1）进针方法：针刺治疗时，执针进行操作的手称为刺手，一般为右手；配合刺手按压穴位局部，协同刺手进针、行针的手称为押手，一般为左手。押手的作用主要是固定穴位，减少进针时的疼痛，以及使针身有所依靠，不致摇晃和弯曲。刺手的作用主要是掌握针具。持针姿势，一般以拇、示、中三指夹持针柄，进针时运用指力使针尖快速透入皮肤，再捻转刺向深层。临床常用的进针方法有以下几种。

1）爪切进针法：押手拇指或示指的指甲掐切腧穴皮肤，刺手持针，针尖紧靠押手指甲缘迅速刺入（图9-35），主要适用于短针进针。

2）夹持进针法：押手拇、示二指持消毒干棉球，裹于针体下端，露出针尖，使针尖接触腧穴，刺手持针柄，刺手、押手同时用力，将针刺入（图9-36），用于较长毫针进针。

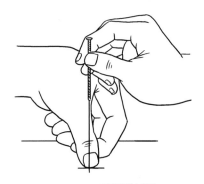

图9-35 爪切进针法

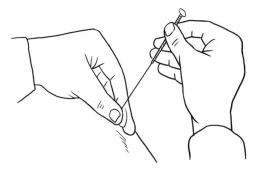

图9-36 夹持进针法

3）提捏进针法：押手拇、示二指将欲刺腧穴两旁的皮肤提捏起，刺手持针从提捏的腧穴上刺入（图9-37），用于皮肉浅薄处进针。

4）舒张进针法：押手示、中指或拇、中指将所刺腧穴部位皮肤撑开绷紧，刺手持针刺入（图9-38），用于皮肤较松软处进针。

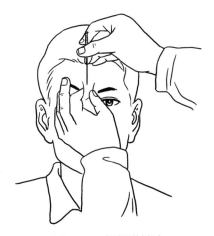

图9-37 提捏进针法

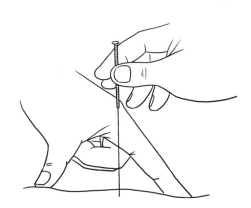

图9-38 舒张进针法

（2）针刺的角度和深度：正确掌握针刺的角度和深度，是针刺操作过程的重要环节，它影响针刺感觉和治疗效果。临床上对针刺角度和深度，主要根据穴位的特点、病情需要以及患者的体质等情况而定。

1）角度：针刺角度是指针身和皮肤所成的夹角。一般有直刺、斜刺和横刺（又叫平刺）三种（图9-39）。直刺法是指将针体与皮肤成90°左右，垂直刺入皮肤，适用于大多数穴位，浅刺与深刺均可；斜刺法是指将针体与皮肤成45°左右，倾斜刺入皮肤，适用于控制针感方向；横刺法是指将针体与皮肤成15°左右，横向刺入皮肤，适用于头面部、胸背及肌肉浅薄处。

2）深度：指针身刺入腧穴的深浅，一般以既有针感又不伤及重要脏器为原则。凡年老气血虚弱、小儿娇嫩之体宜浅刺，年轻力壮、气血旺盛者可适当深刺；瘦小者宜浅刺，肥胖者宜深刺；头面、胸背部宜浅刺，四肢及臀、腹部可深刺；阳证、新病宜浅刺，阴证、久病可深刺。针刺的深度和角度之间有着相辅相成的关系，深刺多用直刺，浅刺则多用斜刺或横刺。

（3）行针与得气：进针后，为了使患者产生针刺的感应，而施行一定的手法，称为行针。针刺部位

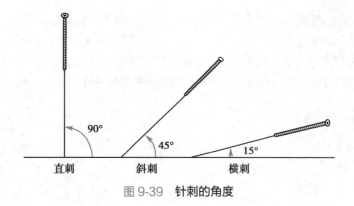

图 9-39　针刺的角度

产生酸、麻、胀、重等感觉,而医者指下亦有一种沉紧的反应,称为得气,也称针感。针刺得气与否对疗效有很大关系,一般得气迅速,效果较好,得气迟钝,效果较差。得气快慢或不得气,与患者病情和体质,取穴是否准确,针刺的深浅和角度等有密切关系,其针感性质、传导方向,也常与穴位部位有关。如头额部穴位,以局部胀感为多;四肢末端及人中沟,一般仅有痛感;肌肉丰满部位穴位,容易出现酸感;刺中神经时,会有触电样感觉,并向远端放射等。临证时要根据具体情况,区别对待,不能强求一致。

常用的行针手法有以下几种。

1）提插法:将针刺入腧穴一定深度后,将针向上引退为提,将针向下刺入为插。本法痛感较小,但易刺伤血管,多适用于四肢穴位。

2）捻转法:将针刺入腧穴后,用拇指与示、中指指腹持针柄或用拇指指腹与示指桡侧(示指尖向后)持针作左右交替捻转(捻转角度要小于 90°),多适用于躯干部位。

3）刮针法:用手指的指甲由下而上地刮针柄,可以增强针感。

4）震颤法:将针抖动震颤,即提插幅度很小而频率很快的动作。

提插和捻转是诱发针感的主要手法,可以单独使用,也可结合运用;刮针法和震颤法,通常是在已有针感的情况下使用的一种辅助手法,目的在于使针感持续或加强。

（4）针刺的补泻手法:补泻是提高针刺疗效的一种手法,它是根据《黄帝内经》"实则泻之,虚则补之"的理论确立的两种治疗方法。补泻是取得针刺疗效的手段,临床常用的补泻手法见表 9-7。

表 9-7　主要补泻手法表

补泻手法	补法	泻法
提插补泻	先浅后深,重插轻提,提插幅度小,频率慢	先深后浅,轻插重提,提插幅度大,频率快
捻转补泻	捻转角度小,频率慢,用力较轻	捻转角度大,频率快,用力较重
疾徐补泻	进针慢,少捻转,出针快	进针快,多捻转,出针慢
开阖补泻	出针后揉按针孔	出针时摇大针孔
迎随补泻	针尖随着经脉循行方向,顺经而刺	针尖迎着经脉循行方向,逆经而刺
呼吸补泻	呼气时进针,吸气时出针	吸气时进针,呼气时出针
平补平泻	进针得气后均匀地提插、捻转	

（5）留针与出针

1）留针:将针刺入腧穴后,留置 20～30 分钟左右,医生可根据病情来确定留针时间,在此期间可行针。对针感较差者,留针可以起到候气的作用。

2）出针:留针时间已到,针下轻滑,即可出针;如针下仍沉紧者,则稍稍向上提针,待针下轻滑时即可出针。押手持消毒干棉球轻压针刺部位,刺手拇、示指持针柄,将针退出皮肤后,立即用棉球按压针孔,以防止出血。

3. 针刺注意事项

（1）饥饿、饱食、醉酒、大怒、大惊、过度疲劳、精神紧张者，不宜立即进行针刺。

（2）体质虚弱、气血亏损者，其针感不宜过重，应尽量采取卧位行针。腧穴深部有脏器时应掌握针刺深度，切不可伤及脏器。

（3）小儿囟门未闭合时，囟门附近的腧穴不宜针刺。由于小儿不易配合，所以一般不留针。

（4）孕妇不宜刺下腹部、腰骶部以及三阴交、合谷、至阴等对胎孕反应敏感的腧穴。

（5）皮肤有感染、溃疡、瘢痕或肿瘤部位，除特殊治疗需要外，均不应在患部直接针刺。

（6）有凝血功能障碍的患者，禁用针刺。

二、灸法

灸法是主要用艾绒制成灸材，点燃后悬置或放置在穴位或病变部位，进行烧灼、温熨，借灸火的热力以及药物的作用，达到治病、防病和保健目的的一种外治方法。

（一）常用灸法

临床常用的灸法有艾炷灸、艾条灸和温针灸三种。

1. 艾炷灸　将艾绒放在平板上，用拇、示、中三指捏成上小下大的圆锥状艾炷，大者如半枣粒，小者如半麦粒，每一炷称为一壮。艾炷灸可分为直接灸和间接灸两类（图 9-40）。

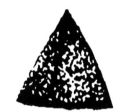

图 9-40　艾炷灸

（1）直接灸：将制成的艾炷，直接放在穴位上燃烧，按燃烧程度的不同，又可分为瘢痕灸和无瘢痕灸。

瘢痕灸：又称化脓灸，先于施灸穴位涂以少量大蒜汁，再将小艾炷放置在穴位上燃烧，待艾炷燃毕，即可将另一艾炷粘上，继续燃烧，直至灸足应灸的壮数，一般灸 5～10 壮。因此法刺激量重，局部组织经灸灼后产生无菌性化脓现象（灸疮）并留有瘢痕，故称瘢痕灸。在施灸过程中，局部皮肤潮红、灼痛时术者用手在施灸穴位的周围轻轻拍打或抓挠，以分散患者注意力，减轻艾灸时的痛苦。正常情况下，灸后一周左右，施术部位化脓，4 周后，灸疮自行痊愈，结痂脱落，留下瘢痕。本法适用于某些顽固性疾病。

无瘢痕灸：又称非化脓灸，先于施灸穴位涂以少量凡士林，再放上艾炷点燃，在艾炷燃烧过半，局部皮肤潮红、灼痛时，术者即用镊子移去艾炷，更换另一艾炷，连续灸足应灸的壮数，一般灸 3～5 壮。因此法刺激量轻且灸后不引起化脓、不留瘢痕，故称无瘢痕灸。本法适用范围较广。

（2）间接灸：在施灸穴位上放一衬垫物，然后将艾炷放在上面点燃。由于放置衬垫物不同，所以名称也不一，临床上常用的有以下几种。

隔姜灸：用鲜姜切成直径大约 2～3cm 的、厚约 0.2～0.3cm 的薄片，中间以针刺数孔，然后置于应灸的腧穴部位或患处，再将艾炷放在姜片上点燃施灸。当艾炷燃尽，易炷再灸，直至灸完应灸的壮数。隔姜灸有解表散寒、温中止呕的作用，可用于外感表证、虚寒性呕吐、泄泻、腹痛等（图 9-41）。

隔蒜灸：用鲜大蒜头，切成厚 0.2～0.3cm 的薄片，灸法如隔姜灸。隔蒜灸有清热、解毒、杀虫的作用，可用于疔肿疮疡、毒虫咬伤，对哮喘、脐风、肺痨、瘰疬等

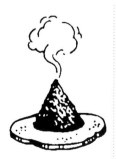

图 9-41　隔姜灸

也有一定疗效。

隔盐灸：用纯净的食盐填敷于脐部，或于盐上再置一薄姜片，上置大艾炷施灸。隔盐灸有温中散寒、扶阳固脱的作用，可用于虚寒性呕吐、泄泻、腹痛、虚脱、产后眩晕等。

隔附子饼灸：以附子研末制成药饼，作为灸治衬垫物，上置大艾炷施灸。隔附子饼灸有温肾壮阳作用，可用于命门火衰而致的遗精、阳痿、早泄等。

2. **艾条灸**　用细桑皮纸或容易燃烧的薄纸，取艾绒卷成直径1.5cm、长度为15~20cm的圆柱体，制成艾条。艾条灸分温和灸、雀啄灸两类。将艾条一端用火点燃，对准施灸穴位约距2~3cm，进行熏灸，使患者有温热感或轻微灼痛感，此为温和灸；亦可一上一下如雀啄状或一左一右回旋熏灸，以灸至局部红润为度，此为雀啄灸。此法使用简便，一般疾病皆可应用（图9-42）。

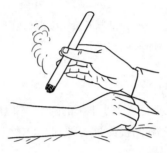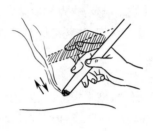

图9-42　艾条灸

3. **温针灸**　首先在选定的腧穴上针刺，毫针刺入穴位得气并施行适当的补泻手法后，在留针时将2~3g艾绒包裹于毫针针柄顶端捏紧呈团状，或将1~3cm长短的艾条段直接插在针柄上，点燃施灸，待艾绒或艾条燃尽无热度后除去灰烬。艾灸结束，将针取出。温针灸适用于寒湿所致筋骨痹痛诸证（图9-43）。

（二）灸法的适用范围与禁忌

1. **适用范围**　临床应用广泛，尤其对慢性虚弱性疾病以及风寒湿邪所致的病证均可应用，如阳虚、气虚、久泻、肢冷、痹证、痰饮等。

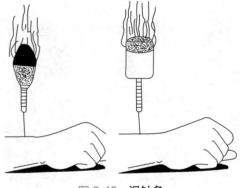

图9-43　温针灸

2. **禁忌**　颜面、心前区、大血管部和关节、肌腱处不可用瘢痕灸；乳头、外生殖器官不宜直接灸；中暑、高血压危象、肺结核晚期大量咯血等患者不宜使用艾灸疗法；妊娠期妇女腰骶部和少腹部不宜使用瘢痕灸。

（三）灸法的注意事项

1. **施灸次序**　一般先灸阳经，后灸阴经；先灸上部、背部，后灸下部、腹部；先灸头身，后灸四肢；但在特殊情况下，也可例外。艾灸火力应先小后大，灸量先少后多，程度先轻后重，以使患者逐渐适应。

2. 隔姜、蒜灸容易起疱，须加注意。起疱大者，可用消毒针抽出水液，再涂以甲紫溶液，防止感染。对行瘢痕灸者，灸疮化脓期间，应注意休息，保持局部清洁，防止感染，可用敷料保护灸疮，待其自然愈合。

3. 注意晕灸的发生。患者在精神紧张、大汗后、劳累后或饥饿时不宜艾灸。

4. 注意防止艾灰脱落或艾炷倾倒而烫伤皮肤或烧坏衣被。尤其对幼儿患者更应认真守护观察，以免发生烫伤。艾条灸毕后，应将剩下的艾条套入灭火管内或将燃头浸入水中，以彻底熄灭，防止再燃。如有绒灰脱落床上，应清扫干净，以免复燃烧坏被褥等物品。

（吴喜利）

第四节 ｜ 针灸治疗

一、概述

针灸治疗学是在熟悉和掌握经络、腧穴基本知识和刺法灸法基本技术的基础上，进一步运用针灸方法刺激腧穴以防治疾病的中医临床学科。

（一）针灸治疗特点

针灸学是中医学的一门重要分支。其针灸治疗学同中医学的其他临床学科类似，包括辨证与施治两个重要环节，但在针灸临床决策和实施过程中特色鲜明。与临床医学和中医学比较，针灸治疗学主要表现为愈病迅速、安全、简便和辨证用穴等特点。

1. **愈病迅速**　针灸治病起效迅速，是其属性决定的，正如《灵枢·九针十二原》中曰："为刺之要，气至而有效，效之信，若风之吹云，明乎若见苍天。"临床中如患者出现单纯性胃痉挛、腹痛等，针刺足三里可立即止痛；如中风昏迷，针刺十宣；若出现风寒头痛，可针刺风池穴祛风止痛。

2. **安全**　针刺腧穴于肌肉、筋膜、血管和神经的外膜等部位，极少出现并发症或引起感染。灸法，无论间接灸、化脓灸，皮肤烧伤的程度均可控制。不良反应少。与药物、手术及物理疗法等引起的不良反应相比较，针灸的不良反应明显少见。

3. **简便**　针灸治疗工具简单，用药少。针刺工具，主要以毫针为主；灸法，仅艾绒而已，价格低廉，加工简便。诊断便捷，特色鲜明，重望切。望、切二诊在针灸诊疗过程中作用更为特殊，在刺灸前、中、后都须望神色和切诊，以及时评估诊断、修正刺激量、评估预后，其诊治模式特色鲜明。腧穴望诊主要望腧穴局部皮肤色泽的异常变化，包括病理性红晕、苍白、暗紫甚至瘀斑等；经络的循行部位的望诊，看是否有经络阳性反应带或点，如手太阴肺经循行部位或者部分腧穴有颜色变化，说明肺脏或肺经发生病变。腧穴切诊，常用手切按、推寻腧穴体表，发现病理形态改变以诊断疾病，如压痛明显，或有结节、条索状物，或其他敏感反应等阳性反应物。

4. **辨证用穴**　针灸治病的鲜明特点在于以辨病、辨经、辨证指导经络腧穴的组合运用。在临床中，强调八纲和经络气血辨证，辨经与辨证结合，据症状和体征辨其病变属性、经络脏腑病位，择其相应腧穴进行治疗。如肝气郁结型的乳痈，因厥阴之脉布于胸胁，达于乳下，肝郁化火，循经上乳，可取肝经行间、期门等穴治疗。在临证实施中，强调"理、法、方、穴、术"环环相扣，调神与调气并重。

（二）针灸治疗作用

几千年来，历代医家孜孜以求，在中国古代文化基因下，总结针灸的治疗作用有三，通经活络、调和阴阳、扶正祛邪。

1. **通经活络**　是指通过针灸治疗可使经络气血运行通畅，该作用是针灸发生治疗作用的基础。经络"内属于府藏，外络于肢节"，指经络联结脏腑和人体各部，运行气血濡养全身。经络不通，气血瘀阻，则脏腑失调，肢节疼痛、青筋显露，如《灵枢·刺节真邪》"一经上实下虚而不通者，此必有横络盛加于大经，令之不通"。只有"视而泻之，此所谓解结也"，通过针泻横络，以活络通经。

2. **调和阴阳**　是指针灸治疗可使人体阴平阳秘，该作用是针灸治疗的最终目的。疾病发生发展的根本原因是阴阳失调，纠正阴阳的失调状态，向平秘状态转化是治疗目的。针灸调和阴阳，主要通过经络的阴阳属性、腧穴配伍和针刺手法来实现。如治疗肝阳上亢头痛、眩晕等症，当取足少阴经太溪以滋肾阴，足厥阴经太冲以泻肝阳，滋水涵木，使阴阳调和，诸症自除。

3. **扶正祛邪**　是指针灸治疗可扶助机体正气，祛除致病邪气。该作用是针灸产生治疗作用的基本过程。现代研究也从多个角度证实：针灸治疗能激发、调动和增强机体稳态以及起到抗菌、抗病毒等作用。

二、针灸治疗原则

(一) 补虚泻实

正邪相争贯穿疾病的始终,治疗上必须考虑到扶正祛邪。补虚即扶助正气,适用于正虚而邪不盛,以正虚为主要矛盾;泻实即祛除邪气,适用于邪实而正虚不显,以邪实为主要矛盾。只有正确掌握针灸补泻的操作方法及经穴配伍,才能更好地发挥针灸的疗效。

(二) 清热温寒

清热即热证用"清"法;温寒即寒证用"温"法。《灵枢·经脉》曰:"热则疾之,寒者留之。"凡热邪在表,或热闭清窍而致神昏不省人事的,针刺应浅而疾出;凡寒邪入里,或寒邪内生之疾,针刺应深而留针。

(三) 治标治本

治病求本就是在治疗疾病时要抓住疾病的根本原因,采取针对性治疗,分清标本缓急。在临床治疗疾病时,先治本还是先治标,或标本同治,应以具体病情而定,"急则治其标,缓则治其本"。当标病与本病俱重时,采用标本兼治,是应用治标与治本的基本原则。

(四) 三因制宜

"三因制宜"是指因时、因地、因人制宜,即根据就诊时间、空间和人文环境,制订个性化治疗方案。如春夏之季,阳气升发,气血趋向体表,病邪多浅表,秋冬之季,气血潜藏于内,病邪多在深部,故春夏宜浅刺,少用灸法,秋冬宜深刺,多用灸法。寒冷地区多用温灸,且壮数较多;而温热地区,少用灸法。对体质虚弱、皮肤薄嫩、对针刺敏感者,针刺手法宜轻;对体质强壮、皮肤粗厚、针感较迟钝者,针刺手法宜重。

三、针灸选穴与配穴

(一) 选穴原则

选穴原则是针灸临床选取腧穴的基本法则,依据腧穴主治特点而确立,主要包括近部选穴、远部选穴、辨证选穴和对症选穴。近部选穴和远部选穴是针对病变部位而确定腧穴的选穴原则,辨证选穴和对症选穴是针对证候、病因病机或症状而确定腧穴的选穴原则。

1. **近部选穴** 是根据腧穴能治疗局部和邻近部位病变这一规律而提出的选穴原则,是腧穴局部主治作用的体现,多用于局部症状比较明显的病症,又称局部选穴。如胃痛取中脘,耳鸣取听宫,面瘫取颊车、地仓等。

2. **远部选穴** 是根据腧穴具有远部主治作用的特点提出的选穴原则,大多选取在病变部位所属和相关的经络上距病位较远的腧穴,又称远端选穴,是"经络所过,主治所及"治疗规律的体现。如胃痛取足阳明胃经的足三里,上牙痛取足阳明胃经的内庭,下牙痛取手阳明大肠经的合谷等。正如《灵枢·终始》云:"病在上者下取之,病在下者高取之,病在头者取之足,病在腰者取之腘。"

3. **辨证选穴** 是根据疾病辨证确定腧穴的选穴原则。如肾阴不足导致的虚热取肾俞、太溪,肝阳上亢导致的抽搐取太冲、行间等。又如牙痛根据病因病机可分为风火牙痛、胃火牙痛和虚火牙痛,风火牙痛取风池、外关,胃火牙痛取内庭、二间,虚火牙痛取太溪、行间等。

4. **对症选穴** 是根据疾病的某些特殊症状或性质而确定腧穴的选穴原则,是腧穴特殊治疗作用及临床经验在针灸处方中的具体运用,又称经验取穴。如哮喘取定喘,小儿疳积取四缝,腰痛取腰痛点等,这是大部分奇穴主治作用的体现。

(二) 配穴方法

配穴方法是在选穴原则的指导下,针对疾病的病位、病因病机等,选取主治作用相同或相近,对于疾病治疗具有协同作用的腧穴进行配伍应用的方法。临床上穴位配伍的方法多种多样,主要有按部配穴和按经配穴两大类。

1. 按部配穴法　是指根据腧穴分布的部位进行穴位配伍的方法,主要包括远近配穴法、上下配穴法、前后配穴法、左右配穴法。

（1）远近配穴法:是以病变部位为依据,在病变局部和远部同时选穴配伍成方的方法,临床应用最为广泛。如牙痛以局部的颊车和远部的合谷、内庭相配,腰痛以局部的夹脊穴和远部的承山、昆仑相配。

（2）上下配穴法:是指人体上部腧穴和下部腧穴配伍应用的方法,临床应用广泛。如胃脘痛可上取内关、下取足三里,头项强痛可上取大椎、下取昆仑,阴挺可上取百会、下取三阴交。该法的经典是八脉交会穴的配对应用。

（3）前后配穴法:是指人体前部和后部的腧穴配伍应用的方法,"前"指胸腹,为阴,"后"指背腰,为阳,故又称腹背阴阳配穴法,即《黄帝内经》中"偶刺"法。本法常用于治疗脏腑疾病,如:膀胱病,前取水道或中极,后取膀胱俞或秩边;肺病前取中府,后取肺俞;胃脘痛前取中脘,后取胃俞。俞募配穴法即属该法。

（4）左右配穴法:是指人体左侧和右侧的腧穴配伍应用的方法。本法基于人体十二经脉左右对称分布和部分经脉左右交叉的特点。临床常左右双穴同取,如:胃痛取双侧足三里、梁丘等;或左右腧穴并取,如左侧面瘫可取左侧太阳、颊车、地仓和右侧合谷;也可左病取右、右病取左,古称"巨刺",也是左右配穴法。

2. 按经配穴法　是指依据经络理论而进行腧穴配伍的方法,主要包括本经配穴法、表里经配穴法、同名经配穴法和子母经配穴法。

（1）本经配穴法:是指某一脏腑、经脉发生病变时,即选该经脉腧穴的配穴方法。如胃火牙痛,可在足阳明胃经上近取颊车,远取内庭;又如肺病咳嗽,可取局部中府,远取肺经尺泽、太渊。

（2）表里经配穴法:是以脏腑、经脉的阴阳表里配合关系为依据的配穴方法。如风热袭肺导致的感冒咳嗽,可选肺经的尺泽和大肠经的曲池、合谷。《灵枢·五邪》载:"邪在肾,则病骨痛,阴痹……取之涌泉、昆仑。"另外,原络配穴法是表里经配穴法的经典。

（3）同名经配穴法:是指手足同名经的腧穴相互配伍的方法,基于名称相同的经络相互沟通、交会理论,如阳明头痛取手阳明经的合谷配足阳明经的内庭。

（4）子母经配穴法:是指根据脏腑、经脉的五行属性,基于"虚则补其母,实则泻其子"理论而选取腧穴的配穴方法,如肺虚咳嗽,除取肺经太渊和肺俞等以外,可同时选用脾经的太白和胃经的足三里。

四、针灸异常情况及处理

（一）晕针

临床表现:在针刺过程中,患者突感头晕、目眩,重者出现面色苍白,冷汗淋漓,四肢厥冷,心慌气短,脉细弱而数,甚者出现晕厥。

处理措施:过劳、过饥、过饱、精神过度紧张者不宜针刺。若发生晕针,应立即停止针刺,让患者平卧,轻者给予热水饮之,静卧片刻即可恢复。重者可点刺或指压水沟、合谷、足三里等穴。出现晕厥现象时,应采取相应的急救措施处理。

（二）滞针

临床表现:行针或留针后,术者感觉针下涩滞,提插、捻转、出针均感困难,有时患者感觉剧痛。

处理措施:滞针时切忌强行捻转、提插和出针。安抚患者令其放松,术者在滞针之邻近部位予以循按,或弹动针柄,或在附近再刺一针,即可缓解。

（三）弯针

临床表现:弯针是指将针刺入腧穴后,针体在穴内发生弯曲。

处理措施:出现弯针后,不可再行提插、捻转。视针体弯曲角度,缓慢退针,切勿急拔猛抽,以防断针。

（四）折针

临床表现：折针又称断针，可在进针、行针或出针时出现，或部分针体浮露于皮肤之外，或完全没于皮肤里。

处理措施：让患者保持原有体位，以防残端隐陷。如皮肤外尚露有残端，可用镊子钳出。如残端没于皮内，可采用外科手术方法取出。

（五）出血和皮下血肿

临床表现：出血是指出针后针刺部位出血；皮下血肿是指出针后针刺部位出现肿胀，继之皮肤呈现青紫色。

处理措施：出针时出血者，可用干棉球按压出血部位，切忌揉动。轻微者一般不必处理，可自行消退。若局部肿胀较重，青紫面积较大，可先做冷敷以止血，24小时后再做热敷，以促使局部瘀血消散吸收。

（六）气胸

临床表现：在针刺胸背部附近穴位时，患者突感胸闷、胸痛、气短、心悸，严重者呼吸困难，甚则血压下降，出现休克等危急现象。

处理措施：一旦发生气胸，应立即起针，并让患者采取半卧位休息。一般轻度气胸者，一般20天左右可自然吸收。对严重病例须及时组织抢救。

（七）皮肤灼伤（起疱）

临床表现：施灸后，局部皮肤出现微红灼热属于正常现象，如施灸过量，时间过长，局部可出现小水疱或大水疱。

处理措施：如局部出现小水疱，只要注意不擦破，可任其自然吸收。如水疱较大，可用消毒的毫针刺破水疱，放出水液，再涂以烫伤油等，并以纱布包敷。

（吴喜利）

第五节 │ 其他疗法

一、耳针疗法

耳针疗法是使用一定方法刺激耳穴以防治疾病的一种方法。《灵枢·口问》曰"耳者，宗脉之所聚也"，指出了耳与全身经脉、脏腑的密切联系，因此，针刺耳部能起疏通经络、调和气血、治疗疾病的作用。耳穴是指分布在耳郭上的腧穴，是耳郭上的一些特定刺激点。当人体内脏或躯体有病时，往往会在耳郭的相应部位出现压痛敏感点、皮肤电特性改变、变形、变色等反应。临床上，可将这些反应作为诊断疾病的参考，并可刺激这些部位来防治疾病，故这些反应部位又称压痛点、良导点、反射点、刺激点、治疗点等。

（一）耳穴的分布

耳穴分布有一定的规律。整个耳郭上的腧穴，像一个在子宫内倒置的胎儿。通常与头面部相应的穴位在耳垂，与上肢相应的穴位在耳舟，与躯干和下肢相应的穴位在对耳轮体部和对耳轮上、下脚，与内脏相应的穴位多集中在耳甲艇和耳甲腔。常用耳穴总的分布概况如图9-44。

（二）耳穴的应用

1. 适用范围　耳针在临床上，不仅常用于治疗许多功能性疾病，还可用于治疗一部分器质性疾病，主要包括以下几类病症：

（1）各种疼痛：耳针对头痛、偏头痛等神经性疼痛，扭伤、挫伤等外伤性疼痛，五官、颅脑等各种外科手术后所产生的伤口痛等，均有较好的止痛作用。

（2）各种炎症：耳针对急性结膜炎、中耳炎等，有一定的消炎止痛作用。

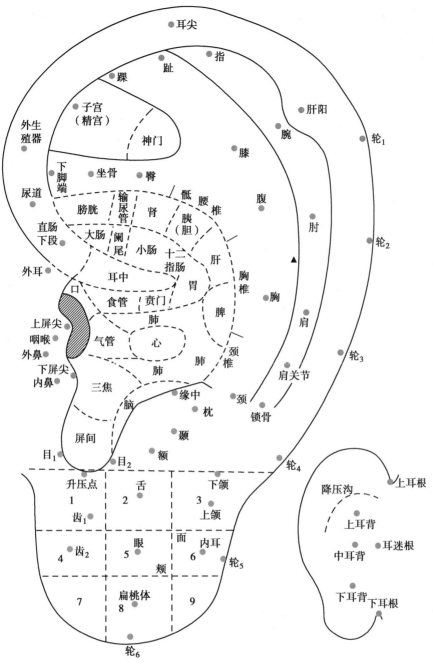

图 9-44　常用耳穴示意图

（3）一些功能紊乱性病症：耳针对眩晕症、心律不齐等，具有良性调整作用。

（4）过敏与变态反应性病症：耳针对过敏性鼻炎、哮喘等，具有消炎、脱敏、改善免疫功能的作用。

（5）内分泌代谢性病症：对单纯性甲状腺肿、甲状腺功能亢进等，耳针有改善症状、减少用药量等辅助治疗作用。

（6）一部分传染性病症：对菌痢、疟疾等，耳针能恢复和提高机体的免疫防御功能。

（7）各种慢性病症：对腰腿痛、肩周炎等，耳针可改善症状。

2. 选穴处方原则

（1）根据病变部位选穴：是指根据病变的部位，在耳郭上选取相应的耳穴。如治胃病选胃穴，治眼疾选眼穴，治坐骨神经痛选坐骨神经穴，治肩周炎选肩穴等。

（2）根据中医理论辨证选穴：是指根据中医的脏腑、经络学说辨证选用相关耳穴。如治皮肤病，按"肺主皮毛"的理论,选肺穴;根据胆经循行于侧头部,治偏头痛选胆穴;因"肝开窍于目",故治目赤肿痛选肝穴;"肾主骨",治骨折选用肾穴。

（3）根据现代医学理论选穴:耳穴中的某些穴位与现代医学理论有关,如交感穴与自主神经的功能有某些相关之处,故治疗内脏功能异常或自主神经功能紊乱时常选交感穴;治神经衰弱取皮质下穴;治胃肠病选交感穴;治低血压选肾上腺穴等;内分泌穴常用来治疗内分泌功能紊乱的疾病,如甲状腺功能亢进、糖尿病、月经病等。

（4）根据临床经验选穴:这是长期临床实践经验总结出来的取穴方法,如耳中穴治疗膈肌痉挛、血液病、皮肤病,神门穴用于止痛、镇静、安神,目赤肿痛者用耳尖穴消炎退热,治高血压病用高血压点,胃穴用于神经系统疾病等。

以上方法可单独使用,亦可配合使用,但力求少而精。一般每次选穴 2 或 3 穴,多用同侧,亦可取对侧或双侧。

3. 耳针的操作方法 耳针有毫针、皮内针、电针等多种刺激方法。下面主要介绍最常用的毫针针法。

（1）寻找反应点:按疾病需要确定处方后,在选用的穴区寻找反应点,可用探针、火柴头或针柄按压,出现明显痛点即为反应点,亦可用耳穴探测仪进行探测。

（2）消毒:用 75% 乙醇;或先用 2% 碘酒,后用 75% 乙醇脱碘。

（3）针刺:医者一手固定耳郭,另一手拇、示、中指持针刺入耳穴。针刺方向视耳穴所在部位灵活掌握,针刺深度宜 0.1～0.3cm,以不穿透对侧皮肤为度。针刺手法与留针时间应视患者病情、体质及耐受度综合考虑。宜留针 15～30 分钟,留针期间宜间断行针 1 或 2 次。

（4）出针:出针时一手固定耳郭,另一手将针拔出,再用无菌干棉球或棉签按压针孔。

（5）疗程:每天一次或隔天一次,连续 10 次为一个疗程。停针数日,再行新的疗程。

4. 注意事项

（1）施术部位应防止感染;易晕针患者取卧位针刺。

（2）湿热天气、耳穴压丸、耳穴埋针留置时间不宜过长,耳穴压丸宜 2～3 天,耳穴埋针宜 1～2 天。

（3）耳穴压丸、耳穴埋针留置期间应防止胶布脱落,对普通胶布过敏者宜改用脱敏胶布。

（4）耳穴刺血施术时,医者避免接触患者血液;妊娠期间慎用耳针。

二、推拿疗法

推拿学是以中医理论为指导,运用各种手法作用于人体特定部位的一种治疗方法,又称"按摩"。推拿学是中医学重要组成部分,属于中医外治法范畴,在临床上广泛应用于内、外、妇、儿、五官等科。

（一）推拿的作用原理

推拿的基本作用是通过推、拿、提、捏、揉等手法作用于人体体表的特定部位,以达到疏通经络、推行气血、调理脏腑、舒滑筋骨、祛邪扶正等功效。由于其治疗作用是多方面的,而影响其治疗作用的因素也不是单一的,所以诸如对疾病的了解和辨证,对患者体质、生活习惯、过去健康状况等情况的了解,对治疗穴位或部位的掌握、选择和应用,医者手法练功的功力和对手法技巧的熟练与灵巧运用,以及手法在运用过程中的速度、轻重、时间和步骤的掌握与操作方向、部位（穴位）的准确与否,都会直接影响推拿的作用。认识这些,对理解和研究推拿的作用,有着极其重要的意义。

1. 疏通经络 推拿具有疏通经络的作用。经络是人体气血运行的通路,内属脏腑,外连肢节,通达表里,贯穿上下,像网络一样分布全身,将人体各部分联系成一个统一、协调而稳定的有机整体,又具有"行血气而营阴阳,濡筋骨,利关节"之功能。经络的生理功能发生障碍,会导致气血失调,不能行使正常的营内卫外功能,百病则由此而生。推拿手法作用于体表,就能引起局部经络反应,激发和调整经气,并通过经络影响所连属的脏腑、组织的功能活动,从而调理机体的生理、病理状况,达到治疗全身疾病的效果,使百脉疏通,五脏安和。

2. 推行气血 气血是构成人体的基本物质,人体的脏腑组织和器官都需要气血的供养和调节才能发挥其功能。人体一切疾病的发生、发展无不与气血有关。气血调和,则能使阳气温煦,阴精滋养。若气血失和,则皮肉筋骨、五脏六腑均将失去濡养,以致脏器组织的功能活动发生异常,而产生一系列的病理变化。正如《素问·调经论》提出的:"血气不和,百病乃变化而生。"推拿具有调和气血、促进气血运行的作用。其途径有二。一是通过健运脾胃。脾胃有主管消化饮食和运输水谷精微的功能,而饮食水谷是生成气血的重要物质基础,故有脾胃是"后天之本"和"气血生化之源"之说。脾胃健运则气血充足,从而保证全身的需要。临床上常通过摩腹、擦督脉及脾胃俞,一指禅推、按、揉脾胃经等方法,以增强脾胃运化功能,促进全身气血的运行。二是疏通经络和加强肝的疏泄功能。经络是人体运行气血、联络脏腑肢节、沟通上下内外的通路,经络畅通则气血得以通达全身,发挥其营养组织和器官、抵御外邪、保卫机体的作用。肝的疏泄功能,关系着人体气机的调畅,气机条达,则气血调和而不致发生瘀滞。

3. 调理脏腑 脏腑是化生气血、通调经络、维持人体生命活动的主要器官。推拿具有调整脏腑功能的作用。例如:点按脾俞、胃俞穴能缓解胃肠痉挛、止腹痛;在肺俞、肩中俞施用一指禅推法能止哮喘。此外不论是阴虚还是阴盛,阳虚还是阳亢,也不论虚证或实证,热证或是寒证,只要选用相宜的手法治疗,均可得到不同程度的调整。推拿对脏腑的调节作用,是通过手法刺激体表直接影响脏腑功能以及经络与脏腑间的联系来实现的。

4. 舒滑筋骨 关节属筋骨范畴,亦需气血的温煦濡养。筋骨损伤必累及气血,致脉络受损,气滞血瘀,肿胀为病,影响肢体的活动。推拿滑利关节的作用表现为三个方面:一是通过手法促进局部气血运行,消肿祛瘀,改善局部营养,促进新陈代谢;二是运用适当的活动关节的手法松解粘连;三是应用整复手法纠正筋出槽、关节错缝。

5. 祛邪扶正 疾病的发生、发展及其转归的全过程,就是正邪相争、盛衰消长的过程。"正气存内,邪不可干","邪之所凑,其气必虚"。临床实践表明,推拿能增强人体的抗病能力,提高机体的免疫功能,具有扶正祛邪的作用,所以推拿常作为一种养生保健和身体调整的重要手段应用于临床和日常生活中。其作用机制有三:一是通过刺激经络,直接激发、增强机体的抗病能力;二是通过疏通经络,调和气血,有利于正气发挥其固有的作用;三是通过调整脏腑功能,使机体处于最佳的功能状态,对抗邪气。

由此看出推拿的基本作用是彼此关联,密不可分的。通过疏通经络,促进气血运行,调整脏腑功能,滑利关节,增强人体抗病能力,最终达到调和阴阳的作用,使机体处于"阴平阳秘"的状态。

(二) 推拿的基本治法

推拿的治法包括推拿八法、手法治疗、固定和功能锻炼等四个方面。有时也辅助于药物内服和外用、牵引、针灸及封闭等其他疗法。

推拿八法是推拿基本治法,是根据辨证而确立的治疗大法,对于临床病证治疗方法的确立,起着执简驭繁的作用。它不同于具体的治疗方法,却又是临床治疗中必不可少的最基本的方法。推拿在临床上常用的治疗大法有温、补、和、散、通、泻、汗、清等,并根据这些治疗大法来选择手法,确定施法的穴位或部位。

1. 温法 "劳者温之""损者温之",运用一些温柔的手法,如按、揉、摩、擦、一指禅推等手法,在一定的穴位或部位上进行缓慢而柔和的长时间操作,使之产生一定的热力深透组织深部,起到扶助阳气、温经散寒的作用。本法适用于虚寒证。

2. 补法 使用轻柔的手法,如一指禅推、揉、擦、摩、振等手法在一定穴位或部位上进行长时间的操作,旨在补益正气和使其功能旺盛,达到"补虚祛邪"的目的。本法适用范围较广,凡功能衰弱、体虚者均可用之。临床常用的有补脾胃、补心肾、补肺气等。

3. 和法 即和解之法,是以调和气血、调整阴阳为主要作用的一种方法,凡病在半表半里者宜用之,手法应平稳而柔和,以振动类和摩擦类手法为多用。临床可分为调气血、和脾胃与疏肝理气等三方面。

4. 散法 "结者散之,摩而散之",运用由缓慢而渐快的轻柔手法,如摩、搓、揉、推、一指禅推等手法,在一定穴位或部位上操作,使结聚疏通,达到消瘀散结的目的,故不论有形或无形的积滞,均可使用本法。

5. 通法 "通则不痛,痛则不通",故痛证或经络不通所引起的病证,宜用本法治之。它有祛除病邪壅滞之作用,手法运用时要刚柔兼施,常用推、拿、按、揉、擦等手法。

6. 泻法 为攻逐结滞、通泄大便的治法,一般用于下焦实证。以挤压类和摩擦类的手法为多用,在运用时手法较重而刺激性强。

7. 汗法 有开泄腠理、祛除表邪的作用,适用于外感风寒或风热之邪。多用拿、按和推、揉及一指禅推等手法。临床应用时,对外感风寒,用先轻后重的拿法;外感风热,用轻快柔和的拿法。本法是小儿推拿的常用方法。

8. 清法 是以清热为主要作用,刚中有柔的手法。在一定穴位或部位上进行操作,达到清热除烦的目的。常选用摩擦类手法。本法在小儿推拿中应用较多。

以上八法是骨伤、内、妇、儿、外和五官等各科临床常见病治疗中的基本方法,对于内、妇、儿三科常见病的治疗更为重要。

(三) 推拿的适应证与禁忌证

1. 适应证

(1)内科病证:常见的头痛、失眠、胃脘痛、胃下垂、呃逆、便秘等。

(2)外科病证:胆囊炎、乳痈初期、乳腺增生症、手术后肠粘连等。

(3)妇科病证:痛经、闭经、月经不调、子宫下垂等。

(4)儿科病证:发热、咳嗽、腹泻、呕吐、疳积、痢疾等。

(5)骨伤科病证:颈椎病、落枕、寰枢椎半脱位、肩周炎等。

(6)五官科病证:颞颌关节功能紊乱、声门闭合不全、近视眼、视力疲劳、耳聋耳鸣、慢性咽喉炎与慢性鼻炎等。

2. 禁忌证 一些急性传染病,如肝炎、脑膜炎、肺结核等;外伤出血、骨折早期、截瘫初期以及内脏的损伤等;一些感染性疾病,如疔、丹毒、骨髓炎与化脓性关节炎等;各种出血证,如尿血、便血、吐血与衄血等;烫伤与溃疡性皮炎的局部病灶等;肿瘤及脓毒血症等。

(四) 推拿手法简介

用手或肢体的其他部分,按照各种特定的技巧和规范化的动作,以力的形式在体表进行操作,称为推拿手法。尽管其具体操作方式多种多样,但都是直接在患者体表进行操作,以力的形式作用于经络穴位或特定部位,而产生治疗作用,因主要是以手进行操作,故统称为手法。由于操作的形式、刺激的强度(力量)、时间的长短以及活动肢体的方式不同,就逐渐形成了许多动作和操作方法不同的各种基本手法。熟练的手法技术应该具备持久、有力、均匀、柔和这四大基本要求,从而达到"深透"作用而又不损伤机体。这是推拿学通过长期的临床实践所总结的经验。

1. 推拿手法的补泻意义 推拿手法的补泻原则,在中医历代文献中多有叙述,尤其在小儿推拿的临床应用中更为广泛。如旋推为补,直推为清(泻);左揉为补,右揉为泻;顺摩为补,逆摩为泻;缓摩为补,急摩为泻等。一般认为,手法的补泻作用,主要与所用手法的性质、刺激的强弱和时间的长短有关。凡刺激较弱、较浅,作用时间较长的手法,具有兴奋作用,属于"补"的范畴;反之,凡刺激较强、较深,作用时间较短的手法,具有抑制作用,属"泻"的范畴。从这一意义上说,重刺激为"泻",轻刺激为"补",但这种因手法刺激的轻重所起的补泻作用,其压力的分界量是因个人的体质和不同部位接受刺激的阈值而异的,在临床上则是以患者有较强烈的"得气"感来衡定的。

此外,手法的补泻作用,与具体的刺激部位有密切的关联。根据不同对象、不同病症和不同的治疗部位,通过选择相应的经络穴位,采用相应的手法在经络穴位或特定部位刺激,才能起到应有的治疗作用,当然其中也包括补泻的作用,但是手法所起的补泻作用的意义与口服用药不同。它是通过手法对经络穴位或特定部位的各种不同方式的刺激,使机体内部得到调节,起到扶正或祛邪之功效,达到阴阳相对平衡的目的。

2. 基础手法

（1）一指禅推法

[定义] 用大拇指指端,或指面,或偏峰着力于一定穴位或部位上,沉肩、垂肘、悬腕,通过前臂与腕部的协调摆动和指间关节的屈伸活动,使之产生的力持续地作用于穴位或部位上的一种手法。

[操作] 端坐位或站势,拇指自然着力,不要用力下压,推动时着力点要吸定,摆动幅度与速度要始终一致,动作要灵活。移动时应缓慢地循经或做直线的往返移动,即"紧推慢移",推动时的速度一般以每分钟 120～160 次为宜(图 9-45)。

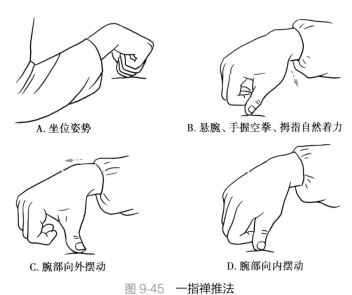

A. 坐位姿势　　　　　　　B. 悬腕、手握空拳、拇指自然着力

C. 腕部向外摆动　　　　　　D. 腕部向内摆动

图 9-45　一指禅推法

[应用] 本法可用于全身各部,临床常用于头面、胸腹及四肢等部位,治疗头痛、胃痛、腹痛及关节痛等病症,具有舒筋活络、调和营卫、祛瘀消积、健脾和胃等功能。

（2）擦法

[定义] 用手背近小指部分或小指、环指和中指的掌指关节着力于一定穴位或部位上,通过前臂的旋转摆动,连同肘关节做屈伸外旋的连续动作,使之产生的力持续地作用于部位或穴位上的一种手法。

[操作] 取站势,两脚呈"丁字步",沉肩、垂肘,肘关节下屈成130°,置于身体侧前方。操作时要吸定于着力穴位或部位,发力要均匀、柔和,有明显的动感。动作要协调、连续、有节律,移动时要循经或做直线往返移动。动作的速度每分钟以 120～160 次为佳(图 9-46)。

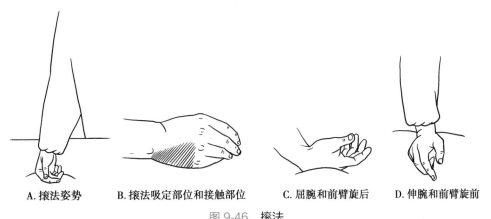

A. 擦法姿势　　B. 擦法吸定部位和接触部位　　C. 屈腕和前臂旋后　　D. 伸腕和前臂旋前

图 9-46　擦法

［应用］本法适用于肩背、腰臀及四肢等肌肉较丰厚的部位。临床常用于治疗肌肉酸痛、麻木或肢体运动功能障碍等病症,具有舒筋活血、滑利关节、缓解痉挛等作用。

（3）揉法

［定义］用掌或掌根,或大鱼际,或小鱼际,或手指拇指面以及肘尖部等其他部位着力,固定于一定的穴位或部位上,做轻柔缓和的回旋揉动的一种手法。

［操作］取站势或坐势,沉肩、垂肘,上肢放松置于身体前侧,腕部放松,手指自然伸开,前臂发力、摆动,带动腕部连同皮下组织一起做回旋运动。操作时,呼吸均匀、自然,气沉丹田,不可屏气与用力下压。揉动的幅度可大可小,亦可由小渐大,揉动时的力量可轻可重,亦可由轻渐重。揉动的穴位或部位要固定,不能滑动、摩擦。揉动的方向可顺时针方向,亦可逆时针方向,移动时要缓慢。揉法速度一般在每分钟60～120圈(图9-47)。

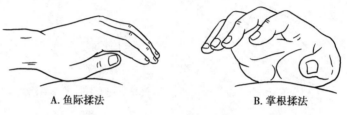

A. 鱼际揉法　　　　　　　　　　B. 掌根揉法

图9-47　揉法

［应用］本法常与其他手法同时使用,组成如按揉、拿揉、点揉、掐揉、揉捏等复合手法,适用于全身各部,常用于治疗脘腹痛、胸胁痛、便秘、泄泻等病症,具有宽胸理气、消积导滞、活血化瘀、消肿止痛等作用。

（4）推法

［定义］用指端或掌根或大鱼际或小鱼际、肘面、肘后鹰嘴突起部着力于一定穴位或部位,缓缓地做单方向的直线推动的一种手法。

［操作］站势,沉肩、垂肘,肘关节屈曲,呼吸自然,气沉丹田,不能屏气。着力部贴于皮肤,做缓慢的直线推动,用力均匀、一致,切忌耸肩、左右滑动、忽快忽慢和用力下压。推动距离应尽量长,然后顺势返回,推法速度一般在每分钟30～60次(图9-48)。

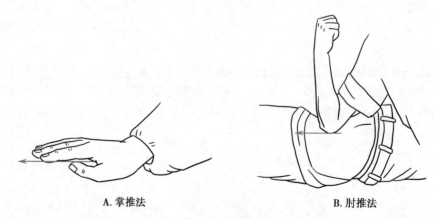

A. 掌推法　　　　　　　　　　B. 肘推法

图9-48　推法

［应用］本法可应用于人体各部,具有行气活血、舒筋活络、增强肌肉兴奋性等作用。

（5）摩法

［定义］用手掌掌面或示指、中指、无名指三指指面,附着于一定穴位或部位上,以腕关节连同前臂在皮肤做环形有节律的抚摩的一种手法。

［操作］坐势,亦有取站势,沉肩、垂肘,上肢放松,呼吸均匀、自然,指、掌、腕、前臂同时做缓和协

调的环旋抚摩而不带动皮下组织,可顺时针方向摩,亦可逆时针方向摩。用力平稳、均匀,轻快柔和,不得按压、滞着。其用力要领是上臂甩动来带动前臂及腕部,摩法速度一般在每分钟60~120圈(图9-49)。

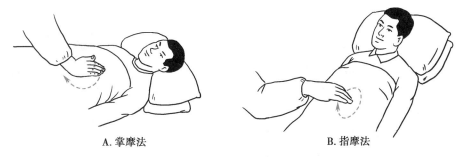

A.掌摩法　　　　　　　　　　B.指摩法

图9-49　摩法

另外,在本法操作时,裸露被操作部位,先涂上介质(如药膏、药水等),然后进行手法操作,以增加治疗效果,即为古代的"膏摩"。

[应用] 本法是胸腹、胁肋部常用手法,常用于治疗脘腹疼痛、食积胀满、气滞及胸胁迸伤等病症,具有理气和中、消积导滞、调节肠胃蠕动等作用。

(6)擦法

[定义] 用四指面、手掌掌面、大小鱼际部位附着于一定的部位上,做直线往返摩擦的一种手法。

[操作] 取弓箭步或马步,沉肩、垂肘,肘关节屈曲,腕平指直,呼吸自然,气沉丹田,不要屏气。着力部要贴附肌肤上做稳实、均匀、连续的往返摩擦,不能用力下按或按压。擦法速度一般在每分钟60~120次(图9-50)。

在临床运用中,有时要使用介质,如按摩油、药膏等,既可以防止擦破表皮,又能借助介质中的药物渗透来加强疗效。本法最常作为治疗结束时的最后一个手法。

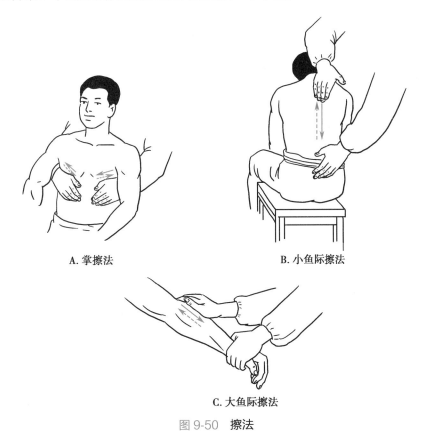

A.掌擦法　　　　　　　　　　B.小鱼际擦法

C.大鱼际擦法

图9-50　擦法

［应用］本法常用于治疗内脏虚损及气血功能失常等病症。掌擦法多用于胸胁及腹部,小鱼际擦法多用于肩背腰臀及下肢部,大鱼际擦法多用于胸腹、腰背、四肢等部位。本法具有温经通络、行气活血、消肿止痛、健脾和胃等作用。

（7）抹法

［定义］用双手或单手拇指指面为着力部位,贴于一定的部位上,做上下或左右轻轻往返移动的一种手法。

［操作］取站势,沉肩、垂肘,拇指指面着力而其余四指固定被操作的部位。用力轻柔、稳实、均匀,移动缓慢或轻快,不能往返按压(图9-51)。

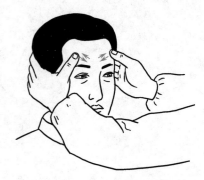

图 9-51　抹法

［应用］本法常用于头面及颈项部,治疗头晕、头痛及颈项强痛等病症,具有开窍镇静、醒脑明目等作用。

（8）搓法

［定义］用双手掌面,或小鱼际部位,对称地夹住肢体的一定部位,相对用力,自上而下地做快速搓揉的一种手法。

［操作］取马步,沉肩、垂肘,上肢放松,呼吸自然,气沉丹田,切忌屏气发力。掌与指自然伸直,夹持的部位要松紧适宜。搓动时要轻快、柔和、均匀、连续,移动时要缓慢,并顺其势自然而下。搓法速度一般在每分钟120次以上(图9-52)。

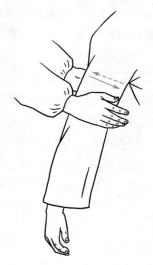

图 9-52　搓法

［应用］本法适用于腰背、胁肋及四肢等部位,多作为治疗后的结束手法,与捻法、抖法配合应用。搓法具有调和气血、舒筋通络等作用。

（9）按法

［定义］以手指拇指端或中指端,或掌根部,或肘尖部,或肢体的其他部位为着力点,按压一定穴位或部位,逐渐用力深按,按而留之的一种手法。

［操作］取站势或坐势,沉肩、垂肘,气沉丹田,自然呼吸,意念集中于着力部位。所按穴位或部位要准确,用力须平稳并逐渐加重,使气力深透,以有“得气感”为度。按压时,不可移位,按压时间在10秒到2分钟(图9-53)。

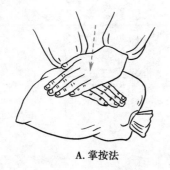

A. 掌按法　　　　　B. 指按法

图 9-53　按法

［应用］本法常用于治疗胃脘痛,头痛,肌肉酸痛、麻木等病症。指按法适用于全身各部穴位;掌按法常用于腰背和腹部。按法具有放松肌肉、开通闭塞、活血止痛等作用。

（10）点法

［定义］以指峰或屈指后第一指间关节突起部为着力部位,在一定穴位或部位用力下压的一种手法。

[**操作**] 沉肩、垂肘,气沉丹田,呼吸自然,意念在着力部位,选取的穴位或部位要准确。用力平稳,逐渐加重,不可久点(图9-54)。使用时要根据患者的具体情况和操作部位酌情用力,常在肌肉较薄的骨缝处施术。

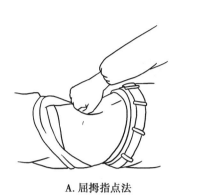

A.屈拇指点法   B.屈示指点法

图9-54 点法

[**应用**] 本法是伤科推拿的主要手法,亦是小儿推拿、气功推拿、自我保健推拿以及治疗运动损伤的常用手法。临床用于治疗脘腹挛痛、腰腿痛等病症,具有开通闭塞、活血止痛、调整脏腑功能等作用。

(11)拿法

[**定义**] 用拇指与其他手指指面或拇指与示、中二指为着力部位,对称用力,一紧一松,一拿一放,拿取一定穴位或部位的一种手法。

[**操作**] 沉肩、垂肘,悬腕,以腕关节与掌指关节的协调活动为主导,对称用力,一紧一松。拿取的穴位和部位要准,用力稳实,由轻渐重,不可屏气突然用力,整个操作要和缓而有节律(图9-55)。

[**应用**] 本法适用于颈项、肩部和四肢等部位,具有祛风散寒、开窍止痛、舒筋通络等作用。

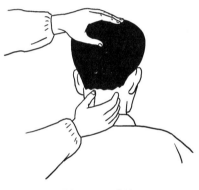

图9-55 拿法

(12)捏法

[**定义**] 用拇指与示指、中指三指的指腹部为着力部位,捏住一定部位,将皮肉捏起,对称用力做连续捻转挤捏的一种手法。

[**操作**] 沉肩、垂肘,自然呼吸,以腕关节活动带动掌指关节做连续不断的、灵活轻快的捻转挤捏,不能跳跃和间断,移动缓慢,用力柔和、均匀。用于脊柱时,其操作较为特殊,即用拇指指面顶住皮肤,示指、中指两指前按,二指同时对称用力提拿捻捏,双手交替移动向前;或示指屈曲,以中节指骨桡侧顶住皮肤,拇指前按,两手同时对称用力提拿捻捏,双手交替移动向前,从尾部捏至大椎穴。一般每次捏3~5遍,在捏第2遍、第4遍时,每捏3下,双手即用力将皮肤向上提一下,称为"捏三提一法",也称为"捏脊疗法"(图9-56)。

[**应用**] 本法适用于颈项部、四肢及脊背等部位,具有舒筋通络、行气活血等作用。捏脊疗法对消化系统病证有较好的治疗作用,可增强体质,故无论小儿、成人均可运用。

(13)掐法

[**定义**] 用拇指指甲为着力部位,在一定穴位或部位深深地掐压的一种手法。

[**操作**] 沉肩、垂肘,用力平稳,以被掐压穴位或部位有得气感为度。掐取的穴位或部位要准确无误。使用时,要突然用力,快速掐取某穴位,如人中穴,或掐压某部位,以患者清醒为度,掐后常以揉法来缓解其对局部的刺激(图9-57)。

[**应用**] 本法一般临床很少使用,常作为急救时的主要手法而运用于昏迷、惊风、肢体痉挛、抽搐

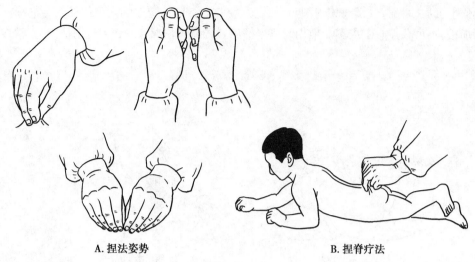

A. 捏法姿势   B. 捏脊疗法

图 9-56   捏法

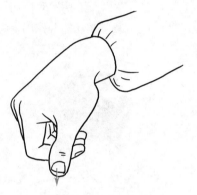

图 9-57   掐法

等病症的治疗,具有开窍醒神、镇惊止痛、解除痉挛等作用。本法亦是小儿推拿的主要手法之一,多与揉法结合,组成掐揉的复合手法。

（14）踩跷法

[定义] 用双足前部为着力部位,交替踩踏一定部位的一种方法。

[操作] 患者俯卧,胸部与骨盆部各垫 2 或 3 个枕头,以使腰部悬空;术者全身放松,以两手先抓住固定在墙上的扶手;以踝关节活动为主,带动足的前掌做连续的交替踩踏与弹跳,足尖不可离开局部。踩踏的力量与弹跳的高度,要根据患者的体质、耐受力与病情来决定。并嘱患者随着弹跳的起落做张口呼吸,严禁屏气（图 9-58）。

本法刺激力较强,因刺激量较难掌握,故在临床操作前要进行认真的训练。对脊柱有骨性病变者,如骨折、骨结核、骨肿瘤等病症,一律禁用;同时对久病体虚、体质虚弱、耐受性极差等患者,一般亦不主张选用。本法在操作过程中,须时时观察患者对手法的反应,以防发生意外。

[应用] 本法刺激量大,一般多用于腰骶部,其次为腰背部。临床常用于腰椎间盘突出症的治疗,具有矫正脊柱畸形、帮助复位、舒筋活络等作用。

（15）振法

[定义] 用手掌掌面或拇指或中指为着力部位,术者将上臂肌肉持续收缩产生振颤,然后将振颤逐渐向下传到指端或掌面,引起着力的部位被动振颤的一种手法。

[操作] 沉肩、垂肘,呼吸自然、均匀、深长。前臂强力地静止性用力,使力量集中于指端或手掌上,产生振颤动作。切不可屏气发力。振动的幅度要小,频率要快,不可断断续续、忽快忽慢、时轻时重。一般每分钟在 400 次左右,振法时间一般在 5～20 分钟。操作时,因其着力部位不同分为指振法、掌振法、大鱼际振法等（图 9-59）。本法一般常用单手操作,也可双手同时操作。

[应用] 本法适用于全身各部,具有和中理气、消食导滞、温经止痛等作用。

（16）抖法

[定义] 用双手握住肢体远端,用力做缓缓的、连续不断的、小幅度上下抖动的一种手法。

[操作] 取马步,上身微前倾,沉肩、垂肘,肘关节屈曲 130° 左右,两手同时做快速小幅度的抖动,并由小缓慢增大,频率始终保持一致。呼吸自然、均匀、深长,不能屏气,意念在两手,令被抖动的肢体放松（图 9-60）。

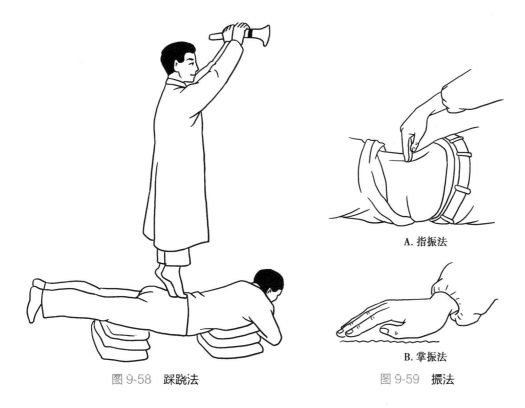

图 9-58　踩跷法

A. 指振法

B. 掌振法

图 9-59　振法

［应用］本法可用于四肢部，以上肢为常用。临床常与搓法配合运用，作为治疗的结束手法。常与拔伸法结合，组成牵抖的复合手法而多用于腰骶部和下肢部；与提、拿法结合，组成提拿抖，或提抖，或拿抖的复合手法，多用于腰部、膝部、肩部等部位。本法具有调和气血、舒筋通络等作用。

（17）拍法

［定义］用虚掌或实掌或拍子，拍打体表一定部位的一种手法。

［操作］沉肩、垂肘，腕部应放松，然后前臂带动，甩动腕部，掌指关节微屈成虚掌，五指并拢。拍打要平稳而有节奏，拍打后迅速提起，拍打的部位要准确一致（图 9-61）。

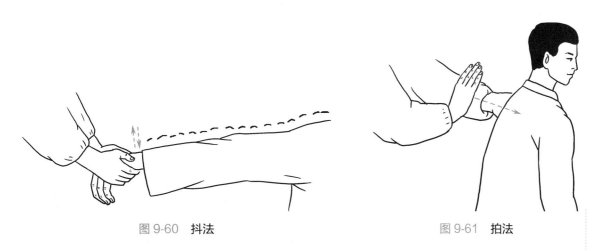

图 9-60　抖法

图 9-61　拍法

本法在操作时，可单手操作，亦可双手交替同时操作，操作时一般称用手掌拍为掌拍法，用特制的拍子拍打为拍打法。

［应用］本法主要适用于肩背、腰臀及下肢部等部位，常配合其他手法治疗风湿酸痛、局部感觉迟钝或肌肉痉挛等病症，具有舒筋通络、行气活血等作用。

（18）击法

［定义］用拳背、掌根、小鱼际、指端或棒为着力部位，叩击体表一定部位或穴位的一种手法。

[**操作**] 沉肩、垂肘,肘部放松悬屈,叩击时用力平稳着实而有节律。叩击的部位要准确一致,不可偏歪与移动,叩击的力量与次数应根据治疗的需要而定,一般是由轻渐重。本法的刺激力较强,但侧击法刺激较温和,棒击法的刺激量可强可弱,点击法的刺激力最强,临床使用时要根据病情和患者的体质与耐受性等情况选用,否则易发生意外(图9-62)。

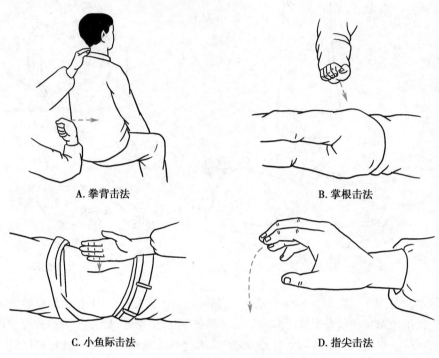

A. 拳背击法　　　　　　　　　　B. 掌根击法

C. 小鱼际击法　　　　　　　　　D. 指尖击法

图 9-62　**击法**

[**应用**] 本法常配合其他手法用于治疗风湿痹痛、局部感觉迟钝、肌肉痉挛、头痛等病症。拳击法常用于腰背部;掌击法常用于头顶、腰臀及四肢部;侧击法常用于腰背及四肢部;指尖击法常用于头面、胸腹部;棒击法常用于头顶、腰背及四肢部。本法具有舒筋通络、调和气血等作用。

(19)摇法

[**定义**] 用一手握住或夹住关节近端肢体,另一手握住或固定关节远端肢体,做缓和回旋转动的一种手法。

[**操作**] 取站势,亦可用马步或弓步,沉肩、垂肘,使肩、肘、腕三关节协调活动。用力平稳,动作缓和,摇动的幅度要在生理功能许可的范围内,并结合被摇动关节的活动受限情况而定,顺其自然,因势利导,切忌使用蛮力和粗暴动作。摇动的幅度应由小渐大,由慢渐快,循序渐进,不能操之过急。摇法因运用部位的不同,其操作要点各有不同。要点如下。

1)摇颈项:一手托住下颌部,一手扶住枕后部,做左右前后的环转摇动。术者立于患者后侧,用两前臂固定患者两肩部,两手拇指顶于风池穴,余四指托住下颌部,做左右前后的环转摇动(图9-63)。

2)摇腰部:患者端坐,术者立于前侧,两膝夹住患者两大腿以固定下腰,两手夹住患者两肩部,做腰部环转摇动。术者立于患者一侧后部,一手扶住肩部,一手按于腰部,做腰部环转摇动。患者俯卧,术者立于患者一侧,一手托住患者两膝部,一手按于腰部,做腰部环转摇动。

3)摇肩部:一手扶住肩部,一手握住腕部,做肩关节的小幅度

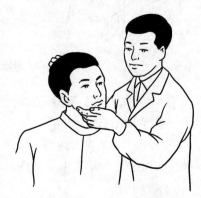

图 9-63　**颈项部摇法**

环转摇动;一手扶住肩部,一手托住肘部,做肩关节的环转摇动;一手握住腕部做肩关节的大幅度环转摇动,同时另一手自前臂至肩部做掌抹法(图9-64)。

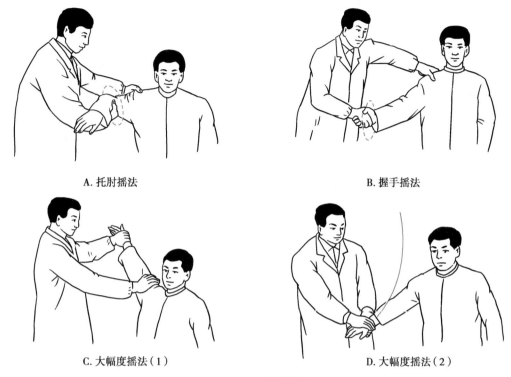

A. 托肘摇法　　　　　　　　　　　　　　　　B. 握手摇法

C. 大幅度摇法(1)　　　　　　　　　　　　　　D. 大幅度摇法(2)

图 9-64　肩部摇法

4)摇肘部:一手固定肘部,一手握住腕部,做肘关节的环转摇动。

5)摇腕部:一手握住腕部,一手握住手掌,做腕关节的环转摇动。

6)摇髋部:患者仰卧,屈髋、屈膝各成90°,术者一手按住膝部,一手握住踝部,做膝关节的环转摇动(图9-65)。

7)摇膝部:患者屈膝90°,术者一手握住股骨下端髁部,一手握住踝部,做膝关节的环转摇动。

8)摇踝部:一手托住足跟部,一手握住足背部,做踝关节的环转摇动(图9-66)。

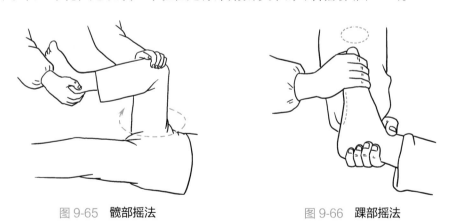

图 9-65　髋部摇法　　　　　　　　　　图 9-66　踝部摇法

[**应用**]本法适用于四肢关节及颈项、腰等部位,治疗关节强硬、屈伸不利等病症,具有滑利关节、增强关节活动等作用。

(20)背法

[**定义**]术者与患者背靠背站立,用两肘挽住患者肘弯部,将患者反背起来,进行晃动或抖动的一种方法。

[操作]取马步,两肩放松,两肘弯曲用力,弯腰、屈膝、挺臀,用臀部抵住患者腰骶部或第4、5腰椎部。伸膝将患者背起后,做有节律的晃动或抖动,幅度可大可小,但频率不宜过快,呼吸要自然、均匀,不能屏气,整个动作要协调、统一,用力要稳实(图9-67)。

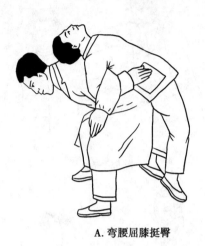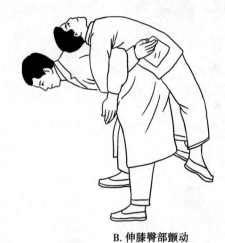

A. 弯腰屈膝挺臀　　　　　　　　　　　B. 伸膝臀部颤动

图9-67　背法

本法在临床中虽运用较少,但只要应用得当,效果较为明显,甚至有立竿见影的功效。不过,对年老体弱及心血管疾病患者,不宜应用。此外,本法在使用时,遇体质壮实者,要认真、审慎,注意防止跌仆,发生意外事故。

[应用]本法适用于腰或腰骶部损伤性疾病,常用于治疗腰部扭闪疼痛及腰椎间盘突出等病症。本法具有缓解腰肌痉挛、整复腰椎小关节错缝、帮助椎间盘突出物还纳等作用。

（21）扳法

[定义]用两手分别固定关节的远端和近端,或肢体的一定部位,做相反方向或同一方向用力扳动的一种方法。

[操作]取站势,沉肩、垂肘,两手用力稳实、恰当,配合协调,同时向同一方向或相反方向扳动,不可硬扳或施以暴力,整个操作要缓和、准确。扳动的幅度要在正常的生理活动范围内,并结合病变关节的活动度而定,一般为由小到大、循序渐进,不得强求。因扳动的部位不同,其操作要点亦各异。

1）颈项扳法:患者坐位,颈前屈到某一需要的角度后,术者在其背后,用一肘部托住其下颌部,手则扶住其枕部(向右扳则用右手,向左扳则用左手),另一手扶住患者肩部。托扶其头部的手用力,先做颈项部向上牵引,同时把患者头部向患侧被动旋转至最大限度后,再做扳法(图9-68)。

2）胸背部扳法:操作时有两种方法。

拇指顶扳法:患者坐位,令其两手上举交叉扣住,置于头顶部。术者一手托住患者两肘部,并用另一手拇指顶住患者背部,嘱患者自行俯仰,并配合深呼吸,做扩胸牵引扳动(图9-69)。

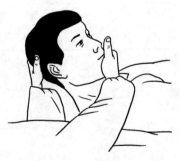

图9-68　颈项扳法

膝顶扳法:患者坐位,令其两手交叉扣住,置于项部。术者在其后面,用两手从患者腋部伸入其上臂之前,前臂之后,并握住其前臂下段,同时术者用一侧膝部顶住患者脊柱。嘱患者身体略向前倾,术者两手同时向后上方用力扳动(图9-69)。

3）腰部扳法:本法操作时,常用的有斜扳法、旋转扳法、后伸扳法三种。

斜扳法:患者侧卧位,术者用一手抵住患者肩前部,另一手抵住臀部,或一手抵住患者肩后部,另一手抵住髂前上棘部。把腰被动旋转至最大限度后,两手同时用力做相反方向扳动(图9-70)。

旋转扳法:有两种操作方法。

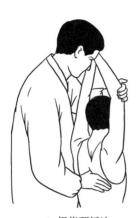

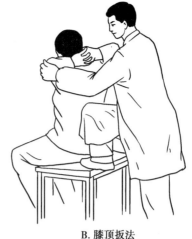

A. 拇指顶扳法　　　　　　　　　B. 膝顶扳法

图 9-69　胸背扳法

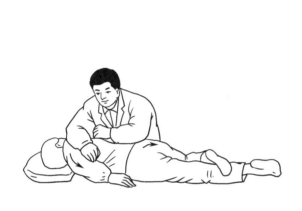

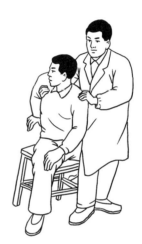

A. 斜扳法　　　　　　　　　B. 直腰旋转扳法

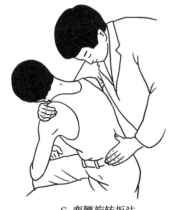

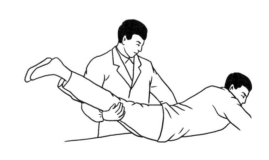

C. 弯腰旋转扳法　　　　　　　　　D. 后伸扳法

图 9-70　腰部扳法

直腰旋转扳法:患者坐位,术者用腿夹住患者下肢,一手抵住患者近术者侧的肩后部,另一手从患者另一侧腋下伸入抵住肩前部,两手同时用力做相反方向扳动。

弯腰旋转扳法:患者坐位,腰前屈到某一需要角度后,一助手帮助固定患者下肢及骨盆。术者用一手拇指按住需扳动的脊椎的棘突(向左旋转时用右手),另一手勾扶住患者项背部(向左旋转时用左手),使其腰部在前屈位时再向患侧旋转。旋转至最大限度时,再使其腰部向健侧侧弯方向扳动。

后伸扳法:患者仰卧位,术者一手托住患者两膝部,缓缓向上提起,另一手紧压在腰部患处,当腰后伸到最大限度时,两手同时用力做相反方向扳动。

扳法操作时动作必须果断而迅速,用力要稳,两手动作配合要协调,扳动幅度一般不能超过各关节的生理活动范围。本法对年老体弱、久病体虚者慎用,对患有关节或脊柱骨性病变、关节或脊柱本身发育不良,或关节、脊柱强直、僵硬,或关节、脊柱有严重畸形者,均禁用。总之,本法属被动活动关节的一类手法,应用时一定要诊断明确,审慎选用。

[应用] 本法临床常和其他手法配合使用,常用于脊柱及四肢关节等部位,治疗关节错位或关节应用障碍等病症,具有舒筋通络、滑利关节、纠正解剖位置失常等作用。

三、拔罐疗法

拔罐疗法又称火罐疗法或吸筒疗法,是以罐为工具,利用燃烧、抽吸、蒸气等方法造成罐内负压,使罐吸附于腧穴或体表的一定部位,造成局部瘀血,以达到通经活络、行气活血、消肿止痛、祛风散寒等作用的中医外治疗法。早在成书于西汉时期的帛书《五十二病方》中就有关于"角法"(类似于后世的火罐疗法)的记载。

(一) 罐具种类

临床常用的有竹罐、陶瓷罐、玻璃罐、抽气罐四种(图9-71)。

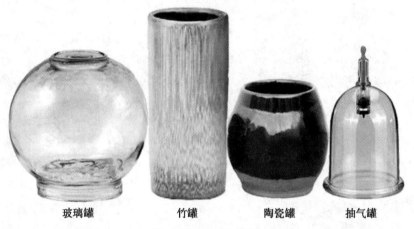

玻璃罐　　　　　竹罐　　　　陶瓷罐　　　抽气罐

图 9-71　常用的罐具

1. **竹罐**　用坚固的细毛竹制成,一端留节为底,一端为罐口,中间略粗,形同腰鼓。竹罐轻巧价廉,且可就地取材。竹罐疗法在应用时可放于煮沸的药液中煎煮后吸拔于腧穴或体表,既可通过负压改善局部血液循环,又可借助药液的渗透起局部熏蒸作用,形成双重功效,加强治疗作用。缺点是易爆裂漏气且不透明,难以观察罐内皮肤反应,故不宜用于刺血拔罐。

2. **陶瓷罐**　由陶土烧制而成,罐的两端较小,中间外展,形同腰鼓。陶罐吸力大,吸附时间长。缺点是易破碎。

3. **玻璃罐**　由玻璃加工制成。其形如球状,下端开口,口小肚大,口边微厚、略向外翻而平滑,质地透明,易于观察,现临床上多用。缺点是易破碎。

4. **抽气罐**　为有机玻璃或透明工程树脂材料制成,采用罐顶的活塞来控制抽排空气形成负压,使罐体吸附于选定的部位。缺点是无火罐法的温热刺激效应。

(二) 拔罐方法

临床常用的拔罐方法主要有火罐法、水罐法、抽气法三种。

1. **火罐法**　即用火力将罐内的气体排出,从而产生负压吸附的拔罐方法。常用竹罐、陶瓷罐、玻璃罐。

（1）投火法:可用于全身拔火罐。方法是:将易燃软质纸片/卷或95%乙醇棉球点燃后投入罐内,迅速将罐扣于应拔部位。

（2）闪火法:多用于全身治疗,是临床医疗常用方法。方法是:用止血钳或镊子等夹住95%乙醇棉球,一手握罐体,罐口朝下,将棉球点燃后立即伸入罐内摇晃数圈随即退出,迅速将罐扣于应拔部位。

（3）贴棉法:多用于侧身位。方法是:将直径1～2cm的95%乙醇棉片贴于罐内壁,点燃后迅速将罐扣于应拔部位。

2. 水罐法 用水煮或水蒸气使罐内产生负压吸附的拔罐法。

（1）水煮法:将竹罐放入水中或药液中煮沸2～3分钟,然后用镊子将罐倒置(罐口朝下)夹起,迅速用多层干毛巾捂住罐口片刻,以吸去罐内水液,降低罐口温度(但保持罐内热气),趁热将罐拔于应拔部位,然后轻按罐具30秒左右,令其吸牢。

（2）蒸汽法:将水或药液(勿超过壶嘴)在小水壶内煮沸,至水蒸气从壶嘴或套于壶嘴的皮管内大量喷出时,将壶嘴或皮管插入罐内2～3分钟后取出,迅速将罐扣于应拔部位。

3. 抽气法 是用抽气设备,如注射器、电动吸引器等排出罐内气体,使之产生负压吸附的拔罐法。此为新型拔罐疗法,可以避免烫伤,调整负压大小,操作简便。

（三）起罐方法

一般留罐5～20分钟即可起罐,如用玻璃罐,待局部呈红紫色即可起罐。若患者肌肤反应明显、皮肤薄弱,或为年老者与儿童,则留罐时间不宜过长。起罐方法是一手握住罐体腰底部稍倾斜,另一手拇指或示指按压罐口边缘的皮肤,使罐口与皮肤之间产生空隙,空气进入罐内,即可将罐取下。拔罐后局部红紫痕数日即消失;如起水疱,应注意不要擦破,一般3～5天即可吸收。

（四）适应证与禁忌证

拔罐疗法适用于肩背痛、腰腿痛、胃痛、咳嗽、痈疽初起等病症。单罐应用于病变范围较小的穴位或压痛点等部位,如胃痛可拔中脘穴,冈上肌腱炎可拔肩髃穴;多罐应用于病变范围广泛的部位,采用数个或十多个罐同时进行治疗。

（1）留罐:将罐吸附在体表后,使罐子吸拔留置于施术部位,一般留置5～10分钟,多用于风寒湿痹、颈肩腰腿疼痛。

（2）走罐:罐口涂万花油,将罐吸住后,手握罐底,上下来回推拉移动数次,至皮肤潮红,用于面积较大、肌肉丰厚的部位,如腰背,多用于感冒、咳嗽等病症。

（3）闪罐:罐子拔住后,立即起下,反复吸拔多次,至皮肤潮红,多用于面瘫。

（4）刺络拔罐:先用梅花针或三棱针在局部叩刺或点刺出血,再拔罐使罐内出血3～5毫升,多用于痤疮等皮肤疾病。

拔罐疗法的禁忌病证:急性严重疾病、接触性传染病、严重心脏病、心力衰竭;皮肤过敏、传染性皮肤病,以及皮肤肿瘤/肿块部、皮肤溃烂部;血小板减少性紫癜、白血病及血友病等出血性疾病;心尖区体表大动脉搏动处及静脉曲张处;精神分裂症、抽搐、高度神经质及不合作者;急性外伤性骨折、中度和重度水肿部位;瘰疬、疝气及活动性肺结核;眼、耳、口、鼻等五官孔窍部。

（吴喜利）

复习思考题

1. 简述十二经脉的名称。

2. 简述经络的作用。

3. 简述腧穴的分类。

4. 简述足三里的定位和主治。

5. 试述内关的针刺操作。

6. 怎样判断进针后得气与否？

7. 人体各部位应选取何种体位进行施针？

8. 针灸治疗作用原理是什么？

9. 有哪些配穴方法？

10. 遇到针灸异常情况如何处理？

11. 简述推拿手法的治疗作用取决于哪些因素。

12. 简述一指禅推法的动作要领及注意事项。

13. 简述各种拔罐方法的主要优缺点。

本章思考题解题思路

本章目标测试

下 篇

第十章 内科常见病证

内科常见病证的主要内容是外感和内伤杂病,按其体系分为肺系病证(感冒、咳嗽、喘证),心系病证(心悸、胸痹、不寐、痴呆),脾胃病证(胃痛、泄泻、便秘),肝胆病证(胁痛、黄疸、中风、眩晕、头痛),肾系病证(水肿、淋证、遗精),气血津液病证(郁证、血证、消渴、汗证、肥胖、内伤发热),肢体经络病证(痹证、腰痛、痿证)。

第一节 | 感 冒
（中医病证分类与代码：感冒 A01.01.01）

【概述】

感冒是感受触冒外邪所导致的常见外感疾病,以鼻塞、流涕、喷嚏、恶寒、发热、咳嗽、头痛、全身不适、脉浮等为主要临床表现。感冒全年均可发病,但以冬、春季节为多。病情较轻者多为感受当令之气,称"伤风";而病情较重者,多为感受非时之邪,称为"重伤风";在一个时期、一定范围内引起广泛流行,不分男女老少,病后临床表现相类似者,称为"时行感冒"。

《黄帝内经》载有外感风邪引起类似感冒症状的论述。《素问·骨空论》记载:"风者,百病之始也……,风从外入,令人振寒,汗出头痛,身重恶寒。"《素问·风论》曰:"风之伤人也,或为寒热。"感冒是六淫、时行之邪侵袭肺卫,致卫表不和,肺失宣肃为病。

现代医学中急性上呼吸道感染的普通感冒属于本病范畴,可参考本节进行辨证论治。流行性感冒属于时行感冒,部分可参考本节辨证论治,较重者可进一步参考温病等相关内容。感冒多为病毒感染所致,疾病具有自限性。中医治疗感冒在减轻症状、缩短病程、改善患者生活质量方面具有显著优势。

【病因病机】

1. **外感邪气** 感冒是由于六淫、时行疫毒侵袭人体而发病。感冒以感受风邪为主因,但在不同的季节,往往夹杂其他当令时邪而侵入人体,多从人体皮毛、口鼻而入,如冬季多风寒,春季多风热,夏季多夹暑湿,秋季多兼燥邪,其中尤以风寒、风热多见。时行感冒是感受时邪疫毒而致病,其特点为发病急、病情重,具有广泛传染性、流行性,且不限于季节,较一般感受当令时邪的普通感冒为甚。

2. **卫外不固** 感受外邪是否发病,取决于感邪的轻重与人体正气的强弱。外感之邪猖獗,或体虚卫表不固,均可致外邪自人体皮毛、口鼻而入,侵犯肺卫,致营卫失和,肺气失宣,从而出现卫表不和及肺系证候。

感冒病位在肺卫,基本病机是邪犯肺卫,卫表不和,肺失宣肃。其证候表现与四时六气不同、体质差异有关,如素体气虚者易受风寒,阴虚者易受风热,痰湿内盛者易受外湿,常内外相因为病。而体质偏弱感冒者,则为虚体感冒,如气虚感冒、阴虚感冒等。

【辨证论治】

辨证须分清实证和虚证:实证感冒属于表实证,治疗以解表达邪为主;虚体感冒属于正虚肺卫不和,治疗以扶正解表并施。因此,临证时必须根据病机分析,区别风寒、风热、暑湿及虚体感冒等不同证候,灵活采取相应的治疗方法。

1. **实证感冒**

（1）风寒

[**证候**]恶寒重,发热轻,头痛无汗,肢节酸痛,鼻塞,流清涕,喉痒,咳嗽,咳痰清稀,舌苔薄白,脉浮紧。

[**治法**]辛温解表,宣肺散寒。

[**方药**]荆防败毒散《摄生众妙方》(荆芥、防风、羌活、独活、柴胡、前胡、川芎、枳壳、茯苓、桔梗、甘草)加减。

（2）风热

[**证候**]发热重,微恶风,或有汗出,头痛且胀,咳嗽,痰黏或黄稠,口干微渴,咽燥,咽喉或乳蛾红肿疼痛,鼻塞,流黄涕,舌边尖红,苔薄白或微黄,脉浮数。

[**治法**]辛凉解表。

[**方药**]银翘散《温病条辨》(金银花、连翘、淡豆豉、牛蒡子、薄荷、荆芥穗、桔梗、甘草、竹叶、芦根)加减。

（3）暑湿

[**证候**]身热,微恶风,有汗不解,肢体酸重或疼痛,头重而晕,咳嗽痰黏,鼻流浊涕,心烦,渴不多饮,胸闷泛恶,小便短赤,舌苔黄腻,脉濡数。

[**治法**]解表清暑,芳香化湿。

[**方药**]新加香薷饮《温病条辨》(香薷、扁豆花、厚朴、金银花、连翘)加减。

2. **虚体感冒**

（1）气虚

[**证候**]恶寒较重,或发热,热势不盛,头痛身楚,鼻塞,咳嗽,痰白,平素倦怠无力,气短懒言,反复易感,舌淡,苔白,脉浮无力。

[**治法**]益气解表。

[**方药**]参苏饮《太平惠民和剂局方》(人参、紫苏叶、葛根、前胡、半夏、茯苓、陈皮、甘草、桔梗、枳壳、木香、生姜、大枣)加减。

（2）气阴两虚

[**证候**]鼻塞,流涕,无汗或微汗,发热,微恶风寒,气短,乏力,神疲,自汗,盗汗,手足心热,口干,口渴,干咳少痰。平素畏风寒、易感冒,舌质淡或淡红,舌体胖或瘦小,舌苔薄或花剥,脉沉细或细数。

[**治法**]益气滋阴解表。

[**方药**]生脉散《医学启源》(人参、麦冬、五味子)合加减葳蕤汤《重订通俗伤寒论》(玉竹、生葱白、桔梗、白薇、淡豆豉、薄荷、炙甘草、大枣)加减。

（毛 兵）

复习思考题

1. 感冒的主要病机与治则是什么?
2. 风寒感冒证与风热感冒证的辨治有何异同?

第二节 | 咳 嗽
（中医病证分类与代码:咳嗽病 A04.04.01）

[**概述**]

咳嗽是指因肺失宣降而出现以发出咳声或伴有咳痰为主要表现的疾病。分别言之,"咳"指有声无痰，"嗽"是有痰无声，一般为痰声并见，故以咳嗽并称。咳嗽既是独立的一种疾病，又是肺系多种疾病的一个症状。

《素问·咳论》曰："皮毛者，肺之合也。皮毛先受邪气，邪气以从其合也。其寒饮食入胃，从肺脉上至于肺，则肺寒，肺寒则外内合邪，因而客之，则为肺咳。"又谓"五脏六腑皆令人咳，非独肺也。"本病病位虽主要在肺系，但外邪犯肺和其他脏腑功能失调、内邪干肺均可导致肺失宣降，肺气上逆，而引起咳嗽。本节重点论述以咳嗽为主要表现的肺系病证，其他疾病兼见咳嗽的，可与本节互参。

现代医学中的急性气管-支气管炎、慢性支气管炎、支气管扩张症、肺炎、感染后咳嗽、咳嗽变异性哮喘、上气道咳嗽综合征、胃食管反流等疾病出现以咳嗽为主症者，可参考本节进行辨证论治。近年来，随着疾病谱的变化和对疾病病因病机的认识，中医药被广泛用于对咳嗽相关疾病的治疗，可减轻患者症状、缩短病程、改善生活质量。

【病因病机】

1. **外感六淫** 外感六淫之邪，以风邪为先导，常夹以寒、热或燥邪，从口鼻或皮毛侵袭于肺系，致肺气宣肃失常，肺气上逆，引起咳嗽。

2. **饮食不节** 嗜烟好酒，熏灼肺胃，酿生痰热；或过食辛辣烤炙肥甘之品，脾胃受损，痰浊内生，痰邪干肺；或素体脾虚，运化水液失常，痰浊内生，上干于肺，肺气上逆而咳嗽。

3. **情志内伤** 情志不畅，肝失条达，日久气郁化火，循经上逆犯肺而发咳嗽。

4. **肺脏自病** 肺系多种疾病迁延不愈，致肺阴亏耗，失于清润，气逆于上，或肺气不足，肃降无权，而致咳嗽。

咳嗽病变部位在肺系，涉及脾、肝、肾等多个脏腑。外感咳嗽为六淫外邪侵袭肺系；内伤咳嗽，病理因素主要为痰与火，痰有寒热之分，火有虚实之异，病理性质多邪实与正虚并见，总由脏腑功能失调，内邪干肺所致。外感与内伤咳嗽可互为因果，相互为病。

【辨证论治】

咳嗽的辨证，首当区别外感与内伤之所属，治疗应分清邪正虚实。外感咳嗽，起病较急，病程短，并伴有外感表证，多属邪实，治疗以祛邪利肺为主，不宜过早使用收涩、镇咳之品，以免敛涩留邪，同时注意化痰顺气；内伤咳嗽，发病较缓，病程较长，兼见他脏里证表现，多邪实正虚互见，治宜祛邪止咳，调理脏腑，标本兼顾。临床调理脏腑常运用健脾、养肺、补肾、清肝法。

1. 外感咳嗽

（1）风寒袭肺

[证候] 咳嗽，痰白稀薄，鼻塞，流清涕，咽痒声重，头痛，恶寒发热，全身酸痛，舌苔薄白，脉浮或浮紧。

[治法] 疏风散寒，宣肺止咳。

[方药] 杏苏散《温病条辨》（杏仁、紫苏叶、陈皮、半夏、生姜、枳壳、桔梗、前胡、茯苓、甘草、大枣）加减。

（2）风热犯肺

[证候] 咳嗽，气粗或声嘶，咳痰不爽，痰黄黏稠，咽燥喉痛，或兼身热，恶风，头痛，身楚，鼻流黄涕，汗出，口干，舌苔薄黄，脉浮数。

[治法] 疏风清热，宣肺止咳。

[方药] 桑菊饮《温病条辨》（桑叶、菊花、连翘、薄荷、桔梗、杏仁、芦根、甘草）加减。

（3）风燥伤肺

[证候] 咳嗽，喉痒，痰少或干咳无痰，或痰带血丝，咳引胸痛，鼻燥，咽喉干痛，初起或微恶寒，身热头痛，舌尖红，苔薄白或薄黄而干，脉浮数。

[治法] 疏风清肺，润燥止咳。

[方药] 桑杏汤《温病条辨》（桑叶、杏仁、沙参、浙贝母、淡豆豉、栀皮、梨皮）加减。

（4）风盛挛急

[证候]咳嗽,干咳无痰或少痰,咽痒,痒即咳嗽,或呛咳阵作,气急,遇外界寒热变化、异味等因素突发或加重,多见夜卧晨起咳剧,呈反复性发作,舌苔薄白,脉弦。

[治法]疏风宣肺,解痉止咳。

[方药]苏黄止咳汤(验方)(炙麻黄、蝉蜕、紫苏叶、紫苏子、前胡、五味子、牛蒡子、枇杷叶、地龙)加减。

（5）邪壅肺窍

[证候]咳嗽,鼻塞,咽堵,鼻腔、咽喉分泌物增加,鼻后、咽喉部黏液附着或鼻咽后滴漏感,或鼻痒、喷嚏、鼻流清涕、眼痒,或浊涕,伴咽喉不利、耳面部痛、头痛、嗅觉障碍等,舌淡,苔薄白或薄黄,脉浮。

[治法]疏风宣肺,止咳通窍。

[方药]苍耳子散《济生方》(苍耳子、辛夷、薄荷、白芷)合止嗽散《医学心悟》(荆芥、桔梗、紫菀、百部、白前、陈皮、甘草)加减。

2. 内伤咳嗽

（1）痰湿蕴肺

[证候]咳嗽,咳声重浊,痰多色白而黏或稠厚成块,晨起或食后咳甚,胸闷脘痞,纳呆,身重体倦,大便时溏,舌胖,苔白腻,脉濡滑。

[治法]燥湿健脾,化痰止咳。

[方药]二陈汤《太平惠民和剂局方》(半夏、橘红、茯苓、炙甘草、生姜、乌梅)加减。

（2）痰热壅肺

[证候]咳嗽,或气促,或喉中有痰声,痰多色黄而黏,咳痰不爽,或痰中带血,或咳痰有腥味,胸胁胀满,咳时引痛,或身热面赤,口渴欲饮,舌红,苔黄腻,脉滑数。

[治法]清热化痰,宣肺止咳。

[方药]清金化痰汤《医学统旨》(黄芩、栀子、桔梗、麦冬、桑白皮、贝母、知母、瓜蒌子、橘红、茯苓、甘草)加减。

（3）肝火犯肺

[证候]上气咳逆阵作,咳时面赤,痰黏难咳,咽干口苦,咳引胸胁作痛,舌苔薄黄,少津,脉弦数。

[治法]清肝降火,泻肺止咳。

[方药]泻白散《小儿药证直诀》(桑白皮、地骨皮、甘草、粳米)合黛蛤散《医说》(青黛、蛤壳)加栀子、黄芩、天花粉等。

（4）肺阴亏虚

[证候]干咳,咳声短促,痰少而黏,或咳痰带血,声嘶,口干咽燥,或午后低热,颧红,盗汗,形瘦,神疲,舌红少津,少苔,脉细数。

[治法]养阴清热,润肺止咳。

[方药]百合固金汤《慎斋遗书》(生地黄、熟地黄、麦冬、贝母、百合、当归、白芍、玄参、桔梗、甘草)加减。

（5）胃气上逆

[证候]阵发性呛咳、气急,咳甚时呕吐酸苦水,平卧或饱食后症状加重,平素上腹部不适,常伴嗳腐吞酸、嘈杂或灼痛,舌红,苔白腻,脉弦弱。

[治法]降浊化痰,和胃止咳。

[方药]旋覆代赭汤《伤寒论》(旋覆花、代赭石、人参、生姜、炙甘草、半夏、大枣)合半夏泻心汤《伤寒论》(半夏、人参、干姜、黄芩、黄连、甘草、大枣)加减。

（毛　兵）

复习思考题

1. 外感咳嗽与内伤咳嗽临床特点有何不同？
2. 如何辨治外感咳嗽？

第三节 | 喘 证

（中医病证分类与代码：喘证 A04.04.04.01）

【概述】

喘证是以呼吸困难，短促急迫，甚至张口抬肩、鼻翼扇动、不能平卧等为主要临床表现的病证。严重者可发生喘脱。喘作为一个症状，可以出现在多种急、慢性疾病过程中，当喘成为这些疾病某一阶段的主症时，即为喘证。

《黄帝内经》最早记载了喘证的名称、症状，如《灵枢·五阅五使》云："肺病者，喘息鼻张。"《灵枢·本脏》曰："肺高，则上气，肩息咳。"《黄帝内经》亦提出喘证的病因既有外感又有内伤，《灵枢·五邪》云："邪在肺，则病皮肤痛，寒热，上气喘，汗出，咳动肩背。"《灵枢·本神》曰："实则喘喝，胸盈仰息。"《素问·举痛论》："劳则喘息汗出。"《黄帝内经》亦指出喘虽以肺为主，亦涉及他脏，如《素问·痹论》："心痹者，脉不通，烦则心下鼓，暴上气而喘。"《素问·经脉别论》："有所堕恐，喘出于肝。"喘证可由多种疾病引起，病因复杂，有外感六淫外邪侵袭肺系，有饮食内伤痰浊、情志失调、久病劳欲等，不仅可由肺系疾病所致，也可由其他脏腑病变影响于肺所致。

现代医学中的喘息性支气管炎、慢性阻塞性肺疾病、肺源性心脏病、间质性肺病、心源性哮喘等疾病出现以喘促为主要临床表现时，可参照本节进行辨证论治。中医药治疗可减轻患者症状，预防疾病急性加重，改善生活质量及整体预后。

【病因病机】

1. 外邪侵袭 外感风寒或风热为常见之外邪，侵袭于肺，阻遏肺气，肺失宣降，肺气上逆，发生喘促。

2. 饮食不当 恣食肥甘、生冷，或嗜酒伤中，脾失健运，痰浊内生，上干于肺，肺气壅阻，不得宣畅，以致气逆喘促。如复加外感之邪诱发，则见痰浊与风寒、邪热等内外合邪的错杂证候。痰蕴化热，或肺火素盛，炼液成痰，痰火交阻于肺，肺气不得宣降，亦致喘促。

3. 情志所伤 情志不遂，忧思气结，肺气失畅，则气阻胸中；或郁怒伤肝，肝气上逆犯肺，致肺气宣肃失常，升多降少，气逆于上而喘。

4. 久病劳欲 久病肺虚，气阴亏耗，气失所主而短气喘促。若病久迁延不愈，由肺及肾，或劳欲伤肾，精气内夺，肾之封藏不固，肾失摄纳，出多入少，逆气上奔而为喘。

喘证的发病部位主要在肺和肾，还与肝、脾、心有关。病理性质有虚实之分，各种邪气壅肺者为实，无邪者属虚，主因肺不主气，肾失摄纳。临床亦有虚实夹杂、寒热兼见之证。本证到了严重阶段，不但肺肾俱衰，心阳亦可同时受累。此时，往往可发生喘脱危象。

【辨证论治】

喘证辨证时，须首先辨别虚实。实喘呼吸深长有余，呼出为快，气粗声高，脉数有力，病势骤急，其治主要在肺，以祛邪利气为主，要区分寒、热、痰、气的不同；虚喘呼吸短促难续，深吸为快，气怯声低，脉微弱或浮大中空，一般病势徐缓，时轻时重，过劳即甚，治疗着重在肺肾两脏，以培补摄纳为要。虚实夹杂、寒热兼见之证，则须分清主次，权衡标本，辨证施治。若出现喘脱之危证，常配合西医抢救方法。实喘多见于西医疾病的急性加重阶段，虚喘多见于西医疾病的稳定阶段。

1. 实喘

（1）风寒袭肺

[**证候**] 喘息气急，咳嗽，恶寒，痰白、清稀，或恶寒发热，头痛无汗，鼻塞、流清涕，肢体酸痛，舌苔

薄白,脉浮紧。

[治法]宣肺散寒,止咳平喘。

[方药]三拗汤《太平惠民和剂局方》(麻黄、杏仁、甘草)合止嗽散《医学心悟》(荆芥、紫菀、白前、百部、桔梗、陈皮、甘草)加减。

（2）外寒内饮

[证候]咳嗽,喘息气急,痰多,痰白稀薄、泡沫,胸闷,不能平卧,恶寒,舌苔白滑,脉弦紧;或痰易咳出,喉中痰鸣,无汗,肢体酸痛,鼻塞、流清涕,脉浮。

[治法]疏风散寒,温肺化饮。

[方药]小青龙汤《伤寒论》(麻黄、桂枝、干姜、芍药、细辛、半夏、五味子、炙甘草)合半夏厚朴汤《金匮要略》(半夏、厚朴、茯苓、生姜、紫苏叶)加减。

（3）痰热壅肺

[证候]咳嗽,喘息,胸闷,痰多,痰黄、黏干,咳痰不爽,舌质红,舌苔黄腻,脉滑数;或胸痛,发热,口渴喜冷饮,大便干结,舌苔厚。

[治法]清肺化痰,降逆平喘。

[方药]清气化痰丸《医方考》(陈皮、杏仁、枳实、黄芩、瓜蒌子、茯苓、胆南星、制半夏、生姜)合贝母瓜蒌散《医学心悟》(瓜蒌、贝母、天花粉、茯苓、橘红、桔梗)加减。

（4）痰浊阻肺

[证候]咳嗽,喘息,痰多,痰白黏,口黏腻,舌苔白腻,脉滑;或气短,痰多泡沫,痰易咳出,胸闷,胃脘痞满,纳呆,食少,舌质淡,脉弦滑。

[治法]燥湿化痰,宣降肺气。

[方药]半夏厚朴汤《金匮要略》(半夏、厚朴、茯苓、生姜、紫苏叶)合三子养亲汤《韩氏医通》(芥子、紫苏子、莱菔子)加减。

（5）气郁阻肺

[证候]发作突然,每遇情志不遂而诱发,发时呼吸短促,咽中如窒,胸胁闷痛,甚则胸盈仰息,或失眠、心悸,或不思饮食,舌苔薄白,脉弦。

[治法]开郁降气平喘。

[方药]五磨饮子《医方考》(槟榔、沉香、乌药、木香、枳实)加减。

2. 虚喘

（1）肺气虚

[证候]咳嗽,乏力,易感冒;或喘息,气短,动则加重,气怯声低,咳声低弱,咳痰稀薄,神疲,自汗,恶风,舌质淡,舌苔白,脉细、沉、弱。

[治法]补肺益气固卫。

[方药]人参胡桃汤《济生方》(人参、胡桃)合人参养肺丸《太平惠民和剂局方》(人参、黄芪、茯苓、天花粉、杏仁、半夏曲、皂角子)加减。

（2）肺脾气虚

[证候]咳嗽,喘息,气短,动则加重,纳呆,乏力,易感冒,舌体胖大、齿痕,舌质淡,舌苔白;或兼神疲,食少,脘腹胀满,便溏,自汗,恶风,脉沉、细、缓、弱。

[治法]补肺健脾,降气化痰。

[方药]六君子汤《太平惠民和剂局方》(人参、白术、茯苓、炙甘草、陈皮、半夏、生姜、大枣)合黄芪补中汤《医学发明》(黄芪、人参、甘草、白术、苍术、陈皮、泽泻、猪苓、茯苓)加减。

（3）肺肾气虚

[证候]喘息,气短,动则加重,神疲,乏力,腰膝酸软,易感冒,舌质淡,舌苔白,脉细;或恶风,自汗,面目浮肿,胸闷,耳鸣,夜尿多,咳而遗溺,舌体胖大、有齿痕,脉沉、弱。

[治法] 补肾益肺,纳气定喘。

[方药] 肾气丸《金匮要略》(熟地黄、山茱萸、山药、茯苓、泽泻、牡丹皮、炮附子、桂枝)合人参蛤蚧散《博济方》(人参、蛤蚧、茯苓、知母、贝母、杏仁、桑白皮、炙甘草)加减。

(4)肺肾气阴两虚

[证候] 咳嗽,喘息,气短,动则加重,乏力,自汗,盗汗,腰膝酸软,易感冒,舌质红,脉细数;或口干,咽干,干咳,痰少,咳痰不爽,手足心热,耳鸣,头昏,头晕,舌质淡,舌苔少、花剥,脉弱、沉、缓、弦。

[治法] 补肺滋肾,纳气定喘。

[方药] 保元汤《博爱心鉴》(黄芪、人参、甘草、肉桂)合人参补肺汤《外科枢要》(人参、黄芪、白术、茯苓、陈皮、当归、山茱萸、山药、麦冬、炙甘草、五味子、熟地黄、牡丹皮、生姜、大枣)加减。

(毛 兵)

复习思考题

1. 实喘与虚喘临床特点有何不同?
2. 如何辨治虚喘?

第四节 │ 心 悸

(中医病证分类与代码:惊悸病 A04.01.09;怔忡病 A04.01.10)

【概述】

心悸是患者自觉心中悸动,惊惕不安,甚则不能自主的一种病证,临床一般多呈阵发性,常因身心劳累或情志波动而发作,且常伴胸闷、气短、失眠、健忘、眩晕、耳鸣等症。心悸包括惊悸和怔忡。病情较轻者为惊悸,多因惊恐、恼怒而发,时作时止,多为阵发性;病情较重者为怔忡,自觉心慌不安,稍劳即发,全身情况较差,可呈持续性;惊悸日久,可发展为怔忡。

《素问·举痛论》云:"惊则心无所倚,神无所归,虑无所定,故气乱矣。"心悸的发生多由七情所伤、劳倦内伤、感受外邪及药食不当等,以致气血阴阳亏虚,心失所养,或痰、饮、火、瘀阻滞心脉,扰乱心神,发为心悸。

现代医学中各种原因导致的心律失常以及心功能不全等,以心悸为主要临床表现的疾病,可参考本节进行辨证论治。

【病因病机】

1. 七情所伤　素体心虚胆怯,骤受惊恐,惊则气乱,恐则气下,七情扰心,心神动摇,则悸动不安。此外,大怒伤肝,大恐伤肾,怒则气逆,恐则精却,阴虚于下,火逆于上,动撼心神,亦可发为惊悸。

2. 劳倦内伤　禀赋不足,或久病伤正,或劳倦耗损,心神失养,发为心悸。或多病体弱,或失血过多,耗伤阴血,或思虑过度,劳倦伤脾,气血化生不足,心血亏虚;或营阴不足,或热病伤阴,致肾阴亏损,水不济火,阴虚火旺,心火妄动;或久病大病之后,心阳不振,宗阳不能温养心脉,神不守舍;或由心阳不振,或由痹证迁延,气血运行不畅,心血瘀阻,发为心悸。

3. 感受外邪　风、寒、湿、热等六淫之邪,或温病、疫毒之邪杂至,痹阻血脉,心血运行不畅,或耗损心气心阴,或郁热邪毒内扰心神,发为心悸。

4. 药食不当　饮食不节,化热生痰,扰动心神;或因用药失当,耗损心气心阴,如中药附子、乌头、雄黄、蟾酥、麻黄等,西药洋地黄、奎尼丁、锑剂、阿托品、肾上腺素等,或补液过多过快。

心悸病变部位主要在心,与脾、肾、肝、肺密切相关。心悸病机乃气血阴阳亏虚,致心失所养,或邪扰心神,心神不宁。病理有虚实两方面。虚为气、血、阴、阳亏损,实者多是痰火、水饮或瘀血,气血运行不畅所致。虚实之间可以互相转化或兼见。

NOTES

【辨证论治】

心悸应先辨虚实,本病有虚有实,常是虚中夹实。次辨标本,气血虚或心阳虚为其本,痰火瘀阻是其标。论治时治本以补气、养血、滋阴、温阳为主,治标以清火、祛痰、化饮、行瘀为主。同时,因惊悸、怔忡均有心神不宁的共同特点,故应酌情加入宁心安神或镇心安神之品。

1. 心虚胆怯

［证候］心悸不宁,善惊易恐,坐卧不安,多梦易醒,舌苔薄白,脉细数或细弦。

［治法］镇惊定志,养心安神。

［方药］安神定志丸《医学心悟》(茯苓、茯神、远志、人参、石菖蒲、龙齿)加减。

2. 心血不足

［证候］心悸,气短乏力,头晕目眩,失眠健忘,面色不华,唇甲苍白,舌淡红,脉细弱。

［治法］补血养心,益气安神。

［方药］归脾汤《济生方》(人参、白术、黄芪、炙甘草、远志、酸枣仁、茯神、龙眼肉、当归、木香、大枣、生姜)加减。

3. 阴虚火旺

［证候］心悸易惊,五心烦热,虚烦不寐,口干咽燥,腰酸耳鸣,盗汗,头晕目眩,舌红少苔,脉细数。

［治法］滋阴降火,宁心安神。

［方药］天王补心丹《校注妇人良方》(人参、玄参、丹参、茯苓、五味子、远志、桔梗、天冬、麦冬、柏子仁、酸枣仁、当归、生地黄)加减。

4. 心阳不振

［证候］心悸不安,动则加剧,胸闷胸痛,气短喘促,畏寒肢冷,面色苍白,舌淡,苔白,脉沉细无力或结代。

［治法］温通心阳,安神定悸。

［方药］桂枝甘草龙骨牡蛎汤《伤寒论》(桂枝、炙甘草、龙骨、牡蛎)加减。

5. 水饮凌心

［证候］心悸眩晕,胸闷痞满,渴不欲饮,小便短少,或下肢浮肿,形寒肢冷,伴呕恶吐涎,舌淡胖,苔白滑,脉象弦滑或沉细而滑。

［治法］振奋心阳,化气行水,宁心安神。

［方药］苓桂术甘汤《金匮要略》(茯苓、桂枝、白术、甘草)加减。

6. 心血瘀阻

［证候］心悸不安,胸闷胸痛时作,痛如针刺,或见唇甲青紫,舌质紫暗,脉涩或结代。

［治法］活血化瘀,理气通络。

［方药］桃仁红花煎《陈素庵妇科补解》(红花、桃仁、当归、香附、延胡索、赤芍、川芎、乳香、丹参、青皮、生地黄)加减。

7. 痰火扰心

［证候］心悸时发时止,受惊易作,胸闷烦躁,失眠多梦,口干苦,大便秘结,小便短赤,舌红,苔黄腻,脉弦滑。

［治法］清热化痰,宁心安神。

［方药］黄连温胆汤《六因条辨》(黄连、竹茹、半夏、陈皮、茯苓、甘草、枳实、生姜)加减。

(吴天敏)

复习思考题

1. 心悸有哪些病因?惊悸与怔忡有何异同?

2. 心悸虚证如何辨治?

第五节 │ 胸 痹

(中医病证分类与代码:胸痹 A04.01.01)

【概述】

胸痹是以胸部闷痛,甚则胸痛彻背,喘息不得卧为主症的疾病。胸部闷痛多见膻中或心前区憋闷疼痛,甚则痛彻左肩背、咽喉、胃脘、左上臂内侧等部位,多反复发作;严重者心痛彻背、背痛彻心,常伴心悸、气短、喘息、自汗等症状,甚至危及生命,谓之真心痛。

《金匮要略·胸痹心痛短气病脉证治》谓"胸痹之病,喘息咳唾,胸背痛,短气,寸口脉沉而迟,关上小紧数","胸痹不得卧,心痛彻背"。《灵枢·厥病》谓:"真心痛,手足青至节,心痛甚,旦发夕死,夕发旦死。"胸痹的发生多与寒邪内侵、饮食失调、情志失节、正气不足等因素有关。本病证有虚实两端:实为心脉痹阻;虚则心脉失养。在其形成和发展过程中,大多因实致虚,亦可因虚致实。胸痹进一步发展可为真心痛。

现代医学中的冠状动脉粥样硬化性心脏病之心绞痛、心肌梗死等与本病关系密切,可参考本节进行辨证论治。

【病因病机】

1. **寒邪内侵** 胸阳不振,外寒乘虚而入。寒主收引,郁遏阳气,致阴寒凝滞,脉络痹阻而作胸痹。

2. **饮食失调** 饮食不节,嗜食肥甘厚味,或烟酒成癖,以致脾胃运化失健,湿聚成痰,阻滞胸阳,气机不畅,而致胸痹。

3. **情志失节** 七情失调,如忧思伤脾,脾失健运,聚湿生痰;恼怒伤肝,肝失疏泄,肝气郁结,气郁化火,灼津成痰。上述均可致心脉痹阻,不通则痛,发为胸痹。

4. **正气不足** 正气亏损,或先天禀赋不足,或病后调理失当,或年老体弱,或劳倦内伤,可见肾阳衰惫,不能温煦心阳,则心阳不足;肾阴亏虚,则心阴内耗,心阴不足;心阳心阴不足又可致气血运行不畅,濡养无权,而发胸痹。

胸痹病位在心,涉及肝、肺、脾、肾等脏。胸痹的主要病机是心脉痹阻,其临床主要表现为本虚标实、虚实夹杂。本虚有气虚、气阴两虚、阳气虚衰,标实有血瘀、气滞、寒凝、痰浊,并可相兼为病。

【辨证论治】

辨证首先辨别虚实,分清标本。标实应区别寒凝、气滞、血瘀、痰浊之不同;本虚又应区别阴阳气血亏虚之不同。治疗宜"急则治其标",以活血化瘀为主,或兼辛温通阳,或兼涤痰泻热,使脉络通而不痛。待邪去痛减,病情缓解后,再"缓则治其本",培补正气,以善其后。若虚实夹杂,当须通补兼施。同时,必须辨清证候之重危顺逆,一旦发生脱证之先兆,必须尽快使用益气固脱之品。

1. 心血瘀阻

[证候] 胸部刺痛,固定不移,入夜更甚,甚则心痛如绞,彻胸彻背,可因暴怒、劳累而作或加重,舌质紫暗,脉沉涩。

[治法] 活血化瘀,通脉止痛。

[方药] 血府逐瘀汤《医林改错》(桃仁、红花、当归、生地黄、赤芍、枳壳、牛膝、柴胡、川芎、桔梗、甘草)加减。

2. 气滞心胸

[证候] 心胸满闷,隐痛阵发,痛有定处,时欲太息,遇情志不遂时容易诱发或加重,或兼有胸胀闷,得嗳气或矢气则舒,苔薄或薄腻,脉细弦。

［治法］疏肝理气,活血通络。

［方药］柴胡疏肝散《医学统旨》(柴胡、香附、枳壳、陈皮、川芎、芍药、炙甘草)加减。

3. 寒凝心脉

［证候］胸痛彻背,感寒痛甚,胸闷气短,心悸,甚则喘息不能平卧,面色苍白,四肢厥冷,舌苔白,脉沉细。

［治法］通阳宣痹,散寒活血。

［方药］当归四逆汤《伤寒论》(当归、桂枝、芍药、细辛、甘草、通草、大枣)加减。

4. 痰浊闭阻

［证候］胸闷微痛,痰多气短,阴雨天发作或加重,形体肥胖,倦怠乏力,大便稀溏,舌苔腻,脉滑。

［治法］豁痰泄浊,通阳开结。

［方药］瓜蒌薤白半夏汤《金匮要略》(瓜蒌、薤白、半夏、白酒)合涤痰汤《奇效良方》(制天南星、半夏、枳实、茯苓、橘红、人参、石菖蒲、竹茹、甘草、生姜)加减。

5. 气阴两虚

［证候］胸闷隐痛,时作时止,气短心悸,动则加剧,头晕目眩,乏力倦怠,少气懒言,易汗出,舌偏红或有齿痕,脉细无力或结代。

［治法］益气养阴,活血通络。

［方药］生脉散《医学启源》(人参、麦冬、五味子)合人参养荣汤《太平惠民和剂局方》(人参、白术、茯苓、炙甘草、当归、白芍、熟地黄、肉桂、黄芪、五味子、远志、陈皮、生姜、大枣)加减。

6. 心肾阴虚

［证候］心胸隐痛,心悸不宁,虚烦不寐,头晕目眩,五心烦热,盗汗,耳鸣,舌红少津,苔薄或剥,脉细数或促代。

［治法］滋阴清火,养心和络。

［方药］天王补心丹《校注妇人良方》(人参、玄参、丹参、茯苓、五味子、远志、桔梗、天冬、麦冬、柏子仁、酸枣仁、当归、生地黄)合炙甘草汤《伤寒论》(炙甘草、人参、桂枝、生姜、阿胶、生地黄、麦冬、火麻仁、大枣)加减。

7. 心肾阳虚

［证候］胸闷气短,重则胸痛彻背,心悸,自汗出,动则甚,重则汗出如油,神倦肢寒,面色苍白,唇甲淡白或青紫,舌淡白或紫暗,脉沉细或脉微欲绝。

［治法］温阳益气,活血通络。

［方药］参附汤《正体类要》(人参、炮附子)合右归饮《景岳全书》(熟地黄、山茱萸、枸杞子、山药、杜仲、制附子、肉桂、甘草)加减。

8. 正虚阳脱

［证候］心胸绞痛,胸中憋闷或有窒息感,喘促不宁,心慌,面色苍白,大汗淋漓,烦躁不安或表情淡漠,重则神志昏迷,四肢厥冷,口开目合,手撒尿遗,脉疾数无力或脉微。

［治法］回阳救逆,益气固脱。

［方药］四逆加人参汤《伤寒论》(附子、干姜、人参、炙甘草)。

(吴天敏)

复习思考题

1. 胸痹的病因、病机、病性为何?

2. 寒凝心脉与心肾阳虚之胸痹证治有何不同?

第六节 | 不 寐

（中医病证分类与代码：不寐 A04.01.13）

【概述】

不寐是以经常不能获得正常睡眠为主要特征的一类病证，主要表现为睡眠时间、深度的不足。轻者入睡困难，或睡而易醒，醒后不能入睡，或时睡时醒，或寐而不酣；重者则彻夜不寐。

不寐在《黄帝内经》中称为"不得卧""目不瞑"，认为是邪气客于脏腑，卫气行于阳，不能入阴所致。不寐主要由机体阴阳不调，气血失和，使心神不安所致。

现代医学中的神经症、围绝经期综合征、功能性胃肠病、贫血等疾病以失眠为主要临床表现者，可参考本节进行辨证论治。

【病因病机】

1. **情志所伤** 七情过极均可致脏腑功能失调，进而不寐。或情志不遂，肝气郁结，暴怒伤肝，肝郁化火；或悲忧伤神，心失所养；或暴受惊恐，神魂不安；或喜笑无度，心神不宁；或思虑太过，损伤心脾，心血暗耗，神不守舍。五志过极，心火内盛，扰动心神，遂作不寐。

2. **饮食失常** 暴饮暴食，积食停滞，或饥饿中虚，或进食浓茶、咖啡、酒酪或寒凉之品，胃气失和，脾胃受损，酿生痰热，上扰心神，夜寐不安。

3. **劳逸失调** 劳倦太过则伤脾，过逸少动亦致脾虚气弱，运化不健，气血生化乏源，不能上奉于心，致心神失养；或因思虑过度，伤及心脾，心伤则阴血暗耗，神不守舍；脾伤则食少，纳呆，生化之源不足，营血亏虚，不能上奉于心，而致心神不安。

4. **病后体虚** 久病血虚，年迈血亏，心血不足，心失所养，心神不安而不寐；亦可因年迈，阴阳亏虚而致不寐。若素体阴虚，兼因房劳过度，肾阴耗伤，阴衰于下，不能上奉于心，水火不济，心火独亢，心肾不交而神志不宁。

不寐病位主要在心，与肝、脾、肾关系密切。每由情志、饮食失常或多种引起气血亏虚的因素，导致阳盛阴衰、阴阳失交，心神不安，神不守舍。病理性质有虚有实，且虚多实少。顽固性失眠可依据"久病入络"的观点，从瘀论治。

【辨证论治】

临床辨证首分虚实。虚证多属阴血不足，病在心、脾、肝、肾，治宜滋补肝肾，壮水制火，或益气养血；实证多因肝郁化火，或食滞痰浊，治当疏肝理气，或消导和中，或清火化痰。实证日久，气血耗伤，亦可转为虚证。虚实夹杂者，应补泻兼顾。久病入络，瘀血阻于心脉，须活血化瘀。同时强调在辨证论治的基础上，施以安神镇静。失眠患者除药物治疗外，还应当注意配合精神治疗，缓解患者紧张焦虑情绪。

1. **肝火扰心**

［证候］不寐多梦，甚则彻夜不眠，性急易怒，口干口苦，目赤耳鸣，甚或头晕头胀，便秘溲赤，舌红，苔黄，脉弦数。

［治法］清肝泻火，镇静安神。

［方药］龙胆泻肝汤《医方集解》（龙胆、生地黄、木通、泽泻、车前子、当归、柴胡、栀子、黄芩、甘草）加减。

2. **痰热扰心**

［证候］心烦不寐，多梦易醒，胸闷痰多，脘痞纳呆，口苦，头重目眩，舌红，苔黄腻，脉滑数。

［治法］清热化痰，和中安神。

［方药］黄连温胆汤《六因条辨》（黄连、半夏、陈皮、枳实、竹茹、生姜、甘草、茯苓）加减。

3. **心脾两虚**

［证候］不易入睡，多梦易醒，心悸健忘，神疲食少，面色少华，腹胀便溏，舌淡，苔薄，脉细弱。

[**治法**] 补益心脾,养血安神。

[**方药**] 归脾汤《济生方》(人参、白术、黄芪、炙甘草、远志、酸枣仁、茯神、龙眼肉、当归、木香、大枣、生姜)加减。

4. 心肾不交

[**证候**] 心烦不寐,入睡困难,多梦心悸,头晕耳鸣,五心烦热,口干津少,腰膝酸软,男子遗精,女子月经不调,舌红苔少,脉细数。

[**治法**] 滋阴降火,交通心肾。

[**方药**] 黄连阿胶汤《伤寒论》(黄连、黄芩、芍药、鸡子黄、阿胶)合交泰丸《韩氏医通》(黄连、肉桂)加减。

5. 心胆气虚

[**证候**] 虚烦不眠,多梦易醒,胆怯易惊,心悸乏力,气短自汗,舌淡,脉弦细。

[**治法**] 益气镇惊,安神定志。

[**方药**] 安神定志丸《医学心悟》(人参、龙齿、茯苓、茯神、石菖蒲、远志)加减。

(吴天敏)

复习思考题

1. 试述不寐的病机和辨证要点。

2. 不寐心肾不交证型如何辨治?

第七节 │ 痴 呆

(中医病证分类与代码:痴呆病 A04.01.21)

【概述】

痴呆是由于脑功能障碍而产生的获得性和持续性智能障碍综合征,以善忘、失语、失认、失用、执行不能或生活能力下降等为主症的疾病,又称呆病。

《灵枢·海论》记载:"髓海不足,则脑转耳鸣,胫酸眩冒,目无所见,懈怠安卧。"本病的发病多是先天不足,或后天失养,或年迈体虚,或久病不复,导致肾虚精少,髓海不足,元神失养,而渐致痴呆;或久郁不解,或中风外伤,或外感热毒等,导致损伤脑络,脑气不通,神明不清,而突发痴呆。

现代医学诊断的阿尔茨海默病、脑血管性痴呆及混合性痴呆可参照本节进行辨证论治,路易体痴呆、额颞叶痴呆、帕金森病、麻痹性痴呆、中毒性脑病等具有本病特征者,可参考本节进行辨证论治。

【病因病机】

1. 先天不足 先天禀赋不足或遗传因素在痴呆发病中起着重要作用。禀赋不足,髓海不充,不能继年,延至成年,或因衰老或因情志,或因饮食,或因劳逸等后天因素影响,髓海渐空,元神失养,发为痴呆。

2. 后天失养 起居失宜、饮食失节、劳逸失度,或久病不复,都可导致脾胃受损,既不能化生气血精微,充养脑髓,又聚湿生痰,蒙蔽清窍,神明不清而成痴呆。

3. 年老肾虚 人至老年,肾气日衰,精气欲竭,脑髓失充,元神失养,发为痴呆。

4. 久郁不解 情志所伤可致痴呆,尤以久郁为甚,所谓"郁之既久而成呆"。一方面,木郁土衰,痰浊内生,痰蒙清窍,发为痴呆;另一方面,久郁化火,炼液成痰,迷蒙清窍,发为痴呆。

5. 中风外伤 中风后瘀血气滞而成痴呆者,乃瘀阻脑络,脑气不通;此外,颅脑外伤或产道损伤或外感热毒,亦可损伤脑络。以上因素均可导致脑气与脏气不相连接,神明不清而发痴呆。

痴呆病位在脑,与心、肝、脾、肾相关。基本病机是脑髓不足、神机失用。痴呆为本虚标实之证,虚实之间可以相互转化。病理因素有气、火、痰、瘀、虚等。

【辨证论治】

本病乃本虚标实之证,临床上以虚实夹杂者多见,故应辨明虚实、主次缓急。虚为髓海、气血、脾肾亏虚,髓海失养;实为痰浊、瘀血、火毒诸邪蒙蔽清窍。无论虚实,都能导致髓减脑消,脏腑功能失调,因而辨证当以虚实或脏腑失调为纲领,同时应识病期,分缓急。治疗原则以补虚泻实为主。补益虚损、化痰活血、平肝解毒是其治疗方法。在用药上不可忽视血肉有情之品的应用;另外,移情易性,智力和功能训练与锻炼亦不可轻视。

(一) 平台期

1. 髓海不足

[证候] 智能减退,记忆力、计算力、定向力、判断力明显下降,神情呆钝,语不达意,头晕耳鸣,懒惰嗜卧,腰酸腿软,步履艰难,动作笨拙,齿枯发焦,舌淡,苔薄白,脉沉细。

[治法] 补肾填精,益髓生精。

[方药] 七福饮《景岳全书》(熟地、当归、人参、白术、炙甘草、远志、酸枣仁)加减。

2. 脾肾亏虚

[证候] 表情呆滞,沉默寡言,记忆减退,失认失算,口齿不清,词不达意,腰膝酸软,肌肉萎缩,食少纳呆,气短懒言,口涎外溢或四肢不温,腹痛喜按,鸡鸣泄泻,舌淡白,舌体胖大见齿痕,苔白,或舌红苔少,或无苔,脉沉细弱,双尺尤甚。

[治法] 补肾健脾,养元安神。

[方药] 还少丹《洪氏集验方》(熟地黄、山药、牛膝、枸杞子、山茱萸、茯苓、杜仲、远志、五味子、石菖蒲、楮实子、小茴香、巴戟天、肉苁蓉)加减。

3. 气血不足

[证候] 善忘茫然,找词困难,不识人物,言语颠倒,多梦易惊,少言寡语,倦怠少动,面唇无华,爪甲苍白,纳呆食少,大便溏薄,舌质淡,苔白,脉细弱。

[治法] 益气健脾,养血安神。

[方药] 归脾汤《济生方》(人参、白术、黄芪、炙甘草、远志、酸枣仁、茯神、龙眼肉、当归、木香、大枣、生姜)加减。

(二) 波动期

1. 痰浊蒙窍

[证候] 表情呆钝,智力衰退,迷路误事,亲疏不辨,或哭笑无常,喃喃自语,或终日无语,呆若木鸡,不思饮食,脘腹胀痛,痞满不适,口多涎沫,头重如裹,舌质淡,苔白腻,脉滑。

[治法] 豁痰开窍,醒神益智。

[方药] 涤痰汤《奇效良方》(半夏、橘红、茯苓、甘草、枳实、竹茹、制天南星、石菖蒲、人参、生姜)加减。

2. 瘀阻脑络

[证候] 表情迟钝,言语不利,善忘,易惊恐,或思维异常,行为古怪,肌肤甲错,口干不欲饮,双目晦暗,舌暗或有瘀点瘀斑,脉细涩。

[治法] 活血化瘀,开窍醒脑。

[方药] 通窍活血汤《医林改错》(桃仁、红花、赤芍、川芎、麝香、老葱、生姜、大枣、黄酒)加减。

3. 心肝火旺

[证候] 急躁易怒,烦躁不安,妄闻妄见,妄思妄行,或举止异常,噩梦纷纭,或梦幻游离,或梦寐喊叫,头晕目眩,头痛,耳鸣如潮,口臭口疮,尿赤便干,舌质红或绛,苔黄或黄腻,脉弦滑或弦数。

[治法] 清心平肝,安神定志。

[方药] 天麻钩藤饮《中医内科杂病证治新义》(天麻、钩藤、石决明、栀子、黄芩、川牛膝、杜仲、益母草、桑寄生、首乌藤、茯神)加减。

（三）下滑期

热毒内盛

[**证候**] 迷蒙昏睡，不识人物，或神呆遗尿，二便失禁，或大便干结，或躁扰不宁，谵语妄言，或急躁易怒，心烦焦虑，头晕失眠，口苦口干，目赤溲黄，舌红苔黄，脉弦数。

[**治法**] 清热泻火，定志安神。

[**方药**] 黄连解毒汤《外台秘要》(黄连、黄柏、黄芩、栀子)加减。

（吴天敏）

复习思考题

1. 试述痴呆的临床表现和主要病机。
2. 痴呆的辨证要点是什么？如何辨治气血不足型痴呆？

第八节 ｜ 胃　痛
（中医病证分类与代码：胃络痛 A04.03.14）

【**概述**】

胃痛，又称胃脘痛，是以上腹胃脘部近心窝处反复发生疼痛为主症的病证。古人也称之为"胃心痛"。胃脘疼痛有胀痛、刺痛、隐痛、钝痛、绞痛、灼痛性质的不同，可持续性或发作性，常伴恶心、呕吐、食欲不振、吞酸、嘈杂。

《灵枢·邪气脏腑病形》曰："胃病者，腹膜胀，胃脘当心而痛"，指出胃痛的部位在胃脘部。其主要病机为胃气阻滞，不通则痛，或胃失濡养，不荣则痛。进一步发展可衍生变证，如吐血、便血、厥脱危证。

现代医学中的急性胃炎、慢性胃炎、消化性溃疡、功能性消化不良等疾病以上腹胃脘部疼痛为主症者，可参考本节进行辨证论治。

【**病因病机**】

1. **寒邪客胃**　外感寒邪，内客于胃，寒主收引，气血凝滞，而致胃痛。

2. **肝气犯胃**　忧思恼怒，情志不遂，肝郁气滞，横逆犯胃，胃失和降，不通则痛。病程日久，气滞导致血瘀，瘀阻络脉，则痛有定处，甚者可见吐血、便血等症。

3. **饮食伤胃**　饮食不节，饥饱无常，损伤脾胃之气；或嗜食肥甘厚味，过饮烈酒，以致湿热中阻，壅滞胃脘，而致胃脘作痛。

4. **脾胃虚弱**　禀赋不足，或劳倦内伤，或久病不愈，延及脾胃，或用药不当，皆可损伤脾胃。寒从内生者多为虚寒胃痛；若胃阴受损，胃失濡养，则为阴虚胃痛。

胃痛的发作多由外邪犯胃、情志不畅、脏腑功能失调所致，病位在胃，与肝、脾两脏密切相关。主要病机为邪实犯胃，气机阻滞，不通则痛，或脾胃虚弱，胃失濡养，不荣则痛。早期多由外邪、情志、饮食等邪实所伤；后期多见脾胃虚弱，且往往虚实夹杂。

【**辨证论治**】

胃痛的辨证，除须辨别虚实寒热、在气在血，还应辨夹杂证及脏腑。实证多痛剧，痛有定处，拒按，脉盛；虚证则痛缓，痛无定处，喜按，脉虚。遇寒痛甚，得温则舒为寒证；胃脘灼痛，痛势急迫，得寒痛减为热证。在气者多见胀痛，痛无定处，时痛时止；在血者持续刺痛，痛有定处，舌质紫暗。各证往往不是单独出现或一成不变的，常常相互兼杂和转化，如寒热错杂、虚实夹杂、气血同病等。

胃痛常因脾胃纳运、升降失常，气血瘀阻不畅，并胃失濡养，治疗以理气和胃止痛为原则，临床上须根据不同的证候而选用相应的治法。胃痛日久不愈，往往是由化火、伤阴或血瘀所致，当分别应用清火、养阴、祛瘀等法，而不仅拘泥于"通"法。

1. **寒邪客胃**

[证候] 胃痛暴作,恶寒喜暖,得温痛减,口不渴或渴喜热饮,苔薄白,脉弦紧。

[治法] 温胃散寒,理气止痛。

[方药] 良附丸《良方集腋》(高良姜、香附)加味。

2. **肝气犯胃**

[证候] 胃脘胀痛,攻撑连胁,每因情志因素而痛作,嗳气频繁,或有泛酸,大便不畅,舌苔薄白,脉弦。

[治法] 疏肝理气,和胃止痛。

[方药] 柴胡疏肝散《医学统旨》(柴胡、香附、枳壳、陈皮、川芎、芍药、炙甘草)加减。

3. **瘀血阻胃**

[证候] 胃脘多刺痛,痛有定处,按之痛甚或拒按,痛时持久,食后痛剧,或伴吐血、黑便,舌质紫暗,或有瘀斑,脉涩。

[治法] 活血化瘀,理气止痛。

[方药] 失笑散《太平惠民和剂局方》(五灵脂、蒲黄)加味。

4. **饮食积滞**

[证候] 胃脘疼痛,伴胀满,嗳腐吞酸,或呕吐不消化之食物,吐后痛减,不思饮食,大便不爽,得矢气及便后则舒,舌苔厚腻,脉滑。

[治法] 消食导滞,和胃止痛。

[方药] 保和丸《丹溪心法》(茯苓、半夏、陈皮、山楂、莱菔子、连翘、神曲)加减。

5. **脾胃虚寒**

[证候] 胃脘隐痛,喜温喜按,空腹痛甚,得食痛减,泛吐清水,纳差,乏力,畏寒肢冷,大便稀溏,舌质淡白,脉虚或细弱。

[治法] 温中健脾,和胃止痛。

[方药] 黄芪建中汤《金匮要略》(黄芪、白芍、桂枝、炙甘草、生姜、大枣、饴糖)加减。

6. **胃阴亏损**

[证候] 胃痛隐隐,口干烦渴,大便干结,舌红少苔,脉细数或弦细。

[治法] 养阴益胃。

[方药] 益胃汤《温病条辨》(沙参、麦冬、冰糖、生地黄、玉竹)加减。

(白宇宁)

复习思考题

1. 胃痛的主要病因病机及主要治疗原则是什么?

2. 如何辨别胃痛的虚实寒热、在气在血?

第九节 | 泄 泻

(中医病证分类与代码:泄泻病 A04.03.07)

[概述]

泄泻是指大便次数增多,粪便稀薄,甚至泻出如水样的病证。"泄",如水之泄,其势缓慢;"泻",指暴注下迫,发病急骤;二者有缓急轻重之分,统称泄泻。本证在《黄帝内经》也称"濡泄""洞泄""溏泄"等。本病以大便清稀为主要表现,有次数增多和粪质改变,常伴脘腹部不适、肠鸣、食少纳呆、小便不利。

《素问·脏气法时论》曰:"脾病者⋯⋯虚则腹满肠鸣,飧泄食不化。"《素问·阴阳应象大论》指出:

NOTES

"湿胜则濡泻"。泄泻的主要病变部位在脾胃与大、小肠,发病多与肝、脾、肾功能失调有关。主要病机为脾虚湿盛,肠道功能失司。泄泻进一步发展,可成为慢性泄泻,如五更泻,或暴泻成痉、厥、闭、脱等危证。

现代医学中的急性肠炎、慢性肠炎、肠易激综合征等病,可参考本节进行辨证论治。

【病因病机】

1. **感受外邪** 外感寒、湿、暑、热之邪均能引起泄泻,其中尤以湿邪为主,脾喜燥而恶湿,湿邪困阻脾土,脾失健运,清浊不分,水谷混杂而下,则成泄泻,故有"无湿不成泻"之说。寒、暑、热之邪引起泄泻,往往与湿邪相兼而致病,故又有寒湿、湿热、暑湿之别。

2. **饮食所伤** 饮食过量,停滞不化,或过食肥甘厚味,影响脾的运化,或误食生冷不洁之物,损伤脾胃,都能引起泄泻。

3. **情志失调** 郁怒伤肝,肝气乘脾,或因思虑过度,脾气受伤,运化失常,从而发生泄泻。

4. **脾胃虚弱** 脾主运化,胃主受纳,长期饮食失调,劳倦内伤,久病缠绵,均可导致脾胃虚弱,不能受纳水谷和运化精微,清浊不分,混杂而下,则成泄泻。

5. **肾阳虚衰** 久病之后,损伤肾阳,或年老体衰,肾阳不足,脾失温煦,运化失常,而致泄泻;泄泻日久,亦导致脾肾阳虚。

泄泻的主要病机为脾胃受损,湿困脾土,肠道功能失司。湿邪与脾虚相互影响,互为因果。病位在脾胃与大、小肠,主病之脏属脾,同时与肝、肾密切相关。泄泻起病有暴泻和久泻不同,暴泻属实,久泻属虚,虚实间可相互转化兼夹。

【辨证论治】

泄泻是以排便次数增多、粪便质稀为特征。在辨证时,首先要区别寒、热、虚、实。一般情况下,粪便清稀的多属寒;粪便黄褐臭秽,肛门灼热的多属热。病势急迫,腹部胀痛拒按,泻后痛减的多属实;病程长,腹痛隐隐,喜温喜按,神疲乏力的多属虚。泄泻的病变过程较为复杂,往往出现虚实兼夹、寒热互见,故临证时应全面分析。

临床上,泄泻须与痢疾、霍乱相鉴别。若以腹痛、里急后重、下利赤白脓血为主症的,则是痢疾。若以突然吐泻交作,腹痛或不痛,泻物如米泔水样,部分患者出现以面色苍白、目眶凹陷、指螺皱瘪、汗出肢冷等为主症的,则为霍乱。

泄泻的基本病机为脾虚湿盛,以运脾祛湿为治疗原则。针对不同病因,灵活选用不同治法。实证治以祛邪为主,如风寒宜疏解,暑热宜清化,食滞宜消导,湿盛宜分利。虚证治以扶正为主,如中阳虚衰宜温补,中气下陷宜升提,久泄不止宜固涩。本病初起,慎用补涩,以免固闭邪气。久泄缠绵,慎用分利,以免耗伤阴液。在治疗同时,还须注意饮食的调节。

1. **感受外邪**

(1)寒湿(风寒)

[**证候**]泄泻清稀,甚至如水样,腹痛肠鸣,来势较急,或兼寒热头痛,肢体酸楚,舌苔薄白或白腻,脉浮或濡缓。

[**治法**]解表散寒,芳香化湿。

[**方药**]藿香正气散《太平惠民和剂局方》(藿香、紫苏、白芷、桔梗、白术、厚朴、半夏曲、大腹皮、茯苓、陈皮、甘草、生姜、大枣)加减。

(2)湿热(暑湿)

[**证候**]泄泻腹痛,泻下急迫,或泻而不爽,粪色黄褐而臭秽,肛门灼热,心烦口渴,小便短黄,舌质红,舌苔黄腻,脉滑数或濡数。

[**治法**]清热利湿。

[**方药**]葛根芩连汤《伤寒论》(葛根、黄芩、黄连、甘草)加减。

2. **食滞肠胃**

[**证候**]腹痛肠鸣,泻下粪便臭如败卵,泻后痛减,完谷不化,脘腹痞满,嗳腐酸臭,不思饮食,舌苔

垢浊或厚腻,脉滑。

[治法] 消食导滞。

[方药] 保和丸《丹溪心法》(茯苓、半夏、陈皮、山楂、莱菔子、连翘、神曲)加减。

3. **肝气乘脾**

[证候] 腹痛即泻,泻后痛减,每与情志有关,或兼嗳气食少,胸胁痞闷,肠鸣不适,舌质淡红,苔薄,脉弦。

[治法] 抑肝扶脾。

[方药] 痛泻要方《丹溪心法》(白术、陈皮、白芍、防风)加减。

4. **脾胃虚弱**

[证候] 大便时溏时泄,夹有不消化食物,反复发作,纳差,食后脘腹胀闷不舒,肢倦乏力,面色萎黄,舌质淡,苔白,脉细弱。

[治法] 健脾益气,化湿止泻。

[方药] 参苓白术散《太平惠民和剂局方》(人参、白术、茯苓、甘草、山药、桔梗、白扁豆、莲子肉、砂仁、薏苡仁)加减。

5. **肾阳虚衰**

[证候] 泄泻多发于黎明之前,脐腹作痛,肠鸣即泻,泻后则安(又名五更泻),腹部畏寒,四肢发凉,腰膝酸软,舌质淡,苔薄白,脉沉细。

[治法] 温肾健脾,固涩止泻。

[方药] 四神丸《证治准绳》(补骨脂、肉豆蔻、吴茱萸、五味子、生姜、大枣)加减。

(白宇宁)

复习思考题

1. 泄泻与痢疾如何鉴别? 如何辨治外邪所致的泄泻?
2. 泄泻的主要治疗原则是什么?

第十节 便 秘
(中医病证分类与代码:便秘病 A04.03.06)

【概述】

便秘是指大便秘结不通,或排便间隔时间延长,或虽有便意,但排便困难为主要临床表现的一类病证,《内经》称为"后不利""大便难",张机《金匮要略》称便秘为"阳结""阴结""脾约"等。

《诸病源候论·大便病诸候》曰:"大便难者,由五脏不调,阴阳偏有虚实,谓三焦不和,则冷热并结故也",认为便秘与脾、胃、肠等有密切的关系,其病机多为脾胃受寒,肠中有热。便秘日久,可伴腹胀、腹痛、口臭、心烦,甚至出现痔疮、肛裂等。病位在大肠,发病多与肝、肺、脾、肾功能失调相关。主要病机为大肠传导功能失常。

现代医学中的功能性便秘、药物性便秘或各种疾病导致肠道功能紊乱而引起的便秘,可参考本节进行辨证论治。

【病因病机】

1. **肠胃积热** 素体阳盛,或饮酒过多,或过食辛辣厚味,以致肠胃积热;或热病之后,余热留恋,津液耗伤;或肺热下移,导致肠道失润,形成热结便秘。

2. **气机郁滞** 忧愁思虑,情志不舒,或久坐少动,致气机郁滞,通降失常,传导失职,糟粕内停,形成气滞便秘。

3. **气血阴亏** 病后、产后及年老体弱之人,气血亏虚,或劳倦内伤、房劳过度,或辛香燥热,损伤气血阴津。气虚则大肠传导无力,阴血亏虚则肠道干涩,形成虚损便秘。

4. 阳虚寒凝　素体阳虚或年老体弱,命门火衰,温煦无权,不能蒸化津液,温润肠道;阴寒内生,凝结肠道,致传导失职,糟粕不行,形成虚寒便秘。

便秘主要病机为积热、气滞、寒凝、气血阴阳亏虚等引起肠道传导失司,病位在大肠,涉及肝、脾、肺、肾诸脏。便秘分虚实,积热、气滞、寒凝为实秘,气血阴阳亏虚为虚秘;实证为邪滞胃肠,壅塞不通;虚证为肠失温润,艰涩难下。虚实、寒热之间又相互兼夹或相互转化。

【辨证论治】

由于致病原因不同,便秘在临床上须辨虚实。肝气郁滞和热结肠胃所致便秘属实,肺脾气虚、阴血不足和阳气虚衰导致的便秘属虚。各种类型的便秘,可单独出现,也可相兼并见。便秘的治疗以"通"便为原则,但"通"便不能单纯使用通下之法,应针对不同的原因采用不同的治疗方法。属气滞的,宜顺气导滞;属燥热的,宜清热润下;属气虚的,宜益气健中;属血虚的,宜养血润燥;属阴虚的,宜滋阴润肠;属阳虚的,宜温阳通便。对于兼夹之证,则须根据兼夹之不同及轻重,采取灵活的治疗方法。

1. 热结便秘

[**证候**] 大便干结,小便短赤,面红身热,或兼有腹胀腹痛,口干口臭,心烦饮冷,舌红苔黄或黄燥,脉滑数。

[**治法**] 清热润肠通便。

[**方药**] 麻子仁丸《伤寒论》(火麻仁、芍药、枳实、大黄、厚朴、杏仁)加减。

2. 气滞便秘

[**证候**] 大便秘结,欲便不得,嗳气频作,胸胁痞满,甚则腹中胀痛,肠鸣矢气,纳食减少,苔薄腻,脉弦。

[**治法**] 顺气行滞通便。

[**方药**] 六磨汤《证治准绳》(沉香、木香、槟榔、乌药、枳实、大黄)加减。

3. 气虚便秘

[**证候**] 大便或干结或不干结,虽有便意而临厕努挣乏力,汗出气短,难于排出,便后神疲乏力,肢倦懒言,舌淡嫩,苔白,脉弱。

[**治法**] 益气健脾通便。

[**方药**] 黄芪汤《金匮翼》(黄芪、陈皮、火麻仁、白蜜)加减。

4. 血虚便秘

[**证候**] 大便干结,面颊、口唇苍白无华,头晕眼花,心悸健忘,舌质淡,脉细。

[**治法**] 养血润燥通便。

[**方药**] 润肠丸《沈氏尊生书》(当归、生地黄、火麻仁、桃仁、枳壳)加减。

5. 阴虚便秘

[**证候**] 大便干结,形体消瘦,或见颧红,眩晕耳鸣,腰膝酸软,舌红少苔,脉细数。

[**治法**] 滋阴补肾通便。

[**方药**] 六味地黄丸《小儿药证直诀》(熟地黄、山茱萸、山药、牡丹皮、泽泻、茯苓)加减。

6. 阳虚便秘

[**证候**] 大便干涩,排出困难,小便清长,面色㿠白,腹中冷痛,喜热畏寒,四肢不温,腰背酸冷,舌淡苔白,脉沉迟。

[**治法**] 温阳益肾通便。

[**方药**] 济川煎《景岳全书》(当归、牛膝、肉苁蓉、泽泻、升麻、枳壳)加减。

(白宇宁)

复习思考题

1. 便秘的治疗原则是什么？阴虚便秘与阳虚便秘的治法与代表方是什么？
2. 辨治便秘时如何掌握"通"便的原则？

第十一节 | 胁 痛
（中医病证分类与代码：胁肋痛 A07.04）

【概述】

胁痛是以一侧或两侧胁肋部疼痛为主要表现的病证，古代又称"季肋痛"或"胁下痛"。

《素问·脏气法时论》云："肝病者，两胁下痛引少腹。"《素问·刺热论篇》谓："肝热病者，小便先黄……胁满痛。"《灵枢·五邪》云："邪在肝，则两胁中痛。"《类证治裁·胁痛》将胁痛分为肝郁、肝瘀、痰饮、食积、肝虚诸类。肝胆疏泄失调，肝胆经络失于荣养或阻滞，气机郁结，发为胁痛。

现代医学中的急慢性肝炎、胆囊炎、胆石症等疾病过程中以胁痛为主要临床症状者，可参考本节进行辨证论治。

【病因病机】

1. **肝气郁结** 情志抑郁，或大怒伤肝，肝失疏泄，气机不畅，络脉痹阻，而致胁痛。

2. **瘀血停着** 气机郁滞，久则致血流不畅，瘀血停积，胁络痹阻；或强力负重伤及胁络，瘀血停留，阻滞不通，致使胁痛。

3. **肝胆湿热** 外来湿热内侵，或饮食所伤致脾失健运，湿浊中阻，郁而化热，湿热蕴结，令肝胆疏泄失调而胁痛。

4. **肝阴不足** 久病或劳欲过度，耗伤精血，肝阴不足，血虚不能养肝，肝之脉络失养，而致出现胁痛。

胁痛病位主要在肝胆，病理因素为气滞、血瘀、湿热，基本病机为肝络失和，依据虚实的不同病因可分为"不通则痛"或"不荣则痛"。其中，肝气郁结、瘀血停着、肝胆湿热所致的胁痛属实证，为"不通则痛"；肝阴不足所致的胁痛属虚证，为"不荣则痛"。

【辨证论治】

胁痛辨证，首先应根据疼痛的性质及相关的症状，辨别气血虚实。一般胀痛多属气郁，疼痛游走无定，与情志变化有关；刺痛多属血瘀，痛有定所，痛处拒按。湿热胁痛，多疼痛剧烈，且伴有口苦。隐痛多属阴虚，其痛绵绵。本证以实证为多见，实证又以气滞、血瘀、湿热为主，其中，气滞为先，即"不通则痛"。虚证多属阴血亏损，肝失所养，即"不荣则痛"。治疗上，实证予疏导祛邪以畅通，虚证则滋养不足以荣通。

1. 肝气郁结

[证候] 胁痛以胀痛为主，疼痛游走不定，每因情志异常而加重，胸闷，食少嗳气，舌苔薄白，脉弦。

[治法] 疏肝理气，通络止痛。

[方药] 柴胡疏肝散《医学统旨》（柴胡、香附、枳壳、陈皮、川芎、芍药、炙甘草）加减。

2. 瘀血停着

[证候] 胁肋刺痛，痛有定处，入夜更甚，或胁肋下见痞块，舌质紫暗，脉沉涩。

[治法] 活血祛瘀，通络止痛。

[方药] 血府逐瘀汤《医林改错》（桃仁、红花、当归、生地黄、赤芍、枳壳、牛膝、柴胡、川芎、桔梗、甘草）加减。

3. 肝胆湿热

[证候] 胁痛，口苦，胸闷纳呆，恶心欲呕，小便黄赤，或兼有身热恶寒，目黄，身黄，舌苔黄腻，脉弦滑。

[治法] 清利湿热,疏肝利胆。

[方药] 龙胆泻肝汤《医方集解》(龙胆、生地黄、木通、泽泻、车前子、当归、柴胡、栀子、黄芩、甘草)加减。

4. 肝阴不足

[证候] 胁肋隐痛,绵绵不休,遇劳加重,口干咽燥,心中烦热,头晕目眩,舌红少苔,脉弦细数。

[治法] 滋养肝阴,柔肝止痛。

[方药] 一贯煎《续名医类案》(北沙参、麦冬、当归、生地黄、枸杞子、川楝子)加减。

(陈泽雄)

复习思考题

1. 如何理解"不通则痛"和"不荣则痛"?

2. 如何辨治肝气郁结型胁痛?

第十二节 │ 黄 疸

(中医病证分类与代码:黄疸病 A04.02.03.)

【概述】

黄疸是以目黄、身黄、小便黄为特征的病证,其中目睛黄染为主要特征。初起可有恶寒发热、食欲不振、恶心呕吐、腹胀肠鸣、肢体困重等类似感冒的症状,而后三五天逐渐出现目黄,继之身黄、尿黄。黄疸又称"谷疸""疸黄"。黄疸的危重证候称为"急黄"。

《素问·平人气象论篇》云:"溺黄赤,安卧者,黄疸……目黄者曰黄疸。"《金匮要略·黄疸病脉证并治》将黄疸分为黄疸、谷疸、酒疸、女劳疸和黑疸等五疸,有"病黄疸,发热烦喘,胸满口燥者……然黄家所得,从湿得之"。《伤寒论·辨阳明病脉证并治》还提出了阳明发黄和太阴发黄,已经大致说明黄疸病因有外感、饮食和正虚,病机有湿热、寒湿在里、瘀热在里,累及脾胃。黄疸主要由于脾胃运化不及,湿浊中阻,肝气郁结,郁而化热,熏蒸胆汁外溢发黄。黄疸日久迁延可发为黑疸。

现代医学中的急慢性肝炎、肝硬化、胆囊炎、胰腺炎等疾病在病变过程中以出现黄疸为主要表现的,可参考本节辨证治疗。

【病因病机】

1. 感受外邪 外感湿热,内阻中焦,交蒸于肝胆,以致胆汁外溢,浸淫肌肤,下注膀胱,使身、目、小便俱黄。若湿热夹时邪疫毒,入侵营血,内陷心包,发黄甚急,是为急黄。

2. 饮食所伤 饮食不节,嗜酒过度,或嗜食肥甘厚腻之品,损伤脾胃运化功能,导致湿浊内生而化热,熏蒸肝胆,胆汁外溢而发黄。

3. 禀赋不足或后天失治 先天不足,脾阳素虚,或阳黄失治,过用苦寒药物受损脾阳,致脾胃虚寒,寒湿内生,阻滞中焦,胆汁输送失常而外溢。

4. 劳伤久病 劳倦内伤或久病,形成积聚,脉络瘀塞,阻滞胆道,胆汁不循常道而外溢。

黄疸的发生,内、外因互有关联,相互影响。其中,湿是黄疸的病机关键。湿邪为患,内涉脾胃运化,影响肝胆疏泄,进而瘀阻脉络。湿热互结,湿从热化,蕴蒸肝胆而发黄者,称为阳黄;脾阳不振,湿从寒化,寒湿阻遏,胆汁外溢而发黄者,称为阴黄。阳黄日久,脾阳受损,可转为阴黄;反之,阴黄久病,复感燥热,或劳倦饮食所伤,可转为阳黄。

【辨证论治】

黄疸辨证,应以阴阳为纲,分清阳黄和阴黄。阳黄黄色鲜明如橘子色,起病较急,病程较短,多属热证、实证,以湿热为主;阴黄黄色晦暗如烟熏,起病缓,病程较长,多属虚证、寒证,以寒湿为主。其中阳黄又有湿邪与热邪轻重之分。急黄为湿热夹时邪疫毒,热入营血,内陷心包所致。在证候上,急黄与一般阳黄不同,急黄起病急骤,黄疸迅速加深,其色如金,并现壮热神昏、吐血衄血等危重证候。

本病主要病机为湿邪阻滞,致胆液外溢。应《金匮要略·黄疸病脉证并治》"诸病黄家,但利其小便"之训,其治疗原则以祛湿、利小便、疏利肝胆为主,并应依湿从热化、寒化的不同,分别施以清热利湿和温中化湿之法;急黄则在清热利湿基础上,合用解毒凉血开窍之法;黄疸日久应注意扶助正气,如滋补脾肾、健脾益气等。至于萎黄,为气血不足致使身面皮肤呈萎黄不华的病证,多见于失血或重病之后,其特征是双目不黄。而黄胖,则多与虫证有关,因虫积日久,耗伤气血而引起面部肿胖色黄,身黄带白。

(一) 阳黄

1. 湿热兼表

[**证候**] 黄疸初起,目白睛微黄或不明显,小便黄,脘腹满闷,不思饮食,伴有恶寒发热,头身重痛,乏力,舌苔黄腻,脉浮弦或弦数。

[**治法**] 清热化湿,佐以解表。

[**方药**] 麻黄连翘赤小豆汤《伤寒论》(麻黄、连翘、赤小豆、甘草、梓白皮、杏仁、生姜、大枣)合甘露消毒丹《医效秘传》(滑石、茵陈、黄芩、石菖蒲、川贝母、木通、藿香、射干、连翘、薄荷、豆蔻)加减。

2. 热重于湿

[**证候**] 身目俱黄,黄色鲜明如橘子色,常伴发热烦渴,胁腹部胀满或疼痛,恶心欲呕,小便短少黄赤,大便秘结,舌红,苔黄腻或黄糙,脉弦滑数。

[**治法**] 清热利湿。

[**方药**] 茵陈蒿汤《伤寒论》(茵陈、栀子、大黄)加减。

3. 湿重于热

[**证候**] 身目俱黄,但不如热重者鲜明,头身困重,口黏不渴,胸脘胀满,纳呆,恶心欲呕,腹胀便溏,舌苔厚腻微黄,脉象弦滑或濡数。

[**治法**] 利湿化浊,清热退黄。

[**方药**] 茵陈五苓散《金匮要略》(茵陈、白术、桂枝、茯苓、猪苓、泽泻)加减。

4. 胆腑郁热

[**证候**] 身目发黄,色泽鲜明,右胁剧痛且放射至肩背,壮热或寒热往来,伴有口苦咽干,恶心呕吐,便秘,尿黄,舌红,苔黄而干,脉弦滑数。

[**治法**] 清热化湿,疏肝利胆。

[**方药**] 大柴胡汤《伤寒论》(柴胡、黄芩、半夏、生姜、大黄、枳实、芍药、大枣)加减。

(二) 阴黄

1. 寒湿内困

[**证候**] 身目俱黄,尿黄,黄色暗如烟熏,纳少脘闷,腹胀便溏,神疲畏寒,口淡不渴,舌质淡,苔白腻,脉濡缓或沉迟。

[**治法**] 健脾和胃,温化寒湿。

[**方药**] 茵陈术附汤《医学心悟》(茵陈、附子、白术、干姜、炙甘草、肉桂)加减。

2. 脾虚湿郁

[**证候**] 多见于黄疸久郁者。症见身目俱黄,黄色较淡而不鲜明,胁肋隐痛,食欲不振,肢体倦怠乏力,心悸气短,食少腹胀,大便溏薄,舌淡,苔薄白,脉濡细。

[**治法**] 健脾益气,祛湿利胆。

[**方药**] 六君子汤《太平惠民和剂局方》(人参、茯苓、白术、炙甘草、陈皮、半夏、生姜、大枣)加茵陈、柴胡。

3. 瘀血内阻

[**证候**] 阴黄日久,面黄晦暗,胁下癥积胀痛,痛有定处,按之硬,痛而拒按,形体日渐消瘦,体倦乏

力,或纳呆便溏,舌质暗紫,或有瘀斑,脉涩或细弦。

[治法] 活血化瘀,软坚通络。

[方药] 膈下逐瘀汤《医林改错》(五灵脂、当归、川芎、桃仁、牡丹皮、赤芍、乌药、延胡索、甘草、香附、红花、枳壳)加减。

(三) 急黄

[证候] 起病急骤,黄疸迅速加深,身目呈深黄色,高热烦渴,胁痛腹满,或神昏谵语,衄血,便血,肌肤出现瘀斑,舌质红绛,苔黄而燥,脉弦滑数或洪大。

[治法] 清热解毒,凉血开窍。

[方药] 犀角地黄汤《外台秘要》[犀角(现禁用,水牛角代)、生地黄、牡丹皮、芍药]加减。

(陈泽雄)

复习思考题

1. 如何鉴别阳黄与阴黄?

2. 急黄的证候特征是什么,如何进行中医治疗?

第十三节 ｜ 中 风

(中医病证分类与代码:中风 A07.01.01.)

【概述】

中风又名卒中,是以突然出现口眼㖞斜,言语不利,半身不遂,甚则猝然昏倒,不省人事为特征的病证。因病起急骤,症见多端,变化迅速,与自然界中风性善行数变的特性相似,故古代医学家以此取象比类,称为中风,又因其发病突然,也称为"卒中"。

《素问·调经论》谓:"血之与气,并走于上,则为大厥,厥则暴死。"《灵枢·刺节真邪》谓:"虚邪偏客于身半,其人深,内居营卫,营卫稍衰,则真气去,邪气独留,发为偏枯。"中风多发于老年人,由于气血经年内耗,脏腑内伤,内外邪气引动阴阳失调、气血逆乱发为中风。本病四季均可发病,但以冬春两季为发病高峰。中风发病率高、死亡率高、致残率高,严重危害人民健康。有外邪侵袭而引发者称为外风,又称真中风或真中;无外邪侵袭而发病者称为内风,又称类中风或类中。本病与《伤寒论》中所论述的由风邪袭表所致的中风名同而实异。

现代医学中的脑血管疾病等出现中风表现者,均可参考本节辨证治疗。

【病因病机】

1. 正气不足,风邪入中　正气不足,腠理不密,卫外不固,脉络空虚,风邪乘虚入中经络,致气血痹阻,肌肤筋脉失于濡养;或患者风痰素盛,外风引动痰湿流窜经络,而致口眼㖞斜、半身不遂等症。

2. 劳倦内伤,阴阳失调　烦劳过度,耗伤精血,或病后体虚,年老体弱,阴精不足,致肝肾阴虚,肝失所养,肝阳偏亢。在人体阳气偏盛的情况下,加以情志过极、劳倦过度,或在嗜酒、劳累、气候影响等因素的作用,致阴亏于下,肝阳鸱张,阳亢风动,气血上冲,心神昏冒,发为中风。

3. 饮食不节,痰湿阻络　饮食不节,劳倦内伤,脾失健运,聚湿生痰,痰郁化热,阻滞经络,蒙蔽清窍;或肝阳素旺,横逆犯脾,脾失健运,内生痰浊;或肝火内盛,炼液成痰,以致肝风夹杂痰火,横窜经络,蒙蔽清窍而致猝然昏仆,口僻不遂。

4. 五志过极,气血逆乱　五志过极,心火暴盛,或郁怒伤肝,肝阳暴动,引动心火,风火相煽,气热郁逆,气血并走于上,心神昏冒而猝倒无知,发为本病。

总之,风(肝风、外风)、火(肝火、心火)、痰(湿痰、风痰)、气(气虚、气逆)、血(瘀血)、虚(阴虚、气虚)等因素相互影响,在一定条件下,致阴阳失调,气血逆乱,这是中风常见的发病因素及主要病机,其中肝肾阴虚为病机的根本。

【辨证论治】

中风属本虚标实之证:在本属肝肾阴虚,气血衰少,肝阳偏盛;在标为风火相煽,痰浊壅盛,气逆血瘀。临床上,根据病情的轻重、病位的深浅,将中风分为中经络、中脏腑两大类。中经络者,病情较轻,病位较浅,一般无神志的改变,仅见口眼㖞斜、言语不利,或有半身不遂;中脏腑者,病情较重,病位较深,主要表现为神志不清、㖞僻不遂,并且常有发病先兆及后遗症状出现。

临证时,中风须与口僻、厥病、痫病鉴别。中风以口眼㖞斜、半身不遂,甚则猝然昏倒,不省人事为主要临床表现,昏仆时间长,常有口舌㖞斜、偏瘫失语等后遗症状,多见于中年以上人群;口僻即面瘫,仅口眼㖞斜为主,无肢体不用、言语不利及神志障碍;厥病以突然昏倒、不省人事、面色苍白、四肢厥冷为特征,昏仆时间短,但病情严重者则一蹶不复,恢复后无后遗症状出现,可见于任何年龄人群;痫病则以猝然昏倒号叫、四肢抽搐、口吐白沫、目睛上视为主要临床表现,昏仆时间较短,不发作时如常人,无后遗症出现,可见于任何年龄的人群。

(一) 中经络

1. 脉络空虚,风邪入中

[证候] 突然口眼㖞斜,肌肤麻木不仁,可有言语不利,口角流涎,甚则出现半身不遂,或兼见恶寒发热、肢体拘急、关节酸痛等症,舌苔薄白,脉浮弦或弦细。

[治法] 祛风通络,活血和营。

[方药] 大秦艽汤《素问病机气宜保命集》(秦艽、石膏、当归、甘草、川芎、白芍、独活、羌活、防风、白芷、熟地黄、茯苓、黄芩、生地黄、白术、细辛)加减。

2. 肝肾阴虚,风痰上扰

[证候] 平素头晕头痛,耳鸣目眩,失眠多梦,突然发生口眼㖞斜,半身不遂,言语不利,舌质红,脉弦滑数。

[治法] 滋阴息风,化痰通络。

[方药] 镇肝熄风汤《医学衷中参西录》(牛膝、龙骨、牡蛎、白芍、天冬、麦芽、代赭石、玄参、川楝子、茵陈、甘草、龟甲)加减。

(二) 中脏腑

1. 闭证

(1) 阳闭

[证候] 突然昏仆,不省人事,半身不遂,牙关紧闭,口噤不开,两手握固,大小便闭,肢体强痉,并有面赤身热,气粗口臭,躁扰不宁,舌苔黄腻,脉弦滑而数。

[治法] 辛凉开窍,平肝息风豁痰。

[方药] 首先灌服(或鼻饲)至宝丹《灵苑方》[生乌犀骨(现禁用,水牛角代)、朱砂、雄黄、生玳瑁、琥珀、麝香、龙脑、金箔、银箔、牛黄、安息香] 以辛凉开窍,并用羚角钩藤汤《通俗伤寒论》(羚羊角、桑叶、川贝母、生地黄、钩藤、菊花、白芍、甘草、竹茹、茯神)加减。

(2) 阴闭

[证候] 突然昏仆,不省人事,半身不遂,牙关紧闭,口噤不开,两手握固,大小便闭,肢体强痉,并见面白唇青,痰涎壅盛,四肢不温,静卧不烦,舌苔白腻,脉沉滑而缓。

[治法] 辛温开窍,除痰息风。

[方药] 首先灌服(或鼻饲)苏合香丸《太平惠民和剂局方》[苏合香、龙脑、麝香、安息香、木香、香附、檀香、丁香、沉香、荜茇、诃黎勒、白术、乳香、乌犀角(现禁用,水牛角代)、朱砂] 以辛温开窍,并用涤痰汤《奇效良方》(半夏、制天南星、橘红、枳实、茯苓、人参、石菖蒲、竹茹、甘草、生姜)加减。

2. 脱证

[证候] 突然昏仆,不省人事,目合口开,鼾息低微,手撒肢冷,汗多,二便自遗,肢体瘫痪,舌痿,脉微或弱。

[**治法**] 益气回阳固脱。

[**方药**] 参附汤《正体类要》(人参、炮附子)加龙骨、牡蛎等。

(三) 后遗症

中风经过救治后,神志渐醒而进入恢复期及后遗症期。此时患者常有半身不遂、口眼㖞斜,或言语不利等后遗症。

1. **半身不遂** 本型是由风痰痹阻,气血亏虚,瘀阻脉络,气血不荣,肢体失养,而致肢废不能用。症见偏枯不用,肢软无力,面色萎黄,或见肢体麻木,舌淡紫或有瘀斑,苔白,脉细涩或虚弱。治宜益气养血,祛瘀通络。方药用补阳还五汤《医林改错》(当归尾、川芎、黄芪、桃仁、红花、地龙、赤芍)加减。

2. **口眼㖞斜** 本型是由风痰阻络所致。症见口眼㖞斜,肌肤麻木不仁,口角流涎,舌苔薄白,脉浮弦滑。治宜祛风除痰通络。方用牵正散《杨氏家藏方》(白附子、全蝎、僵蚕)加减。

3. **言语不利** 本证可有虚实之不同。实证为风痰上阻,经络失和所致。症见舌强语謇,肢体麻木,脉弦滑。治宜祛风除痰,宣窍通络。方用解语丹《永类钤方》(白附子、石菖蒲、远志、天麻、全蝎、羌活、胆南星、木香)加减。虚证为肝肾亏损虚衰,精气不能上承所致。症见音喑失语,腰膝酸软,心悸气短,脉细弱。治宜补益肝肾。方用地黄饮子《圣济总录》(生地黄、熟地黄、巴戟天、山茱萸、石斛、肉苁蓉、五味子、肉桂、茯苓、麦冬、炮附子、石菖蒲、远志、薄荷、生姜、大枣)加减。

(陈泽雄)

复习思考题

1. 中风之中经络与中脏腑怎样区别?
2. 中风的常见发病因素及中医病机是什么?

第十四节 | 眩 晕

【概述】

眩是眼花,晕是头晕,两者同时出现,统称眩晕,亦称"眩冒"。眩晕有病情程度的不同,轻者闭目自止,重者旋转不定,不能站立,或伴有恶心、呕吐、出汗,甚则昏倒等症状。

《灵枢·口问》指出:"上气不足,脑为之不满,耳为之苦鸣,头为之苦倾,目为之眩。"《素问·至真要大论》曰:"诸风掉眩皆属于肝。"《金匮要略》曰:"心下有支饮,其人苦冒眩,泽泻汤主之。"《伤寒论》谓:"伤寒,若吐若下后,心下逆满,气上冲胸,起则头眩,脉沉紧,发汗则动经,身为振振摇者,茯苓桂枝白术甘草汤主之。"《丹溪心法》认为:"头眩,痰,挟气虚并火。治痰为主,挟补气药及降火药。无痰则不作眩,痰因火动。"眩晕可由风、火、痰、虚等多种原因引起,多属肝、肾、脾的病变,与肝的关系尤为密切。

现代医学中的耳源性眩晕、高血压、低血压、椎基底动脉供血不足、贫血、神经症等疾病以眩晕为主症时,可参考本节辨证治疗。

【病因病机】

1. **肝阳上亢** 忧郁恼怒,气郁化火,肝阴暗耗,肝阳偏盛,风阳升动,上扰清空,发为眩晕;或肾水不足,水不涵木,致肝阴不足,肝阳上亢,发为眩晕。

2. **肾精不足** 肾主藏精生髓。先天不足,肾阴不充,或年老肾虚,或房劳过度,均使肾精亏耗,不能生髓,髓海空虚,发生眩晕。

3. **气血亏虚** 久病不愈,耗伤气血,或失血之后,虚而不复,或脾胃虚弱,健运失职,生化乏源,以致气血两虚,气虚则清阳不升,血虚则脑失所养,从而发生眩晕。

4. **痰浊中阻** 恣食肥甘,劳倦太过,伤于脾胃,健运失司,水谷不化,聚湿生痰,痰浊中阻,以致清阳不升,浊阴不降,而发为眩晕。

总之,眩晕发病总为虚实两端,虚则责之于精气血,实则责之于痰饮。临证以内伤为主,尤以肝阳上亢、气血亏虚、痰浊中阻最为常见。气血不荣,肝木摇曳;痰饮扰乱气机,肝风内动,发为眩晕。

【辨证论治】

眩晕多属本虚标实之证,肝肾阴虚、气血不足为病之本,风、火、痰、瘀为病之标。临床上,各类眩晕可单独出现,也可彼此影响,相互转化,或相互并见。如痰浊中阻,初起多为湿痰偏盛,日久可痰郁化火。又如肾精亏虚本属阴虚,若因阴损及阳,则转为阴阳俱虚之证。因此,临证时须详察病情,才能正确辨治。治疗上,一般须标本兼顾,或在标症缓解之后,从本而治。若头晕伴有头痛,可参考头痛证治。

1. 肝阳上亢

[证候] 眩晕耳鸣,头痛且胀,每因恼怒而剧,急躁易怒,面色潮红,失眠多梦,口苦,舌红苔黄,脉弦滑。

[治法] 平肝潜阳。

[方药] 天麻钩藤饮《杂病证治新义》(天麻、钩藤、石决明、栀子、黄芩、川牛膝、杜仲、益母草、桑寄生、首乌藤、茯神)加减。

2. 肾精不足

[证候] 眩晕耳鸣,有空虚感,腰膝酸软,精神萎靡,神疲健忘,遗精。偏于阴虚者,伴五心烦热,舌红苔少,脉细数;偏于阳虚者,伴见畏寒肢冷,阳痿早泄,舌质淡,脉沉细。

[治法] 偏阴虚者,宜滋阴补肾;偏阳虚者,宜温阳补肾。

[方药] 滋阴补肾用左归丸《景岳全书》(熟地黄、山茱萸、山药、枸杞子、菟丝子、鹿角胶、龟甲胶、川牛膝)加减;温阳补肾用右归丸《景岳全书》(熟地黄、山茱萸、山药、枸杞子、菟丝子、鹿角胶、杜仲、制附子、肉桂、当归)加减。

3. 气血两虚

[证候] 眩晕动则加剧,劳累即发,唇甲淡白,神疲纳减,气短懒言,心悸失眠,舌质淡,脉细弱。

[治法] 补气养血。

[方药] 归脾汤《济生方》(人参、黄芪、白术、炙甘草、茯神、远志、酸枣仁、龙眼肉、当归、木香、大枣、生姜)加减。

4. 痰浊中阻

[证候] 眩晕,头重如蒙,胸闷痰多,恶心欲呕,少食多寐,心悸,舌苔白腻,脉濡滑。

[治法] 燥湿祛痰,健脾和胃。

[方药] 半夏白术天麻汤《医学心悟》(半夏、白术、天麻、橘红、茯苓、甘草、大枣、生姜)加减。

(陈泽雄)

复习思考题

1. 肝阳上亢型眩晕的主症、治法与方药如何?

2. 为什么说"无虚不作眩"?

第十五节 | 头 痛

(中医病证分类与代码:头痛病 A07.01.02.)

【概述】

头痛即头部疼痛的病症,可全头痛,也可局限在头部不同区域,可单独出现,也可出现于多种急、慢性疾病中。头痛剧烈,经久不愈,呈发作性者,称为"头风"。本节所论述的头痛,是指外感和内伤杂病中以头部疼痛为特征的病证。

《黄帝内经》有"眩风""首风"之名。《素问·五脏生成》:"是以头痛巅疾,下虚上实。"《古今医统大全·头痛大法分内外之因》指出:"头痛自内而致者,气血痰饮、五脏气郁之病,东垣论气虚、血虚、痰厥头痛之类是也;自外而致者,风寒暑湿之病,仲景伤寒、东垣六经之类是也。"头痛的发生分虚实两端:虚责之于精、气、血亏虚,清阳不升,脑失所养;实责之于风寒痰湿,脉络阻滞。

现代医学中的高血压病、偏头痛、紧张性头痛、丛集性头痛、三叉神经痛等疾病出现以头痛为主要表现者,可参考本节辨证治疗。

【病因病机】

1. 六淫外袭　起居不慎,坐卧当风,风、寒、湿、热等邪自表侵袭经络,"伤于风者上先受之",上犯头部,清阳之气受阻,气血凝滞,阻遏脉道,而致头痛。风为百病之长,每多兼夹他邪致病:如夹寒邪,寒凝血滞,阻遏脉络,血郁于内而为风寒头痛;如夹热邪,火热上炎,侵扰清空,气血逆乱而为风热头痛;如夹湿邪,阻碍气机,蒙蔽清窍,致清阳不升,而为风湿头痛。

2. 肾精不足　禀赋不足,或房劳过度,肾精亏损,致脑髓空虚,髓海失养,而出现头痛。

3. 肝阳上亢　情志不和,肝失疏泄,郁而化火,上扰清窍;或肾水亏虚,水不涵木,肝阴不足,阴不敛阳,致肝阳上亢,上扰头目,而发生头痛。

4. 痰浊内扰　饮食失宜,脾不健运,痰浊内生,清阳不升,浊阴不降,而致头痛。

5. 瘀血阻络　跌仆外伤之后,瘀血内阻,或久病入络,使气血瘀滞,发生头痛。

总之,凡六淫之邪外袭,上犯巅顶,邪气稽留,清阳不升,或内伤诸疾,导致气血逆乱,瘀阻经络,脑失所养,均可发生头痛。

【辨证论治】

头痛的辨证,应根据头痛的病史、症状、部位、久暂、性质特点等辨别头痛属外感或内伤、虚证还是实证。一般而言,病程短暂,痛势较剧,痛无休止,并伴有其他外感症状,多属实证,治以疏散为主。内伤头痛,病程较久,痛势较缓,时作时止,多与肝、脾、肾三脏的病变及气血失调有关,病情有虚有实,须根据具体情况,采取相应的治疗措施。

头为诸阳之会,清阳之府,手足三阳经均循头面,厥阴经也上会于巅顶,因此可根据头痛的部位,结合经络分布及走向在辨证论治基础上循经用药。如太阳头痛,多在头后部,下连及项,可选用羌活、蔓荆子、川芎;阳明头痛,多在前额,连及眉棱,须选用葛根、白芷、知母;少阳头痛多在头的两侧,连及耳部,宜选用柴胡、黄芩、川芎;厥阴头痛,多在巅顶,连及目系,应选用藁本、吴茱萸。

(一) 外感头痛

1. 风寒头痛

[证候] 头痛时作,牵及项背,遇风尤剧,恶风畏寒,常喜裹头,舌苔薄白,脉浮紧。

[治法] 疏风散寒。

[方药] 川芎茶调散《太平惠民和剂局方》(川芎、荆芥、防风、白芷、羌活、细辛、薄荷、甘草)加减。

2. 风热头痛

[证候] 头痛而胀,甚则胀痛如裂,面红,发热恶风,口渴欲饮,舌质红,舌苔薄黄,脉浮数。

[治法] 疏风清热。

[方药] 桑菊饮《温病条辨》(桑叶、菊花、连翘、薄荷、桔梗、杏仁、芦根、甘草)加白芷、蔓荆子、川芎。

3. 风湿头痛

[证候] 头痛如裹,昏胀沉重,肢体困倦,胸闷纳呆,小便不利,大便或溏,舌苔白腻,脉濡。

[治法] 祛风胜湿。

[方药] 羌活胜湿汤《内外伤辨惑论》(羌活、独活、川芎、蔓荆子、防风、藁本、炙甘草)加减。

(二) 内伤头痛

1. 肾虚头痛

[证候] 头脑空痛,常伴头晕耳鸣,腰膝酸软,或遗精、带下,舌嫩红少苔,脉沉细无力。

［**治法**］滋阴补肾。

［**方药**］大补元煎《景岳全书》(人参、山药、熟地黄、杜仲、枸杞子、当归、山茱萸、炙甘草)加减。

2. 肝阳头痛

［**证候**］头痛而眩,心烦易怒,睡眠不宁,面红目赤,泛恶口苦,或胁肋疼痛,舌红苔黄,脉弦有力,或舌红苔少,脉弦细滑。

［**治法**］平肝潜阳。

［**方药**］天麻钩藤饮《杂病证治新义》(天麻、钩藤、石决明、栀子、黄芩、川牛膝、杜仲、益母草、桑寄生、首乌藤、茯神)加减。

3. 痰浊头痛

［**证候**］头痛昏蒙,胸脘满闷,呕恶痰涎,舌苔白腻,脉滑。

［**治法**］化痰降浊。

［**方药**］半夏白术天麻汤《医学心悟》(半夏、白术、天麻、橘红、茯苓、甘草、大枣、生姜)加厚朴、白蒺藜、蔓荆子。

4. 瘀血头痛

［**证候**］头痛如针刺,痛处固定不移,每当夜间加重,或有头部外伤史。舌质紫暗或有瘀点,脉细涩。

［**治法**］活血化瘀。

［**方药**］通窍活血汤《医林改错》(赤芍、川芎、红花、桃仁、麝香、老葱、大枣、生姜、黄酒)加减。

(陈泽雄)

复习思考题

---

1. 临床上如何鉴别外感头痛与内伤头痛?
2. 头痛如何循经用药?

第十六节 | 水 肿
(中医病证分类与代码:水肿病 A06.07.)

【**概述**】

水肿是多种病因导致的体内水液运行障碍,水液潴留、泛溢肌肤的一种常见疾病,以头面、眼睑、四肢、腹背,甚至全身浮肿为主要临床表现。严重者可伴有胸水、腹水等。其发病与肺、脾、肾三脏功能失调密切相关。

《黄帝内经》中称水肿为"水",并对病因病机、症状、相关脏腑等均有所阐述。《灵枢·水胀》:"水始起也,目窠上微肿,如新卧起之状,其颈脉动,时咳,阴股间寒,足胫肿,腹乃大,其水已成矣。以手按其腹,随手而起,如裹水之状,此其候也。"至其发病原因,《素问·水热穴论》指出"故其本在肾,其末在肺",《素问·至真要大论》又指出"诸湿肿满,皆属于脾"。治则上,《素问·汤液醪醴论》提出"平治于权衡,去菀陈莝……开鬼门,洁净府"。张机在《金匮要略》中指出"诸有水者,腰以下肿当利小便,腰以上肿当发汗乃愈"。《严氏济生方·水肿门》"阴水为病,脉来沉迟,色多青白,不烦不渴,小便涩少而清,大腑多泻……阳水为病,脉来沉数,色多赤黄,或烦或渴,小便赤涩,大腑多闭",为水肿临床辨证奠定了基础。病因病机方面,《严氏济生方·水肿门》提出"水肿为病,皆由真阳怯少,劳伤脾胃,脾胃既寒,积寒化水",治疗上应"先实脾土……后温肾水"。

现代医学中的急慢性肾小球肾炎、肾病综合征、继发性肾小球疾病等属本病范畴,可参照本节辨证论治。充血性心力衰竭、内分泌失调、功能性水肿、营养障碍等病某些时期出现的水肿亦可参照本节辨证论治。

【病因病机】

1. **风邪外袭** 肺失宣降,不能通调水道,下输膀胱,以致风遏水阻,风水相搏,流溢于肌肤,发为风水。

2. **水湿内侵** 久居潮湿环境,或冒雨涉水,水湿之气内侵;或平素酒食不节,生冷太过,湿蕴于中,脾为湿困,运化失职,不能升清降浊,以致水湿停留,泛溢肌肤,而成水肿。水湿久蕴化热,湿热交蒸,致膀胱气化无权,也能导致水肿。

3. **疮毒内犯** 肌肤疮疡中毒,或咽喉肿痛,火热内攻,损伤肺脾,致津液气化失常,泛溢肌肤,发为水肿。

4. **饮食劳倦** 饮食失节,劳倦过度,损伤脾土,致脾阳虚弱,运化失职,转输无权,不能制水,发为水肿。

5. **房劳久病** 房劳过度,或久病缠绵,肾精内耗,日久致肾阳亏虚,肾失气化,开阖不利,则水液停聚,泛溢肌肤,形成水肿。

水肿病变部位在肺、脾、肾,关键在肾。基本病机为肺失通调,脾失转输,肾失开阖,三焦气化不利,水液潴留。病理因素为风邪、水湿、疮毒、瘀血。外邪、疮毒、湿热所致的水肿,病位多在肺、脾;内伤所致的水肿,病位多在脾、肾。外邪入侵,或脏腑功能失调,或脏气亏虚,致三焦决渎无权,膀胱气化不利,即可发生水肿。肺、脾、肾三脏功能失调,可相互影响,加重水液代谢紊乱。如肾虚水泛,上逆于肺,则肺气不降,失其通调水道之职,使肾气更虚而水肿更重。若脾虚不能制水,水湿壅盛,必损其阳,日久导致肾阳亦衰。反之,肾阳虚衰,不能温养脾土,则脾肾俱虚,也可使水肿加重。诚如《景岳全书·肿胀》所云:"凡水肿等证,乃肺脾肾三脏相干之病。盖水为至阴,故其本在肾;水化于气,故其标在肺;水惟畏土,故其制在脾。今肺虚则气不化精而化水,脾虚则土不制水而反克,肾虚则水无所主而妄行。"

【辨证论治】

1. **辨阳水、阴水** 阳水多由外感风邪、疮毒而起,发病急骤,水肿从头面开始,继及四肢及胸腹,腰以上为剧,按之凹陷较容易恢复,常伴有外感风寒、风热、风湿等证的表现。阴水多与饮食劳倦、房劳久病或失治误治相关,发病缓慢,水肿迁延反复不愈,多从下肢开始,继及腹胸、上肢、头面,以下肢为甚,按之凹陷深而难复,常伴有脾肾阳虚之证。临床上,阴水、阳水并非一成不变,可相互转化。阳水久延不退,致正气日衰,水邪日盛,则可转为阴水。阴水若复感外邪,水肿增剧,标证居主要地位时,又当急则治其标,从阳水论治。

2. **辨病邪性质** 头面肿甚,恶风头痛者,多属风;身重纳呆者,属湿;咽痛、小便赤涩之水肿者,属热。

3. **辨脏腑** 病位在肺,水肿可伴有咳喘少气,不能平卧;病位在脾,水肿日久,纳呆身重,苔腻;病位在肾,水肿反复,腰膝酸软;病位在心,下肢水肿,心悸怔忡,不能平卧。

4. **辨虚实** 风邪外袭或疮毒内攻,病程短,发病迅猛,肿势急剧,小便赤涩或大便秘结,多属实;饮食劳倦或房劳久病,病程长,畏寒肢冷,腰膝酸软,小便清长,大便溏稀,多属虚。实证,失治误治,迁延难愈可转虚证;虚证复感外邪可转为实证,临床注意虚实转化,但本病证属本虚标实。

发汗、利小便、泻下逐水是水肿治疗的三条基本原则。《素问·汤液醪醴论》提出"开鬼门""洁净府""去菀陈莝"三条基本原则,《金匮要略·水气病脉证并治》指出"诸有水者,腰以下肿,当利小便;腰以上肿,当发汗乃愈"。这些治疗原则,迄今对临床仍有指导意义。水肿具体治疗方法,历代医家都有补充和发展,归纳起来主要有发汗、利尿、燥湿、温化、理气、逐水、固本等法。

（一）阳水

1. **风水泛滥**

[证候] 眼睑浮肿,继而四肢及全身皆肿,发展较快,小便不利,尿少尿黄,多伴有恶风、恶寒、发热等症,或兼咳嗽而喘。风寒者,舌苔薄白,脉浮紧;风热者,舌质红,脉浮滑数;如水邪泛滥,肿势较重,

也可见沉脉。

[治法] 祛风解表,宣肺行水。

[方药] 越婢加术汤《金匮要略》(麻黄、石膏、生姜、白术、大枣、甘草)加减。

2. 湿毒浸淫

[证候] 眼睑浮肿,延及周身,皮肤光亮,尿少色赤,身发疮痍,甚则破溃,恶风发热,舌质红,苔薄黄,脉浮数或滑数。

[治法] 宣肺解毒,利湿消肿。

[方药] 麻黄连翘赤小豆汤《伤寒论》(麻黄、连翘、杏仁、赤小豆、大枣、梓白皮、生姜、炙甘草)合五味消毒饮《医宗金鉴》(金银花、野菊花、蒲公英、紫花地丁、天葵子)加减。

3. 水湿浸渍

[证候] 全身水肿,按之没指,小便短少,身体重而困倦,胸闷,纳呆,舌苔白腻,脉沉缓。

[治法] 健脾化湿,通阳利水。

[方药] 五苓散《伤寒论》(白术、桂枝、茯苓、猪苓、泽泻)合五皮饮《华氏中藏经》(桑白皮、陈皮、茯苓皮、大腹皮、生姜皮)加减。

4. 湿热壅盛

[证候] 遍身浮肿,皮肤光亮而薄,胸闷腹胀,烦热,口渴,小便短赤,大便干结,伴见气喘,舌苔黄腻,脉沉数。

[治法] 分利湿热。

[方药] 疏凿饮子《济生方》(商陆、羌活、秦艽、大腹皮、槟榔、泽泻、赤小豆、椒目、木通、茯苓皮、生姜)加减。

(二) 阴水

1. 脾阳不振

[证候] 水肿日久,腰以下为甚,按之凹陷不易恢复,脘闷腹胀,纳减便溏,面色萎黄,神疲肢倦,小便短少,舌质淡,舌苔白滑,脉沉缓或沉弱。

[治法] 温运脾阳,行气利水。

[方药] 实脾饮《济生方》(白术、附子、干姜、炙甘草、木瓜、槟榔、茯苓、厚朴、木香、草果、大枣、生姜)加减。

2. 肾阳衰微

[证候] 水肿反复消长,腰以下尤甚,按之凹陷不起,尿少或反多,腰部冷痛酸重,畏寒肢冷,心悸胸闷,喘促难卧,腹大胀满,舌质淡胖,舌苔白,脉沉细或沉迟。

[治法] 温补肾阳,化气行水。

[方药] 真武汤《伤寒论》(炮附子、白术、生姜、茯苓、芍药)加减。

3. 瘀水互结

[证候] 水肿迁延难退,四肢或周身浮肿,以下肢为主,或有皮肤瘀斑,腰部刺痛,或伴有血尿,舌紫暗,苔白,脉沉细涩。

[治法] 活血祛瘀,化气行水。

[方药] 桃红四物汤《医宗金鉴》(桃仁、红花、当归、白芍、熟地黄、川芎)合五苓散《伤寒论》(白术、桂枝、茯苓、猪苓、泽泻)加减。

(吴喜利)

复习思考题

1. 水肿中阴水与阳水如何鉴别,如何对水肿进行辨证论治?

2. 水肿的基本病机、治疗原则是什么?

第十七节 ｜ 淋　证
（中医病证分类与代码：淋证 A04.05.01.）

【概述】

淋证是由湿热蕴结下焦，肾与膀胱气化不利所致，以小便频数短涩、淋沥刺痛、欲出未尽、小腹拘急或痛引腰腹为主症的病证，病久或反复发作后，常伴有低热、腰痛、小腹坠胀、疲劳等临床表现。根据病因和症状特点的不同，可分为热淋、石淋、血淋、气淋、膏淋和劳淋六种证型。

淋之名称，始见于《黄帝内经》。《素问·六元正纪大论》称淋为“淋閟”。汉代张机在《金匮要略·五脏风寒积聚病脉证并治》中称淋为“淋秘”，将其病机归为“热在下焦”；《金匮要略·消渴小便不利淋病脉证并治》描述了本病症状：“淋之为病，小便如粟状，小腹弦急，痛引脐中”。东汉华佗《中藏经·论诸淋及小便不利》将淋证分为冷淋、热淋、气淋、劳淋、膏淋、砂淋、虚淋、实淋八种，是临床分类的雏形。隋代巢元方《诸病源候论·淋病诸候》分为石淋、劳淋、气淋、血淋、膏淋、寒淋、热淋七种，并对淋证的病机进行了高度概括，指出“诸淋者，由肾虚而膀胱热故也”。唐代孙思邈《备急千金要方》提出石、气、膏、劳、热“五淋”之名。宋代严用和《济生方·小便门》又分为气、石、血、膏、劳淋五种。明清时期，对淋证辨证论治的认识有进一步提高。明代张介宾《景岳全书·淋浊》倡导“凡热者宜清，涩者宜利，下陷者宜升提，虚者宜补，阳气不固者宜温补命门”的治疗原则。清代尤怡在《金匮翼·诸淋》中提出各种淋证可相互转化，或同时存在，如“初则热淋、血淋，久则煎熬水液，稠浊如膏、如沙、如石也”，并且强调治疗石淋、膏淋要“开郁行气，破血滋阴”，对临床确有指导意义。

现代医学中的急、慢性尿路感染，急、慢性前列腺炎，泌尿系结石，泌尿道结核，尿道综合征及乳糜尿等疾病类似于上述淋证特征的，均可参照本节内容辨证施治。

【病因病机】

1. **外感湿热**　因下阴不洁，秽浊之邪从下侵入，上犯膀胱；或由小肠邪热，心经火热；或其他脏腑外感热邪，未得外解，侵袭膀胱，发为淋证。

2. **饮食不节**　嗜食肥甘厚味之品或饮酒太过，困阻脾胃，运化失常，湿热内生，下注膀胱乃成淋证。

3. **情志失调**　郁怒伤肝，肝气郁结，肝失疏泄，则气郁化火，下移膀胱，膀胱气化失常，发为淋证。

4. **禀赋不足或劳伤久病**　久淋不愈，湿热耗伤正气；或年老体弱；或久病缠身，劳伤过度；多产多育，妊娠产后脾肾气虚；房事不节，耗伤正气，致肾虚下元不固；或脾虚中气亏虚，统摄不足，致小便淋沥不已。

淋证病位主要在肾与膀胱，还与肝、脾相关，其基本病机为湿热蕴结下焦，肾与膀胱气化不利。病理性质初起多实，病久多虚，每见虚实夹杂。初起多因湿热为患，正气尚未虚损，故多属实证。淋久湿热伤正，由肾及脾，每致脾肾两虚，而由实转虚。如邪气未尽，正气渐伤，或虚体受邪，则成虚实夹杂之证。

【辨证论治】

淋证可分为六种，由于病理变化不同和累及脏腑不同而有不同的临床表现，所以首先通过辨证明确淋证的类型，再辨别证候之虚实。淋证多以肾虚为本，膀胱湿热为标，但随着病情的不断发展，虚实之间也会出现转化。

淋证治疗，实则清利，虚则补益，为淋证的基本治则。针对不同证型而言，实证以膀胱湿热为主者，治宜清热利湿；以热灼血络为主者，治以凉血止血；以砂石结聚为主者，治以通淋排石；以气滞不利为主者，治以利气疏导。虚证以脾虚为主者，治以健脾益气；以肾虚为主者，治宜补肾固虚。虚实夹杂者，通补兼施，分清标本虚实之主次，兼顾治疗。

1. 热淋

[**证候**] 小便频数短涩,灼热刺痛,急迫不爽,尿溺色黄赤,少腹拘急胀痛,或腰痛拒按,或有寒热口苦,恶心呕吐,大便秘结,舌红,苔黄腻,脉滑数或濡数。

[**治法**] 清热利湿,通淋止痛。

[**方药**] 八正散《太平惠民和剂局方》(瞿麦、萹蓄、车前子、滑石、甘草、栀子仁、木通、大黄)加减。若热毒弥漫三焦,用黄连解毒汤《外台秘要》(黄连、黄芩、黄柏、栀子)合五味消毒饮《医宗金鉴》(金银花、野菊花、蒲公英、紫花地丁、天葵子)以清热泻火解毒。

2. 石淋

[**证候**] 小便涩痛,尿中夹砂石,或排尿时突然中断,尿道刺痛窘迫,少腹拘急,往往突然发病,腰腹绞痛难忍,甚则牵及外阴,尿中带血,舌红,苔薄黄,脉弦紧。

[**治法**] 清热利湿,通淋排石。

[**方药**] 石韦散《太平惠民和剂局方》(石韦、芍药、白术、滑石、冬葵果、瞿麦、木通、当归、炙甘草、王不留行)加减。

3. 血淋

[**证候**] 有虚实之分。实证见尿色红赤,尿频尿急,小便灼热涩痛,甚则夹有血块,疼痛满急加剧,心烦不寐,舌红苔黄,脉滑数。虚证见尿色淡红,尿痛涩滞不甚,或伴腰膝酸软,舌红苔少,脉细数。

[**治法**] 实证宜清热通淋,凉血止血;虚证宜滋阴清热,补虚止血。

[**方药**] 实证用小蓟饮子《玉机微义》(生地黄、小蓟、滑石、通草、淡竹叶、蒲黄、藕节、当归、栀子、炙甘草)加减;虚证肾阴亏虚者用知柏地黄丸《医宗金鉴》(知母、黄柏、熟地黄、山茱萸、牡丹皮、茯苓、泽泻、山药)加减;脾虚气陷者,补中益气汤《内外伤辨惑论》(黄芪、人参、白术、炙甘草、当归、陈皮、升麻、柴胡)加金钱草、海金沙、冬葵果。

4. 气淋

[**证候**] 实证多见于郁怒之后,小便涩滞,淋沥不已,少腹胀满疼痛,苔薄白,脉沉弦。虚证可见少腹坠胀明显,迫切作痛,尿有余沥,面白少华,舌淡苔白,脉虚细无力。

[**治法**] 实证当理气疏导,通淋利尿;虚证当补中益气,利水通淋。

[**方药**] 实证用沉香散《三因极一病证方论》(沉香、石韦、滑石、王不留行、当归、冬葵果、白芍、炙甘草、陈皮)加减;虚证用补中益气汤《内外伤辨惑论》(黄芪、人参、白术、炙甘草、当归、陈皮、升麻、柴胡)加减。

5. 膏淋

[**证候**] 有虚实两种表现。实证见小便混浊,尿色乳白,如米泔水,或伴有絮状凝块物,甚则小便黏稠,置之沉淀,上有浮油,尿道热涩疼痛,舌质红,苔黄腻,脉濡数。虚证见病久不愈,或反复发作,淋出如脂,涩痛不甚,形体消瘦,腰膝酸软,头昏乏力,舌淡,苔薄腻,脉细无力。

[**治法**] 实证宜清利湿热,分清泌浊;虚证宜补脾益肾,扶正固摄。

[**方药**] 实证用程氏萆薢分清饮《医学心悟》(萆薢、黄柏、石菖蒲、茯苓、白术、莲子心、丹参、车前子)加减;虚证用膏淋汤《医学衷中参西录》(山药、芡实、龙骨、牡蛎、生地黄、党参、白芍)加减。

6. 劳淋

[**证候**] 小便淋沥不止,疼痛不甚,时止时作,腰膝酸软,疲惫乏力,遇劳即发,缠绵难愈。若伴面色㿠白,少气懒言,小腹坠胀,手足不温,舌淡,苔薄白,脉微弱,为脾肾阳虚。若伴面色潮红,五心烦热,舌质红,脉细数,为肾阴虚。

[**治法**] 脾肾阳虚者宜补益脾肾;肾阴不足者宜滋阴清热。

[**方药**] 脾肾阳虚用肾气丸《金匮要略》(熟地黄、山茱萸、山药、茯苓、泽泻、牡丹皮、炮附子、桂枝)合补中益气汤《内外伤辨惑论》(黄芪、人参、白术、炙甘草、当归、陈皮、升麻、柴胡)加减;肾阴不足用知柏地黄丸《医宗金鉴》(知母、黄柏、熟地黄、山茱萸、山药、茯苓、泽泻、牡丹皮)加减。

(吴喜利)

复习思考题

1. 试述淋证的发病因素和主要病机。
2. 如何对淋证进行辨证论治？如何辨别血淋的虚实？

第十八节 │ 遗　精

（中医病证分类与代码：遗精 A09.01.03.06）

【概述】

遗精是指不因性生活而精液自行频繁泄出，每周两次以上，或在睡中有梦而遗，或在睡中无梦而遗，或有少量精液随尿而外流，甚者可在清醒时自行流出，常伴有头晕、耳鸣、健忘、心悸、失眠、腰酸膝软、精神萎靡，或尿时不爽、少腹及阴部作胀不适等症状。临床上可因证候的轻重而有梦遗和滑精之分。有梦遗精的为"梦遗"；无梦遗精，甚至清醒时精液自行流出的为"滑精"。

本病始载于《灵枢·本神》"怵惕思虑则伤神，神伤则恐惧，流淫而不止……恐惧而不解则伤精，精伤则骨酸痿厥，精时自下"叙述了遗精病因。《诸病源候论·虚劳病诸候》中有云"肾气虚弱，故精溢也。见闻感触，则动肾气，肾藏精，今虚弱不能制于精，故因见闻而精溢出也"，进一步指出本病的病机有肾气虚弱和见闻感触等。《丹溪心法·遗精》提出本病除肾气亏虚外，还有湿热影响。遗精多由房事不节、先天不足、情志失调、饮食不节、湿热侵袭等，致使脾肾亏虚，精关不固，或火旺湿热，扰动精室而遗精。

现代医学的神经症、前列腺炎、精囊炎等疾病表现以遗精为主要症状者可参考本节进行辨证论治。

【病因病机】

1. 情志失调　劳神太过，耗伤阴血，心阴不足。阴亏无以制阳，心火亢盛，则心火不能下交于肾，肾水不能上济于心，心肾不交，水亏火旺，扰动精室而遗精；或思虑太过，损伤心脾，以致心脾亏虚，气不摄精而遗精；或因情动于心，心有妄想，所欲不遂，心神不宁，君火偏盛，相火妄动，扰动精室而遗精。

2. 湿热下注　饮食不节，肥甘厚味，损伤脾胃，脾失运化，湿浊蕴而化热，湿热流注于下，或湿热之邪侵袭下焦，扰动精室，精液外泄而为遗精。

3. 肾虚不藏　先天禀赋不足，或恣情纵欲，房劳过度，或频繁手淫，纵欲无度，日久肾虚精脱，肾气不足，精关不固而遗精；或肾阴不足，相火偏盛，扰动精室而遗精。

遗精的病位在肾，与心、肝、脾三脏密切相关，基本病机为肾失封藏，精关不固。肾为封藏之本，肾气充足，阴平阳秘，则肾精封藏而不外泄。病理有虚实两方面，虚以肾虚不固、劳伤心脾为主，实以君相火旺、湿热下注为主。虚实也可兼见转化，即阴虚火旺等。

【辨证论治】

遗精首先应辨明虚实。病之初起多因心火、肝火、湿热等扰动精室，多以实证为主；病之久者多心脾亏虚，肾虚不固，封藏失职而见虚多实少之证候。其次，确定脏腑病位。劳心过度，邪念妄生，失眠、多梦、心烦而梦遗者，多责于心；精关不固，腰膝酸软，头晕耳鸣，无梦滑泄者，多责于肾；心悸失眠，困倦便溏，劳则遗精者，多责于心、脾；而湿热下扰精室而遗精者，多有小便热赤，口苦或渴，便溏臭秽，除湿热侵扰外，还有脾胃虚损之因。对于遗精的治疗，实证以清泄为主，心病者当辅以安神，虚证宜以补涩为要，阴虚火旺者宜加以滋阴降火，劳伤心脾者当健脾益气养心，肾虚者宜益肾固精。

1. 君相火旺

[证候]　梦中遗精，失眠多梦，心中烦热，头晕目眩，精神不振，倦怠乏力，心悸不宁，善恐健忘，口干，小便短赤，舌质红，脉细数。

[**治法**] 清心安神,滋阴清热。

[**方药**] 黄连清心饮《增补内经拾遗方论》(黄连、生地黄、当归、酸枣仁、茯神、远志、人参、甘草、莲子肉)合三才封髓丹《医学发明》(天冬、人参、砂仁、黄柏、熟地黄、甘草)加减。

2. 阴虚火旺

[**证候**] 梦中遗精,性欲亢进,易举易泄,少寐多梦,神疲乏力,心中烦热,咽干,腰膝酸软,眩晕耳鸣,口干唇燥,低热盗汗,小便短赤有热感,舌红,苔薄黄,脉弦细数。

[**治法**] 滋阴降火,补肾涩精。

[**方药**] 知柏地黄丸《医宗金鉴》(知母、黄柏、熟地黄、山茱萸、牡丹皮、茯苓、泽泻、山药)合左归饮《景岳全书》(熟地黄、山茱萸、茯苓、山药、炙甘草、枸杞子)加减。

3. 湿热下注

[**证候**] 遗精频作,小便黄赤,或尿时有精液外流,心烦少寐,口苦而黏,甚可口舌生疮,便溏臭秽,脘腹胀满,舌质红,苔黄腻,脉濡数。

[**治法**] 清热泻火,健脾利湿。

[**方药**] 程氏萆薢分清饮《医学心悟》(萆薢、车前子、茯苓、莲子心、石菖蒲、黄柏、丹参、白术)加减。

4. 心脾两虚

[**证候**] 遗精频繁,或劳则遗精,心悸气短,失眠健忘,头目昏沉,面色萎黄,四肢乏力,纳差,便溏,舌淡,苔薄白,脉弱。

[**治法**] 调补心脾,益气摄精。

[**方药**] 妙香散《太平惠民和剂局方》(木香、山药、茯神、茯苓、黄芪、远志、人参、桔梗、炙甘草、朱砂、麝香)加减。

5. 肾虚不藏

[**证候**] 遗精久作,甚则无梦而遗,滑泄不禁,精液多为清稀而冷,眩晕耳鸣,腰膝酸软,或见畏寒肢冷,阳痿早泄,夜尿清长,舌质淡,苔白滑,脉沉细弱。

[**治法**] 补肾固精。

[**方药**] 金锁固精丸《医方集解》(沙苑子、刺蒺藜、芡实、莲须、煅龙骨、煅牡蛎、莲子)合水陆二仙丹《洪氏集验方》(芡实、金樱子)加减。

(吴喜利)

复习思考题

1. 遗精的证候特征是什么,如何区分生理性和病理性遗精?
2. 如何对遗精进行辨证论治?

第十九节 | 郁 证

（中医病证分类与代码:郁证 A05.01）

【**概述**】

郁证是指由情志内伤、体质因素等导致气机郁滞,以心情抑郁、情绪不宁、胸部满闷、胁肋胀痛,或易怒善哭、咽如有异物感等为主要临床表现的一类病证。郁证有广义、狭义之分。广义的郁证泛指外感六淫、内伤七情引起脏腑功能失调,形成气、血、痰、火、湿、食等病理产物后所导致的郁结。狭义的郁证,则主要指由情志不舒所引起的郁结。

《黄帝内经》中虽无郁证病名,但已将"郁"的概念引入了医学,有关郁之论述颇多。如《灵枢·本神》曰:"愁忧者,气闭塞而不行。"郁证之病证名首见于明代虞抟《医学正传·郁证》,其谓:"或七情之抑遏,或寒热之交侵,故为九气怫郁之候。"《金匮要略·妇人杂病脉证并治》记载了属于郁证的脏躁、梅核气两种病证的证治。宋代陈言《三因极一病证方论》提出了七情致郁学说,为后世"郁不离乎七情"奠定了理论基础。

现代医学中的神经症、癔症、焦虑症、围绝经期综合征及反应性精神病等,出现郁证临床表现时,可参考本节辨证论治。

【病因病机】

1. **肝气郁结** 肝主疏泄,性喜条达,忧思郁怒等精神刺激,使肝失疏泄,气机郁结,气郁日久化火,形成火郁;气滞则血行不畅,致血脉瘀阻,形成血郁。

2. **脾失健运** 忧愁思虑,耗伤脾气,或肝郁及脾,或劳倦伤脾,均可使脾失健运,聚湿生痰,形成湿郁、痰郁;若脾胃不能消磨水谷,致食积不消,则形成食郁。

3. **心失所养** 情志不遂、忧愁悲哀等因素耗伤心血,心失所养,神失所藏,即所谓忧郁伤神,导致心神不安,情绪不宁。

郁证病变部位主要在肝,与心、脾、肾密切相关。其病机主要为气机郁滞,脏腑功能失调。郁证初起以气滞为主,气郁日久,则可引起化火、生痰、血瘀、食滞、湿停等病机变化;迁延则易由实转虚,随其影响的脏腑及损伤气血阴阳的不同,而形成心、肝、脾、肾亏虚的不同病变。

【辨证论治】

郁证先辨虚实。郁证初起多实,属情志所伤,肝气郁结,治以疏肝理气开郁为主;若化火、生痰、血瘀、食滞、湿停,可配以清热、祛痰、活血、消食、化湿之剂。郁病日久可由气及血,由实转虚,耗伤心脾,导致脏腑阴阳气血失调,此时治以养心安神、补益心脾、滋养肝肾为主。郁证除药物治疗外,精神调理也极为重要。

1. **肝气郁结**

[证候] 精神抑郁,情绪不宁,善太息,胸胁胀痛,痛无定处,脘闷嗳气,不思饮食,大便不调,舌苔薄腻,脉弦。

[治法] 疏肝解郁、理气畅中。

[方药] 柴胡疏肝散《医学统旨》(柴胡、香附、枳壳、陈皮、川芎、芍药、炙甘草)加减。

2. **气郁化火**

[证候] 急躁易怒,胸闷胁胀,口干口苦,或嘈杂吞酸,大便秘结,或头痛,目赤耳鸣,舌红,苔黄,脉弦数。

[治法] 疏肝解郁,清肝泻火。

[方药] 丹栀逍遥散《内科摘要》(牡丹皮、栀子、柴胡、白芍、当归、白术、茯苓、炙甘草、薄荷、生姜)合左金丸《丹溪心法》(黄连、吴茱萸)加减。

3. **痰气郁结**

[证候] 咽中不适,如有物梗阻,吐之不出,咽之不下,精神抑郁,胸中窒闷,胁胀或痛,舌苔白腻,脉弦滑。

[治法] 行气开郁,化痰散结。

[方药] 半夏厚朴汤《金匮要略》(半夏、厚朴、茯苓、紫苏叶、生姜)加减。

4. **忧郁伤神**

[证候] 精神恍惚,心神不宁,多疑易惊,悲忧善哭,甚喜怒无常,或时时欠伸,舌淡,苔薄白,脉弦细。

[治法] 养心安神解郁。

[方药] 甘麦大枣汤《金匮要略》(甘草、小麦、大枣)加减。

【其他疗法】

1. **心理疗法** 本证主要由精神因素导致,精神治疗和心理疗法为不可忽视的重要疗法。

2. 中成药 加味逍遥丸适用于肝郁血虚、肝脾不和所致郁证；越鞠丸适用于气郁及血、痰、火、湿、食诸郁之轻证。

（辛效毅）

复习思考题

1. 何谓郁证，郁证的主要病机是什么？
2. 郁证各个证型的治法分别是什么？

第二十节 │ 血 证
（中医病证分类与代码：血溢类病 A06.05.）

【概述】

血证指血液不循常道，上溢于口鼻诸窍，下泄于前后二阴，或渗出于肌肤的病证。血证的范围广泛，本节只讨论衄血、咳血、吐血、尿血、便血几种不同部位的血证。

《素问·厥论》云："太阳厥逆，僵仆呕血善衄，治主病者……阳明厥逆，喘咳身热，善惊衄呕血。"《素问·生气通天论》云："阳气者，大怒则形气绝，而血菀于上。"《素问·气厥论》云："脾移热于肝，则为惊衄……胞移热于膀胱，则癃溺血。"《素问·举痛论》云："怒则气逆，甚则呕血及飧泄，故气上矣。"《灵枢·百病始生》曰："阳络伤则血外溢，血外溢则衄血；阴络伤则血内溢，血内溢则后血。"血证的发生多由感受外邪、饮食不节、情志过极、劳倦过度、瘀血内阻等各种原因导致脉络损伤或血液妄行，引起血液溢出脉外而形成血证。

现代医学的呼吸、消化、泌尿、血液系统等疾病出现出血症状时，均可参考本节进行辨证论治。

【病因病机】

1. 感受外邪 外邪侵袭，或因热病损伤脉络而出血。风热燥邪损伤上部脉络，引起衄血、咳血、吐血；热邪或湿热之邪损伤下部脉络，引起尿血、便血。

2. 饮食不节 饮酒过多及过食辛辣厚味，滋生湿热，熏灼脉络，迫血妄行，引起衄血、吐血、便血；或损伤脾胃，脾胃虚衰，血失统摄而致吐血、便血。

3. 情志过极 火动于内，气逆于上，迫血妄行而成血证。

4. 劳倦过度 久病及思虑劳倦过度，损伤中气，气虚不摄，血不循经而外溢；或阴津耗伤，阴虚火旺，火伤血脉，迫血妄行而出血。

5. 瘀血内阻 血行不畅，血不循经而出血。

血证涉及脏腑广泛，与五脏六腑均有关系。病因不同，影响脏腑有异，出血表现也不同，但其基本病机可归结为热伤血络、气不摄血及瘀血阻络。从证候的虚实来说：由气火亢盛、瘀血内阻所致者属于实证；由阴虚火旺及气不摄血所致者，属于虚证。实证和虚证虽各有其不同的病因病机，但在疾病发展的过程中，又常发生实证向虚证的转化。此外，出血以后，已离经脉而未排出体外的血液，留积体内，蓄结而为瘀血，瘀血又会妨碍新血的生长及气血的正常运行，使出血反复难止。

【辨证论治】

血证的辨证，首先应辨清出血的部位及脏腑病位。其次应辨清证候的虚实，分清实热、阴虚和气虚的不同。应针对引起各种血证的原因及损伤脏腑的不同，结合证候虚实、病情轻重进行辨证论治。止血的原则是急则治其标，缓则治其本。临床上一般采用治火、治气、治血三大法则。治火，实火当清热泻火，虚火宜滋阴降火；治气，实证当清气降气，虚证当补气益气；治血，血证以出血为主证，应重视止血，常用凉血止血、收敛止血、化瘀止血等。至于出血暴急量多，以致气随血脱，当益气救脱。

要注意"止血不留瘀"。血证初起禁用大量凉血止血药,防止瘀血内停;夹有紫黑血块者为已有瘀血,此时忌单纯用止血剂。寒凉药久用,易损伤脾阳,影响其统血功能。

下面分别讨论各种血证的辨证治疗。

(一) 鼻衄

凡血自鼻道外溢,而非外伤或倒经所致者为鼻衄,以火热偏盛,迫血妄行为多,其中以肺热、胃热、肝火为常见,有时可由正气亏虚,血失统摄引起。

1. 热邪犯肺

[证候] 鼻燥衄血,血色鲜红,口干咽燥,或兼有身热、咳嗽痰少等症,舌红苔薄,脉数。

[治法] 清泻肺热,凉血止血。

[方药] 桑菊饮《温病条辨》(桑叶、菊花、连翘、薄荷、桔梗、杏仁、芦根、甘草)加减。

2. 胃热炽盛

[证候] 鼻衄或兼齿衄,血色鲜红,口渴欲饮,鼻干,口干臭秽,烦躁,便秘,舌红苔黄,脉数。

[治法] 清胃泻火,凉血止血。

[方药] 玉女煎《景岳全书》(石膏、熟地黄、知母、麦冬、牛膝)加减。

3. 肝火上炎

[证候] 鼻衄,头痛,目眩耳鸣,烦躁易怒,两目红赤,口苦,舌红,脉弦数。

[治法] 清肝泻火,凉血止血。

[方药] 龙胆泻肝汤《医方集解》(龙胆、生地黄、木通、泽泻、车前子、当归、柴胡、栀子、黄芩、甘草)加减。

4. 气血亏虚

[证候] 鼻衄或兼齿衄、肌衄,血色淡红,神疲乏力,面色苍白,头晕耳鸣,心悸失眠,舌淡,脉细无力。

[治法] 补气摄血。

[方药] 归脾汤《济生方》(人参、白术、炙甘草、当归、黄芪、酸枣仁、远志、茯神、龙眼肉、木香、大枣、生姜)加减。

(二) 齿衄

齿龈出血并排除外伤所致者,为齿衄,多为胃热炽盛或阴虚火旺所致。

1. 胃热炽盛

[证候] 齿衄,血色鲜红,牙龈肿痛,头痛,口臭,大便秘结,舌红苔黄,脉洪数。

[治法] 清胃泻火,凉血止血。

[方药] 清胃散《脾胃论》(生地黄、当归、牡丹皮、黄连、升麻)合泻心汤《金匮要略》(大黄、黄芩、黄连)加减。

2. 阴虚火旺

[证候] 齿衄,血色淡红,齿龈嫩红微痛,齿摇不坚,舌红苔少,脉细数。

[治法] 滋阴降火,凉血止血。

[方药] 知柏地黄丸《医宗金鉴》(知母、黄柏、熟地黄、山茱萸、山药、茯苓、泽泻、牡丹皮)合茜根散《景岳全书》(茜草、黄芩、阿胶、侧柏叶、生地黄、炙甘草)加减。

(三) 咯血

肺络受损,血经肺及气道随咳嗽而出,或痰中带血,或痰血相兼,或纯血鲜红,兼夹泡沫,均称为咯血,亦称嗽血。

1. 燥热犯肺

[证候] 咳嗽咽痒,痰中带血,血色鲜红,咽干鼻燥,舌红,苔薄黄,少津,脉浮数。

[治法] 清热润肺,宁络止血。

[方药] 桑杏汤《温病条辨》(桑叶、杏仁、沙参、浙贝母、淡豆豉、栀皮、梨皮)加减。

2. 肝火犯肺

[证候] 咯血阵作,痰中带血或纯血鲜红,胸胁胀痛,烦躁易怒,口苦目赤,便秘溲赤,舌红,苔薄黄,脉弦数。

[治法] 清肝泻肺,凉血止血。

[方药] 黛蛤散《医说》(青黛、蛤壳)合泻白散《小儿药证直诀》(桑白皮、地骨皮、甘草、粳米)加减。

3. 阴虚肺热

[证候] 咳嗽痰少而黏,痰中带血或反复咯血,血色鲜红,口干咽燥,颧红,潮热盗汗,舌红,少苔或无苔,脉细数。

[治法] 滋阴润肺,宁络止血。

[方药] 百合固金汤《慎斋遗书》(生地黄、熟地黄、麦冬、贝母、百合、当归、白芍、甘草、玄参、桔梗)加减。

(四) 吐血

血由胃来,经呕吐而出,血色红或紫暗,或呈咖啡色,常夹有食物残渣,称为吐血或呕血。

1. 胃热壅盛

[证候] 脘腹胀闷,甚则作痛,吐血色红或紫暗,常夹有食物残渣,口臭,便秘或大便色黑,舌红苔黄腻,脉滑数。

[治法] 清胃泻火,凉血止血。

[方药] 泻心汤《金匮要略》(大黄、黄芩、黄连)合十灰散《十药神书》(大蓟、小蓟、侧柏叶、荷叶、茜草、栀子、白茅根、大黄、牡丹皮、棕榈皮)加减。

2. 肝火犯胃

[证候] 吐血色红或紫暗,口苦胁痛,心烦易怒,寐少梦多,舌红苔黄,脉弦数。

[治法] 泻肝清胃,凉血止血。

[方药] 龙胆泻肝汤《医方集解》(龙胆、生地黄、木通、泽泻、车前子、当归、柴胡、栀子、黄芩、甘草)加减。

3. 气虚血溢

[证候] 吐血缠绵不止,时轻时重,血色暗淡,神疲乏力,心悸气短,面色苍白,舌淡,脉细弱。

[治法] 益气摄血。

[方药] 归脾汤《济生方》(人参、白术、甘草、当归、黄芪、酸枣仁、远志、茯神、龙眼肉、木香、大枣、生姜)加减。

4. 瘀阻胃络

[证候] 吐血紫暗或带血块,胃脘刺痛,痛处固定拒按,病程久,疼痛及吐血反复发作,面唇晦暗无华,口渴不欲饮,大便色黑,舌紫暗或有瘀点,苔薄白,脉涩。

[治法] 化瘀止血。

[方药] 失笑散《太平惠民和剂局方》(蒲黄、五灵脂)加减。

(五) 便血

凡血从肛门排出体外,无论在大便前,或大便后下血,或单纯下血,或与粪便混杂而下,均称为便血。

1. 肠道湿热

[证候] 便血色红,大便不畅或稀溏,或有腹痛,肛门灼热,口苦,苔黄腻,脉濡数。

[治法] 清化湿热,凉血止血。

[方药] 槐花散《普济本事方》(槐花、侧柏叶、荆芥穗、枳壳)合地榆散《太平圣惠方》(地榆、茜

草、黄芩、黄连、栀子)加减。

2. 脾胃虚寒

[**证候**]便血紫暗,甚则黑色,脘腹隐痛,喜热饮,面色不华,神倦懒言,便溏,舌淡苔薄,脉细。

[**治法**]健脾温中,养血止血。

[**方药**]黄土汤《金匮要略》(灶心土、甘草、生地黄、白术、附子、阿胶、黄芩)加减。

(六)尿血

小便中混有血液或夹血丝、血块而排尿不痛,称为尿血,也称"溺血"。

1. 下焦热盛

[**证候**]小便黄赤灼热,尿血鲜红,心烦口渴,面赤口疮,夜寐不安,舌红,苔黄,脉数。

[**治法**]清热泻火,凉血止血。

[**方药**]小蓟饮子《玉机微义》(小蓟、蒲黄、藕节、滑石、通草、生地黄、当归、炙甘草、栀子、淡竹叶)加减。

2. 肾虚火旺

[**证候**]小便短赤带血,头晕耳鸣,神疲乏力,潮热颧红,腰膝酸软,舌红,脉细数。

[**治法**]滋阴降火,凉血止血。

[**方药**]知柏地黄丸《医宗金鉴》(知母、黄柏、熟地黄、山茱萸、山药、茯苓、泽泻、牡丹皮)。

3. 脾不统血

[**证候**]久病尿血,血色不华,体倦乏力,气短声低,或兼齿衄、肌衄,舌淡苔薄,脉细弱。

[**治法**]补脾摄血。

[**方药**]归脾汤《济生方》(人参、白术、甘草、当归、黄芪、酸枣仁、远志、茯神、龙眼肉、木香、大枣、生姜)加减。

4. 肾气不固

[**证候**]久病尿血,色淡红,头晕耳鸣,精神困倦,腰膝酸软,舌淡苔薄,脉沉弱。

[**治法**]补益肾气,固摄止血。

[**方药**]无比山药丸《备急千金要方》(生地黄、山药、山茱萸、牛膝、肉苁蓉、菟丝子、杜仲、巴戟天、茯苓、五味子、赤石脂、泽泻)加减。

(七)紫斑

血液溢于肌肤之间,皮肤表现青紫斑点或斑块的病证,称为紫斑,亦有称为肌衄者。

1. 血热妄行

[**证候**]皮肤出现青紫斑点或斑块,或伴有鼻衄、齿衄、便血、尿血,或有发热,口渴,便秘,舌红苔黄,脉弦数。

[**治法**]清热解毒,凉血止血。

[**方药**]犀角地黄汤《外台秘要》[犀角(现禁用,水牛角代)、生地黄、牡丹皮、芍药]合十灰散《十药神书》(大蓟、小蓟、侧柏叶、荷叶、茜草、栀子、白茅根、大黄、牡丹皮、棕榈皮)。

2. 阴虚火旺

[**证候**]皮肤出现青紫斑点或斑块,时发时止,常伴鼻衄、齿衄或月经过多,颧红,心烦,口渴,手足心热,或有潮热,盗汗,舌质红,苔少,脉细数。

[**治法**]滋阴降火,宁络止血。

[**方药**]茜根散《景岳全书》(茜草、黄芩、阿胶、侧柏叶、生地黄、炙甘草)加减。

3. 气不摄血

[**证候**]反复发生肌衄,久病不愈,神疲乏力,头晕目眩,面色苍白或萎黄,食欲不振,舌质淡,脉细弱。

[**治法**]补气摄血。

[**方药**] 归脾汤《济生方》(人参、白术、甘草、当归、黄芪、酸枣仁、远志、茯神、龙眼肉、木香、大枣、生姜)加减。

(辛效毅)

复习思考题

1. 胃热炽盛与阴虚火旺引起的齿衄临床特点有何不同?
2. 临床上应如何辨别吐血与咯血?

第二十一节 消 渴
（中医病证分类与代码:消渴 A06.09）

【概述】

消渴是以多饮、多食、多尿、形体消瘦乏力,或尿有甜味为主要临床表现的一种疾病。消为消耗水谷津液气血之意,渴即口渴引饮。

消渴之名,首见于《素问·奇病论》,其曰"此人必数食甘美而多肥也,肥者令人内热,甘者令人中满,故其气上溢,转为消渴"。根据病机与症状的不同,《黄帝内经》还有"消瘅""肺消""隔消""消中"等名称的记载,认为五脏虚弱、过食肥甘、情志失调是引起消渴的原因,阴津亏耗、燥热偏盛是其主要病机。汉代张机《金匮要略》对此病立专篇讨论,并最早提出治疗方药,主方有白虎加人参汤、肾气丸等。

现代医学中的糖尿病、尿崩症、神经性多尿症等,如有多食、多尿、消瘦等表现者,均可参考本节辨证论治。

【病因病机】

消渴的病因比较复杂,禀赋不足、情志失调、饮食不节、劳欲过度是引起消渴病的主要原因。

1. **禀赋不足** 先天禀赋不足,五脏虚弱,尤其是肾气素虚,阴虚体质最易罹患本病。

2. **情志失调** 长期精神刺激,如郁怒伤肝、肝气郁结,或劳心竭意、营谋强思等,以致气机郁结,化热生火,上燔肺津,中消胃液,下灼肾阴而发消渴。

3. **饮食不节** 长期过食肥甘,醇酒厚味,辛辣香燥,损伤脾胃,致脾胃运化失司,积热内蕴,化燥伤津,消谷耗液,发为消渴。

4. **劳欲过度** 房事不节,劳欲过度,耗伤阴精,肾阴亏损,虚火内生,上灼肺胃,终致肾虚、肺燥、胃热俱现,发为消渴。

消渴病变部位主要在肺、胃、脾、肾,尤以肾为关键。病机主要在于阴津亏损,燥热偏盛,两者互为因果。病理性质本虚标实,虚实夹杂为本病特点。本虚包括阴虚、气虚,甚则阳虚,其中以阴虚为主,气虚、阳虚为阴虚转化而成。阴虚贯穿于消渴病整个病程之中,涉及肺、脾、胃、肾等脏,尤以肾阴亏虚最为重要。标实包括燥热、瘀血、痰浊等,其中又以燥热为主,痰瘀为继发因素。阴虚与燥热密切相关,相生相伴,阴虚为本,燥热为标。

阴虚燥热,可致诸多变证。肺失滋润,日久可并发肺痨;肾阴亏损,肺失濡养,肺肾精血不能上承耳目,则可并发白内障、雀盲、耳聋;燥热内结,营阴被灼,络脉瘀阻,蕴毒成脓,发为痈疽、脱疽;阴虚燥热内炽,炼液成痰,痰阻血瘀,阻闭神窍而为中风;阴损及阳,脾肾衰弱,水湿潴留,泛溢肌肤,则发为水肿;痰瘀互结,闭阻心脉,则为胸痹心痛。严重者阴津极度耗损,虚阳浮越而出现烦躁神昏,或阴竭阳亡而见昏迷、肢厥、脉微欲绝等危象。

【辨证论治】

消渴当先辨病位。"三多"症状,往往同时存在,但根据程度上的轻重不同,而有上、中、下三消之分,即肺燥、胃热、肾虚之别。通常把以肺燥为主,口渴、多饮症状较突出者,称为上消;以胃热为主,多食、易饥症状较突出者,称为中消;以肾虚为主,小便频症状较突出者,称为下消。再辨标本,本病以阴虚为本,燥热为标,两者互为因果。

1. 上消(肺热津伤)

[证候] 烦渴多饮,口干舌燥,尿频量多,烦躁多汗,舌边尖红,苔薄黄,脉洪数。

[治法] 清热润肺,生津止渴。

[方药] 消渴方《丹溪心法》(天花粉、黄连、生地黄、藕汁、姜汁、蜂蜜、乳汁)加减。

2. 中消

(1)胃热炽盛

[证候] 多食易饥,口干多饮,形体消瘦,大便干燥,小便频数,舌干质红,苔黄燥,脉细数。

[治法] 清胃泻火,养阴生津。

[方药] 玉女煎《景岳全书》(石膏、熟地黄、麦冬、知母、牛膝)加减。

(2)气阴两虚

[证候] 口渴多饮,多食与便溏并见,或腹胀,饮食减少,精神不振,四肢乏力,形体消瘦,舌质淡红,苔白而干,脉弱。

[治法] 益气健脾,生津止渴。

[方药] 七味白术散《小儿药证直诀》(白术、茯苓、人参、甘草、藿香、木香、葛根)加减。

3. 下消

(1)肾阴亏虚

[证候] 尿频尿多,混浊如脂如膏,或尿有甜味,头晕耳鸣,腰膝酸软,皮肤干燥瘙痒,口干舌燥,或五心烦热、骨蒸潮热、盗汗、遗精等,舌质红,少苔或无苔,脉细数。

[治法] 滋阴固肾。

[方药] 六味地黄丸《小儿药证直诀》(熟地黄、山茱萸、山药、茯苓、泽泻、牡丹皮)加减。

(2)阴阳两虚

[证候] 小便频数量多,混浊如膏,甚至饮一溲一,面色黧黑,神情憔悴,耳轮焦枯,腰膝酸软,四肢欠温,畏寒肢冷,甚则阳痿或月经不调,舌苔淡白,脉沉细无力。

[治法] 滋阴温阳,补肾固摄。

[方药] 肾气丸《金匮要略》(熟地黄、山药、山茱萸、茯苓、泽泻、牡丹皮、炮附子、桂枝)加减。

血脉瘀滞也是消渴常见病因及病理产物,对于上述各种证型,如患者伴有面色晦暗、胸中闷痛且夜间加重、舌质紫暗或有瘀点瘀斑、脉涩或结或代等瘀血表现,应适当加用活血化瘀药物,如丹参、川芎、郁金、红花、泽兰、乳香、没药等。

(辛效毅)

复习思考题

1. 消渴的病因及治疗原则是什么?
2. 如何对消渴进行辨证论治?

第二十二节 │ 汗　证
(中医病证分类与代码:汗病 A06.08.)

【概述】

汗证是以汗液外泄失常为主证的一类病证。不因外界环境因素的影响而白昼时时汗出,动则益甚,称为自汗,多属气虚;寐中汗出,醒后即止,称为盗汗,多属阴虚,但汗证亦有由实证所致。汗出久者亦可出现阴阳两虚之候。

宋代陈言在《三因极一病证方论》对自汗、盗汗作了区分:"无论昏醒,浸浸自出者,名曰自汗;或睡着汗出,即名盗汗,或云寝汗。"一般认为自汗多气虚,盗汗多阴虚,而明代张介宾《景岳全书·汗证》明确指出:"自汗盗汗亦各有阴阳之证,不得谓自汗必属阳虚,盗汗必属阴虚。"

现代医学中的自主神经功能紊乱、甲状腺功能亢进症、风湿热、结核病等导致汗出异常的可参考本节辨证论治。

【病因病机】

1. 体虚病后　素体虚弱或病后体虚,致肺气耗伤,卫外失固,腠理失密;或阴津耗伤,阴虚火旺,迫津外泄;或表虚复受风,营卫失和,卫外失司而致汗证。

2. 情志不调　思虑过度,损伤心脾阴血,血不养心;或郁怒伤肝化火,邪热郁蒸,迫津外泄。

3. 饮食不节　嗜食辛辣肥甘厚味,脾胃湿热内蕴,蒸腾津液外泄。

汗证的病位在卫表肌腠,病变脏腑涉及肺、心、脾、胃、肝、肾。主要病机是阴阳失调,腠理不固,营卫失和,汗液外泄。汗证病理性质有虚实之分,自汗多为气虚,盗汗多为阴虚,实证多为肝火、湿热郁蒸所致,临床上需要与脱汗、战汗、黄汗鉴别。危重患者,大汗淋漓,或汗出如油如珠,并伴亡阳或亡阴危证为脱汗;外感病中,全身战栗而汗出为战汗,为正胜邪退之象;汗出色黄如柏汁,染衣着色为黄汗。

【辨证论治】

本病须辨阴阳虚实。自汗多属气虚不固,盗汗多属阴虚内热。肝火、湿热等邪热郁蒸所致属实证。病程久者或病变重者会出阴阳虚实错杂的情况。自汗久则可以伤阴,盗汗久则可以伤阳,出现气阴两虚或阴阳两虚之证,故治疗分虚实。虚证当根据证候的不同而治以益气、养阴、补血,调和营卫;实证当清肝泄热,化湿和营;虚实夹杂者,则根据虚实的主次而适当兼顾,各证均可酌加固涩敛汗之品。

1. 肺卫不固

[证候] 汗出恶风,稍劳汗出尤甚,易于感冒,体倦乏力,面色少华,苔薄白,脉细弱。

[治法] 益气固表。

[方药] 玉屏风散《世医得效方》(黄芪、白术、防风)加减。

2. 营卫不和

[证候] 汗出恶风,周身酸楚,时寒时热,或表现半身或局部出汗,苔薄白,脉缓。

[治法] 调和营卫。

[方药] 桂枝汤《伤寒论》(桂枝、白芍、生姜、大枣、炙甘草)加减。

3. 心血不足

[证候] 自汗或盗汗,心悸少寐,神疲气短,面色不华,舌淡苔白,脉细。

[治法] 补养心血。

[方药] 归脾汤《济生方》(人参、黄芪、白术、茯神、当归、龙眼肉、酸枣仁、远志、木香、甘草、生姜、大枣)加减。

4. 阴虚火旺

[证候] 夜寐盗汗,或有自汗,五心烦热,或兼午后潮热,两颧色红,口渴,舌红少苔,脉细数。

[治法] 滋阴降火。

[方药] 当归六黄汤《兰室秘藏》(当归、生地黄、熟地黄、黄连、黄芩、黄柏、黄芪)加减。

5. 邪热郁蒸

[证候] 蒸蒸汗出,汗液黏腻不爽,或易使衣服黄染,面赤烘热,烦躁,口苦,小便色黄,大便黏滞或干结,舌苔薄黄,脉弦数。

[治法] 清肝泄热,化湿和营。

[方药] 龙胆泻肝汤《医方集解》(龙胆、黄芩、栀子、柴胡、泽泻、木通、车前子、当归、生地黄、生甘草)加减。

(贾爱明)

复习思考题

1. 试述自汗、盗汗的概念及临床特征。
2. 试述阴虚火旺型汗出的证候、治法、代表方。

第二十三节 | 肥 胖
（中医病证分类与代码：肥胖病 A07.11）

【概述】

肥胖是由多种原因导致体内膏脂堆积过多，体重异常增加，可伴有头晕乏力、神疲懒言、少动气短等症状的一类病证，是其他多种疾病发生的基础。重度肥胖进一步发展易合并消渴、眩晕、胸痹、中风、头痛、胆胀、痹病甚至某些肿瘤等疾病。肥胖可见于任何年龄、性别，与家族遗传及环境因素密切相关，已成为影响人类健康的一种常见慢性疾病。

肥胖病因与饮食不节密切相关，如《素问·奇病论》即记载"数食甘美而多肥"，也与气虚体质密切相关，如清代陈士铎《石室秘录》中提出"肥人多痰，乃气虚也，虚则气不能运化，故痰生之"。

现代医学中的单纯性肥胖、代谢综合征及具有明确病因的继发性肥胖病（继发于下丘脑及垂体性、胰源性，以及甲状腺功能减退症等），均可参照本病进行辨证论治。

【病因病机】

1. 正虚体弱 素体脾肾气虚，或久病体弱之人，气虚阳衰，水液气化、运行无力，血液运行涩滞，导致水湿痰瘀内聚，久而酿生肥胖。

2. 先天禀赋 具有家族性，素多膏脂，痰湿体质，或先天肾气不足，或后天脾失健运，水湿内蕴，致膏脂痰湿堆积，而成肥胖。

3. 饮食不节 过食膏粱肥甘厚味，日久损伤脾胃，脾虚而痰湿内生，或素体胃强脾弱，胃热则食量过大，而脾虚则失于疏布水谷精微，致湿浊积聚不化，进而肥胖。

4. 劳逸失常 疏于劳作运动，久坐久卧，"久卧伤气，久坐伤肉"，气虚脾损则运化失司，影响体内水谷精微正常输布，日久积聚而成痰浊脂膏，内聚体内，发为肥胖。

本病属本虚标实。本虚多为脾肾阳气虚衰，或兼心肺气虚，标实为痰浊、胃热，痰浊常与水湿、瘀血、气滞相兼。病位主要在脾与肌肉，发病亦与脾、肾、肺、肝功能有关。主要病机为气虚阳衰，痰湿瘀滞。在病变过程中常发生病机转化：一是虚实之间可转化；二是多种病理产物之间可转化；三是肥胖病变日久可变生他病。

【辨证论治】

本病辨证应首辨标本虚实，并结合辨脏腑病位，治疗以补虚泻实为原则。治本用补益脾肾，治标常用祛湿、化痰、清热，结合行气、利水、消导、通腑、化瘀等法。

1. 胃热滞脾

［证候］体胖腹胀，多食善饥，胃灼痛嘈杂，面红心烦，口干苦，舌红，苔黄腻，脉弦滑。

［治法］清胃泻火，佐以消导。

［方药］小承气汤《伤寒论》（大黄、枳实、厚朴）合保和丸《丹溪心法》（山楂、神曲、半夏、茯苓、陈皮、连翘、莱菔子）加减。

2. 肝郁气滞

［证候］体胖，常有情绪性多食，神情抑郁或烦躁易怒，胃脘痞闷，腹胀，胸胁胀痛，头胀痛，眩晕，喜叹息，口苦，咽部时有憋堵感，失眠多梦，月经不调或闭经，痛经，舌质暗红或紫，脉弦。

［治法］疏肝解郁，理气健脾。

［方药］柴胡疏肝散《医学统旨》（陈皮、柴胡、川芎、香附、枳壳、芍药、炙甘草）或逍遥散《太平惠

民和剂局方》(柴胡、当归、白芍、白术、茯苓、薄荷、炙甘草、生姜)加减。

3. 痰湿内盛

[证候] 形盛体胖,嗜食肥甘厚味,身体困重,脘腹胀满,胸膈痞闷,神疲嗜卧懒动,头晕目眩,大便黏滞不爽,舌淡,边有齿痕,舌体胖大,苔白腻或白滑,脉滑或濡。

[治法] 燥湿化痰,理气消痞。

[方药] 导痰汤《济生方》(半夏、天南星、橘红、枳实、茯苓、炙甘草、生姜)加减。

4. 脾虚不运

[证候] 肥胖臃肿,面色㿠白,神疲乏力,身体困重,胸闷脘胀,四肢轻度浮肿,晨轻暮重,劳累后明显,饮食如常或偏少,既往多有暴饮暴食史,小便不利,大便溏或便秘,舌淡胖,边有齿痕,苔薄白或白腻,脉濡细。

[治法] 健脾益气,渗利水湿。

[方药] 参苓白术散《太平惠民和剂局方》(人参、白术、茯苓、甘草、山药、桔梗、白扁豆、莲子肉、砂仁、薏苡仁)合防己黄芪汤《金匮要略》(防己、黄芪、白术、甘草、生姜、大枣)加减。

5. 脾肾阳虚

[证候] 体胖,颜面虚浮,下肢浮肿,神疲乏力,头晕畏寒,腹胀便溏,自汗气喘,动则更甚,腰膝冷痛,阳痿阴冷,月经延期,夜尿频多,便溏或便秘,舌淡胖,苔薄白,脉沉细。

[治法] 温补脾肾,利水化饮。

[方药] 真武汤《伤寒论》(炮附子、生姜、茯苓、白术、芍药)合苓桂术甘汤《金匮要略》(茯苓、桂枝、白术、甘草)加减。

(贾爱明)

复习思考题

1. 简述肥胖的治疗原则。
2. 简述肥胖脾肾阳虚证的证候、治法、代表方。

第二十四节 │ 内伤发热

(中医病证分类与代码:内伤发热病 A06.01.04)

【概述】

内伤发热是指脏腑功能失调、气血阴阳失衡所导致的以发热为主要表现的病证。临床表现以低热为多,有时或见高热,或患者自觉发热而体温不高。本证一般起病较缓,病程较长,或虚或实。

早在《黄帝内经》即有内伤发热论述,如《素问·刺志论》首先明确提出"气虚身热"。《素问·调经论》提出"阴虚生内热"。汉代张机《金匮要略·血痹虚劳病脉证并治》以小建中汤治疗手足烦热,成为后世甘温除热治法之先河。

现代医学中的功能性低热、结缔组织疾病、内分泌代谢性疾病、肿瘤、血液病及慢性感染性疾病等所引起的发热和某些原因不明的发热,可参考本节进行辨证论治。

【病因病机】

1. **久病体虚** 素体虚损,或久病耗伤,致气血阴阳亏虚,阴阳失衡而引起发热。

2. **饮食劳倦** 饮食失调,或劳倦过度,导致脾胃受损,中气不足,虚阳外越而发热;或阴血无以化生,阴火内生而发热;或脾胃运化失常,痰湿内蕴,郁而化热。

3. **七情失调** 尤其是情志抑郁,肝气不能条达,气郁化火,或恼怒过度,肝火内盛,以致发热。

4. **外伤瘀血** 外伤、出血等原因导致瘀血内结,停积于体内,气血运行不畅,壅遏不通,引致发热;或外伤出血过多,阴血亏损,阴不济阳,阳气独亢,而引起发热。

本病基本病机为脏腑功能失调,气血阴阳失衡。不同病机之间,或可因虚致实,或可久病由实转虚,虚实夹杂。

【辨证论治】

发热的辨证,首先根据发病原因、病程长短、临床表现和体质强弱,确定其为内伤发热还是外感发热。内伤发热由内因而致,其一般特点是:发热缓慢,病程较长或反复发作,发热而不恶寒,多为低热,或发热时作时止,或发有定时,或见高热,或五心烦热,或自觉发热而体温不高。因内伤发热主要由气、血、内湿的郁遏壅滞或气、血、阴、阳的虚损失调所致,故常伴有气郁、血瘀、湿郁或气虚、血虚、阴虚、阳虚的症状。而外感发热为感受外邪所致,多表现为起病较急,病程较短,发热时多伴有恶寒,并常伴头痛、鼻塞、流涕、喷嚏、脉浮等。确定为内伤发热后,依据病史、症状、舌脉等辨别证候的虚实,以便确定治疗原则。由气郁、血瘀、湿聚所致的内伤发热属实,由气虚、血虚、阴虚所致的内伤发热属虚。既有正虚,又有邪实的表现为虚实夹杂证。

临床须根据内伤发热证候、病机的不同,采取相应的治疗方法,或滋阴清热,或补益气血,或清热化湿,或疏肝解郁,或活血化瘀。对虚实夹杂者,则须分清主次,兼而顾之。切忌一见发热便用发汗或清热之法。

1. 阴虚发热

[证候] 午后潮热或夜间发热,五心烦热,颧红,盗汗,口燥咽干,或少寐多梦,舌红或绛,少苔或无苔,脉细数。

[治法] 滋阴清热。

[方药] 清骨散《证治准绳》(银柴胡、胡黄连、秦艽、鳖甲、地骨皮、青蒿、知母、甘草)加减。

2. 气虚发热

[证候] 发热常在劳累后发作或加重,气短懒言,倦怠乏力,自汗,易于感冒,或食少便溏,舌淡,苔薄白,脉细弱。

[治法] 益气补中,甘温除热。

[方药] 补中益气汤《内外伤辨惑论》(黄芪、人参、白术、炙甘草、当归、陈皮、升麻、柴胡)加减。

3. 血虚发热

[证候] 发热,多为低热,伴头晕眼花,乏力身倦,心悸不宁,面白无华,唇甲苍白,舌淡、脉细弱。

[治法] 养血益气。

[方药] 归脾汤《济生方》(人参、黄芪、白术、茯神、当归、龙眼肉、酸枣仁、远志、木香、甘草、生姜、大枣)加减。

4. 肝郁发热

[证候] 发热多潮热、烘热或午后低热,常随情绪波动而起伏,情志抑郁不欢,喜叹息,或烦躁易怒,或兼胸胁胀痛,口苦咽干,泛恶欲呕,或妇女月经不调,舌红,苔黄,脉弦数。

[治法] 疏肝理气,解郁泻热。

[方药] 丹栀逍遥散《内科摘要》(牡丹皮、栀子、柴胡、白芍、当归、白术、茯苓、炙甘草、薄荷、生姜)加减。

5. 瘀血发热

[证候] 午后或夜间发热,或自觉身体局部发热,或有痛处固定不移或肿块,口干但不多饮,甚则面色晦暗,肌肤甲错,舌质紫暗或有瘀斑,脉沉弦或涩。

[治法] 活血化瘀。

[方药] 血府逐瘀汤《医林改错》(桃仁、红花、当归、生地黄、赤芍、枳壳、牛膝、柴胡、川芎、桔梗、甘草)加减。

6. 湿郁发热

[证候] 身热不扬,午后为甚,热势缠绵,脘痞呕恶,困顿纳呆,渴不欲饮,大便不爽,胸闷,头重如

裹,舌红,苔黄腻,脉濡数。

[治法] 清热利湿,宣畅气机。

[方药] 三仁汤《温病条辨》(杏仁、豆蔻、薏苡仁、半夏、厚朴、通草、竹叶、滑石)加减。

(贾爱明)

复习思考题

1. 如何区分内伤发热与外感发热?

2. 列举内伤发热各个证型相应的治法和代表方。

第二十五节 痹 证
(中医病证分类与代码:痹证 A07.06.)

【概述】

痹证是指以肢体筋骨、关节、肌肉等处疼痛、酸楚、麻木、重着,甚或关节屈伸不利、僵硬、肿大、变形等为主要临床表现的病证。临床上具有反复发作或逐渐加重的特点。

《素问·痹论》云,"所谓痹者,各以其时,重感于风寒湿之气也","其风气胜者为行痹,寒气胜者为痛痹,湿气胜者为着痹也。"痹证发生主要由正虚感受风、寒、湿、热之邪所致。痹证病变部位在经脉,累及肢体、筋骨、关节、肌肉,日久耗伤气血,累及肝、肾等脏腑。

现代医学中的风湿性关节炎、类风湿关节炎、反应性关节炎、骨性关节炎、强直性脊柱炎、肌纤维炎、痛风等出现痹证的临床表现时,均可参考本节内容进行辨证论治。

【病因病机】

1. **正虚体弱** 患者素体虚弱,或年老体虚,或久病耗损,致正气不足,腠理空虚,卫外不固,或脾虚气血生化乏源,易感外邪,是本病发生的内在因素。

2. **外邪侵袭** 风、寒、湿、热等邪气是引发本病的外在因素。久居潮湿或严寒之地,或长期贪凉露宿、水中作业、涉水冒雨等,而未采取防湿保暖措施,日久则致风、寒、湿邪侵袭肌肤腠理,留滞于筋脉、肌肉、关节,气血运行不通,而发为行痹、痛痹、着痹。风、寒、湿邪郁久化热,或素体阳盛或阴虚有热,感邪后易从热化,或感受风热之邪,与湿邪合并为患,均可导致风湿热邪与气血相搏,气血壅滞,筋脉拘急而发为热痹。

3. **劳逸失度** 劳欲耗精,精气亏虚,卫外不固;或剧烈运动,气随汗泄,汗出肌疏,外邪乘虚侵袭。

本病的病变部位在经脉,常累及肢体、关节、肌肉、筋骨,日久则耗伤气血,损伤肝肾;痹证日久可累及脏腑,出现脏腑痹。病初以肢体、关节、肌肉疼痛、肿胀、酸楚、重着为主症,为病在肌表与经络之间;久则深入筋骨,以关节疼痛、麻木、僵直、变形、活动障碍为主症;病变日久,病邪可由表入里,经病及脏,即可形成顽固而难愈的"五脏痹"。基本病机可概括为风、寒、湿、热、痰、瘀、虚,导致经络痹阻,气血运行不畅。痹证总属于本虚标实,病初多实证为主,日久多虚实夹杂或转为虚证。

【辨证论治】

痹证辨证需要辨邪气偏盛。风、寒、湿、热之邪为患,各有侧重:一般风邪盛者,表现为肢体关节疼痛,游走不定,称为行痹;寒邪盛者,表现为疼痛明显,痛有定处,遇寒加重,称为痛痹;湿邪盛者,表现为酸痛重着,关节漫肿,称为着痹;热邪盛者或邪从热化,表现为关节肿胀,肌肤灼热疼痛,称为风湿热痹。另外,要根据发病特点及全身症状辨虚实。痹证新发,多为实证;久病耗伤气血,损及肝肾,多为虚证;日久痰瘀互结,缠绵难愈,伴有肝肾亏虚者为虚实夹杂证。

痹证治疗以祛邪通络、宣痹止痛为基本原则,并须根据邪气偏盛及虚实情况分别采用祛风、散寒、除湿、清热、化痰、除瘀等治疗方法。痹证日久者,应当重视扶正补虚,配以补肝肾、强筋骨、益气血之法。除内服中药治疗外,结合膏药外敷、针灸、推拿、按摩、拔罐、药物熏洗等疗法,往往可取得良好疗效。

1. 风寒湿痹

（1）行痹

[证候] 肢体关节疼痛,游走不定,多见于腕、肘、踝、膝等处关节,屈伸不利,初期常伴有恶风、发热等表证,舌苔薄白,脉浮。

[治法] 祛风通络,散寒除湿。

[方药] 防风汤《圣济总录》(防风、当归、茯苓、杏仁、黄芩、秦艽、葛根、羌活、桂枝、生姜、甘草)加减。

（2）痛痹

[证候] 肢体关节疼痛剧烈,痛如锥刺,痛有定处,得热则痛解,遇寒则疼痛加重,关节屈伸不利,痛处皮色不红并有冷感,舌质淡,苔薄白,脉弦紧。

[治法] 温经散寒,祛风除湿。

[方药] 乌头汤《金匮要略》(制川乌、麻黄、白芍、黄芪、甘草、蜂蜜)加减。

（3）着痹

[证候] 肢体关节疼痛重着,肌肉酸楚,痛有定处,四肢沉重,甚则关节肿胀散漫,活动不利,肌肤麻木不仁,舌质淡,苔白腻,脉濡缓。

[治法] 除湿通络,祛风散寒。

[方药] 薏苡仁汤《类证治裁》(薏苡仁、川芎、当归、麻黄、桂枝、羌活、独活、防风、制川乌、甘草、白术、生姜)加减。

2. 风湿热痹

[证候] 关节疼痛,局部灼热红肿,痛不可触,得冷反痛减,屈伸不利,常伴发热汗出,口渴心烦,舌苔黄燥或黄腻,脉滑数。

[治法] 清热通络,祛风除湿。

[方药] 宣痹汤《温病条辨》(防己、杏仁、滑石、连翘、栀子、薏苡仁、半夏、蚕沙、赤小豆)加减。

3. 痰瘀痹阻

[证候] 各种痹证日久迁延不愈,肢体关节肌肉刺痛或重着疼痛,痛有定处,夜间痛甚,或关节肿胀,甚则关节僵硬畸形,屈伸不利,舌质紫暗或有瘀斑,苔白腻,脉弦涩。

[治法] 化痰行瘀,搜风通络。

[方药] 双合汤《杂病源流犀烛》(当归、川芎、白芍、生地黄、陈皮、半夏、茯苓、桃仁、红花、白芥子、甘草)加减。

4. 肝肾两虚

[证候] 痹证日久不愈,关节肿大,僵硬变形,屈伸不利,肌肉瘦削,腰膝酸软;或畏寒肢冷,阳痿遗精;或头晕目眩,骨蒸潮热,面色潮红,心烦口干,失眠,舌质红,少苔,脉细数。

[治法] 补益肝肾,舒筋活络。

[方药] 独活寄生汤《备急千金要方》(独活、细辛、防风、秦艽、肉桂、桑寄生、杜仲、牛膝、当归、川芎、生地黄、白芍、人参、茯苓、甘草)加减。

（吴国琳）

复习思考题

1. 试述痹证的概念及临床表现。

2. 痹证的基本病机是什么,如何对痹证进行辨证论治?

第二十六节 | 腰 痛

（中医病证分类与代码：腰痹 A07.06.17）

【概述】

腰痛又称"腰脊痛"，是以腰脊或脊旁部位疼痛为主要表现的病证。其发病有急性和慢性之分。急性腰痛，病程较短，腰部多拘急疼痛、刺痛，脊柱两旁常有明显的按压痛；慢性腰痛，病程较长，时作时止，腰部多隐痛或酸痛。

《黄帝内经》中首次出现"腰痛"病名及其专篇，如《素问·脉要精微论》云："腰者，肾之府，转摇不能，肾将惫矣。"《素问·刺腰痛》中提及："衡络之脉，令人腰痛，不可以俯仰，仰则恐仆，得之举重伤腰，衡络绝，恶血归之。"腰痛的发生主要由外邪侵袭、体虚年老、跌仆闪挫引起经脉受阻，气血不畅；或肾气亏虚，腰府失养；或气血阻滞，瘀血留着，进而痹阻经脉，气血不通，发为腰痛。

现代医学中的腰椎疾病、腰肌劳损、腰椎间盘疾病、腰肌纤维炎、腰椎骨质增生、强直性脊柱炎、泌尿系感染等疾病过程中出现以腰痛为主症者，可参考本节辨证治疗。

【病因病机】

1. 外邪侵袭 久居冷湿之地，或涉水冒雨，或贪凉，或劳汗当风，衣着湿冷而感受寒湿之邪，或感受湿热之邪，或寒湿内蕴日久郁而化热，寒湿或湿热阻遏经脉气血运行，引起腰痛。

2. 跌仆外伤 跌仆闪挫，或体位不正，用力不当，导致腰部经络气血瘀滞不通，瘀血留着而腰痛。

3. 年老体虚 先天禀赋不足，或久病失治，或年老体衰，或房劳过度，致肾精亏损，无以濡养经脉而发生腰痛。

总之，腰痛的病因以肾虚为本，感受外邪、跌仆闪挫为标，两者又互为因果。病变部位在肾，与足太阳膀胱经、足少阴肾经及督脉、带脉等经脉有关。基本病机为邪阻经脉，腰府失养。

【辨证论治】

腰痛辨证宜先分虚实。虚证病情缠绵，反复发作，多由肾虚所致，治宜补肾壮腰。实证多由感受外邪或跌仆闪挫而致，发病急，病程短，治宜散寒祛湿，或清热利湿，或活血祛瘀，或舒筋通络为主，佐以补肾强腰。

1. 寒湿腰痛

[证候] 腰部冷痛重着，转侧不利，静卧痛不减，遇寒冷和阴雨天加重，苔白腻，脉沉而迟缓。

[治法] 散寒化湿，温经通络。

[方药] 甘姜苓术汤《金匮要略》（干姜、甘草、茯苓、白术）加减。

2. 湿热腰痛

[证候] 腰部坠胀疼痛，痛处重着而伴有热感，暑湿阴雨天气症状加重，而活动后或可减轻，身体困重，小便短赤，苔黄腻，脉濡数。

[治法] 清热利湿，舒筋止痛。

[方药] 三妙丸《医学正传》（苍术、黄柏、牛膝）加减。

3. 瘀血腰痛

[证候] 腰痛如刺，痛有定处，痛处拒按，舌质暗紫，或有瘀斑，脉涩。或有外伤史。

[治法] 活血化瘀，通络止痛。

[方药] 身痛逐瘀汤《医林改错》（秦艽、当归、桃仁、红花、五灵脂、香附、牛膝、地龙、羌活、甘草、川芎、没药）加减。

4. 肾虚腰痛

[**证候**] 腰部以酸软疼痛为主,绵绵不绝,喜温喜按,腿膝无力,遇劳更甚,卧则减轻。偏阳虚者,则少腹拘急,手足不温,少气乏力,舌质淡,脉沉细;偏阴虚者,则五心烦热,失眠,口燥咽干,面色潮红,舌红少苔,脉弦细数。

[**治法**] 补肾壮腰。偏阳虚者,温补肾阳;偏阴虚者,滋补肾阴。

[**方药**] 偏阳虚者以右归丸《景岳全书》(熟地黄、山茱萸、山药、枸杞子、菟丝子、杜仲、制附子、肉桂、当归、鹿角胶)为主方加减。偏阴虚者以左归丸《景岳全书》(熟地黄、山茱萸、山药、枸杞子、菟丝子、鹿角胶、龟甲胶、川牛膝)为主方加减。

(吴国琳)

复习思考题

1. 简述腰痛常见证型的证候特点及治法。
2. 腰痛的辨治原则是什么?

第二十七节 │ 痿 证
(中医病证分类与代码:痿证 A07.07.)

【**概述**】

痿证是指以肢体筋脉弛缓,软弱无力,不能随意运动,甚则肌肉萎缩为主要临床表现的一种病证。临床上以下肢痿弱无力较为多见,亦可见下肢与上肢、左侧与右侧皆痿弱不用。

《素问·生气通天论》指出,因于湿,首如裹,湿热不攘,大筋緛短,小筋弛长,緛短为拘,弛长为痿。在治疗上,《素问·痿论》提出"治痿者,独取阳明"的基本原则。痿证的发生主要由感受温毒、湿热浸淫、饮食毒物所伤、久病房劳、跌仆瘀阻等,引起五脏受损,精津不足,气血亏耗,进而肌肉筋脉失养,发为痿证。

西医学中的吉兰-巴雷综合征、重症肌无力、运动神经元疾病、脊髓病变、肌肉病变、周期性瘫痪等以肢体痿软无力、不能随意运动为主要表现者,均可参照本节内容进行辨证论治。

【**病因病机**】

1. 感受温毒 感受温热毒邪,温病高热持续不退,或病后余热未尽,皆令内热燔灼,伤津耗气,肺热叶焦,不能敷布津液,无以润泽五脏,四肢筋脉肌肉失养而痿弱不用。

2. 湿热浸淫 由于久居湿地或涉水冒雨,感受湿邪,遏阻营卫,郁而生热,或素有痰湿,久蕴化热。湿热浸淫筋脉,气血运行不畅,致筋脉肌肉失于濡养而成痿证。

3. 饮食或毒物所伤 饮食不节,嗜食辛辣肥甘,损伤脾胃,运化失职,湿热内生,可致痿证;或脾胃虚弱,受纳、运化、输布水谷精微功能失常,气血津液生化乏源,筋脉肌肉失养,致肢体痿弱不用。此外,服用或接触毒性药物,损伤气血经脉,致经气不利,脉道失畅,亦可发生痿证。

4. 久病积损 久病体虚,脾胃运化功能失常,气血津液亏虚,或先天禀赋不足,或房劳太过,久则损及肝肾,致精血亏虚,或劳力太过,伤及筋肉,均可导致筋脉肌肉失于濡养,发生痿证。

5. 跌仆瘀阻 跌仆损伤,瘀血阻络,新血不生,经气不利,脑失神明之用,发为痿证。

痿证病变部位在筋脉、肌肉,与肺、脾、胃、肝、肾密切相关。痿证的基本病机为脏腑受损,精、气、血、津液不能荣养筋脉肌肉。病因病机可概括为:肺热津伤,津液不布;湿热浸淫,气血不运;脾胃虚弱,精微不输;肝肾亏损,髓枯筋痿;瘀血阻络,筋脉失养。

【**辨证论治**】

痿证辨证,首辨脏腑病位。痿证病变部位虽在筋脉、肌肉,但发病根源为五脏受损,与肺、脾胃、肝肾密切相关。起病急骤,伴见发热恶寒、咳嗽咽痛,或在热病之后出现肢体痿弱不用者,病位多在肺;四肢痿软,而伴有乏力、食少便溏、纳呆腹胀、恶心呕吐,或下肢微肿者,其病位多在脾胃;四肢痿软,甚则不能站立,腰膝酸软,形寒肢冷,夜尿清长,男子阳痿遗精,女子月经不调,咽干目眩,其病位多在肝肾。次辨标本虚实。外感温热毒邪或湿热浸淫者,起病急,进展快,多属实证;内伤日久,起病与发展慢,病程较长,多属虚证或虚中夹实证。

痿证治疗,虚证宜扶正补虚为主,实证宜祛邪和络,虚实兼夹者当兼顾治之。临床无论选方用药还是针灸推拿等,均应重视补益脾胃这一原则。由于脾胃为后天之本,气血生化之源,脾胃受损,运化功能失常,气血津液生化不足,肌肉筋脉失养,则肢体痿弱不用,故脾胃虚弱者,应健脾益气,或清胃火、祛湿热,或益胃养阴,以调理脾胃。虽然强调重视脾胃,但临床治疗仍宜辨证论治。肝肾亏虚者,宜滋养肝肾,酌加健脾益气之品;肺热伤津者,宜清热润燥,可加养胃阴、清胃火之品,胃火清则肺金肃;湿热浸淫者,宜清热利湿,酌加健脾之品而有利于化湿;瘀阻脉络者,宜活血化瘀,酌加益气养血通络之品,利于痿证恢复。

痿证严重者,手不能握物,足不能行走,日久肌肉萎缩,甚则瘫痪,凶险者还可出现舌体瘫软,呼吸和吞咽困难,危及生命。需要加强防护,防痰浊壅肺致呼吸困难,或发生呛咳、压疮或肢体挛缩等并发症。

1. 肺热津伤

[证候]发病急,病之初起即伴有发热,或热后突然出现肢体软弱无力,皮肤干燥,甚则枯槁,心烦口渴,咳呛少痰,咽干不利,甚者胸闷、呼吸困难,小便黄赤、量少,大便干燥,舌质红,苔黄,脉细数。

[治法]清热润燥,养阴生津。

[方药]清燥救肺汤《医宗金鉴》(桑叶、石膏、生甘草、人参、胡麻仁、阿胶、麦冬、杏仁、枇杷叶)加减。

2. 湿热浸淫

[证候]起病较缓,四肢痿软,身体困重,或麻木、肿胀,尤以下肢或两足明显,或有发热,身热不扬,胸脘痞闷,或足胫热气上腾,小便短赤涩痛,舌质红,舌苔黄腻,脉濡数或滑数。

[治法]清热利湿,通利经脉。

[方药]加味二妙丸《证治准绳》(黄柏、苍术、当归、川牛膝、萆薢、防己、龟甲)加减。

3. 脾胃虚弱

[证候]起病缓慢,肢体软弱无力,逐渐加重,甚则肌肉萎缩,少气懒言,神疲乏力,腹胀,纳呆,便溏,颜面浮肿,面色萎黄,舌淡,苔薄白,脉细弱。

[治法]补中益气,健脾升清。

[方药]参苓白术散《太平惠民和剂局方》(人参、白术、茯苓、甘草、山药、桔梗、白扁豆、莲子肉、砂仁、薏苡仁)加减。

4. 肝肾亏损

[证候]起病缓慢,病久不愈,渐见肢体痿软无力,尤以下肢明显,腰脊酸软,不能久立,甚至步履全废,腿胫大肉渐脱,或伴有头目眩晕,耳鸣耳聋,头发干枯脱落,口咽干燥,遗精或遗尿,或妇女月经不调,舌红苔少,脉细数。

[治法]补益肝肾,滋阴清热。

[方药]虎潜丸《丹溪心法》[黄柏、龟甲、知母、熟地黄、陈皮、白芍、锁阳、虎骨(现禁用,狗骨代)、干姜]加减。

5. 脉络瘀阻

[证候]痿证日久,或有跌仆损伤病史,四肢日渐痿软,肌肉消瘦,或手足麻木、疼痛,肌肤不仁,肢

冷,四肢青筋显露,舌体瘦小或舌痿不能伸缩,舌质暗淡或有瘀点、瘀斑,脉细涩。

[**治法**] 益气养营,活血化瘀。

[**方药**] 补阳还五汤(黄芪、当归、赤芍、地龙、川芎、桃仁、红花)加减。

(吴国琳)

复习思考题

1. 痿证的病因病机是什么,如何对痿证进行辨证论治?

2. 为什么治疗痿证时重视调理脾胃?

本章思考题解题思路

本章目标测试

第十一章 外科常见病证

外科常见病主要是临床上中医药诊治具有一定特色的临床常见疾病，主要包括瘾疹、痈、湿疮、痔病、肛漏、肛痈共六个疾病。每个病作为单独的一节，从概述、病因病机、辨证论治三个方面进行展开。在学习的过程中，要进行不同疾病之间的鉴别诊断，同时要结合西医学现代研究进展进行学习。

第一节 | 瘾 疹

（中医病证分类与代码：瘾疹 A08.01.09）

【概述】

瘾疹是一种皮肤出现风团，时隐时现的瘙痒性、过敏性皮肤病。其特征是皮肤上出现瘙痒性风团，色或红或白，形态各异，发无定处，忽起忽消，消退后不留痕迹。

《素问·四时刺逆从论》首次提出了"隐疹"一词，并且其认为，少阴之气有余，是导致瘾疹疾病发生的病因病机。《金匮要略·中风历节病》对于瘾疹发病的描述为：其出现"身痒而瘾疹"的症状与"邪气中经"的关系极为密切。《诸病源候论·风瘙隐胗候》对于风邪是导致瘾疹发生的重要邪气也有描述，其记载有"小儿因汗，解脱衣裳，风入腠理"，汗后玄府成开的趋势，此时对于风邪抵抗力较弱，易感受风邪，是为病因。"与血气相搏，结聚起，相连成隐胗"认为风邪侵袭后影响气血，发为瘾疹。《诸病源候论》在其基础上，首次因兼挟热或寒将其分为赤疹、白疹，并阐述其发生和变化规律。《证治准绳·疡医》记载："其脉浮而洪，浮则为风，洪则为气，风气相搏，则成瘾疹；致身体为痒也。"

现代医学中的荨麻疹可参考本节辨证治疗。

【病因病机】

1. **感受外邪** 风热、风寒之邪，客于肌表，致浸淫血脉，邪气郁于腠理，外不得透达，内不得疏泄，故见风团；风为阳邪，善行而数变，故起病急骤，时隐时现，发无定处。感受风热之邪遇热则发，得冷则减，患处灼热剧痒；感受风寒之邪遇冷则发，遇寒加重，得温则缓。

2. **胃肠湿热** 脾胃不能运化水湿，复受风热之邪刺激，故见风团迭发不愈，脾失健运，运化失职，郁而化热，或对某些鱼、虾、蛋等食物或药物敏感，皆可导致脾胃湿热，郁于肌肤，与气血相搏结，发生风团。

3. **气血两虚** 病久耗伤气血，气血被耗，血虚生风，或禀性不耐，气血不足，血虚风动，发生风团，故见皮疹反复发作。

瘾疹病变部位主要在脾胃，与肝、肾、肺密切相关。病机乃饮食不节，脾胃虚弱，湿热内生，复感风邪，或寒或热，郁于肌表，而生瘾疹。久病气血两虚，或素体气血不足，虚风内生，而致皮疹反复，迁延不愈。

【辨证论治】

瘾疹根据病程特点可分为急性和慢性，急性者发病急骤，慢性者可反复发作，可根据临床表现分证论治。风热犯表证，属风热之邪，客于肌表所致；风寒束表，属风寒之邪，蕴积肌肤所致，两者皆为风邪致营卫失调，风邪善行数变，起病急骤，多为急性瘾疹的表现。肠胃湿热，属脾胃虚弱，不能运化水湿，湿邪内生，蕴积肤表，缠绵不愈；气血两虚，属病久耗伤气血，致血虚生风，反复发作，两者多为慢性瘾疹的表现。

1. 风热犯表

[证候] 风团色赤,遇热则发,得冷则减,患处灼热剧痒,舌红,苔薄黄,脉浮数。

[治法] 内治宜疏风清热止痒。外治可用苦参汤温洗。

[方药] 消风散《外科正宗》(当归、生地黄、防风、蝉蜕、知母、苦参、胡麻、荆芥、苍术、牛蒡子、石膏、甘草、木通)加减。

2. 风寒束表

[证候] 风团色白,遇冷则发,遇热缓解,剧痒,舌淡红,苔薄白,脉浮紧。

[治法] 内治宜祛风散寒,调和营卫。外治同风热犯表。

[方药] 荆防败毒散《摄生众妙方》(荆芥、防风、羌活、独活、柴胡、前胡、川芎、枳壳、茯苓、桔梗、甘草)合桂枝汤《伤寒论》(桂枝、白芍、炙甘草、生姜、大枣)加减。

3. 湿热内蕴

[证候] 出现风团时,伴胸闷脘痞、恶心呕吐、食欲不振、脘腹疼痛、神疲纳呆,大便秘结或泄泻,舌红,苔黄腻,脉滑数。

[治法] 内治宜祛风通里,清热除湿。外治同风热犯表。

[方药] 防风通圣散《黄帝素问宣明论方》(防风、荆芥穗、连翘、麻黄、薄荷、川芎、当归、芍药、白术、栀子、大黄、芒硝、石膏、黄芩、桔梗、滑石、甘草)加减。

4. 气血两虚

[证候] 风团反复发作,迁延数年,神疲乏力,少寐多梦,眩晕耳鸣,腰膝酸软,舌淡,苔薄,脉濡细。

[治法] 内治宜养血祛风,益气固表。外治同风热犯表。

[方药] 当归饮《校注妇人良方》(当归、生地黄、白芍、川芎、何首乌、荆芥穗、防风、蒺藜、黄芪、甘草)合玉屏风散《世医得效方》(黄芪、白术、防风)加减。

(胡德胜)

复习思考题

1. 试述瘾疹的临床特点及病因。
2. 试述瘾疹各证型的辨证论治。

第二节 ｜ 痈
(中医病证分类与代码:痈 A08.02.03.)

【概述】

外痈是一种发生于皮肉之间的急性化脓性疾病,其特点是局部光软无头,红肿胀痛,病变范围为6~9cm,起病迅速,易肿、易脓、易溃、易敛,一般不会损伤筋骨,也不易造成内陷。

《灵枢·痈疽》云:"痈者,其上皮薄以泽。此其候也……热胜则肉腐,肉腐则为脓,然不能陷,骨髓不为焦枯,五脏不为伤,故命曰痈。"在中医文献中有"内痈""外痈"之分,内痈指生于脏腑间的化脓性疾病。本节只讨论外痈。一般的痈发无定处,随处可生,因发病部位不同而名称繁多,包括发于颈部的颈痈、发于腋下的腋痈、发于脐部的脐痈等。

现代医学中的体表浅表脓肿、急性化脓性淋巴结炎、蜂窝织炎等病,可参考本节辨证治疗。

【病因病机】

本病多为外感六淫之邪,或过食肥甘厚味,湿热火毒内生,或外伤邪毒,导致经络阻隔,营卫不和,气血凝滞所致。热毒蕴结,故患部赤热,热毒较盛,腐血烂肉乃成脓。气血虚弱之体,毒滞难化,不易透毒外出,常致病情加重。

【辨证论治】

须辨初起、成脓、溃后三个不同的病程阶段,分证论治。初起在患处皮肉之间突然肿胀,光软无头,迅速结块,表皮灼红,轻者无全身症状,重者可伴恶寒发热、头痛。成脓时局部肿势逐渐高突,疼痛加剧,痛如鸡啄,按之中软应指,多伴壮热持续不退。溃后若脓出,疮口四周仍坚硬,为流脓不畅,若气血虚,则脓水稀薄,疮面新肉难生,不易收口。临床上常见风热毒蕴证、湿热火毒证、脓泄邪退证。

1. 风热毒蕴(初期)

[证候]初起时皮肉间突然肿胀,光软无头,表皮灼红,疼痛,逐渐高肿,迅速结块,重者可伴发热、恶寒、头痛、口渴等,舌红,苔薄黄,脉浮数。

[治法]祛风清热,行气活血。

[方药]内治用仙方活命饮《校注妇人良方》[金银花、甘草、赤芍、皂角刺、白芷、当归尾、天花粉、贝母、防风、乳香、没药、陈皮、穿山甲(现已禁用)]加减。外治以清热消肿为主,用金黄散、玉露散冷开水或醋、蜜、饴糖等调成糊状外敷。

2. 湿热火毒(成脓期)

[证候]患处肿热高突,痛如鸡啄,纳呆口苦,壮热不退,若局部中软应指,示脓已成,舌红,苔黄厚,脉滑数。

[治法]清热活血,托毒透脓。

[方药]内治用黄连解毒汤《外台秘要》(黄连、黄芩、黄柏、栀子)合透脓散《外科正宗》[当归、黄芪、川芎、皂角刺、穿山甲(现已禁用)]加金银花、连翘、蒲公英。外治宜切开排脓。初溃时可用药线蘸八二丹插入疮口,3～5日后改用九一丹,外盖金黄膏或玉露膏。待肿势消退十之八九时,改用红油膏盖贴。

3. 脓泄邪退(溃后期)

[证候]患处脓出,症状减轻,排脓通畅,肿消痛止,或脓出而疮口四周仍坚硬,流脓不畅,或脓水稀薄,疮面新肉不生,或体质虚弱,不易收口,伴面色无华、神疲乏力、纳少,舌淡胖,苔少,脉沉细无力。

[治法]体虚者,宜调补气血;局部痛硬不消者,宜益气和营托毒。

[方药]内治:体虚者宜用八珍汤《正体类要》(人参、白术、茯苓、炙甘草、当归、白芍、熟地黄、川芎);局部痛硬不消者,用托里消毒散《外科正宗》(人参、川芎、白芍、黄芪、白术、当归、茯苓、金银花、白芷、桔梗、皂角刺、甘草)。外治:脓尽腐去后改用生肌散外敷,直至疮口痊愈。

(胡德胜)

复习思考题

1. 试述痈的临床特点及病程阶段。
2. 试述痈各证型的内治法。

第三节 | 湿 疮

(中医病证分类与代码:湿疮 A08.01.07)

【概述】

湿疮是一种有明显渗出倾向的过敏性炎症性皮肤病,通常分为急性、亚急性、慢性三类。其特点是反复发作,对称分布,多形损害,剧烈瘙痒,反复发作、易成慢性,全身各部均可发生。

中医古代文献无湿疮之名,一般依据其发病部位、皮损特点而有不同的名称。本病男女老幼皆可发病,但以先天禀赋不耐者为多,无明显季节性,但冬季常复发。根据皮损形态不同,名称各异。如浸淫全身、滋水较多者,称为浸淫疮;以丘疹为主者,称为血风疮或粟疮。根据发病部位的不同,其名称也不同。如发于耳部者,称为旋耳疮;发于手足部者,称为瘑疮;发于阴囊部者,称为肾囊风;发于脐部

NOTES

者,称为脐疮;发于肘、膝弯曲部者,称为四弯风;发于乳头者,称为乳头风。《医宗金鉴·外科心法要诀》记载:"浸淫疮……此证初生如疥,瘙痒无时,蔓延不止,抓津黄水,浸淫成片,由心火、脾湿受风而成。"该书中还指出:"血风疮……此证由肝、脾二经湿热,外受风邪,袭于皮肤,郁于肺经,致遍身生疮,形如粟米,搔痒无度。抓破时,津脂水浸淫成片,令人烦躁、口渴、搔痒,日轻夜甚。"

现代医学中的湿疹可参考本节辨证治疗。

【病因病机】

1. **湿热浸淫** 为饮食失节、嗜酒或过食辛辣荤腥动风之品,脾失健运,湿热内生,兼外受风邪,客于肌肤所致。风性轻扬,善行而数变,故发病急,泛发全身;湿为阴邪,其性黏滞,重浊而趋下,袭于腠理,水湿蕴内,而见水疱糜烂、渗液;风湿夹热蕴结,致皮肤潮红、灼热、瘙痒,身热、心烦。

2. **脾虚湿蕴** 素体脾胃虚弱,或者饮食失当,造成运化失调,津液不能输布全身,聚而生湿,久而生热,湿热内生,蕴积肌肤,出现皮肤潮红,瘙痒有糜烂、渗出等症状。

3. **血虚风燥** 风湿热邪久蕴化热,耗伤阴血,肌肤失养,故皮损脱屑,或血虚化燥生风,故奇痒难熬,或风湿热壅阻,入而不散,局部气血瘀滞,故皮损色暗肥厚,色素沉着。

湿疮病变部位主要在脾,与肾、肝、肺密切相关。病机乃禀性不耐,饮食失节,脾失健运,或过食辛辣荤腥动风之品,脾胃受损,津液不化,湿热内生,又兼外感风邪,内外合邪犯于肌表而为湿疮。津血同源,病久阴血被伤,虚风内动,而致肌肤失濡,奇痒无比,患者常难以忍受而搔挠患处,致使皮损加重,长年难愈。

【辨证论治】

湿疮根据病程和皮损特点,分急性、亚急性、慢性三种,可根据临床表现分证论治。湿热浸淫证,属湿热之邪流溢皮肤所致,多为急性湿疮的表现;脾虚湿蕴证,属脾失健运,湿邪内生,蕴积肌肤所致,多为亚急性湿疮的表现;血虚风燥证,属湿疮反复发作,数年不愈,伤阴耗血,血燥生风所致,多为慢性湿疮的表现。

1. **湿热浸淫**

[证候]发病急,病程短,皮肤潮红灼热,水疱渗液瘙痒,抓破流脂水,可泛发全身,伴身热,心烦,舌红,苔黄腻,脉滑数。

[治法]清热利湿止痒。

[方药]内治用龙胆泻肝汤《医方集解》(龙胆、生地黄、木通、泽泻、车前子、当归、柴胡、栀子、黄芩、甘草)合萆薢渗湿汤《疡科心得集》(萆薢、薏苡仁、黄柏、赤茯苓、牡丹皮、泽泻、滑石、通草)加减。

2. **脾虚湿蕴**

[证候]发病较缓,皮肤潮红,有丘疹,瘙痒,有糜烂、渗出及鳞屑,伴纳呆、倦怠乏力,舌淡胖,苔白腻,脉濡细。

[治法]健脾利湿止痒。

[方药]内治用除湿胃苓汤《外科正宗》(苍术、厚朴、陈皮、猪苓、泽泻、赤茯苓、白术、滑石、防风、栀子、木通、肉桂、甘草、灯心草)合参苓白术散《太平惠民和剂局方》(人参、白术、茯苓、甘草、山药、桔梗、白扁豆、莲子肉、砂仁、薏苡仁)加减。外治可用苦参汤温洗,也可外搽黄连膏。

3. **血虚风燥**

[证候]病程久且反复发作,病处皮损色暗或色素沉着,皮肤肥厚、粗糙脱屑,奇痒难熬,入夜尤甚;伴有口干不欲饮、纳差、腹胀;舌淡,苔白,脉细。

[治法]养血润肤,祛风止痒。

[方药]内治用当归饮《校注妇人良方》(当归、生地黄、白芍、川芎、何首乌、荆芥穗、防风、蒺藜、黄芪、甘草)或四物汤《仙授理伤续断秘方》(熟地黄、当归、白芍、川芎)加减。外治用青黛散油膏外搽。

(胡德胜)

1. 试述湿疮的临床特点、发展阶段和辨证分型。
2. 试述湿疮各证型的辨证论治。

第四节 痔 病

（中医病证分类与代码：痔病 A08.03.01.）

【概述】

痔病是以出血、疼痛、脱垂等为主要表现的肛肠疾病，是肛门部位最常见疾病。痔的传统概念是直肠末端黏膜下和肛管皮肤下的静脉丛发生扩大、曲张所形成的柔软静脉团。痔病的现代概念是肛垫病理性肥大、移位及肛周皮下血管丛血流淤滞形成的团块。根据发生部位的不同，将痔病分为内痔、外痔和混合痔三种，可通过药物和手术方式治疗。内痔指发生于肛门齿状线以上，直肠末端黏膜下的痔内静脉丛扩大、曲张所形成的柔软静脉团块；外痔指发于肛管齿状线以下，由痔静脉丛扩大曲张或痔静脉破裂或反复炎症纤维增生而成的疾病；混合痔指内、外痔静脉丛曲张相互沟通吻合，使得内痔部分和外痔部分形成一整体者。

中医对本病早有认识，古人说："痔者，峙也"。在古代，痔为突出之意，人于九窍中凡有小肉突出者，皆曰痔，不特生于肛门边，如鼻痔、眼痔、牙痔等，但现在，痔即指肛门痔。痔病的发生多由脏腑本虚，静脉壁薄弱，兼久坐、负重远行，或长期便秘，或泻痢日久，或临厕久蹲努责，或饮食不节，过食辛辣肥甘，导致脏腑功能失调，风燥湿热下迫，气血瘀滞不行，阻于魄门，结而不散，筋脉横解而生痔；或因气血亏虚，摄纳无力，气虚下陷，故痔核脱出。

现代医学由各种原因所导致的内痔、外痔（结缔组织性外痔、静脉曲张性外痔、血栓性外痔、炎性外痔）、混合痔，可参考本节辨证论治。

【病因病机】

1. 风伤肠络 风善行而数变，又多夹热，热迫血溢，血不循经而下溢出血，所下之血色泽鲜红，下血暴急呈喷射状。

2. 湿热下注 多因饮食不节，恣食生冷、肥甘，伤及脾胃而滋生内湿。湿与热结，下注肛门，致使肛门部气血纵横、经络交错而生痔；热盛则迫血妄行，血不循经，则血行外溢而便血；湿热下注大肠，肠道气机不畅，经络阻滞，则肛门内有块状物脱出。

3. 气滞血瘀 气为血之帅，气行则血行，气滞则血瘀。气机阻滞而运行不畅，气滞则血瘀阻于肛门，故肛门内有块状物脱出，坠胀疼痛；气机不畅，统摄无力，则血不循经而导致血栓形成。

4. 脾虚气陷 年老、妇女生育过多、小儿久泻久痢致脾胃功能失常，脾虚气陷，中气不足，无力摄纳，可致痔核脱出不得回纳；气与血阴阳相随，相互依存，气虚则无以生化，无力摄血，气虚则血虚，致使气血两虚，故下血量多而色淡。

痔病的病变部位在肛门，与脾胃和大肠密切相关。本病的发生多与风、湿、瘀及气虚有关，加之脏腑本虚，风燥湿热下迫，瘀阻魄门，瘀血浊气结滞不散，筋脉横解，导致脏腑功能失调而成痔。具体的病因包括外感六淫、情志内伤、劳倦过度、饮食不节、久咳、久坐久立、负重远行、长期便秘、泻痢日久、妇女妊娠等。

【辨证论治】

本病适用于Ⅰ、Ⅱ期内痔，不适合手术的外痔和混合痔患者，包括痔核嵌顿并有继发感染、年老体弱，以及有其他慢性病不宜手术的痔病患者。本病有虚有实，气血失调为本，瘀毒阻滞为标。论治时治本以健脾益气养血为主，治标以祛风润燥、清热止血、活血祛瘀为主。

1. 风伤肠络

[证候] 大便滴血、射血或带血,血色鲜红,大便干结,肛门瘙痒,口干咽燥,舌红苔黄,脉浮数。

[治法] 清热凉血,祛风润燥。

[方药] 凉血地黄汤《外科正宗》(生地黄、白芍、当归、川芎、黄连、天花粉、地榆、栀子、人参、茯苓、白术、甘草)合槐花散《普济本事方》(槐花、侧柏叶、荆芥穗、枳壳)加减。

2. 湿热下注

[证候] 肛门肿物外脱、肿胀、灼热、疼痛或有滋水,或便血色鲜红,量较多;便干或溏,小便短赤,舌质红,苔黄腻,脉浮数。

[治法] 清热渗湿止血。

[方药] 脏连丸《外科正宗》(黄连、猪大肠)加减。

3. 气滞血瘀

[证候] 肛缘肿物突起,排便时可增大,有异物感,可有胀痛或坠痛,局部可触及硬结,或肿物脱出肛外、水肿,内有血栓形成,或有嵌顿,表面紫暗、糜烂、渗液,疼痛剧烈,触痛明显,肛管紧缩,大便秘结,小便不利,舌质紫暗或有瘀斑,苔薄黄,脉弦或涩。

[治法] 清热利湿,活血祛瘀。

[方药] 止痛如神汤《外科启玄》(秦艽、桃仁、皂角子、防风、苍术、黄柏、当归尾、泽泻、槟榔、熟大黄)加减。

4. 脾虚气陷

[证候] 肛缘肿物隆起或肿物脱出肛外,不易复位,肛门坠胀,排便乏力,便血色淡,面色少华,头晕神疲,食少乏力,少气懒言,舌淡胖,苔薄白,脉细弱。

[治法] 健脾益气摄血。

[方药] 补中益气汤《内外伤辨惑论》(黄芪、人参、炙甘草、白术、当归、陈皮、柴胡、升麻)加减。

(黄国栋)

复习思考题

1. 内痔与外痔有何异同?
2. 痔疮各个证型的治法分别是什么?

第五节 | 肛 漏
（中医病证分类与代码:肛漏 A08.03.06）

【概述】

肛漏是指肛管或直肠由病理原因形成的与肛门周围皮肤相通的一种异常管道。一般由原发性内口、管道、继发性外口三部分组成,但也有仅具有内口或外口者。绝大多数是肛痈切开引流或自然破溃后的后遗疾病,少数为特异性感染,如结核、克罗恩病、溃疡性结肠炎,肛管直肠外伤和肿瘤继发感染破溃也可形成肛漏,但极少见,且与化脓性肛漏有明显区别。肛漏临床表现特点为肛门硬结,局部反复破溃流脓、疼痛、潮湿、瘙痒。肛漏是一种常见的肛门直肠疾病,且复发率较高,可发生于不同性别、年龄,以20~40岁青壮年为主。婴幼儿发病者亦不少见。男性多于女性,男女比例为(5~6):1。

"痔漏"病名始见于《神农本草经》,如"夫大病之主……痈肿恶疮、痔漏瘿瘤"泛指痔、漏等肛肠疾病。肛漏的发生多因外感风、热、燥、火、湿邪,饮食醇酒厚味,劳伤忧思,便秘,房劳过度等;或肺、脾、肾亏损,湿热乘虚下注,或机体阴阳失调,经络壅塞,气血不畅,正气内伤,毒邪乘虚,或机体脾胃功能受损,内生湿热,湿热下注,郁久不化,热腐成脓,穿肠穿臀,日久成漏。

现代医学中各种原因导致的肛瘘以肛门硬结,局部反复破溃流脓、疼痛、潮湿、瘙痒等症状为主要临床表现的疾病,可参考本节进行辨证论治。

【病因病机】

1. **湿热下注** 本证多见于肛漏早期。湿热未清,瘀久不散,热盛肉腐成脓,则肛门流脓,脓质稠厚,肛门灼热,气血壅塞则肛门胀痛不适。

2. **正虚邪恋** 本证多见于肛漏后期。由于病久,正气已虚,湿热留恋,故肛周溃口,按之较硬,溃口时溃时愈,时有脓液从溃口流出,肛门隐隐作痛,可伴有神疲乏力。

3. **阴液亏损** 本病多见于结核性肛漏。由于痨虫内侵,肺、脾、肾阴液亏损,邪乘下位,郁久肉腐成脓,溃后成漏,可伴有潮热盗汗、心烦口干。肛周溃口周围常呈堤状,颜色淡红。

肛漏的病变部位在肛门,与肺、脾、肾和大肠密切相关。中医学认为本病多为肛痈溃后久不收口,湿热余毒未尽,或痨虫内侵,肺、脾、肾三脏亏损,或因肛裂损伤日久染毒而成。病因包括:外感风、热、燥、火、湿邪,饮食醇酒厚味,劳伤忧思,便秘,房劳过度等,导致机体阴阳失调,经络壅塞,气血不畅,正气内伤,毒邪乘虚而入;或机体脾胃功能受损,内生湿热,湿热下注,郁久不化,热腐成脓,穿肠穿臀,日久成漏。

【辨证论治】

本病为虚实夹杂。虚则固其本,虚实夹杂者,攻补兼施。气血虚为其本,痰火瘀阻是其标。同时,应分期论治。初期标实为主,辨热的偏盛。后期正虚为主,辨阴阳之各异。治本以扶助正气、养血滋阴为主,治标以清热、祛痰、祛湿、行瘀为主。

1. **湿热下注**

[证候] 肛周流脓、脓质黏稠,色黄白,局部红肿热痛,按之自溃口有条索状物通向肛内,伴纳呆少食,或有呕恶,渴不欲饮,大便不爽,小便短赤,形体困重,舌红,苔黄腻,脉滑数或弦数。

[治法] 清热利湿。

[方药] 二妙丸《丹溪心法》(苍术、黄柏)合萆薢渗湿汤《疡科心得集》(萆薢、薏苡仁、赤茯苓、黄柏、牡丹皮、泽泻、滑石、通草)加减。

2. **正虚邪恋**

[证候] 肛周流脓,质地稀薄,肛门隐隐作痛,溃口皮色暗淡,时溃时愈,按之质地较硬,或有脓液从溃口流出,且多有条索状物通向肛内,伴神疲乏力。舌淡,苔薄,脉濡。

[治法] 托里透毒。

[方药] 托里消毒散《外科正宗》(人参、川芎、白芍、黄芪、白术、当归、茯苓、金银花、白芷、桔梗、皂角刺、甘草)加减。

3. **阴液亏虚**

[证候] 肛周溃口凹陷,周围皮肤颜色晦暗,脓水清稀如米泔水样,局部无硬索状物扪及,伴有形体消瘦,潮热盗汗,心烦不寐,口渴,食欲不振,舌红少津,少苔或无苔,脉细数。

[治法] 养阴清热。

[方药] 青蒿鳖甲汤《温病条辨》(青蒿、鳖甲、生地黄、知母、牡丹皮)加减。

(黄国栋)

复习思考题

1. 肛漏阴液亏虚证中医如何辨证论治?
2. 肛漏阴液亏虚证与正虚邪恋证证候有何区别?

第六节 ｜ 肛 痈

（中医病证分类与代码：肛痈 A08.03.04）

【概述】

肛痈是指肛门直肠周围软组织或其周围间隙发生急、慢性化脓性感染而形成的脓肿。本病多见于20～40岁的青壮年，男性多于女性，婴幼儿也时有发生。临床上多数发病急骤，疼痛剧烈，伴有恶寒发热，自行破溃或手术切开引流后大多数形成肛漏。

南宋末期，陈自明在《外科精要》首次将本病命名为"痈"，谓："谷道前后生痈，谓之悬痈。"肛痈的发生多由过食醇酒厚味，湿浊不化或肺、脾、肾亏损，湿热乘虚下注，或病后体虚并发导致气血壅滞不通，发为肛痈。

现代医学中各种原因导致的肛周脓肿、疖肿以肛周红肿热痛、局部肿块形成，或肛门坠胀疼痛伴恶寒、发热等症状为主要临床表现的疾病，可参考本节进行辨证论治。

【病因病机】

1. **火毒蕴结**　感受湿热毒邪，随血行注入下焦，蕴结于肛门，经络阻隔，瘀血凝滞，热盛化火，蕴结肉腐而成脓。

2. **热毒炽盛**　过食醇酒厚味及辛辣炙煿之品，损伤脾胃，酿生湿热，湿热下注大肠，阻滞经络，气血壅滞肛门而形成肛痈。

3. **阴虚毒恋**　素体阴虚，外感或内伤湿热毒邪，经络阻隔，凝滞气血则热盛肉腐成脓。

4. **正虚邪伏**　房事太过，负重奔走，劳碌不停，妇女分娩用力，以致肺、脾、肾亏损，气血虚弱，气陷阻滞，湿热瘀毒下注，可导致肛痈产生。

5. **湿痰凝结**　虚痨久咳，痰湿结聚肛门，气血壅塞不通，导致肛痈虚证。

肛痈的病变部位在肛门，与肺、脾、肾和大肠密切相关。中医认为本病的发生与气血的关系密切，气血壅滞不通是肛痈的基本病机。病因有虚实之分：实证多因过食醇酒厚味，湿浊不化而生，或由肛窦感染而发；虚证多因肺、脾、肾亏损，湿热乘虚下注而成，或病后体虚并发。具体病因包括饮食不节、房事太过、外感六淫、情志不畅、负重远行、劳作辛苦、妊娠、虚痨久咳、便秘等。

【辨证论治】

本病虚实夹杂。应分期论治。初期多为实证，以行气活血化瘀、清热解毒止痛治之。成脓期难溃者，以消透或托透治之，同时宜切开引脓。溃脓期，应辨其寒热虚实，或用清热凉血，或用补托透脓、补益生肌治之。

1. **火毒蕴结**

[证候] 肛门周围突然肿痛，持续加剧，伴有恶寒、发热、便秘、溲黄。肛周红肿，触痛明显，质硬，表面灼热，舌红，苔薄黄，脉数。多见于脓肿早期。

[治法] 清热解毒，消肿止痛。

[方药] 仙方活命饮《校注妇人良方》[白芷、贝母、防风、赤芍、当归尾、甘草、皂角刺、天花粉、乳香、没药、金银花、陈皮、穿山甲（现已禁用）] 加减。

2. **热毒炽盛**

[证候] 肛门肿痛剧烈，可持续数天，痛如鸡啄，夜寐不安，伴有恶寒发热、口干、便秘、小便困难，肛周红肿，按之有波动感或穿刺抽脓，舌红苔黄，脉弦紧。多见于脓肿中期。

[治法] 清热解毒，透脓托毒。

[方药] 透脓散《外科正宗》[黄芪、川芎、当归、皂角刺、穿山甲（现已禁用）] 加减。

3. **阴虚毒恋**

[证候] 肛门肿痛、灼热，表皮色红，溃后难敛，伴有午后潮热、心烦口干、夜间盗汗，舌红少苔，脉

细数。多见于脓肿晚期。

[**治法**] 养阴清热,祛湿解毒。

[**方药**] 青蒿鳖甲汤《温病条辨》(青蒿、鳖甲、生地黄、知母、牡丹皮)合三妙丸《医学正传》(苍术、黄柏、牛膝)加减。

4. 正虚邪伏

[**证候**] 素体虚弱,疮形平塌,皮色紫暗不鲜,按之不热,触之痛轻,脓成缓慢,或溃后久不收口,脓水清稀,纳食不香,腹胀便溏,舌质淡,苔薄白或厚腻,脉沉细。

[**治法**] 益气补血,托毒敛疮。

[**方药**] 托里消毒散《外科正宗》(人参、川芎、白芍、黄芪、白术、当归、茯苓、金银花、白芷、桔梗、皂角刺、甘草)加减。

5. 湿痰凝结

[**证候**] 结块散漫绵软无头,不红不肿,肛门酸胀不适,日久暗红,微热成脓,溃后脓水稀薄如败絮淋漓不尽,疮面灰白潜行不敛,伴有潮热盗汗,形体消瘦,痰中带血,舌红,苔少或厚白,脉细数或滑数。

[**治法**] 燥湿化痰消肿。

[**方药**] 二陈汤《太平惠民和剂局方》(半夏、橘红、茯苓、炙甘草、生姜、乌梅)合百合固金汤《慎斋遗书》(熟地黄、生地黄、当归、白芍、甘草、桔梗、玄参、贝母、麦冬、百合)加减。

(黄国栋)

复习思考题

1. 肛痈火毒蕴结证选用何种治法和方药?
2. 肛痈正虚邪伏证与阴虚邪恋证的证候区别是什么?

本章思考题解题思路

本章目标测试

第十二章 | 妇科常见病证

本章数字资源

女性在月经、带下、胎孕、产育的生理活动中,容易受到寒、热、湿邪的伤害,且女性的上述生理活动是以血为用,易耗血,使得机体常常处于血常不足、气偏有余的状态,情绪易波动,同时由于先天禀赋的不同,后天营养状态和生活习惯的影响,形成了不同类型的体质。这些因素综合作用导致女性疾病的发生,主要表现在经、带、胎、产和妇科杂病诸方面,这与女性的生理特点是密切相关的。中医妇科疾病的治法非常重视一个"调"字,包括调理脏腑和调理气血,同时还要兼顾病因辨证,针对导致妇科疾病的六淫邪气、病理性产物等病因确立相应的治法。本章主要介绍月经不调、闭经、痛经、崩漏、经断前后诸证、带下病、不孕症、缺乳八个妇科临床病证。

第一节 | 月经不调

【概述】

月经不调是月经的周期、经期和经量发生异常的一组月经病的总称。

《妇科玉尺·月经》云:"经贵乎如期,若来时或前或后,或多或少,或月二三至,或数月一至,皆为不调。"月经不调是"先天不足、后天失调"所致。肾为先天之本,肾气不足,封藏失司,冲任失调而致月经异常;或劳倦过度、饮食失节、七情、六淫等,损伤脏腑功能,而致月经异常,脏腑之中尤以肾、脾、肝的作用为重。

月经不调包括月经先期、月经后期、月经先后无定期、月经过多、月经过少、经期延长等。本节介绍月经先期、月经后期及月经先后无定期。

【病因病机】

1. **肾气不足** 年少肾气未充,或绝经前肾气渐衰,或多产房劳,或久病伤肾,肾气虚弱。若肾虚冲任不固,不能制约经血,则月经提前;若肾虚精亏血少,冲任不充,血海不能按时满溢,则月经延后;肾虚封藏失职,血海蓄溢失常,遂致月经先后无定期。

2. **脾气虚弱** 素体虚弱,或劳倦思虑过度,或饮食失节,损伤脾气。脾虚气血生化不足,血海不能按时满溢,则可致月经延后;脾虚统摄失职,不能司子宫冲任之固藏,又可致月经提前。

3. **肝郁气滞** 素性抑郁,或忿怒伤肝,肝气郁结或逆乱,疏泄失司,冲任失调,血海蓄溢失常。若疏泄太过,则月经先期而至;若疏泄不及,则月经后期而来;血海蓄溢紊乱,遂成月经先后无定期。

4. **痰湿阻滞** 体质肥胖,素多痰湿,或劳逸过度,或饮食不节,损伤脾气,脾失健运,痰湿内生,下注冲任,壅滞胞脉,阻碍血行,致血海不能按时满溢,则月经延后。

5. **寒凝血瘀** 素体阳虚,或久病伤阳,阳虚内寒,脏腑失于温养,气血化生不足,血海充盈延迟,遂致月经延后;或经期产后,外感寒邪,或过食寒凉,寒搏于血,血为寒凝,冲任阻滞,血海不能按时满溢,因而月经延后。

6. **热扰冲任** 包括阴虚血热、阳盛血热和肝郁血热等。阴虚血热,乃素体阴虚,或失血伤阴,或久病阴亏,或多产房劳耗伤精血,阴液亏损,虚热内生,热伏冲任,血海不宁,则月经先期而下;阳盛血热,乃素体阳盛,或过食辛辣助阳之品,或感受热邪,热扰冲任,迫血妄行,致月经提前;肝郁血热,乃素性抑郁,或情志内伤,肝郁化热,热扰冲任,迫血下行,致月经提前。

NOTES

323

月经不调病位在冲任二脉,多由先天不足,或后天寒热湿邪侵袭、情志因素、房劳所伤、饮食失宜、劳倦过度等引起脏腑功能失常、气血失调,间接或直接地损伤冲、任、督、带和胞宫、胞脉、胞络,致使肾-天癸-冲任-胞宫轴功能失调而致。

一、月经先期

(中医病证分类与代码:月经先期 A09.02.02.01)

月经周期提前 7 天以上,甚至 10 余天一行,连续 2 个周期以上者,称为"月经先期",亦称"经期超前""经行先期""经早""经水不及期"等。月经先期属于以周期异常为主的月经病,常与月经过多并见,严重者可发展为崩漏。西医学月经频发可参照本病辨证治疗。

【辨证论治】

月经先期的辨证,着重于周期的提前及经量、经色、经质的变化,结合全身证候及舌脉作为辨证依据。一般而言,月经提前,伴见量多、色淡、质稀者属气虚,其中兼有神疲肢倦、气短懒言等为脾气虚,兼有腰膝酸软、头晕耳鸣等为肾气虚;伴见量多或少、色红、质稠者属血热,其中兼有面红口干、尿黄便结等为阳盛血热,兼有两颧潮红、手足心热者为阴虚血热,兼有烦躁易怒、口苦咽干为肝郁血热。本病的治疗原则重在益气固冲,清热调经。临床上常见脾气虚证、肾气虚证、阴虚血热证、阳盛血热证、肝郁血热证。

1. 气虚

(1)脾气虚

[证候]经来先期,量多,色淡质稀,头昏神疲,气短懒言,小腹空坠,纳食较少,大便或溏,舌淡红,苔薄白,脉细弱。

[治法]健脾益气,摄血调经。

[方药]补中益气汤《内外伤辨惑论》(人参、黄芪、当归、白术、陈皮、柴胡、升麻、炙甘草)加减。

(2)肾气虚

[证候]经来先期,经量或多或少,色淡暗,质清稀,腰膝酸软,头晕耳鸣,面色晦暗或有暗斑,舌淡暗,苔白润,脉沉细。

[治法]补益肾气,固冲调经。

[方药]固阴煎《景岳全书》(人参、熟地黄、山药、山茱萸、菟丝子、远志、五味子、炙甘草)加减。

2. 血热

(1)阴虚血热

[证候]经来先期,量少或量多,色红质稠,两颧潮红,手足心热,咽干口燥,舌红,苔少,脉细数。

[治法]养阴清热调经。

[方药]两地汤《傅青主女科》(生地黄、地骨皮、玄参、白芍、麦冬、阿胶)加减。

(2)阳盛血热

[证候]经来先期,量多,色深红或紫红,质稠或夹血块,心烦,面红口干,渴喜冷饮,大便燥结,小便短黄,舌质红,苔黄,脉数或滑数。

[治法]清热凉血调经。

[方药]清经散《傅青主女科》(牡丹皮、地骨皮、白芍、熟地黄、青蒿、茯苓、黄柏)加减。

(3)肝郁血热

[证候]经来先期,量或多或少,经色深红或紫红,质稠,经行不畅,或有血块,经前乳房或少腹胀痛,或胸闷胁胀,或烦躁易怒,口苦咽干,夜寐差,舌红,苔薄黄,脉弦数。

[治法]疏肝清热,凉血调经。

[方药]丹栀逍遥散《内科摘要》(牡丹皮、栀子、当归、白芍、柴胡、白术、茯苓、生姜、薄荷、炙甘草)加减。

二、月经后期

（中医病证分类与代码：月经后期 A09.02.02.02）

月经周期延后 7 天以上，甚至 3～5 个月一行，连续出现 2 个周期以上者，称为"月经后期"，亦称"经行后期""月经延后""经迟"等。

本病首见于《金匮要略·妇人杂病脉证并治》温经汤条下谓"至期不来"。月经后期如伴经量过少，常可发展为闭经。若每次仅延后三五天，或偶然延后一次，下次仍如期来潮者，均不作月经后期论。此外，青春期月经初潮后 1 年内，或围绝经期，周期时有延后，而无其他证候者，亦不作病论。

西医学月经稀发可参照本病辨证治疗。

【辨证论治】

月经后期的辨证，着重于周期的延后及经色、经量、经质的变化，结合全身证候及舌脉，辨其虚、实、寒、热。本病的病变部位在冲任二脉，常见的证型有肾虚、血虚、血寒、气滞、痰湿等。一般而言，月经后期，伴见月经色淡质稀、量少，头晕耳鸣，腰膝酸软等属肾虚；伴见量少、色淡红、质清稀，头晕眼花，心悸少寐等属血虚；伴见色淡量少，质稀，小腹隐痛，喜温喜按等属虚寒；伴见经色暗而量少，夹血块，小腹冷痛拒按，得热痛减等属实寒；伴见色暗红或有血块、量少，小腹胀痛，情志抑郁等属气滞；伴见量少色淡，经血夹杂黏液，脘闷呕恶，形体肥胖等属痰湿。本病不外虚实两端，常虚实相互兼夹，治疗原则重在调理冲任、疏通胞脉以调经，虚者补之，实者泻之，寒者温之，滞者行之，痰者化之。

1. 肾虚

［证候］经来后期，量少，色淡质稀，头晕耳鸣，腰膝酸软，面色晦暗，或面部暗斑，舌淡，苔薄白，脉沉细。

［治法］益精养血，补肾调经。

［方药］当归地黄饮《景岳全书》（当归、熟地黄、山药、山茱萸、杜仲、牛膝、炙甘草）加减。

2. 血虚

［证候］经来后期，量少，色淡质稀，少腹绵绵作痛，头晕眼花，心悸少寐，面色苍白或萎黄，舌质淡红，苔薄白，脉细弱。

［治法］补血填精，益气调经。

［方药］大补元煎《景岳全书》（人参、山药、熟地黄、杜仲、枸杞子、当归、山茱萸、炙甘草）加减。

3. 血寒

（1）虚寒

［证候］经来后期，量少，色淡质稀，小腹隐痛，喜温喜按，腰酸无力，小便清长，大便稀溏，舌淡，苔白，脉沉迟或细弱。

［治法］温阳散寒，养血调经。

［方药］温经汤《金匮要略》（人参、当归、吴茱萸、川芎、白芍、桂枝、生姜、半夏、麦冬、牡丹皮、阿胶、甘草）加减。

（2）实寒

［证候］经来后期，量少，色暗有血块，小腹冷痛，得热痛减，畏寒肢冷，面色青白，舌质淡暗，苔白，脉沉紧。

［治法］温经散寒，活血调经。

［方药］温经汤《妇人大全良方》（人参、当归、芍药、川芎、肉桂、莪术、牡丹皮、牛膝、甘草）加减。

4. 气滞

［证候］经来后期，量少，色暗红或有血块，小腹胀痛，精神抑郁，经前胸胁、乳房胀痛，舌质正常或红，苔薄白或薄黄，脉弦或弦数。

［治法］理气行滞，活血调经。

[方药] 乌药汤《兰室秘藏》(乌药、香附、木香、当归、甘草)加减。

5. 痰湿

[证候] 经来后期,量少,经血夹杂黏液,带下量多,形体肥胖,脘闷呕恶,腹满便溏,舌淡胖,苔白腻,脉滑。

[治法] 燥湿化痰,理气调经。

[方药] 苍附导痰丸《叶天士女科证治秘方》(苍术、香附、陈皮、半夏、茯苓、甘草、枳壳、胆南星、生姜、神曲)加减。

三、月经先后无定期
(中医病证分类与代码:月经先后无定期 A09.02.02.03)

月经周期时或提前、时或延后 7 天以上,交替不定且连续 3 个月经周期以上者,称为"月经先后无定期",又称"经水先后无定期""月经愆期""经乱"等。

本病首见于《备急千金要方·月经不调》:"妇人月经一月再来或隔月不来。"本病若伴有经量增多及经期延长,常可因经乱之甚发展为崩漏。

西医学异常子宫出血出现月经先后无定期征象者可参照本病辨证治疗。

【辨证论治】

月经先后无定期的辨证除月经周期紊乱外,还须着重观察月经的量、色、质的变化,并结合全身证候及舌、脉辨其虚实及脏腑。一般而言,月经先后无定期,伴见经量或多或少,色暗红,有血块,或经行不畅,或兼胸胁、乳房、少腹胀痛,精神抑郁等属肝郁;伴见量少,色淡,质稀,头晕耳鸣,腰膝酸软等属肾虚。本病的治疗原则重在疏肝补肾,调和冲任。临床上常见肝郁证、肾虚证。

1. 肝郁

[证候] 经行或先或后,量或多或少,色暗红,有血块,或经行不畅,胸胁、乳房、少腹胀痛,精神郁闷,时欲太息,嗳气食少,舌苔薄白或薄黄,脉弦。

[治法] 疏肝解郁,和血调经。

[方药] 逍遥散《太平惠民和剂局方》(柴胡、当归、白芍、白术、茯苓、薄荷、炙甘草、生姜)加减。

2. 肾虚

[证候] 经行或先或后,量少,色淡暗,质稀,腰膝酸软,头晕耳鸣,小便频数,舌淡,苔白,脉沉细。

[治法] 补益肾气,养血调经。

[方药] 固阴煎《景岳全书》(人参、熟地黄、山药、山茱萸、菟丝子、远志、五味子、炙甘草)加减。

(俞超芹)

复习思考题

1. 简述月经不调、月经先期、月经后期、月经先后无定期的概念。
2. 简述月经先期、月经后期、月经先后无定期的分型论治及方药。

第二节 | 闭 经
(中医病证分类与代码:闭经 A09.02.02.07)

【概述】

闭经是常见的妇科疾病,表现为无月经或月经停止。根据既往有无月经来潮,可分为原发性闭经和继发性闭经两类。原发性闭经是指女子年龄超过 14 岁,尚无第二性征发育及月经,或年龄超过 16 周岁,第二性征已发育,月经还未来潮。继发性闭经是指正常月经周期建立后,月经停止 6 个月或 3 个周期以上。医籍中又称作"经闭""不月""月事不来""经水不通"等。

本病首见于《黄帝内经》。《素问·阴阳别论》曰："二阳之病发心脾,有不得隐曲,女子不月。"历代医家对本病的病因病机和证治已有全面的认识,《内经》指出闭经多因"忧思郁结,损伤心脾""失血过多,房劳过度,肝血亏损""胞脉闭,心气不得下通"等。《傅青主女科》强调闭经与肾水的关系,指出"经水出诸肾""经水早断,似乎肾水衰涸",为后世医家从肾论治闭经提供了依据。《素问·腹中论》载有治疗血枯经闭第一首方剂"四乌贼骨一蘆茹丸"。

闭经以持续性月经停闭为特征,属于疑难性月经病,病程较长,病机复杂,治愈难度较大。妊娠、哺乳和围绝经期,或月经初潮后1年内发生月经停闭,不伴有其他不适症状者,不作闭经论。因先天性生殖器官缺如,或后天器质性损伤而无月经者,因非药物所能奏效,不属本节讨论范畴。

西医学病理性闭经,可参照本病辨证治疗。

【病因病机】

1. **肾气亏虚**　先天禀赋不足,精气未充,天癸匮乏,冲任不盛,任脉不通而闭经;或早婚多产,房事不节,久则肾气亏损,精血匮乏,冲任失养,血海空虚而闭经。

2. **气血虚弱**　素体气血不足,或饮食劳倦,或忧思伤脾,气血化源不足,营血亏虚;或产后大出血、久病大病、小产堕胎,屡伤气血,营血耗损,致使血海空虚不能满溢,无血可下而致闭经。

3. **气滞血瘀**　素性抑郁,或七情内伤,肝气郁结,久则气滞血瘀,瘀阻冲任,胞脉不通,经血不得下行,遂致闭经。

4. **寒凝血瘀**　经期产后,感受寒邪,或过食生冷,或淋雨涉水,寒湿之邪客于冲任,凝涩胞脉,经血不得下行,遂致月经停闭。

5. **痰湿阻滞**　素体肥胖,痰浊内盛,或脾失健运,内生痰湿,下注冲任,阻滞胞络,气血运行受阻,遂致经闭。

闭经的病因病机分为虚实两类。虚者多因精血匮乏,冲任不充,血海空虚,无血可下;实者多因邪气阻隔,冲任阻滞,胞脉不通,经不得下。

【辨证论治】

本病辨证应根据患者素体情况、初潮年龄、所在年龄阶段、月经史、胎产史,甚至家族史等,结合现症以辨虚实及虚实夹杂的不同情况。一般而论,年逾16岁尚未行经,或已行经而又月经稀发、量少,渐至停闭,并伴有腰膝酸软、头晕眼花、面色萎黄、五心烦热,或畏寒肢冷、舌淡脉弱等者,多属虚证;既往月经基本正常,而骤然停闭,伴胸胁胀满、小腹疼痛,或脘闷痰多、形体肥胖、脉象有力等者,多属实证。

闭经的治疗原则应根据病证:虚者补而通之,或补肾填精、益阴血,或健脾益气,大补气血,以滋养经血之源;实者泻而通之,或理气活血,或温经通脉,或化痰行滞,以疏通冲任经脉;虚实夹杂者当补中有通,攻中有养,皆以恢复月经周期为要。切不可一味滥用攻破或峻补之法,以犯虚虚实实之戒。由其他疾病而致经闭者,又当先治他病,或他病、调经并治。临床上常见肾气亏虚证、气血虚弱证、气滞血瘀证、寒凝血瘀证、痰湿阻滞证。

1. **肾气亏虚**

[**证候**] 年逾16岁尚未行经,或月经初潮偏迟,或月经后期量少,逐渐闭经,头晕耳鸣,腰酸腿软,性欲低下,舌淡,苔薄白,脉沉细。

[**治法**] 补肾益气,调理冲任。

[**方药**] 加减苁蓉菟丝子丸《济阴纲目》(熟地黄、肉苁蓉、覆盆子、当归、枸杞子、桑寄生、菟丝子、艾叶)。

2. **气血虚弱**

[**证候**] 月经周期后延,经量少,色淡质稀,继而闭经,伴面色萎黄,倦怠无力,头昏眼花,心悸怔忡,少寐多梦,舌淡苔薄,脉细无力。

[**治法**] 益气养血调经。

[**方药**] 人参养荣汤《太平惠民和剂局方》(人参、白术、茯苓、炙甘草、当归、白芍、熟地黄、肉桂、黄芪、五味子、远志、陈皮、生姜、大枣)加减。

3. 气滞血瘀

[**证候**] 月经停闭,小腹胀痛拒按,精神抑郁,烦躁易怒,胸胁胀痛,嗳气叹息,舌紫暗,或有瘀点,脉沉弦或涩而有力。

[**治法**] 行气活血,祛瘀通经。

[**方药**] 膈下逐瘀汤《医林改错》(五灵脂、当归、川芎、桃仁、牡丹皮、赤芍、乌药、延胡索、甘草、香附、红花、枳壳)加减。

4. 寒凝血瘀

[**证候**] 月经停闭,小腹冷痛拒按,得热则痛缓,形寒肢冷,面色青白,舌紫暗,苔白,脉沉紧。

[**治法**] 温经散寒,活血通经。

[**方药**] 温经汤《妇人大全良方》(人参、当归、芍药、川芎、肉桂、莪术、牡丹皮、牛膝、甘草)加减。

5. 痰湿阻滞

[**证候**] 月经停闭,带下量多,色白质稠,形体肥胖,胸脘满闷,神疲肢倦,头晕目眩,舌淡胖,苔白腻,脉滑。

[**治法**] 豁痰除湿,活血通经。

[**方药**] 丹溪治湿痰方《丹溪心法》(苍术、白术、半夏、茯苓、滑石、香附、川芎、当归)加减。

（俞超芹）

复习思考题

1. 简述闭经的概念、病因病机。
2. 简述闭经的分型论治及方药。

第三节 | 痛 经

（中医病证分类与代码:痛经 A09.02.02.08）

【概述】

女性正值经期或经行前后,出现周期性小腹疼痛,或伴腰骶酸痛,甚至剧痛晕厥,称为痛经,又称"经行腹痛"。

西医学将痛经划分为原发性痛经和继发性痛经。原发性痛经又称功能性痛经,是指生殖器官无器质性病变的痛经。继发性痛经是指由盆腔器质性疾病如子宫内膜异位症、子宫腺肌病、盆腔炎性疾病等引起的痛经。

痛经的记载最早见于《金匮要略·妇人杂病脉证并治》:"带下,经水不利,少腹满痛,经一月再见者,土瓜根散主之。"《景岳全书·妇人规》有云,"经行腹痛,证有虚实。实者或因寒滞,或因血滞,或因气滞,或因热滞;虚者有因血虚,有因气虚,然实痛者,多痛于未行之前,经通而痛自减;虚痛者,于既行之后,血去而痛未止,或血去而痛益甚。大都可按可揉者为虚,拒按拒揉者为实",详细归纳了本病的常见病因,且提出了根据疼痛时间、性质、程度辨虚实的见解,对后世临证颇有启迪。

本病的临床特征是伴随月经周期而发作,表现为小腹疼痛,或伴腰骶酸痛,故本节所述痛经应具备此特征。至于异位妊娠破裂、先兆流产或卵巢囊肿蒂扭转等病导致的下腹痛,均不属于本病的范畴。

西医学原发性痛经、子宫内膜异位症、子宫腺肌病、盆腔炎性疾病及宫颈狭窄等引起的继发性痛经可参照本病辨证治疗。

【病因病机】

1. **气滞血瘀** 素性抑郁或恚怒伤肝,肝郁气滞,气滞血瘀,经血滞于冲任、胞宫而作痛;经前、经期气血下注冲任,或复为情志所伤,气滞与血瘀相互为病,壅滞更甚,不通则痛,发为痛经。

2. **寒凝血瘀** 经期产后,冒雨涉水,感受寒邪,或过食生冷,或久居寒冷之地,寒邪客于胞宫,血为寒凝,瘀阻冲任,血行失畅。经前、经期气血下注冲任,胞脉气血壅滞不畅,不通则痛,发为痛经。

3. **湿热蕴结** 素体湿热内蕴,或经期产后调养不慎,感受湿热邪气,与血相搏,流注下焦,蕴结胞中,气血凝滞,不通则痛,发为痛经。

4. **气血虚弱** 脾胃素虚,化源匮乏,或大病久病,或失血过多,气血不足,胞脉空虚,经期或行经后气血亏虚益甚,故冲任、胞宫失于濡养而发病,兼之气虚推动无力,血行迟缓,冲任经脉不利,因而发为痛经。

5. **肝肾亏虚** 素体虚弱,或多产房劳,或大病久病耗损,致肝肾亏虚,精亏血少,经后血海空虚,冲任、胞脉失于濡养,不荣则痛,发为痛经。

痛经病位在冲任与胞宫,其发生与冲任、胞宫的周期性生理变化密切相关。病因病机可概括为"不荣则痛"和"不通则痛"。素体肝肾亏损,气血虚弱,经期前后,血海由满盈而溢泄,气血由盈实骤虚,冲任、胞宫失养,故"不荣则痛";肝郁气滞,寒邪凝滞,湿热蕴结等因素导致的瘀血阻络,客于胞宫,损伤冲任,气血运行不畅,故"不通则痛"。

【辨证论治】

痛经辨证首先要根据疼痛发生的时间、部位、性质以及疼痛的程度,明察病位,分清寒、热、虚、实,辨明在气、在血。一般而言,痛在小腹正中,多为胞宫瘀滞;痛在少腹一侧或两侧,病多在肝;痛连腰骶,病多在肾。痛在经前、经行之初多属实;痛在月经将净或经后多属虚。掣痛、绞痛、灼痛、刺痛,疼痛拒按多属实;隐痛、空痛,按之痛减多属虚;坠痛虚实兼有;绞痛、冷痛,得热痛减多属寒;灼痛,得热痛增多属热。胀甚于痛,时痛时止多属气滞;痛甚于胀,持续作痛多属血瘀。

痛经的治疗,以止痛为核心,以调理胞宫、冲任气血为主,或补气,或活血,或散寒,或清热,或补虚,或泻实。具体治法分两步:经期重在调血止痛以治标,及时缓解,控制疼痛;平素辨证求因以治本。标本缓急,主次有序,分阶段治疗。

1. **气滞血瘀**

[**证候**]经前或经期,小腹胀痛拒按,经少不畅,色紫暗有块,块下痛减,胸胁、乳房胀痛,舌紫暗或有瘀点,脉弦涩。

[**治法**]行气活血,化瘀止痛。

[**方药**]膈下逐瘀汤《医林改错》(五灵脂、当归、川芎、桃仁、牡丹皮、赤芍、乌药、延胡索、甘草、香附、红花、枳壳)加减。

2. **寒凝血瘀**

[**证候**]经前或经期,小腹冷痛拒按,得热痛减,或周期延后,经血量少,色暗有血块,畏寒肢冷,面色青白,舌暗,苔白,脉沉紧。

[**治法**]温经散寒,化瘀止痛。

[**方药**]少腹逐瘀汤《医林改错》(小茴香、干姜、延胡索、没药、当归、川芎、肉桂、赤芍、蒲黄、五灵脂)加减。

3. **湿热蕴结**

[**证候**]经前或经期,小腹疼痛或胀痛不适,有灼热感,或痛连腰骶,或平时小腹痛,经前加剧,月经量多或经期长,色暗红,质稠或血块,平素带下量多、色黄稠、臭秽,或伴低热,小便黄赤,舌红,苔黄腻,脉滑数或濡数。

[**治法**]清热除湿,祛瘀止痛。

[**方药**] 清热调血汤《古今医鉴》(牡丹皮、黄连、生地黄、当归、白芍、川芎、红花、桃仁、莪术、香附、延胡索)加减。

4. 气血虚弱

[**证候**] 经期或经后,小腹隐痛喜按,月经量少,色淡质稀,神疲乏力,头晕心悸,面色苍白,失眠多梦,舌质淡,苔薄,脉细弱。

[**治法**] 益气养血,调经止痛。

[**方药**] 圣愈汤《兰室秘藏》(人参、黄芪、当归、白芍、川芎、生地黄、熟地黄)加减。

5. 肝肾亏虚

[**证候**] 经期或经后,小腹绵绵作痛,喜按,伴腰骶酸痛,经行量少,色淡暗,质稀,头晕耳鸣,面色晦暗,失眠健忘,或伴潮热,舌淡红,苔薄白,脉沉细。

[**治法**] 补养肝肾,调经止痛。

[**方药**] 益肾调经汤《中医妇科治疗学》(巴戟天、杜仲、续断、乌药、艾叶、当归、熟地黄、白芍、益母草)加减。

(俞超芹)

复习思考题

1. 简述痛经的概念及病因病机。
2. 简述痛经的分型论治及方药。

第四节 | 崩 漏

(中医病证分类与代码:崩漏 A09.02.02.09)

【概述】

崩漏是指经血非时暴下不止或淋漓不尽,前者又称崩中或经崩,后者又称漏下或经漏。崩与漏的出血情况虽不相同,然二者常相互转化,交替出现,且病因病机相似,故概称崩漏,是月经周期、经期、经量严重紊乱的月经病。

《诸病源候论·崩中候》载"忽然暴下,谓之崩中",《诸病源候论·妇人杂病诸候》载"非时而下,淋漓不断,谓之漏下",首次简要概括了崩中、漏下的病名含义。多是由血热妄行、瘀阻冲任、肾精不足、脾气亏虚等,导致冲任损伤不能制约经血而发为崩漏。

西医学无排卵性异常子宫出血可参照本病辨证治疗。

【病因病机】

1. **血热** 有实热与虚热之分。实热多因素体阳盛,或过食辛辣,或外邪入里化热,或肝火内炽等;虚热多因素体阴虚,或病久阴亏,虚火内炽而成。无论实热、虚热,热伤冲任,迫血妄行而成崩漏。

2. **血瘀** 多因七情内伤,肝气郁结,气血瘀滞于冲任;或经期、产后余血未尽,又感受寒、热外邪,以致寒凝、热灼而致血瘀,瘀阻冲任,血不循经,发为崩漏。

3. **肾虚** 多由于先天肾气不足,或少女天癸初至肾气稚弱,或早婚多产房劳伤肾,或更年期肾气渐衰,不能调摄和制约经血,所以发生崩漏;或肾阴虚损,虚火内生,扰动冲脉血海,迫血妄行而成崩漏;或肾阳虚损,命门火衰,封藏失司,冲任不固,乃成崩漏。

4. **脾虚** 素体脾虚,或劳倦思虑、饮食不节损伤脾气,脾气亏虚,统摄无权,冲任不固,而成崩漏。

崩漏的发病是肾-天癸-冲任-胞宫轴的严重失调。其主要病机是冲任损伤,不能制约经血,子宫藏泻失常。导致崩漏的病机有血热、血瘀、肾虚、脾虚,概括为热、瘀、虚三个方面。

【辨证论治】

崩漏辨证首先要根据出血的量、色、质的变化,参合全身症状及舌脉变化,辨其寒、热、虚、实。一般而言,经血非时暴下,量多势急,继而淋漓不止,色红质稠,多属热证;经血非时暴下或淋漓不尽,色淡质稀,多属虚证;经血非时而至,时出时止,时多时少,或久漏不止,色暗夹血块,多属瘀滞;经血淋漓,血色淡暗,质稀,平素畏寒,多属寒证。临床治疗崩漏,应根据其病情缓急和出血时间长短的不同,本着"急则治其标,缓则治其本"的原则,灵活掌握和运用塞流、澄源、复旧的治崩三法。塞流:止血,用于暴崩之际,急当塞流止血防脱;澄源:正本清源,亦是求因治本,是治疗崩漏的重要阶段,一般用于出血减缓后的辨证论治;复旧:固本善后,是巩固崩漏治疗的重要阶段,用于止血后恢复。

具体论治崩漏,应当分清出血期和止血后的不同阶段进行治疗。本节主要讨论出血期的辨证论治。

1. 血热

（1）虚热

[**证候**] 经血非时而下,量少、淋漓不止或量多势急,血色鲜红而质稠,心烦潮热,咽干口燥,舌红少苔,脉细数。

[**治法**] 养阴清热,固冲止血。

[**方药**] 上下相资汤《石室秘录》(熟地黄、山茱萸、人参、沙参、玄参、麦冬、玉竹、当归、五味子、车前子、牛膝)加减。

（2）实热

[**证候**] 经血非时而下,量多如崩,或淋漓不断,血色深红而质稠,烦热口渴,大便干,小便黄,舌红苔黄,脉滑数。

[**治法**] 清热凉血,固冲止血。

[**方药**] 清热固经汤《简明中医妇科学》(生地黄、地骨皮、龟甲、牡蛎、阿胶、黄芩、藕节、棕榈炭、栀子、地榆、甘草)加减。

2. 血瘀

[**证候**] 经血淋漓不断或突然下血,时出时止,时多时少,色暗有块,舌暗有瘀点瘀斑,脉涩或弦细。

[**治法**] 活血化瘀,固经止血。

[**方药**] 逐瘀止崩汤《傅青主女科》(当归、川芎、三七、五灵脂、牡丹皮、艾叶、没药、乌贼骨、丹参、阿胶、炒蒲黄、龙骨、牡蛎)加减。

3. 肾虚

（1）肾阳虚

[**证候**] 经血淋漓,色淡红、质稀,精神萎靡,头目虚眩,腰膝酸软,小便清长,畏寒肢冷,苔薄白,脉沉弱。

[**治法**] 温肾固冲,止血调经。

[**方药**] 右归丸《景岳全书》(熟地黄、山茱萸、山药、枸杞子、菟丝子、杜仲、制附子、肉桂、当归、鹿角胶)加减。

（2）肾阴虚

[**证候**] 经乱无期,出血淋漓不止或量多,色红质稠,头晕耳鸣,腰膝酸软,五心烦热,舌红苔少,脉细数。

[**治法**] 滋肾益阴,固冲止血。

[**方药**] 左归丸《景岳全书》(熟地黄、山茱萸、山药、枸杞子、菟丝子、鹿角胶、龟甲胶、川牛膝)加减。

4. 脾虚

[**证候**] 经血淋漓不断,色淡质稀,神疲气短,四肢不温,纳呆,面色苍白或萎黄,舌淡胖,苔薄白,脉细弱。

[治法] 补气摄血,固冲止崩。

[方药] 固本止崩汤《傅青主女科》(熟地黄、白术、黄芪、当归、人参、黑姜)合固冲汤《医学衷中参西录》(黄芪、白术、龙骨、牡蛎、山茱萸、白芍、乌贼骨、茜草、棕榈炭、五倍子)加减。

(薛 霁)

复习思考题

1. 崩漏的病因病机有哪些?
2. 崩漏的治疗原则是什么?

第五节 | 经断前后诸证

(中医病证分类与代码:绝经前后诸证 A09.02.02.12)

【概述】

妇女在经断前后,出现烘热汗出,烦躁易怒,潮热面红,失眠健忘,精神倦怠,头晕目眩,耳鸣心悸,腰背酸痛,手足心热,或伴月经紊乱等与绝经期有关的症状,称为"经断前后诸证",亦称"绝经前后诸证"。

古代医籍对本病无专篇记载,对其症状的描述可散见于"脏躁""百合病""老年血崩"等病证中,如《金匮要略·妇人杂病脉证并治》指出:"妇人脏躁,喜悲伤欲哭,象如神灵所作,数欠伸。"

西医学绝经综合征,双侧卵巢切除或放射治疗、化学治疗后卵巢功能衰竭,或卵巢早衰出现绝经综合征表现者可参照本病辨证治疗。

【病因病机】

1. 肾阴虚 肾阴素虚,精亏血少,经断前后,天癸渐竭,精血衰少;或忧思不解,积念在心,营阴暗耗;或房劳多产,精血耗伤,肾阴更虚;真阴亏损,冲任衰少,脏腑失养,遂致经断前后诸证。肝肾为母子之脏,肾阴不足,水不涵木,而致肝肾阴虚或肝阳上亢;肾阴不足,肾水不能上济心火,心火独亢而致心肾不交。

2. 肾阳虚 "七七"之年,肾气渐虚;素体肾阳不足;或过食寒凉之物,或过度贪凉,致肾阳虚惫。肾阳不足,命门火衰,冲任失调,脏腑失于温煦,遂致经断前后诸证。命门火衰,不能温煦脾阳,则致脾肾阳虚。阳气虚弱,无力行血而为瘀,演变为肾虚血瘀。

3. 肾阴阳俱虚 肾藏元阴而寓元阳,若阴损及阳,或阳损及阴,真阴真阳不足,不能濡养、温煦脏腑,冲任失调,遂致经断前后诸证。

本病的发生与妇女经断前后的生理特点密切相关。七七之年,肾气渐衰,天癸渐竭,冲任二脉逐渐亏虚,月经将断而至绝经,在此生理转折时期,受身体内、外环境的影响,如素体阴阳有所偏衰,素性抑郁,素有痼疾,或家庭、社会等环境变化,易导致肾阴阳平衡失调而发病。

"肾为先天之本",又"五脏相移,穷必及肾",故肾之阴阳失调,每易波及其他脏腑。而其他脏腑病变,久则必然累及肾,故本病之本在肾,常累及心、肝、脾等脏,致使本病证候复杂。

【辨证论治】

本病以肾虚为本。因"妇人之生,有余于气,不足于血,以其数脱血也",易处于"阴常不足,阳常有余"的状态,而且"七七"之年女性,肾气衰,天癸竭,肾精亏耗,阴血不足,所以临床以肾阴虚居多。由于体质或阴阳转化等因素,亦可表现为偏肾阳虚,或阴阳两虚。临证主要根据临床表现、月经紊乱的情况及舌、脉辨证治疗。治疗应注重固护肾气,清热不宜过于苦寒,祛寒不宜过于温燥,更不可妄用克伐,以免犯虚虚之戒。若涉及他脏,则兼而治之。

1. 肾阴虚

[证候] 经断前后,月经紊乱,月经提前,量少或多,或崩或漏,经色鲜红,头晕耳鸣,腰酸腿软,烘

NOTES

热汗出,五心烦热,失眠多梦,口燥咽干,或皮肤瘙痒,舌红,苔少,脉细数。

[治法]滋养肾阴,佐以潜阳。

[方药]六味地黄丸《小儿药证直诀》(熟地黄、山药、山茱萸、茯苓、牡丹皮、泽泻)加减。

2.肾阳虚

[证候]经断前后,月经不调,量多或少,色淡质稀,头晕耳鸣,腰痛如折,腹冷阴坠,形寒肢冷,带下量多,小便频数或失禁,精神萎靡,面色晦暗,舌淡,苔白滑,脉沉细而迟。

[治法]温肾扶阳,填精养血。

[方药]右归丸《景岳全书》(熟地黄、制附子、枸杞子、肉桂、山药、山茱萸、鹿角胶、菟丝子、当归、杜仲)加减。

3.肾阴阳俱虚

[证候]经断前后,月经紊乱,量少或多,乍寒乍热,烘热汗出,头晕耳鸣,健忘,腰背冷痛,舌淡,苔薄,脉沉弱。

[治法]阴阳双补。

[方药]二仙汤《中医方剂临床手册》(仙茅、淫羊藿、当归、巴戟天、黄柏、知母)合二至丸《医方集解》(女贞子、墨旱莲)加减。

(俞超芹)

复习思考题

1. 经断前后诸证临床分型有哪些?
2. 经断前后诸证治则和选方是什么?

第六节 | 带下病
（中医病证分类与代码:带下病 A09.02.06）

【概述】

带下病是指带下量明显增多或减少,色、质、气味发生异常,或伴有局部及全身症状者。带下明显增多者称为带下过多,带下明显减少者称为带下过少。在某些生理情况下也可出现带下增多或减少,如月经期前后、排卵期、妊娠期带下量增多而无其他不适者,为生理性带下,绝经前后白带量减少而无明显不适者,亦为生理现象,均不作病论。

带下一词,有广义和狭义之分。广义带下泛指妇产科疾病,因其多发生在带脉以下的部位,故称为带下。狭义带下又分为生理性带下及病理性带下。生理性带下属于妇女体内的一种阴液,是由胞宫渗润于阴道的色白或透明、无特殊气味的黏液,有润泽阴道、防御外邪的作用。病理性带下即带下病,包括带下过多、带下过少。本章所论述的内容属于狭义的带下病。

一、带下过多

带下过多是指带下量明显增多,色、质、气味异常,或伴有局部及全身症状者。

本病始见于《素问·骨空论》:"任脉为病……女子带下瘕聚。"《诸病源候论·妇人杂病诸候》明确提出了"带下病"之名。多因脾虚、肾阳虚、阴虚夹湿、湿热下注、湿毒蕴结等,伤及任带而成带下过多。

西医妇科疾病如阴道炎、宫颈炎、盆腔炎性疾病等引起的阴道分泌物异常与带下过多临床表现类似者,可参照本病辨证治疗。

【病因病机】

1.脾虚 素体脾虚,或饮食劳倦,损伤脾气,脾运失司,水湿内停,流注下焦,伤及任带,任脉不固,带脉失约,而致带下过多。

2. 肾阳虚 素体阳虚,或房劳多产,或年老体衰,或久病及肾,肾阳虚损,气化失常,水湿内聚,下注任带而发为带下过多;或肾气不固,封藏失职,阴液滑脱,而致带下过多。

3. 阴虚夹湿 素体阴虚,或年老真阴渐亏,或久病失养暗耗阴津,复感湿邪,伤及任带而致带下过多。

4. 湿热下注 感受湿邪,蕴而化热,或脾虚生湿,湿久化热,或肝郁化热,肝火挟脾湿,热与湿蒸,均可导致湿热互结,流注下焦,伤及任带而致带下过多。

5. 湿毒蕴结 经期产后,胞脉空虚,或摄生不慎,或房事不禁,或手术受损,感染湿毒之邪,湿毒乘虚内侵,损伤任带,秽浊之液下注,而致带下过多。

带下过多系湿邪为患,脾肾功能失常是发生的内在条件,感受湿热、湿毒之邪是重要的外在病因。任脉损伤,带脉失约是带下过多的核心病机。

【辨证论治】

本病辨证主要是根据带下的量、色、质、气味的异常及伴随症状、舌脉,以辨其寒、热、虚、实。一般而言,带下色淡、质稀者为虚寒;带下色黄、质稠、有秽臭者为实热。治疗以除湿止带为原则,治脾宜运、宜升、宜燥,治肾宜补、宜固、宜涩,湿热和热毒宜清、宜利,阴虚夹湿则补清兼施。

1. 脾虚

[证候] 带下量多,色白,质稀薄,如涕如唾,无臭味,绵绵不断,体倦乏力,纳少便溏,舌淡,苔薄白或白腻,脉细缓。

[治法] 健脾益气,除湿止带。

[方药] 完带汤《傅青主女科》(白术、山药、人参、白芍、苍术、陈皮、黑芥穗、柴胡、车前子、甘草)加减。

2. 肾阳虚

[证候] 带下量多,色淡,清稀如水,绵绵不断,畏寒肢冷,腰背冷痛,小腹冷感,夜尿频,小便清长,大便溏,舌淡,苔白润,脉沉迟。

[治法] 温肾培元,固涩止带。

[方药] 内补丸《女科切要》(鹿茸、菟丝子、沙蒺藜、白蒺藜、桑螵蛸、肉苁蓉、制附子、肉桂、黄芪、茯神、紫菀茸)加减。

3. 阴虚夹湿

[证候] 带下量多,色黄或赤白相兼,质稠,有臭味,阴部灼热或瘙痒,五心烦热,失眠多梦,咽干口燥,头晕耳鸣,腰酸腿软,舌质红,苔少或黄腻,脉细数。

[治法] 滋阴益肾,清热祛湿。

[方药] 知柏地黄丸《医宗金鉴》(知母、黄柏、熟地黄、山药、山茱萸、牡丹皮、茯苓、泽泻)加减。

4. 湿热下注

[证候] 带下量多,色黄或呈脓性,质黏稠,气味臭秽,阴部瘙痒或灼热,全身困重乏力,胸闷纳呆,口苦口腻,小便短黄,大便黏滞难解,舌红,苔黄腻,脉滑数。

[治法] 清热利湿止带。

[方药] 止带方《世补斋医书》(猪苓、茯苓、车前子、泽泻、茵陈、赤芍、牡丹皮、黄柏、栀子、牛膝)加减。

5. 湿毒蕴结

[证候] 带下量多,黄绿如脓,或赤白相间,质黏稠,臭秽难闻,小腹或腰骶胀痛,烦热,口苦咽干,小便短黄,大便干结,舌红,苔黄或黄腻,脉滑数。

[治法] 清热解毒,除湿止带。

[方药] 五味消毒饮《医宗金鉴》(金银花、野菊花、蒲公英、紫花地丁、天葵子)加减。

二、带下过少

带下过少是指带下量明显减少,甚或全无,阴道干涩,甚至阴部萎缩者。

本病首见于《女科证治准绳·赤白带下门》:"带下久而枯涸者濡之。凡大补气血,皆所以濡之。"多由肝肾亏损、血瘀津亏,导致阴津不得渗润阴窍,发为带下过少。

西医学的卵巢早衰、绝经后卵巢功能下降、双侧卵巢切除术后、盆腔放射治疗后、希恩综合征、长期服用某些药物抑制卵巢功能,导致雌激素水平低下而引起的阴道分泌物过少可参考本病辨证治疗。

【病因病机】

1. 肝肾亏损　先天禀赋不足,肝肾阴虚,或房劳多产,大病久病,耗伤精血,或年老体弱,肾精亏损,或七情内伤,肝肾阴血暗耗,肝肾亏损,血少精亏,阴液不充,任带失养,不能渗润阴道,而致带下过少。

2. 血瘀津亏　素性抑郁,情志不遂,以致气滞血瘀,或堕胎多产、大病久病,暗耗营血,或产后大出血,血不归经,或经产感寒,余血内留,新血不生,均可致精亏血枯,瘀血内停,阴津不得渗润阴窍,而致带下过少。

带下过少的主要病机是阴精不足,不能渗润阴道。其因有二:一是肝肾亏损,阴精津液亏少,不能润泽阴户;二是瘀血阻滞冲任,阴液不能运达以濡养阴窍。

【辨证论治】

虚者肝肾亏损,常兼有头晕耳鸣,腰腿酸软,手足心热,烘热汗出,心烦少寐;实者血瘀津亏,常有少腹疼痛拒按,心烦易怒,胸胁、乳房胀痛。其根本皆是阴血不足,治疗重在滋补肝肾之阴精,佐以养血、化瘀等。用药不可肆意攻伐,过用辛燥苦寒之品,以免耗津伤阴,犯虚虚之戒。

1. 肝肾亏损

[**证候**] 带下量少,甚或全无,阴部干涩或瘙痒,甚则阴部萎缩,性交涩痛,头晕耳鸣,腰膝酸软,烘热汗出,夜寐不安,小便黄,大便干结,舌红少苔,脉细数或沉弦细。

[**治法**] 滋补肝肾,养精益血。

[**方药**] 左归丸《景岳全书》(熟地黄、山茱萸、山药、枸杞子、菟丝子、鹿角胶、龟甲胶、川牛膝)加减。

2. 血瘀津亏

[**证候**] 带下量少,甚或全无,阴中干涩,性交涩痛,精神抑郁,烦躁易怒,少腹疼痛拒按,胸胁、乳房胀痛,经少或闭经,舌质暗,舌边有瘀点瘀斑,脉弦涩。

[**治法**] 补血益精,活血化瘀。

[**方药**] 小营煎《景岳全书》(当归、白芍、熟地黄、山药、枸杞子、炙甘草)加减。

(薛　霁)

复习思考题

1. 如何理解带下病的含义?带下过多、带下过少的病因病机有哪些?
2. 带下过多、带下过少的辨证分型、治法、代表方分别是什么?

第七节 │ 不孕症

(中医病证分类与代码:不孕 A09.02.07.01)

【概述】

女子未避孕,性生活正常,与配偶同居 1 年而未孕者,称为不孕症。从未妊娠者为原发性不孕,

《备急千金要方》称为"全不产";曾经有过妊娠继而未避孕1年以上未孕者为继发性不孕,《备急千金要方》称为"断绪"。

不孕之名首载于《周易》,其曰:"妇三岁不孕。"《备急千金要方·求子》"凡人无子,当为夫妻俱有五劳七伤、虚羸百病所致,故有绝嗣之殃",明确指出夫妇双方均可导致不孕。《景岳全书·妇人规》言"种子之方,本无定轨,因人而药,各有所宜",强调治疗不孕症应辨证论治。本病从病因上可分为绝对性不孕和相对性不孕。绝对性不孕指夫妇一方生殖系统存在解剖生理方面的缺陷而无法受孕,相对性不孕是指由某些病理因素的影响导致暂时不孕,一旦纠正仍能受孕。本节所讨论的不孕症属于相对性不孕,中医认为多由肾气不足、气血冲任失调而致不孕。

西医学不孕症女方因素多为排卵障碍、输卵管因素,以及子宫、阴道、外阴等因素,其他如免疫因素、男方因素、不明原因等也可参照本病辨证治疗。

【病因病机】

1. **肾虚** 先天不足,或房劳多产,或久病大病,或年逾五七,肾气亏虚,精不化血,则冲任虚衰,难以受孕;素体阳虚或寒湿伤肾,肾阳不足,胞宫失煦,则冲任虚寒,不能成孕;肾阴素虚,或久病耗损真阴,天癸乏源,胞宫失养,冲任血海空虚,或阴虚内热,热扰冲任,乃致不孕。

2. **肝气郁结** 平素情志不畅,或盼子心切,肝郁气滞,疏泄失常,气血失调,冲任失和,胎孕不受。

3. **痰湿内阻** 思虑劳倦,或肝木犯脾,伤及脾阳,健运失司,水湿内停,湿聚成痰,冲任壅滞,而致不孕;或素体肥胖,嗜食肥甘,痰湿内盛,胞脉受阻,致令不孕。

4. **瘀滞胞宫** 经行产后,摄生不慎,邪入胞宫致瘀;或寒凝血瘀,或热灼血瘀,或气虚运血无力致瘀,瘀滞冲任、胞宫,以致不孕。

女子不孕,除先天因素影响外,主要是后天脏腑功能失常。常见的病机有肾虚、肝气郁结、痰湿内阻、瘀滞胞宫等,导致气血失调而致冲任病变,胞宫不能摄精成孕。

【辨证论治】

不孕症的辨证主要根据月经、带下、全身症状及舌脉等综合分析,审脏腑、冲任、胞宫之病位,辨气血寒热、虚实之变化。重视辨病与辨证相结合,治疗以温养肾气,填精益血,调理冲任、胞宫气血,使胎孕可成。

1. **肾虚**

（1）肾气虚

[**证候**] 婚久不孕,月经不调或停闭,量多或少,色淡暗,质稀,腰酸膝软,头晕耳鸣,精神疲倦,小便清长,舌淡,苔薄白,脉沉细,两尺尤甚。

[**治法**] 补益肾气,调补冲任。

[**方药**] 毓麟珠《景岳全书》(当归、熟地黄、芍药、川芎、人参、白术、茯苓、炙甘草、菟丝子、杜仲、鹿角霜、川椒)加减。

（2）肾阳虚

[**证候**] 婚久不孕,初潮延迟,月经后期,量少,色淡质稀,甚至停闭,带下量多,清稀如水,腰膝酸冷,性欲淡漠,面色晦暗,大便溏薄,小便清长,舌淡,苔白,脉沉迟。

[**治法**] 温肾助阳,调补冲任。

[**方药**] 温胞饮《傅青主女科》(巴戟天、补骨脂、菟丝子、肉桂、附子、杜仲、白术、山药、芡实、人参)加减。

（3）肾阴虚

[**证候**] 婚久不孕,月经先期,量少,色红质稠,甚或闭经,或带下量少,阴中干涩,腰酸膝软,头晕耳鸣,形体消瘦,五心烦热,失眠多梦,舌红少苔,脉细数。

[**治法**] 滋肾养血,调补冲任。

[**方药**] 养精种玉汤《傅青主女科》(当归、白芍、熟地黄、山茱萸)加减。

2. 肝气郁结

[**证候**] 婚久不孕,月经周期先后不定,量或多或少,色暗,有血块,经行腹痛,或经前胸胁、乳房胀痛,情志抑郁,或烦躁易怒,舌淡红,苔薄白,脉弦。

[**治法**] 疏肝解郁,理血调经。

[**方药**] 开郁种玉汤《傅青主女科》(当归、白芍、牡丹皮、香附、白术、茯苓、天花粉)加减。

3. 痰湿内阻

[**证候**] 婚久不孕,月经后期,甚或闭经,带下量多,色白质黏,形体肥胖,胸闷呕恶,心悸头晕,舌淡胖,苔白腻,脉滑。

[**治法**] 燥湿化痰,理气调经。

[**方药**] 苍附导痰丸《叶天士女科证治秘方》(苍术、香附、陈皮、半夏、茯苓、甘草、枳壳、胆南星、生姜、神曲)加减。

4. 瘀滞胞宫

[**证候**] 婚久不孕,月经后期,量或多或少,色紫黑,有血块,可伴痛经,平素少腹疼痛,或肛门坠胀不适,舌质紫暗边有瘀点,脉弦涩。

[**治法**] 活血化瘀,止痛调经。

[**方药**] 少腹逐瘀汤《医林改错》(小茴香、干姜、延胡索、没药、当归、川芎、肉桂、赤芍、蒲黄、五灵脂)加减。

(薛 霁)

复习思考题

1. 不孕症的病因病机有哪些?
2. 肾虚不孕症常见哪些分型,如何辨证论治?

第八节 | 缺 乳

(中医病证分类与代码:产后缺乳 A09.02.05.22)

【概述】

产后哺乳期内,产妇乳汁甚少或无乳可下,称为缺乳,又称乳汁不足、乳汁不行。

《诸病源候论》最早列有"产后乳无汁候",其云:"妇人手太阳、少阴之脉,下为月水,上为乳汁……既产则水血俱下,津液暴竭,经血不足者,故无乳汁也。"本病的特点是产妇哺乳期完全无乳或乳汁甚少,不足以喂养婴儿。多由气血虚弱、肝郁气滞、痰浊阻滞等,导致乳汁生成乏源或乳汁排泄不畅而致缺乳。

西医学产后缺乳、泌乳过少等可参照本病辨证治疗。

【病因病机】

1. **气血虚弱** 素体脾胃虚弱,或孕期产后调摄失宜,或产后思虑过度而伤脾,或高龄产妇气血虚弱,或分娩失血过多等,均能导致生化之源不足,气血亏虚,乳汁生成乏源而缺乳。

2. **肝郁气滞** 素性抑郁,或产后为情志所伤,肝气郁结,气机不畅,乳络不通,乳汁运行不畅而致缺乳。

3. **痰浊阻滞** 素体肥胖,痰湿内盛,或产后膏粱厚味,脾失健运,聚湿成痰,痰气阻滞乳脉、乳络,乳汁运行不畅而致缺乳。

缺乳的主要病机为乳汁化源不足,无乳可下,或乳汁运行受阻,乳不得下。

【辨证论治】

乳房柔软不胀,乳汁清稀者,多属虚证;乳房胀硬而痛,乳汁浓稠者,多属实证。治疗以调理气血、通络下乳为主,虚者补益气血,实者疏肝、化痰,均宜佐以通乳之品。

1. 气血虚弱

[**证候**] 产后乳少或全无,乳汁清稀,乳房柔软无胀感,神倦食少,舌淡,苔薄白,脉细弱。

[**治法**] 补气养血通乳。

[**方药**] 通乳丹《傅青主女科》(人参、黄芪、当归、麦冬、木通、桔梗、猪蹄)加减。

2. 肝郁气滞

[**证候**] 产后乳少或全无,乳房胀硬疼痛,乳汁浓稠,胸胁胀痛,情志抑郁,纳差,舌淡红,苔薄黄,脉弦或弦数。

[**治法**] 疏肝解郁通乳。

[**方药**] 下乳涌泉散《清太医院配方》[当归、川芎、天花粉、白芍、生地黄、柴胡、青皮、漏芦、桔梗、木通、通草、白芷、王不留行、甘草、穿山甲(现已禁用)]加减。

3. 痰浊阻滞

[**证候**] 乳汁甚少或无乳可下,乳房硕大或下垂、不胀满,形体肥胖,胸闷痰多,纳少便溏,舌淡胖,苔腻,脉沉细。

[**治法**] 健脾化痰通乳。

[**方药**] 苍附导痰丸《叶天士女科证治秘方》(苍术、香附、陈皮、半夏、茯苓、甘草、枳壳、胆南星、生姜、神曲)合漏芦散《太平圣惠方》(漏芦、蛇蜕、瓜蒌)加减。

(薛 霁)

复习思考题

1. 缺乳的病因病机有哪些?

2. 缺乳的辨证分型、证候特点、治法、代表方分别是什么?

本章思考题解题思路

本章目标测试

第十三章 | 儿科常见病证

小儿从出生到18岁青春期末,始终处于不断生长发育的过程中,年龄越小,生长发育越快。中医认为,小儿无论是在形体、生理方面,还是病因、病机方面,均与成人有较大的不同,所以,不能简单地将儿科疾病看成成人的缩影。关于儿童的生理病理特点,历代医家多认为小儿生理上脏腑娇嫩、形气未充,生机勃勃,发育迅速。病因特点多外感、食伤及先天因素。病理上主要表现为发病容易、传变迅速。预后方面则因小儿脏气清灵,多易趋康复。近年来,随着社会的发展、环境等后天因素变化,小儿抽动症等发病率有所提高,还出现了一些古代较少见的病证,如儿童性早熟等。本章主要介绍小儿性早熟、小儿遗尿、小儿抽动症三个儿科临床病证。

第一节 │ 小儿性早熟
（中医病证分类与代码:小儿性早熟 A10.04.25）

【概述】

小儿性早熟是指儿童在特定的年龄之前出现第二性发育征象,我国《中枢性性早熟诊断与治疗专家共识（2022）》中的界定标准是女孩7.5岁前,男孩9岁前。按照病因及下丘脑-垂体-性腺轴是否提前启动,可分为中枢性［促性腺激素释放激素（GnRH）依赖性、真性］、外周性（非 GnRH 依赖性、假性）及不完全性性早熟（部分性）三类。临床上,女童发病率明显高于男童,已成为儿科常见的内分泌疾病之一。

《素问·上古天真论》云,"女子七岁,肾气盛,齿更发长;二七而天癸至,任脉通,太冲脉盛,月事以时下,故有子","丈夫八岁,肾气实,发长齿更;二八,肾气盛,天癸至,精气溢泻,阴阳和,故能有子"。小儿生长发育及性腺发育成熟,主要靠肾气的充盛及天癸的期至。小儿属"稚阴稚阳"之体,"肾常虚","肝常有余",若体质偏颇,或外邪诱发,或后天培补太过,易致肾阴阳失调,肾阴不足不能制阳,相火偏亢,阴虚火旺,性征提前,天癸早至。

现代医学中性早熟、特发性性早熟、单纯性乳房早发育等可以参考本节进行中医辨证。

【病因病机】

1. **阴虚火旺** 肾藏精,主生殖,与儿童生长发育及性发育成熟密切相关。小儿乃稚阴稚阳之体,阳常有余,阴常不足,肾常虚,若先天禀赋于父母属阴虚内热型偏颇体质,对性早熟病邪易感,加之长期营养过剩,过食肥甘厚味,或暴露于性激素或环境中的类性激素物质下等,易致肾气过培。气有余便是火,肾之阴阳失衡,肾阴亏损,无以制火,相火早炎。

2. **肝郁化火** 肝藏血,主疏泄,为调节气机之主司,乳房以及阴部皆为足厥阴肝经所络,人体正常的发育、性腺的成熟、"天癸"的期至,与肝有关。小儿"肝常有余、肾常虚",肝肾同居下焦,且肝肾同源,若情志过甚或肝火偏旺,郁而化火,肾虚肝亢,水不涵木,肝火上炎,可致性征发育提前,"天癸"早至。

3. **痰湿内蕴** 脾为生痰之源,小儿脾常不足,疏于家教,饮食习惯不良,或饮食不节,多食过食,运化不及,酿生痰湿膏脂,或长期偏好膏粱厚味,脾失健运,精微不化,水湿膏脂停聚,气机不畅,冲任失调,均可导致肾元过培,扰动天癸,第二性征提前出现。

性早熟的病因包括内因和外因,病位主要在肾、肝,涉及脾脏。肾阴亏虚,相火偏旺是性早熟的基本病机。患儿体质偏颇,若长期过食膏粱厚味、血肉有情之品,或暴露于性激素或类性激素物质下,导致过培肾气,儿童肝肾阴阳失衡,相火妄动,天癸早至。小儿"肝常有余",部分小儿偏阳盛体质,肾虚肝亢,水不涵木,肝火旺盛,湿热熏蒸于上,则面部痤疮;湿热下注,则带下增多。

【辨证论治】

本病须辨病结合辨证,病因不同,治疗方法也不同。对部分性性早熟、外源性激素引起的假性性早熟及特发性真性性早熟非快速进展型可采用中医辨证治疗为主。对特发性真性性早熟快速进展型,若采用中西医结合治疗,亦可延缓性发育成熟速度。

辨证须辨虚实。性早熟系肾阴不足、累及肝阴,或肝失疏泄、郁而化热,或痰浊内阻、郁而化热耗伤肾阴,导致肾的阴阳不平衡,相火偏旺。虚者由于肾阴亏虚为本,累及肝阴虚,阴虚则相火偏旺,治以滋阴补肾,清泻相火为主;实者或肝郁化火,治以疏肝解郁,清肝泻火为主,或痰湿内蕴,需健脾燥湿、化痰散结。临床上两证兼见并存比较常见,故平衡"肾"之阴阳为治疗根本,在此基础上或泻火,或疏肝,或祛湿,或散结,随证加减治疗。

1. 阴虚火旺

[证候] 女孩提前出现乳房发育,阴道分泌物增多,阴唇发育,色素沉着,月经来潮;男孩提前出现睾丸增大,阴茎增粗,可有阴茎勃起,有胡须、喉结,阴囊皮肤皱褶增加、着色,变声,甚至有夜间遗精。伴五心烦热,潮热,怕热,颧红,盗汗,烦躁易怒,咽干口燥,小便短黄,大便干结,舌红绛,少苔或无苔,脉细数。

[治法] 滋阴泻火。

[方药] 知柏地黄丸《医宗金鉴》(知母、黄柏、熟地黄、山茱萸、山药、茯苓、泽泻、牡丹皮)加减。

2. 肝郁化火

[证候] 女孩提前出现乳房发育,可有乳房胀痛,阴道分泌物秽浊,阴唇发育,色素沉着,月经来潮;男孩提前出现睾丸增大,阴茎增粗,可有阴茎勃起,有胡须、喉结、痤疮,阴囊皮肤皱褶增加、着色,变声,甚至有夜间遗精。伴烦躁易怒,情绪抑郁,胸胁胀闷,头晕胀痛,目赤肿痛,失眠或多梦,口苦,口干,面红,尿黄,便秘,舌红苔黄,脉弦数。

[治法] 疏肝解郁,清肝泻火。

[方药] 丹栀逍遥散《内科摘要》(牡丹皮、栀子、柴胡、白芍、当归、白术、茯苓、炙甘草、薄荷、生姜)加减。

3. 痰湿内蕴

[证候] 女孩提前出现乳房发育,阴道分泌物黄臭、量多,阴唇发育,色素沉着,月经来潮;男孩提前出现睾丸增大,阴茎增粗,可有阴茎勃起,有胡须、喉结,阴囊皮肤皱褶增加、着色,变声,甚至有夜间遗精。伴身热不扬,肢体困重,口中黏腻,多食肥甘,形体肥胖,小便赤不利,舌质红,苔黄腻,脉濡数或脉滑数。

[治法] 健脾燥湿,化痰散结。

[方药] 二陈汤《太平惠民和剂局方》(半夏、橘红、茯苓、炙甘草、生姜、乌梅)加减治疗。

(俞 建)

复习思考题

1. 性早熟有哪些病因以及分类?
2. 性早熟的辨证分型以及治法分别是什么?

第二节 │ 小儿遗尿

(中医病证分类与代码:小儿遗尿 A10.04.23)

【概述】

小儿遗尿,俗称尿床,是指5周岁以上的小儿,在睡眠状态下不自主排尿≥2次/周,持续3个月以上的一种病症。

《诸病源候论·小便病诸候》:"夫人有于睡眠不觉尿出者,是其禀赋阴气偏盛,阳气偏虚者,则膀胱肾气俱冷,不能温制于水,则小便多,或不禁而遗尿。"遗尿的发生多由先天禀赋不足,肾气不固,下元虚寒所致;与后天调摄不当相关,感受外邪、药食不当等致肺失宣肃,脾气虚弱,肝经湿热,心肾不交等,导致肾失封藏、膀胱开合失司,而发生遗尿。

现代医学中儿童遗尿症、夜遗尿、原发性遗尿症等,可参考本节进行辨证论治。

【病因病机】

1. **禀赋不足** 小儿先天禀赋不足,素体虚弱,表现为肾气不足,下元虚寒,气化功能失调,闭藏失司,不能约束水道而遗尿。正如陈复正《幼幼集成·小便不利证治》:"睡中自出者,谓之尿床,此皆肾与膀胱虚寒也。"

2. **湿热内蕴** 湿热之邪蕴郁肝经,或饮食所伤,湿热内阻,均可导致肝的疏泄失调,湿热郁而化火,火热内迫,下注膀胱,则膀胱失约而发为遗尿。诚如《幼科释谜·大小便》云:"亦有热客于肾部,干于足厥阴之经,廷孔郁结极甚,而血不能宣通,则痿痹,而神无所用,故液渗入膀胱,而旋溺遗失,不能收禁也。"

3. **病后失调** 大病久病,或病后失调,以致肺脾气虚,肺气虚则失治节,肃降无权,则肾水不能固摄,故决渎失司,膀胱不约,津液失藏;脾气虚则不能散津于肺,则制约无权,水津不能上达而下输,而患遗尿。肺脾虚可进一步影响肾,肾气不足,膀胱失养,约束失职,造成遗尿。如清代尤怡《金匮翼·小便不禁》曰:"有肺脾气虚,不能约束水道而病,为不禁者,金匮所谓上虚不能制下也。"

4. **其他因素** 心主神明,内寄君火,肾主水液,心火下炎以温肾水,肾水升腾以济君火,水火既济则心有所主,肾有所藏。若夜间饮水较多,缺乏排尿训练;或小儿白天嬉戏过度,夜寐过深,不易唤醒;或感染蛲虫,夜间刺激外阴,不能及时觉醒,出现尿床,这与心主神明功能失调有关。《景岳全书·遗溺》曰:"其有小儿从幼不加检束,而纵肆常遗者,此惯而无惮,志意之病也,当责其神,非药所及。"

遗尿的病变部位主要在肾与膀胱,与肺、脾、肝、心密切相关。遗尿的病机乃下元虚寒,肾气不固,膀胱失养;或脾肺气虚、膀胱失约;或肝经湿热,火热内迫;或心神不宁,水火不济,心肾失交,致膀胱功能失调。病理有虚实两方面,虚为肺脾肾不足,实者湿热内蕴,肝经疏泄失利,热迫膀胱。虚实之间可以互相转化或兼见。

【辨证论治】

本病的治疗根据虚则补之、实则泻之的原则,以温补下元、固涩止遗为基本治则。下元虚寒者治以温肾固涩,肺脾气虚者治以健脾益气,水火失济者治以清心滋肾,肝经湿热者治以清利湿热。除内服药物治疗外,还可配合中药外治、心理疗法、行为教育、针灸、推拿等治疗。

1. **下元虚寒,肾气不足**

[证候] 睡中遗尿,醒后方觉,天气寒冷时加重,小便清长,神疲乏力,面色少华,形寒肢冷,腰膝酸软,舌淡苔薄白或白滑,脉沉细或沉弱。

[治法] 温补肾阳,固摄止遗。

[方药] 菟丝子散《太平圣惠方》(菟丝子、牡蛎、五味子、炮附子、肉苁蓉、鸡内金)合缩泉丸《妇人大全良方》(山药、益智、乌药)加减。

2. **肺脾气虚**

[证候] 睡中遗尿,日间尿频而量多,面色少华或萎黄,神疲乏力,纳少便溏,自汗、动则多汗,易感冒,舌淡,苔薄白,脉弱。

[治法] 补肺健脾,固摄小便。

[方药] 补中益气汤《内外伤辨惑论》(黄芪、白术、炙甘草、陈皮、升麻、柴胡、人参、当归)合缩泉丸《妇人大全良方》(山药、益智、乌药)加减。

3. 肝经湿热

[证候] 睡中遗尿,小便量少色黄、气味腥臊,性情急躁,夜卧不安或梦语齘齿,甚者目睛红赤,便秘或排便不爽,舌红,苔黄腻,脉滑数。

[治法] 清利湿热,泻肝止遗。

[方药] 龙胆泻肝汤《医方集解》(龙胆、生地黄、木通、泽泻、车前子、当归、柴胡、栀子、黄芩、甘草)加减。

4. 心肾不交

[证候] 梦中遗尿,寐不安宁,多梦易惊,烦躁叫扰,多动少静,记忆力差,或五心烦热,形体较瘦,舌红苔少,脉沉细数。

[治法] 清心滋肾,安神固脬。

[方药] 交泰丸《韩氏医通方》(黄连、肉桂)合肾气丸《金匮要略》(熟地黄、山药、山茱萸、茯苓、泽泻、牡丹皮、炮附子、桂枝)加减。

(俞 建)

复习思考题

1. 小儿遗尿有哪些病因? 遗尿与淋症有何异同?
2. 小儿遗尿各个证型的治法分别是什么?

第三节 | 小儿抽动症

(中医病证分类与代码:小儿抽动症 A10.04.06)

【概述】

小儿抽动症又称抽动障碍,是一种起病于儿童时期、以抽动为主要表现的神经精神疾病,其特征为突然、无目的、快速、刻板的肌肉收缩,分为运动抽动和发声抽动。运动抽动是指手指、面部、颈、肩、躯干和四肢的快速收缩运动,发声抽动是指口鼻、咽喉及呼吸肌群的收缩,通过鼻、口腔、咽喉的气流而发声。

《小儿药证直诀·肝有风甚》云:"凡病或新或久,皆引肝风,风动而止于头目,目属肝,风入于目,上下左右如风吹,不轻不重,儿不能任,故目连劄也。"小儿抽动症的病因多为禀赋不足、外感六淫、情志失调、饮食失节等,以致肝失调达,气机不畅,或肝风妄动,肝阴不足,出现筋脉拘急、痉挛等抽动症状。

现代医学中暂时性抽动障碍、慢性抽动障碍、抽动秽语综合征,可参考本节进行辨证论治。

【病因病机】

1. **禀赋不足** 小儿先天以母为基,以父为楹,若父母体质羸弱,气血亏虚,复以难产、缺氧、窒息、感染、产伤等围产期损害等,则小儿禀赋不足,肾精虚亏之本更显,肾阴不足,水不涵木则肝阳失潜,浮越上亢,阳亢风动,导致抽动。

2. **外感六淫** 小儿稚阴稚阳之体,脏腑娇嫩,形气未充,肌腠空疏,冷暖不知自调,易感受六淫邪气。六淫之中以风邪为首,《小儿药证直诀·伤风后发搐》云:"伤风后得之,口中气出热,呵欠顿闷,手足动摇。"加之小儿阳常有余,外风引动内风,风火相煽,劫耗阴津为痰,风痰互结,痰随风行,上阻清窍,外至筋脉,流窜经络,可致抽动诸证。

3. **情志失调** 小儿虽然形骸具备,但气质未实,易受环境影响,宠惯溺爱,致其性格任性骄纵;或因学习压力过大、课业负担过重,肝气不舒;或所思不遂,忧思过度,心神不定。脾意不藏,情志失调,五脏失和,气机不畅,郁久化火,引动肝风,则见挤眉眨眼、张口噘嘴、摇头耸肩。气郁化火耗伤阴精,肝血不足,筋脉失养,虚风内动,故伸头缩脑,肢体颤动。

4. 饮食失节　脾胃位居中州,为后天之本,然小儿脏腑娇嫩,脾常不足,且饮食不知自调,喜食肥甘厚味、煎烤炙煿、辛香刺激之品,饮食积滞,脾失健运,水谷难化,聚湿生痰,痰郁化火,上扰心神,则发秽语粗言;脾虚木乘,木亢生风,则见噘嘴、咧嘴、摇头、四肢、腹肌抽动。

小儿抽动症病位主要在肝,与心、脾、肾相关。病机乃阴阳失衡,肝风妄动。病理有虚有实,实者多为肝风、气郁、痰湿,虚者多为脾虚、阴虚。病初多为实证,迁延日久不愈易转为虚证,虚实之间可以互相转化或兼见。

【辨证论治】

本病辨证重在辨虚实。病之标在风火痰湿,病之本主要在肝、脾、肾三脏不足。临床往往风火痰湿并存,虚实夹杂,治疗以平肝息风为基本法则。应该根据疾病的不同证候和阶段分清正虚和邪实的关系,分证论治。实证以平肝息风,豁痰定抽为主;虚证以滋肾补脾,柔肝息风为主;虚实夹杂证治当标本兼顾,攻补兼施。

1. 肝亢风动

[**证候**] 抽动频繁有力,多动难静,面部抽动明显,摇头耸肩,吼叫,任性,自控力差,甚至自伤自残,伴烦躁易怒,头晕头痛,或胁下胀满,舌红,苔白或薄黄,脉弦有力。

[**治法**] 平肝潜阳,息风止动。

[**方药**] 天麻钩藤饮《杂病证治新义》(天麻、钩藤、石决明、栀子、黄芩、川牛膝、杜仲、益母草、桑寄生、首乌藤、茯神)加减。

2. 气郁化火

[**证候**] 抽动频繁有力,秽语连连,脾气急躁,面红耳赤,头晕头痛,胸胁胀闷,口苦喜饮,目赤咽红,大便干结,小便短赤,舌红苔黄,脉弦数。

[**治法**] 清泻肝火,息风止动。

[**方药**] 清肝达郁汤《重订通俗伤寒论》(焦栀子、白芍、当归、柴胡、牡丹皮、薄荷、菊花、炙甘草、橘白、鲜青橘叶)加减。

3. 脾虚痰聚

[**证候**] 抽动日久,发作无常,抽动无力,嘴角抽动,皱眉眨眼,喉中痰声,形体虚胖,食欲不振,困倦多寐,面色萎黄,大便溏,舌淡红,苔白腻,脉沉滑。

[**治法**] 健脾柔肝,化痰息风。

[**方药**] 十味温胆汤《世医得效方》(陈皮、半夏、枳实、茯苓、酸枣仁、远志、炙甘草、五味子、熟地黄、人参、甘草汁)加减。

4. 痰火扰神

[**证候**] 抽动有力,喉中痰鸣,异声秽语,偶有眩晕,睡眠多梦,喜食肥甘,烦躁易怒,口苦口干,大便秘结,小便短赤,舌红,苔黄腻,脉滑数。

[**治法**] 清火涤痰,宁心安神。

[**方药**] 黄连温胆汤《六因条辨》(黄连、半夏、陈皮、枳实、竹茹、茯苓、甘草、生姜)加减。

5. 阴虚风动

[**证候**] 肢体震颤,筋脉拘急,摇头耸肩,挤眉眨眼,口出秽语,咽干清嗓,形体消瘦,头晕耳鸣,两颧潮红,手足心热,睡眠不安,大便干结,尿频或遗尿,舌红绛,少津,苔少光剥,脉细数。

[**治法**] 滋阴潜阳,柔肝息风。

[**方药**] 大定风珠《温病条辨》(白芍、阿胶、龟甲、生地黄、火麻仁、五味子、牡蛎、鳖甲、麦冬、甘草、鸡子黄)加减。

（俞　建）

复习思考题

1. 抽动症与哪些脏腑相关？小儿抽动症的病因病机如何？

2. 抽动症常见证型、治法、方药是什么？

本章思考题解题思路

本章目标测试

第十四章 骨伤科常见病证

中医骨伤科学是针对人体筋骨系统疾病及其预防的一门学科,在长期的发展中,形成了针对筋骨系统疾病完备的内、外科治法结合的诊疗体系。随着社会的变迁与发展,骨伤科疾病的发生也随着社会人口结构、生活方式、疾病诊疗水平不断变化,高发病率筋骨病病种主要向慢性筋骨病倾斜,如颈椎病、骨质疏松症、膝骨关节炎发病率显著上升。在诊疗过程中,调整脏腑阴阳的内治法与调和气血的外治法的双向运用是不可或缺的组成部分。

第一节 骨质疏松症

（中医病证分类与代码:骨质疏松症 A03.06.04.07）

【概述】

骨质疏松症是由多种原因导致的骨密度和骨质量下降、骨微结构破坏,造成骨脆性增加,从而容易发生骨折的全身性骨病。病情较轻者可无明显不适或仅有腰背疼痛,严重者多发生骨折。

《素问·宣明五气》曰:"肾主骨。"骨质疏松症的发生与肾气盛衰密切相关。先天禀赋、饮食起居、外邪侵袭、情志等因素导致肾气不足,肾精乏源,骨髓失养,或因气血亏虚、血瘀阻络不能滋养骨髓,久则骨枯髓减发为本病。

现代医学中,骨密度双能 X 线检测法检测值与同性别、同种族健康成年人群的峰值骨相比,减少2.5 个标准差以上可诊断为骨质疏松症。依据不同病因,骨质疏松症可分为原发性骨质疏松症和继发性骨质疏松症两大类。原发性骨质疏松症包括绝经后骨质疏松症、老年性骨质疏松症,继发性骨质疏松症包括内分泌代谢疾病、结缔组织疾病、营养性疾病及药物、毒物引发的骨质疏松症等,均可参考本节论治。

【病因病机】

1. **禀赋不足**　肾为先天之本,先天禀赋不足,肾脏素虚,骨髓生化乏源,不能充骨生髓,致使骨失所养,从而使骨骼脆弱,发为本病。

2. **劳倦内伤**　机体正虚而卫外不固者,外邪乘虚而入,可致气血痹阻,致使骨失所养、髓虚骨疏。

3. **肾精亏虚**　肾藏精,主骨,生髓,随着"天癸"竭绝,肾精逐渐亏虚,或阴损及阳,或阳损及阴,致使骨髓化源不足,骨枯髓减而发为本病。

4. **药食不当**　饮食偏嗜,如《素问·生气通天论》曰:"味过于咸,大骨气劳。"饮食偏嗜可导致肾气不衡,精失所藏或运化失常,肾精充养不足,无以荣骨,发为本病。现代药物糖皮质激素、免疫抑制剂等的使用及现代生活中嗜烟、酗酒等行为也使人易患本病。

骨质疏松症病变部位在骨,其病机根本责之于肾,与肝、脾相关。病机根本为肾虚精亏,骨失所养,兼有肝、肾不足,实者多为血瘀、气滞,总归骨虚髓空,失于荣养,发为本病。

【辨证论治】

骨质疏松症根本病机在于肾虚,辨证论治以补肾法的运用为核心。临床应分辨虚实及兼证情况。虚者多为脏腑气血阴阳亏虚,分别予以补气、养血、滋阴、温阳;实者多为血瘀、气滞,分别予以活血、行气;兼证者为肝肾、脾肾兼证,故予以肝肾同调、脾肾同治。

1. 肾阳不足

[证候] 腰膝酸软,畏寒喜暖,神疲乏力,遇冷加重,尤其以下肢为重,甚则腰背冷痛,驼背弯腰,活动受限等,小便清长或频数,舌淡苔白,脉沉弱。

[治法] 补肾壮阳,强筋健骨。

[方药] 右归丸《景岳全书》(熟地黄、山药、山茱萸、枸杞子、鹿角胶、菟丝子、杜仲、当归、肉桂、制附子)加减。

2. 肾虚血瘀

[证候] 腰脊刺痛,痛有定处,腰膝酸软,下肢痿弱,步履艰难,易发生骨折,耳鸣,舌质淡紫或紫暗,有瘀点或瘀斑,脉细涩。

[治法] 补肾强骨,活血化瘀。

[方药] 补肾活血汤《伤科大成》(熟地黄、杜仲、枸杞子、补骨脂、菟丝子、当归、没药、山茱萸、红花、独活、肉苁蓉)加减。

3. 肝肾阴虚

[证候] 形体消瘦,腰膝酸痛,下肢抽筋,弯腰驼背,两目干涩,耳聋耳鸣,手足心热,潮热盗汗,失眠多梦,舌红少苔,脉细数。

[治法] 滋补肝肾,填精壮骨。

[方药] 六味地黄汤《小儿药证直诀》(熟地黄、山茱萸、山药、牡丹皮、泽泻、茯苓)加减。

4. 脾胃虚弱

[证候] 体瘦肌弱,腰背酸痛,食少纳呆,神疲倦怠,大便溏泄,面色萎黄,舌质淡,苔白,脉细弱。

[治法] 益气健脾,补益脾胃。

[方药] 四君子汤《太平惠民和剂局方》(人参、白术、茯苓、炙甘草)加减或参苓白术散《太平惠民和剂局方》(人参、白术、茯苓、甘草、山药、桔梗、白扁豆、莲子肉、砂仁、薏苡仁)加减。

5. 脾肾阳虚

[证候] 腰膝酸软,腰膝冷痛,弯腰驼背,双膝行走无力,食少便溏,畏寒喜暖,腹胀,面色㿠白,舌淡胖,苔白滑,脉沉迟无力。

[治法] 补益脾肾,强筋壮骨。

[方药] 补中益气汤《内外伤辨惑论》(黄芪、白术、炙甘草、陈皮、升麻、柴胡、人参、当归)合肾气丸《金匮要略》(熟地黄、山药、山茱萸、泽泻、茯苓、牡丹皮、桂枝、炮附子)加减。

6. 气滞血瘀

[证候] 骨节刺痛,痛有定处,痛处拒按,筋肉挛缩,多处骨折史,舌质紫暗,有瘀点或瘀斑,脉弦或涩。

[治法] 理气活血,化瘀止痛。

[方药] 身痛逐瘀汤《医林改错》(秦艽、川芎、桃仁、红花、甘草、羌活、没药、当归、香附、牛膝、地龙、五灵脂)加减。

【中医骨伤科外治法】

1. **针灸治疗**　具有调节整体的效应,临床施治时,可依据患者辨证情况,采取不同穴位处方进行针灸治疗。穴位处方以补虚、活血为主,常用穴位为肾俞、命门、关元、脾俞、太溪、血海、三阴交、足三里等。

2. **手法治疗**　根据患者腰、腿疼痛情况,在局部进行推拿手法按摩缓解疼痛,可采用轻度和深度按摩法、揉法、擦法,以促进局部活血止痛,改善局部症状。

3. **传统功法**　根据运动与骨代谢平衡的关系,指导患者日常开展一定的运动,传统功法如太极拳、八段锦、五禽戏等的练习。

(朱晓峰)

复习思考题

1. 骨质疏松症有哪些病因?
2. 骨质疏松症有哪些证型,辨证特点分别是什么?

第二节 │ 颈椎病

（中医病证分类与代码:颈椎病 A03.06.04.05）

颈椎病是颈项疼痛、僵硬,甚者颈项关节活动受限的一种病证,或伴上肢乏力、麻木或虫爬等异样感觉,或伴头痛、眩晕、心悸、耳鸣耳聋、恶心、呕吐、持物落地、猝倒及全身乏力等症,并可呈持续发作。

本病的发生多由机体衰老、感受外邪、劳倦内伤等因素,致使精血耗伤,气血亏虚,筋骨失其所养,或兼风寒湿毒瘀侵入人体,造成气血瘀阻局部而发为本病。《素问·痹证》云"风寒湿三气杂至,合而为痹也",颈椎病可部分归属于"项痹"范畴。

现代医学中的神经根型颈椎病、脊髓型颈椎病、椎动脉型颈椎病、交感神经型颈椎病等以颈椎椎间盘退行性改变而继发系列病理改变累及周围组织结构的综合征,其辨证论治可参考本章节内容。对于脊髓或神经根受压而使脊髓变性,神经根性疼痛剧烈保守治疗无效及影像学提示有明显病理损伤者,须进行手术治疗。

【病因病机】

1. **禀赋不足**　禀赋不足者肾气素虚,随年龄增长,天癸衰竭,肝肾亏虚更甚,筋骨损伤,发为本病。

2. **感受外邪**　风、寒、湿邪杂至,营卫失和,邪阻经脉,故见颈项强硬。风为阳邪,风邪犯表,首犯太阳经;寒为阴邪,必伤阳气,致气血凝结阻滞,血脉不通,寒性收引,寒凝气滞,气机收敛,腠理闭塞,故见肌肉拘挛作痛。

3. **劳倦内伤**　日常过度劳作,如长期伏案、低头,易耗精血,致气血逐渐亏虚,筋骨失其所养,不荣则痛而发病。内生痰湿者,痰饮阻滞经络,阻碍气血运行,不通则痛,致使颈项、肢体疼痛、麻木。

4. **七情内伤**　情志之为病,可影响脏腑的气机,导致脏腑气机紊乱、升降出入运动失常,脏腑功能失调,经脉循行不畅,引发颈项部病证。

5. **慢性劳损**　长期慢性劳损,可致骨损筋伤,导致气血瘀滞、局部经脉不畅,诱发本病。

本病病位主要位于筋骨,与肝、肾密切相关,属本虚标实之证,病机为经络痹阻,气滞血瘀。病理因素中,正虚为肝、肾等脏腑亏虚,邪实多在正虚基础之上,兼夹痰瘀或风、寒、湿邪阻滞经络。

【辨证论治】

颈椎病首辨虚实,次辨兼证。虚证治以滋补肝肾、益气、养血,实证治以祛风、散寒、化痰、利湿、活血。颈椎病的辨证论治须注重整体,在强调补益肝肾的同时,须兼顾缓急止痛、舒筋通络等法。

1. 风寒湿阻

[**证候**] 颈、肩、上肢窜痛或伴麻木,颈部僵硬,活动不利,头部沉重,恶寒畏风,舌淡红,苔薄白,脉弦紧。

[**治法**] 祛风散寒,除湿通络。

[**方药**] 羌活胜湿汤《内外伤辨惑论》(羌活、独活、藁本、防风、炙甘草、蔓荆子、川芎)加减。

2. 肝肾不足

[**证候**] 肩、颈、上肢麻木或痿软无力,眩晕头痛,耳鸣耳聋,腰膝酸软,畏寒肢冷,舌淡或淡胖,苔薄,脉沉弦细。

[**治法**] 补益肝肾,通络止痛。

［方药］独活寄生汤《备急千金要方》(独活、桑寄生、杜仲、牛膝、细辛、秦艽、茯苓、肉桂、防风、川芎、当归、甘草、人参、生地黄、白芍)加减。

3. 气滞血瘀

［证候］颈、肩、上肢刺痛,痛有定处,肌肤甲错,或伴肢体麻木,时有拘挛疼痛感,舌紫暗,苔薄白,脉弦。

［治法］行气活血,祛瘀通络。

［方药］活血止痛汤《伤科大成》(当归、苏木、积雪草、川芎、红花、乳香、没药、三七、赤芍、陈皮、土鳖虫、紫荆藤)加减。

4. 痰湿阻络

［证候］头重如裹,头晕目眩,颈项部活动不利,四肢麻木,喘促痰多,唇颊淡白,苔浊腻或白滑,脉滑。

［治法］燥湿化痰,蠲痹通络。

［方药］半夏白术天麻汤《医学心悟》(半夏、白术、天麻、茯苓、橘红、甘草、大枣、生姜)加减。

5. 气血亏虚

［证候］颈、肩、上肢无力,或伴麻木,甚则肌肉萎缩,神倦气短,面白无华,舌淡,苔白,脉细弱。

［治法］益气养血,通络止痛。

［方药］八珍汤《正体类要》(人参、白术、茯苓、当归、川芎、白芍、熟地黄、炙甘草)加减。

【中医骨伤科外治法】

1. **手法治疗** 适用于颈椎病局部筋骨错位者,主要手法包括理筋、整骨或点穴,通常手法间配合使用。操作时首先确保患者无整骨手法治疗禁忌证,对于颈椎病合并脊髓损伤、骨质破坏、椎管内占位性病变者不宜应用手法治疗,操作中尤其需要注意手法的准确性、安全性。

(1)理筋:运用按、揉、推、拿、擦法,以及拇指推法、捻法等手法在病变部位及其相关肌群和经络部位进行治疗,重点部位配合穴位点按、点压、叩击等手法,力量大小以患者能耐受为度。

(2)整骨:可根据患者颈椎不同病变节段,进行具有针对性的整复。

1)俯卧位旋转扳法:适用于下段颈椎和上段胸椎整复。患者取俯卧位,术者立其头端,将患者颈椎转向一侧,微向前屈;术者一手固定于下颌部位,至极限位时,另一手置于同侧肩峰处,做一个向下推按的短促发力动作,然后再调整另一侧。

2)坐位旋提扳法:适用于中段颈椎整复。患者取坐位,腰部挺直,颈椎前屈、向一侧旋转并侧屈至极限位;术者立其侧后方,一手扶按于患者后枕部,另一手以前臂靠近肘部托住患者下颌部,做一个短促的上提动作。

3)仰卧位拔伸整复手法:适用于中下段颈椎整复。患者取仰卧位,术者立或坐于头端,两手协同用力,沿颈椎纵轴方向施以一定的拔伸力,可以沿后正中线自下而上滑移,也可固定一点做间歇性或持续拔伸。

4)坐位定位定向扳法:适用于上段颈椎整复。患者取坐位,腰部挺直,颈椎前屈、向一侧旋转并侧屈至极限位;术者立其侧后方,一手拇指指腹按于患者棘突侧方,另一手以前臂靠近肘部托住患者下颌部,做一个短促的上提动作。

2. **牵引治疗** 结合患者临床症状、影像学检查及查体、触诊结果对患者颈椎病进行具体分型(脊髓型颈椎病不宜采用牵引治疗),具有适应证者采取牵引治疗改善症状。牵引时间宜短,重量宜轻,间断进行。轻症患者采用坐位间断牵引,牵引姿势以头部略向前倾为宜。重症者采用卧位牵引,根据患者性别、年龄、体质强弱、颈部肌肉情况和临床症状酌情处理。牵引后症状加重者,不宜再用。

3. **针灸疗法** 主要针对病变局部经络阻滞不通者,可采取循经近端或结合远端取穴的方法进行针灸治疗。取项背部夹脊穴、双侧列缺为主穴,病变累及经络上的有关穴位为配穴,如督脉的百会、大椎,太阳经的后溪、肩贞等,少阳经的风池、阳陵泉等,阳明经的合谷、手三里、足三里等,任脉的膻中、关元等。施针类型包括手针、电针、温针,并多与灸法、火罐、刮痧等方法结合使用。

4. **练功疗法** 亚急性期和慢性期进行练功疗法可在一定程度上改善远期疗效。功法选择以肩关节活动带动颈项部运动为主。

5. **其他疗法** 可选用颈围固定、小针刀、物理理疗等治疗方法,根据各自的适应证和患者接受情况进行选择。

6. **中医学"治未病"理念的运用** "未变先防",强调重视后天因素,如久坐少动、情志失调等高危人群积极进行疾病预防,通过运动锻炼、情志畅达、戒除不良嗜好等预防或延缓疾病发生。"既病防变、瘥后防复",积极开展有效防治措施(如运动、针灸、推拿、养生功法)来调节人体气血阴阳,改善局部症状,调节颈部肌肉平衡,以延缓病程进展。

(朱晓峰)

复习思考题

1. 颈椎病病因有哪些,有何防治措施?
2. 颈椎病各个证型的治法分别是什么?

第三节 | 膝骨关节炎
（中医病证分类与代码:膝痹 A07.06.19）

【概述】

膝骨关节炎是一种以膝关节软骨退行性变、软骨下骨质反应性改变、关节边缘骨赘形成、滑膜病变、韧带松弛或挛缩、关节囊挛缩、肌肉萎软无力等为特征的慢性筋骨病,常因增龄、劳累负重、天气变化而发作或加重。

《素问·脉要精微论》曰:"屈伸不能,行则偻附,筋将惫矣。"膝骨关节炎的发生多因年老体弱、劳倦内伤、饮食不节引起肝肾亏虚、筋骨失养所致,或复感风、寒、湿、瘀闭阻经络,导致筋骨痿痹、肢节挛缩而发。

现代医学中各种因素导致的膝关节软骨退行性变和继发性骨质增生等疾病的治疗可参考本节。若膝关节肿痛反复发作伴关节积液、疼痛进行性加剧、病变严重及关节功能明显障碍以及保守治疗效果欠佳的患者,可采取手术治疗,以校正膝关节畸形并改善关节功能。

【病因病机】

1. **肝肾亏损** 肝藏血,血养筋,故肝之合筋也。肾主藏精,骨髓生于精气,故肾之合骨也,诸筋者,皆属于节,筋能约束骨节。若肝肾亏损,肝虚则血不养筋,筋不能维持骨节之张弛,关节失于滑利,肾虚而髓减,筋骨均失所养而发病。

2. **感受外邪** 随年龄递增,机体日衰,摄生不慎感受风寒湿侵袭,经络不畅,气血痹阻而致筋骨失养,诱发本病。

3. **劳倦内伤** 过度劳累,日积月累,筋骨受损,气血受阻,经脉凝滞,筋骨失养,致使本病发生;内伤因素和形体肥胖加速筋骨关节劳损,也可使本病发生。

4. **饮食不节** 饮食五味偏嗜对筋骨都有损伤,如《金匮要略》曰:"味酸则伤筋,筋伤则缓,名曰泄;咸则伤骨,骨伤则痿,名曰枯。"饮食偏嗜通过脏腑相互影响,损伤肝肾,致使筋骨失养。

本病病变部位主要在筋骨,与肝、肾密切相关。病机为本虚标实,本虚为肝肾亏损,标实为兼气滞、血瘀、寒凝、痰浊,终致筋、骨均失所养,关节失于滑利。

【辨证论治】

膝骨关节炎首辨本虚标实,本虚责之于肝肾亏虚,故论治时均应注意补益肝肾,标实须辨风寒、湿热、痰湿、瘀血,治以祛风、散寒、清热、利湿、化痰、活血等法。

1. 湿热痹阻

[证候]膝关节红肿热痛,屈伸不利,甚则痛不可触,得冷则舒,口干、小便赤、大便黏腻不爽,舌质红,苔黄腻,脉濡数或滑数。

[治法]清热通络,祛风除湿。

[方药]四妙散《成方便读》(苍术、黄柏、薏苡仁、牛膝)加减。

2. 寒湿痹阻

[证候]膝关节疼痛重着,屈伸不利,遇冷加剧,得温则减,腰身重痛,舌质淡,苔白腻,脉濡缓。

[治法]温阳散寒,缓急止痛。

[方药]蠲痹汤《医学心悟》(羌活、独活、肉桂、川芎、秦艽、海风藤、当归、桑枝、乳香、木香、炙甘草)加减。

3. 气滞血瘀

[证候]膝关节疼痛如刺,痛有定处,屈伸不利,休息后疼痛不减,面色黧黑,舌质紫暗,或有瘀斑,脉沉涩。

[治法]活血化瘀,通络止痛。

[方药]血府逐瘀汤《医林改错》(桃仁、红花、当归、生地黄、赤芍、枳壳、牛膝、柴胡、川芎、桔梗、甘草)加减。

4. 肝肾亏虚

[证候]膝关节隐隐作痛,腰膝酸软无力,酸困疼痛,遇劳更甚,舌质红,少苔,脉细数。

[治法]补益肝肾,舒筋止痛。

[方药]左归丸《景岳全书》(熟地黄、山茱萸、山药、川牛膝、枸杞子、菟丝子、鹿角胶、龟甲胶)加减。

5. 气血亏虚

[证候]膝关节酸痛不适,少寐多梦,自汗盗汗,头晕目眩,心悸气短,面色少华,舌淡,苔薄白,脉细弱。

[治法]益气养血,和营通络。

[方药]八珍汤《正体类要》(人参、白术、川芎、茯苓、熟地黄、当归、白芍、炙甘草)加减。

【中医骨伤科外治法】

膝骨关节炎目前尚缺乏治愈的方法,治疗的目的主要是缓解疼痛、减轻症状及延缓膝关节损伤,最大限度地保持关节功能并恢复患者日常生活行动能力。中医特色疗法配合中药内服可起到显著的标本兼治作用。

1. 中药外用　选用祛风散寒、活血通络药,如桃红四物汤加伸筋草、海桐皮汤、五加皮汤或透骨草煎汤对患病局部进行热敷、熏洗,以及中药膏剂三黄油膏加三色膏外敷,可起到祛风通络、活血化瘀的功效。

2. 手法治疗　根据膝痹部位筋骨错位、增生病变的具体情况,施以理筋、整复等手法,对病变局部具有活血化瘀通络、松解粘连、整复关节的作用,进行手法操作宜定位明确,轻柔深透,对于关节已出现变形、严重错位者避免过度用力造成的损伤。

3. 针灸治疗　患病处就近取穴或远侧循经取穴。常取穴位包括膝眼、犊鼻、鹤顶、血海、阴陵泉、阳陵泉及局部阿是穴,根据患者辨证采用针法或针法与灸法联合使用,具有温经通络、祛风宣痹、活血止痛等作用。

4. 非药物运动治疗　包括开展非负重情况下屈伸活动,股四头肌肌力训练,传统功法锻炼,如太极拳、八段锦、易筋经等,可起到防止肌肉萎缩、维持关节稳定的作用。

5. 其他疗法　针对患者局部患病情况,可依患者症状采取小针刀、药物穴位注射进行治疗。

(朱晓峰)

复习思考题

1. 膝骨关节炎不同证型的特征如何鉴别?

2. 膝骨关节炎有哪些内、外结合治法?

本章思考题解题思路

本章目标测试

第十五章 | 五官科常见病证

五官科常见病证按其发病部位分为耳鼻咽喉部病证(鼻鼽)和眼部病证(白涩症、聚星障)。

第一节 | 鼻 鼽
（中医病证分类与代码:鼻鼽 A13.02）

【概述】

鼻鼽是以突然和反复发作的鼻痒、打喷嚏、流清涕为主要特征的鼻病,发作时常伴有鼻塞,部分患者伴有嗅觉减退、耳痒、眼痒、咽痒、哮喘等症状。本病可常年发病,也可呈季节性发作,以儿童、青壮年居多。

《素问·脉解》云:"所谓客孙脉则头痛、鼻鼽、腹肿者,阳明并于上,上者则其孙络太阴也,故头痛、鼻鼽、腹肿也。"《素问玄机原病式·六气为病》谓:"鼽者,鼻出清涕也。"鼻鼽的发生多由肺、脾、肾虚损,正气不足,腠理疏松,卫表不固,使机体对外界环境的适应性减低所致。

现代医学的变应性鼻炎、血管运动性鼻炎、嗜酸性粒细胞增多性非变应性鼻炎等疾病,可参考本节进行辨证论治。

【病因病机】

1. **肺气虚寒** 肺开窍于鼻,肺气虚寒,卫表不固,则腠理疏松,风寒乘虚而入,邪聚鼻窍,正邪相搏,肺气不宣,津液停聚,遂致喷嚏、流清涕、鼻塞等,发为鼻鼽。

2. **脾气虚弱** 脾为后天之本,脾气虚弱,则气血化生不足,清阳不升,水湿不化,鼻窍失养,易致外邪、异气侵袭而发为鼻鼽。

3. **肾阳不足** 肾寓阴阳,肾阳不足,则摄纳无权,气不归元,腠理、鼻窍失于温煦,外邪、异气易侵,而发为鼻鼽。

4. **肺经伏热** 肺经素有郁热,肃降失职,外邪上犯鼻窍,也可发为鼻鼽。

鼻鼽病变部位在鼻,与肺、脾、肾密切相关。病机为肺气虚寒、脾气虚弱、肾阳不足,易致外邪、异气侵袭,或肺经伏热,外邪上犯鼻窍。

【辨证论治】

鼻鼽辨证应辨脏腑虚实。畏风怕冷,自汗,语声低怯,咳嗽痰稀为肺气虚寒;食少纳呆,腹胀便溏,倦怠乏力属脾气虚弱;形寒肢冷,腰膝酸软,小便清长为肾阳不足;咳嗽,咽痒,口干烦热属肺经伏热。补益肺、脾、肾为本病的主要治疗原则,或佐以清降肺经郁热之品。

1. **肺气虚寒**

[证候] 鼻痒,喷嚏频频,清涕如水,鼻塞,嗅觉减退,鼻黏膜淡白或灰白,下鼻甲肿大光滑,畏风怕冷,自汗,气短懒言,语声低怯,面色苍白,或咳嗽痰稀,舌质淡,舌苔薄白,脉虚弱。

[治法] 温肺散寒,益气固表。

[方药] 温肺止流丹《辨证录》(荆芥、细辛、人参、诃子、甘草、桔梗、石首鱼脑骨)加减。

2. **脾气虚弱**

[证候] 鼻痒,喷嚏突发,清涕连连,鼻塞,鼻黏膜淡白,下鼻甲肿胀,面色萎黄无华,消瘦,食少纳呆,腹胀便溏,倦怠乏力,少气懒言,舌淡胖,边有齿痕,苔薄白,脉弱。

[治法] 益气健脾,升阳通窍。

[方药] 补中益气汤《内外伤辨惑论》(人参、黄芪、白术、炙甘草、陈皮、当归、升麻、柴胡)加减。

3. 肾阳不足

[证候] 鼻痒,喷嚏频频,清涕长流,鼻塞,鼻黏膜苍白、肿胀,面色苍白,形寒肢冷,腰膝酸软,小便清长,或见遗精早泄,舌质淡,苔白,脉沉细。

[治法] 温补肾阳,固肾纳气。

[方药] 肾气丸《金匮要略》(熟地黄、山药、山茱萸、泽泻、茯苓、牡丹皮、桂枝、炮附子)加减。

4. 肺经伏热

[证候] 鼻痒,喷嚏,流清涕,鼻塞,常在闷热天气发作,鼻黏膜色红或暗红,鼻甲肿胀,或见咳嗽,咽痒,口干烦热,舌质红,苔白或黄,脉数。

[治法] 清宣肺气,通利鼻窍。

[方药] 辛夷清肺饮《外科正宗》(辛夷、石膏、知母、栀子、黄芩、枇杷叶、百合、麦冬、升麻、甘草)加减。

(俞 洋)

复习思考题

1. 鼻鼽的病因病机是什么?
2. 鼻鼽的辨证要点及治疗原则是什么?
3. 鼻鼽各个证型的治法分别是什么?

第二节 | 白涩症

(中医病证分类与代码:白涩症 A11.01.03.08)

【概述】

白涩症是指白睛红赤不显,或见白睛赤脉隐隐,眼内干涩不适,甚则视物昏矇为主症的眼病,多为双眼发病。

《审视瑶函·白痛》谓:"不肿不赤,爽快不得,沙涩昏矇,名曰白涩。"白涩症的发生多由燥邪犯肺、年老体衰、过用目力、情志不舒、饮食不节、余邪未清等,以致气阴不足,气机不利,目失濡养所致。

现代医学的干眼、慢性结膜炎、浅层点状角膜炎、视疲劳等疾病,可参考本节进行辨证论治。

【病因病机】

1. **肺阴不足** 燥邪犯肺,伤及肺阴,目失濡养。
2. **肝肾亏虚** 久病或年老体衰,导致肝肾亏损,精血不足,目失濡养。
3. **气阴两虚** 过用目力,劳瞻竭视,耗气伤阴,精微不得敷布上荣于目,目失濡养。
4. **脾胃湿热** 饮食不节,偏食辛辣之品,或嗜烟酒,脾胃蕴积湿热,清气不升,目窍失养。
5. **肝经郁热** 平素情志不舒,郁火内生,灼伤津液,目失濡养。
6. **邪热留恋** 风热赤眼或天行赤眼等外障眼病治疗不彻底,余热未清,隐伏目络所致。

白涩症病变的主要部位在白睛,与肺、肝、脾、肾密切相关。病机为气阴不足而致目失濡养,或郁火灼津、湿热壅滞导致目窍失养,或热邪伤阴,余邪未尽,隐伏目络所致。

【辨证论治】

白涩症辨证应以虚实为纲。实证多为郁火灼伤津液或湿热蒙蔽清气致目窍失养,虚证多为阴虚或气虚而津液不得上荣于目,虚实夹杂者乃外障眼病治疗不彻底,余邪隐伏肺、脾二经所致。实证宜清热利湿、清肝解郁,虚证宜滋阴润肺、补益肝肾、益气养阴,邪热留恋者应清热利肺,辅以活血祛瘀之法。

1. 肺阴不足

[证候] 眼干涩不爽,泪少,不耐久视,白睛如常或稍有赤脉,黑睛可有细小星翳,迁延不愈,可伴口干鼻燥、咽干、便秘,苔薄少津,脉细数。

[治法] 滋阴润肺。

[方药] 养阴清肺汤《重楼玉钥》(生地黄、麦冬、玄参、贝母、白芍、牡丹皮、薄荷、甘草)加减。

2. 肝肾亏虚

[证候] 泪少,干涩畏光,双目频眨,视物欠清,白睛隐隐淡红,久视诸症加重,黑睛生翳,兼口干少津,腰膝酸软,头晕耳鸣,夜寐少梦,舌质淡红,苔薄白,脉细。

[治法] 补益肝肾。

[方药] 杞菊地黄丸《麻疹全书》(熟地黄、山药、山茱萸、泽泻、茯苓、牡丹皮、枸杞子、菊花)加减。

3. 气阴两虚

[证候] 目珠干涩磨痛,频频眨眼,视物模糊,不耐久视,白睛赤脉隐隐,黑睛可有细点星翳,神疲乏力,口干舌燥,夜寐不实,舌淡少苔,脉细无力。

[治法] 益气养阴。

[方药] 生脉散《医学启源》(人参、麦冬、五味子)加减。

4. 脾胃湿热

[证候] 眼干涩隐痛,胞睑重坠,睑弦有黄白色颗粒,睑内可有粟粒样小疱,白睛淡赤,眦帷有白色泡沫样眼眵,经久难愈,兼见口黏或口臭,大便溏泄不爽,溲赤而短,苔黄腻,脉濡数。

[治法] 清热利湿。

[方药] 三仁汤《温病条辨》(杏仁、豆蔻、薏苡仁、厚朴、竹叶、半夏、通草、滑石)加减。

5. 肝经郁热

[证候] 目珠干涩,灼热刺痛,或白睛微红,或黑睛星翳,或不耐久视,口苦咽干,烦躁易怒,或失眠多梦,大便干或小便黄,舌红,苔薄黄,脉弦数。

[治法] 清肝解郁。

[方药] 丹栀逍遥散《内科摘要》(柴胡、当归、白芍、茯苓、白术、炙甘草、牡丹皮、栀子、薄荷、生姜)加减。

6. 邪热留恋

[证候] 风热赤眼或天行赤眼等外障眼病治之不彻,患眼干涩不舒,畏光流泪,白睛赤脉隐隐而迟迟不退,睑内轻度红赤,有少量眼眵;舌质红,苔薄黄,脉数。

[治法] 清热利肺。

[方药] 桑白皮汤《审视瑶函》(桑白皮、泽泻、玄参、麦冬、黄芩、旋覆花、菊花、地骨皮、桔梗、茯苓、甘草)加减。

(俞 洋)

复习思考题

1. 白涩症的病因病机是什么?
2. 白涩症的辨证要点及治疗原则是什么?
3. 白涩症各个证型的治法分别是什么?

第三节 | 聚星障

（中医病证分类与代码:聚星障 A11.01.04.01）

【概述】

聚星障是指黑睛浅层聚生多个细小星翳,伴有沙涩疼痛、羞明流泪的眼病。本病可发生于任何年龄,多单眼为患,亦可双眼同时或先后发病,常易复发,缠绵难愈。

《证治准绳·杂病》曰:"聚星障证,乌珠上有细颗,或白色,或微黄。微黄者急而变重。或联缀,或团聚,或散漫,或一同生起,或先后逐渐一而二,二而三,三而四,四而六七八十数余。"聚星障的发生常与感冒、劳累、情志不舒以及妇女经期等有关,外感风热、肝经伏火、湿热蕴结,阴津亏乏,黑睛受损,聚生针尖或秤星样灰白色混浊而发病。

现代医学的单纯疱疹病毒性角膜炎,可参考本节进行辨证论治。

【病因病机】

1. 风热客目　风热外袭,上犯于目,邪客黑睛,而生翳障。

2. 肝胆火炽　外邪入里化热,或素体阳盛,肝经伏火,内外合邪,肝胆火炽,灼伤黑睛。

3. 湿热犯目　恣食肥甘辛辣,致脾胃湿热蕴结,脾土反侮肝木,熏蒸黑睛生翳。

4. 阴虚夹风　素体阴虚,或热病之后,阴津亏乏,复感风邪致病。

聚星障病变部位在黑睛,与肝、胆密切相关。病机为外邪、肝火、湿热上犯于目,灼伤、熏蒸黑睛而发病,或阴虚无力抗邪,形成虚实夹杂之证。

【辨证论治】

聚星障首先辨病因,其后审新久。为外邪者,治当疏散外邪;为肝火者,治当清泄肝火;为湿热者,治当清化湿热。新起者以祛邪为主;病情日久,迁延不愈,反复发作者,应扶正祛邪。同时应注意退翳明目法的及时应用。

1. 风热客目

[证候]　患眼涩痛,羞明流泪,视物模糊,抱轮微红,黑睛浅层点状星翳,或多或少,或疏散或密聚,伴恶风发热,头痛鼻塞,口干咽痛,舌质红,苔薄黄,脉浮数。

[治法]　疏风散热,退翳明目。

[方药]　银翘散《温病条辨》(金银花、连翘、薄荷、荆芥穗、牛蒡子、桔梗、竹叶、芦根、淡豆豉、甘草)加减。

2. 肝胆火炽

[证候]　患眼胞睑难睁,碜涩疼痛,灼热羞明,热泪频流,视物模糊,白睛混赤、黑睛生翳,扩大加深,形如树枝,或状若地图,伴头疼胁痛,口苦咽干,烦躁溺赤,舌质红,苔黄,脉弦数。

[治法]　清肝泻火,退翳明目。

[方药]　龙胆泻肝汤《医方集解》(龙胆、生地黄、当归、柴胡、木通、泽泻、车前子、栀子、黄芩、甘草)加减。

3. 湿热犯目

[证候]　患眼胞睑肿胀,羞明流泪,泪热胶黏,视物模糊,抱轮红赤,黑睛生翳,状若地图,或病情缠绵,反复发作,伴头重胸闷,口黏纳呆,腹满便溏,舌质红,苔黄腻,脉濡数。

[治法]　清热除湿,退翳明目。

[方药]　三仁汤《温病条辨》(杏仁、豆蔻、薏苡仁、厚朴、竹叶、半夏、通草、滑石)加减。

4. 阴虚夹风

[证候]　眼内干涩不适,羞明较轻,视物模糊,抱轮微红,黑睛生翳日久,迁延不愈,或时愈时发,常伴口干咽燥,舌红少津,脉细或细数。

［**治法**］滋阴祛风,退翳明目。

［**方药**］加减地黄丸《原机启微》(生地黄、熟地黄、牛膝、当归、枳壳、杏仁、羌活、防风)加减。

（俞 洋）

复习思考题

1. 聚星障的辨证要点及治疗原则是什么?
2. 聚星障各个证型的治法分别是什么?

本章思考题解题思路

本章目标测试

第十六章 | 肿 瘤

【内容提要】

肿瘤是目前临床上常见的疾病,中医防治肿瘤有着良好的经验和疗效。肿瘤的病因主要有正气不足、外感六淫、内伤七情、饮食劳倦、外来邪毒。病机是正气亏虚、脏腑功能失调、气机不畅、痰瘀毒浊蕴积等。主要病理变化是正气虚损,气滞、血瘀、痰浊、湿聚、热毒等邪实,总属本虚标实,多是全身属虚、局部属实的疾病。肿瘤是一类多因素参与形成的全身性疾病,必须着眼整体,标本兼顾,因人、因地、因时制宜,早期治疗,善治未病。其辨证论治的要点是辨病和辨证相结合、辨阴阳虚实、辨标本缓急、辨局部和整体。治疗以扶正祛邪为原则,包括健脾益气、补肾益精、滋阴补血、养阴生津、理气行滞、活血化瘀、软坚散结、清热解毒、以毒攻毒等方法。

【学习要点】

1. 掌握肿瘤的辨证论治要点、治疗原则和具体治法。
2. 熟悉肿瘤的病因病机和主要病理变化。
3. 了解肿瘤并发症治疗、食疗、外治,中医肿瘤学发展简史及现代研究进展等内容。

肿瘤是细胞增殖和分化异常的一类疾病。机体中的正常细胞,在不同的始动与促进因素长期作用下所产生的非人体需要的过度增生与异常分化所形成的新生物称为肿瘤。肿瘤组织的增生,可破坏正常组织的结构,导致代谢异常与功能障碍,肿瘤的生长变化还与机体的免疫功能有关。根据其分子病理特点及生物学行为的不同,肿瘤又有良性、恶性、交界性之分。特别是恶性肿瘤,是一类多发常见的疾病,对人类健康和生命的威胁极大,早期发现和根治较为困难,需要包括手术、化疗、放疗、介入、靶向、免疫、中医药等多种治疗方法配合。

基于临床实际,中医肿瘤学主要面对的是恶性肿瘤及其治疗相关副作用的防治。中医结合现代医学的手术、介入、放化疗、靶向、免疫治疗等多种手段,继承传统,阐发新知,在肿瘤学中的地位日益突出。血液系统肿瘤,癌前病变,肿瘤相关问题如放射性损伤、骨髓抑制、免疫内分泌紊乱等也被纳入其中讨论。

第一节 | 中医肿瘤学发展历程

一、中医认识肿瘤的逐步深入

中医学对肿瘤的认识源远流长。公元前16—前11世纪殷商时代的甲骨文中就有"瘤"字的出现,随后《周礼》中"疡医"所主治的"肿疡"也包括了肿瘤。时至今日,在日本和朝鲜仍将肿瘤称为"肿疡"。《黄帝内经》阐述了"瘤"的病名,并分为筋瘤、肠瘤、脊瘤、肉瘤等,而对其肠蕈、石瘕、积聚、癥瘕、噎膈、息贲等病的症状描述,与内脏一些良性或恶性肿瘤的临床表现颇为相似。《难经》对内脏肿瘤"五脏之积"作出大致的区分和描述,此后历代医家又有所发挥。隋代巢元方《诸病源候论》不仅对多种肿瘤形态、病因病机作出详尽描述,并且认识到良性、恶性属性不同。至宋代《卫济宝书》和

《仁斋直指方论》中,首先用"癌"字命名。从历代医籍所记"肿""瘤""癌"的最初含义来看,肿是肿大有形之意,瘤是留滞不去之意,癌是坚硬如石之意,都是肿瘤一类疾病。后世医家又对不同部位、不同脏腑的肿瘤的病因病机、临床表现、治疗和预后,作了更进一步的论述,如在体表的有乳癌、舌蕈、茧唇、恶核等,在内脏的有积聚、疟癖、癥瘕、噎膈、伏梁、失荣。随着西医的传入,借用"癌"字来翻译cancer。

二、中医辨治肿瘤的方法不断发展

两千多年前《周礼》一书中记载的"疡医",总结了内治外治相结合,内治"以五毒攻之,以五气养之,以五药疗之,以五味调之",外治以"祝药、劀杀之齐(同'剂')",概括了肿瘤主要的治疗手段,并已经开始使用"毒"来治疗肿瘤。《山海经》中收集了120多种药物,不少可治疗与肿瘤有关的疾病。《神农本草经》对抗肿瘤药物功用有确切记载,所载的365种药物中治疗肿瘤一类疾病(如积聚、肿疡、恶疮等)的达150余种。《黄帝内经》对肿瘤的病因病机、治法、护理也有所阐述。

此后东汉张机在《伤寒杂病论》中,对"胃反""积聚"及妇科肿瘤的脉因证治及预后作了较为系统的论述,所制鳖甲煎丸、大黄䗪虫丸至今仍为治疗积聚的临床常用方剂。同时期的华佗创造的"刳割疗法"为手术治疗"结积"开拓了先河。皇甫谧总结秦汉以来针灸成就的《针灸甲乙经》,记载了大量针灸治疗肿瘤的方法。葛洪《肘后备急方》论述了甲状腺肿瘤及常见肿瘤的治疗,所载的海藻等药治疗甲状腺肿瘤,红升丹、白降丹等药物开创了化学治疗和外治肿瘤的先河;总结了"癥坚之起(肿瘤发生后)"的发展、预后。

至隋唐,孙思邈《备急千金要方》首载肿瘤专方50余首,突出了虫类药、剧毒药、祛瘀化痰药的使用。王焘《外台秘要》一书记述了甲状腺肿的地方性发病情况,收罗了防治甲状腺肿的药方36首,多数用动物甲状腺等含碘丰富的药物治疗,并记载了用针灸等方法治疗肿瘤。唐初编写的《晋书》录有外科手术治疗"大瘤疾"的病例,藏医《四部医典》也载有以灸刺、药粉为主的"大痨肿痞证疗法"及"瘿瘤疗法"。

宋金元时期,中医肿瘤学的学科理论逐步成型,"扶正治癌"成为重要法则。金元四大家中,刘完素《儒门事亲》述"九积图",以攻邪为主,如"癖积,两胁刺痛,三棱、广茂之类,甚者甘遂、蝎梢。水积足胫,胀满,郁李、商陆之类,甚者甘遂、芫花"。这些理气化结、化痰祛浊等方法在肿瘤及其并发症的中医治疗实践中具有典型意义。李杲强调"内伤脾胃、百病由生",提出"养正积自消",创制的方剂如补中益气汤、散肿溃坚汤、连翘散坚汤、救苦化坚汤等,为临床预防、治疗所习用。朱震亨力主养阴的学术思想在肿瘤治疗中也有所体现,强调了"治痰"的重要性,影响深远。

明清以下,对各类肿瘤辨治的论述不断深入,体系日趋完善。明代张介宾的《景岳全书》较为全面地总结了前人关于肿瘤病因病机的论述,将治疗药物归纳为攻、消、补、散四大类,对噎膈等肿瘤类疾病见解深刻。陈实功《外科正宗》对乳腺癌症状作出详尽描述,并认为治疗肿疡、肿瘤类疾病内外科并重,外科方面发明烧灼止血治疗茧唇(唇癌)等疗法,内科尤以调理脾胃为要。清代高秉钧《疡科心得集》中描述了"肾岩翻花"发病过程,并把"舌疳""失荣""乳岩""肾岩"列为四大绝症,在当时的医疗条件下,对上述恶性肿瘤预后的判断较准确。王维德《外科证治全生集》中用阳和汤、犀黄丸、千金托里散内服,蟾皮外贴等,确立了许多有效方药和治法。清代末叶前后,随着西方医学的大规模传入,对肿瘤的认识也吸收了西医成果,进入中西医汇通的时期,对恶性肿瘤的了解和认识日渐深入,治法有内服、外用、手术、针灸、食疗,逐渐发展出了综合治疗的思想,学科体系日渐成熟,为现代肿瘤防治和研究工作提供了丰富的资料。

发展到近现代,特别是中华人民共和国成立以后,中医肿瘤学在辨病辨证相结合、有效方药研究、预防肿瘤发生发展、多种给药途径等方面,均取得了较大进展,将中医肿瘤学的理、法、方、药,推进到一个新的高度。在我国的肿瘤临床治疗中,逐渐形成中西医结合取长补短、相辅相成的诊断、治疗、预防体系,尤其在提高晚期恶性肿瘤患者生存质量、减轻放化疗等副作用、防治癌前病变等领域,离不开中医学的独特建树。在挖掘中医临床经验的基础上深入研发的"砒霜治疗白血病""扶正中药在肿瘤治疗的应用"等重大成果举世瞩目。

第二节 │ 肿瘤的病因病机

中医学认为,肿瘤虽然是局部的病变,实是全身性疾病在局部的反映,其发生、发展是内因和外因多种因素综合作用的结果,包括禀赋不足、外来邪毒、情志失调、饮食不节、劳伤过度等多方面因素。这些致病因素,导致脏腑功能失调,阻碍气血运行,造成气滞血瘀、湿聚痰凝、邪毒内结,积久而形成肿瘤。其常见病因主要如下。

1. **正气不足** 素体禀赋不足,或年老体弱,或他病迁延,或治疗不当,耗伤精气,脏腑亏损,阴阳失衡,易于感邪发病。《医宗必读·积聚》:"积之成也,正气不足,而后邪气踞之。"流行病学调查发现肿瘤的遗传背景或遗传倾向性,现代医学研究也表明免疫因素等"正气"在肿瘤发生发展中的重要作用。"正气"包括免疫功能和一切已知和未知的机体对有害因子的防御功能、机体自身的修复功能等。肿瘤的发病,是正和邪相互关系的一种后果,也是机体防御功能和致癌因子相互作用的结果。邪盛正虚,肿瘤得以发病;正盛,则虽有邪也不一定发病。"积之成者正气之虚也,正气虚而后积成"。

2. **外感六淫** 六淫之邪入侵,阻碍气、血、津液的运行和输布,影响脏腑、经络正常功能,致使气滞血瘀,痰湿邪毒凝聚,积久生为肿瘤,如《灵枢·百病始生》:"积之始生,得寒乃生,厥乃成积也。"《灵枢·九针论》载:"四时八风之客于经络之中,为瘤病者也。"

3. **内伤七情** 七情内伤,气机紊乱,脏腑阴阳气血失调,也是形成肿瘤的重要原因之一,如《妇人良方》论及乳岩病因:"此属肝脾郁怒,气血亏损。"《医宗必读·反胃噎膈》认为噎膈"大抵气血亏损,复因悲思忧虑"。临床上大量的病例证明,长期情志抑郁、忧虑的人,患肿瘤的概率显著增加,故《素问·上古天真论》指出:"恬淡虚无,真气从之,精神内守,病安从来。"

4. **饮食劳倦** 饮食不节,恣食膏粱厚腻、辛辣炙煿、寒凉苦寒之品,或过饥伤正,损及脾胃,湿邪内蕴,化为痰积;或劳倦内伤,正虚邪乘,机体阴阳气血失调,气滞血瘀,津枯痰结,形成肿瘤。据流行病学调查,长期过食厚味,体内的阳气有余,阴阳失衡,易于发生肿瘤。

5. **外来邪毒** 长期接触各种化学、物理邪毒,或药石不当,久而邪郁化火,耗伤正气,瘀毒内生,气血经脉运行不畅,脏腑阴阳失调,日以积为肿瘤。

在肿瘤发生发展过程中,病情复杂,变化多端,往往多个病因互相影响,互相转化,互为因果,相兼为病。其基本病机是正气亏虚,脏腑功能失调,气机不畅,痰瘀毒浊蕴藉。主要病理变化是正气虚损,气滞、血瘀、痰浊、湿聚、热毒等邪实,总属本虚标实,多是全身属虚、局部属实的疾病。恶性肿瘤的病机变化往往较为复杂,预后险恶,邪毒猖獗乖戾,严重耗损正气,容易走注他处,恶化后五脏俱损,气血阴阳俱衰,病情危重。

"正气存内,邪不可干","邪之所凑,其气必虚"。正气虚弱是肿瘤发生发展的内因基础。正气虚弱,不能抵御邪气的侵袭,导致诸邪乘虚而入,留滞体内,致使气血、脏腑功能失调,滋生肿瘤,故恶性肿瘤患者多有气血两虚、脾虚、肾虚等证。由于病邪日久,耗伤精血,元气亏虚,形体羸弱,易于再感邪气,正衰邪盛,机体抵抗能力低下,癌瘤更易扩散,致使正气更虚,互为因果,恶性循环。气血是生命活动的基本物质,气的升降出入是生命活动的基本形式。情志所伤,则导致气机运行不畅,气血失调,气滞血瘀,瘀结日久,必成癥瘕积聚,所以气滞血瘀是肿瘤发生发展的主要病机之一。而痰湿是水液代谢异常所产生的病理产物。水液凝聚而成痰,水液弥漫而成湿,两者性质相同。人体的痰湿之邪,有外感湿邪而得者,有食伤脾胃,脾失健运,水湿内停而得者。其水湿不化,积久不散,凝聚为痰,痰湿随气机升降流行,至脏腑、筋骨、皮肉,蕴结日久,乃形成肿瘤。另见阳盛生火热,热多为外淫,火常自内生。热为火之渐,火为热之极,外感诸邪侵袭人体、内伤七情及脏腑功能失调,均可化热化火。火热为阳邪,最易耗气伤津、灼阴动血,且常易与痰湿、瘀血兼夹蕴结于肌肤、经络、脏腑,而导致气血不畅,脏腑失调,积聚日久,致成肿瘤。肿瘤多致脏腑失调。人体脏腑功能协调,则气、血、精、津化生有源,生命活动正常。脏腑功能失调,则导致瘀血、浊气、痰湿内生,凝滞体内,久之变生癥瘕积聚,遂成肿瘤;而肿瘤存于体内,又能导致气血紊乱,脏腑失调。两者互为因果,形成恶性循环,但其中脏腑功能失调是主要方面,故《诸病源候论·积聚病诸候·积聚候》指出:"积聚者,由阴阳不和,腑脏虚弱,受于风邪,搏于腑脏之气所为也。"

第三节 | 肿瘤的辨证论治及治则治法

肿瘤是个复杂的病证,各种肿瘤其发病机制不同,病位病性有别,患病个体素质各异,邪正关系、病机变化纷繁复杂,常常见到寒热、虚实交错,临床表现头绪纷纭。中医治疗肿瘤,注重整体观念,注重辨证论治,注重以人为本。

一、肿瘤辨证论治要点

肿瘤是一类多因素参与形成的全身性疾病,必须着眼整体,标本兼顾,因人、因地、因时制宜,早期治疗,善治未病。其辨证论治的要点是:

1. **辨病和辨证相结合**　辨病是辨明肿瘤发生的部位、性质、病情程度、病程分期和预后,一般需要结合现代医学研究深入了解病理、分期等资料,还要运用中医的理论辨证,分类分期论治。

2. **辨阴阳虚实**　阴阳虚实是辨明病情的大纲,正邪虚实的力量对比是决定治疗策略的重要考量。发病初期,邪毒偏盛而正虚不甚;中晚期往往正虚明显,或气虚,或阴伤,或气血不足,或阴阳两虚,而邪实同时较盛。从阴阳虚实的具体状况出发,制订扶正祛邪的各种治疗方法。

3. **辨标本缓急**　以"急则治标,缓则治本,标本兼治"的原则,辨明肿瘤的标本缓急,镇咳化痰、通腑退热、清热解毒、镇痛安神、止血敛疮等以治标,待标证缓解后,重点在扶正培本、益气养阴、健脾益肾、活血化瘀、疏肝理气、软坚散结等以治本。中、晚期恶性肿瘤往往本证未除而标证难已,临床上多采取"标本兼顾"的策略取得平衡。

4. **辨局部和整体**　肿瘤虽是全身性疾病,局部的病灶往往影响全身,产生各系统的多种复杂变化;全身状况的优劣又能影响局部病灶的发展和治疗的成败。一般情况下,应采取局部攻邪和全身扶正相结合。

中医药在综合治疗的各个时期,和西医在治疗上可以优势互补,以整体观念和三因制宜思想指导临床辨证,特别是在恶性肿瘤的姑息治疗、癌前病变、放化疗增效解毒等方面中发挥重要作用。

二、肿瘤的治则治法

肿瘤常用的治疗方法包括扶正和祛邪两方面。"扶正以祛邪,祛邪以安正",在具体运用过程中要权衡轻重缓急,确定先攻后补、先补后攻或攻补兼施,辨证论治。通常,在肿瘤的初期正气尚未大衰,以祛邪为主,扶正为辅;中期正邪抗争剧烈,病情变化复杂,往往攻补兼施;晚期由于正气已极虚,已不任攻伐,若仍急于祛邪,反易伤正,故此时治疗宜扶正为主,佐以祛邪。另外当西医治癌的方法以"攻"为主时,不良反应明显,此时最好以扶正调理为主。总之,在临床中应结合患者具体情况灵活掌握运用,力求攻邪不伤正,扶正不留邪。扶正治法包括健脾益气、补肾益精、滋阴补血、养阴生津等,祛邪治法包括理气行滞、活血化瘀、软坚散结、清热解毒、以毒攻毒等。扶正方能达到祛邪的目的,祛邪也是为了正气恢复,故祛邪务须时时顾护正气,从而邪去正安,病情康复。

(一) 扶正

扶助正气,通畅气机,令气血阴阳自复,增强抗病能力,有能力祛邪外达,最终令机体改变病理状态,臻于"阴平阳秘"。正气的盛衰对于肿瘤疾病的进退有着决定性的意义,正如《伤寒发微论》所云:"真气完壮者易医,真气虚损者难治。"

1. 健脾益气 脾胃为后天之本,气血生化之源。脾主运化失职,水液在体内不正常地停滞,水谷不能运化,致成脾虚,进而产生湿、痰、饮等病理产物,三者聚积煎熬成痰结,久之形成肿瘤。脾主统血功能下降,亦可造成血不能摄,游逸脉外,致成瘀血,积成肿块,可与痰凝,可与气结,相结相搏,化为肿瘤。肿瘤为一种渐进性消耗性疾病,日久必伤脾胃,脾虚生湿,湿滞则脾失健运,气血生化无源,而见食少、腹胀、神疲、乏力、自汗等症。消化道恶性肿瘤、化疗等引起消化道反应的患者应用健脾益气方法在治疗中尤为重要。健脾益气法能补益脾气,祛除湿浊,恢复脾胃功能,提高抗病能力。常用方剂有四君子汤、补中益气汤、十全大补汤、参苓白术散等,常用中药有人参、党参、黄芪、白术、茯苓、山药、薏苡仁、甘草等。

2. 补肾益精 肾为先天之本,是人体真阴真阳的源泉。"先天之本"的肾与肿瘤的发生有着密切关系,且肿瘤久之必伤肾,故中、晚期肿瘤患者多有腰膝酸软、头晕目眩等肾虚之证。现代医学研究证明,补肾药具有促进内分泌调节,增强骨髓造血功能,以及改善全身状况的功能,因此补肾有其重要意义,特别是对生殖系统肿瘤、乳腺肿瘤、神经内分泌系统肿瘤、放化疗后骨髓抑制患者运用之有较好疗效。常用方剂有六味地黄丸、肾气丸、右归丸、龟鹿二仙丹等,常用中药有枸杞子、女贞子、山茱萸、紫河车、何首乌、肉苁蓉、淫羊藿、巴戟天、锁阳、鹿角胶、附子、肉桂等。

3. 滋阴补血 气与血有着密切的关系,气虚往往导致血虚,血虚也往往导致气虚,最后气血两虚。肿瘤患者日久多耗伤气血,尤其是手术后或放、化疗过程中,气血亏虚表现明显,常见头晕乏力、心悸气短、面色萎黄、唇甲苍白等。现代医学研究发现滋阴补血药多能促进红细胞新生,增强骨髓造血功能,有助于机体恢复。常用方剂有四物汤、归脾丸、人参养荣丸等,常用中药有阿胶、何首乌、当归、白芍、龟甲胶、枸杞子、紫河车等。

4. 养阴生津 肿瘤是一种长期慢性消耗性疾病,在其发展中必耗伤阴津。阴耗则阳动,阳无阴制,虚热生火,更加消灼阴液。"阴虚则内热",恶性肿瘤患者常见低热、五心烦热、咽干口燥、盗汗、耳鸣、唇赤颧红、尿黄量少、大便干结、舌红少津、脉细数等症状,均为阴液亏损,虚火内生的表现,尤其是晚期患者和放疗后患者更为多见。恶性肿瘤晚期真阴亏耗,虚阳浮动,阴阳离决之时尤为险恶,当治以养阴生津法。常用方剂有生脉饮、杞菊地黄丸、麦门冬汤等,常用中药有生地黄、麦冬、天冬、沙参、玄参、石斛、龟甲、鳖甲、玉竹、百合、黄精、天花粉、知母、女贞子、墨旱莲、山茱萸等。

扶正法疗效突出,其作用机制研究主要包括抗癌、抑癌、逆转癌前病变,提高机体免疫力,减轻放化疗、手术治疗等毒副作用和损伤。现代研究表明,某些扶正药物可减少恶性肿瘤的转移,具有反突变和反启动作用,对骨髓干细胞有促进作用,可升高外周白细胞,对放化疗有增效减毒功效,降低化疗药物对造血细胞的抑制作用,提高自然杀伤细胞活力,延长抗体存在时间,调节激素、酶系统,起营养、支持作用,改善机体代谢功能和提高患者生存质量。

(二)祛邪

祛邪是治疗肿瘤的最终目标之一。邪气内盛产生的肿瘤,不仅阻滞气机,还导致瘀血、痰浊、热毒、水湿等多种病理因素。《素问·至真要大论》云:"坚者削之,客者除之……结者散之,留者攻之……逸者行之。"多种手段并用,以期达到邪去正复的目的。

1. 理气行滞 中医学认为肿瘤的形成,多始于气机不畅,气滞则血瘀,气滞则津液凝聚,皆能积而成块,遂生肿瘤,故肿瘤常有胀满、疼痛、痞闷、便秘等症状,但临床上理气行滞法多与活血化瘀、化痰散结等法配合运用。常用方剂有逍遥散、木香顺气散、枳实导滞丸、天仙丸、六磨汤等,常用中药有柴胡、木香、陈皮、青皮、枳壳、枳实、厚朴、槟榔、砂仁、川楝子、降香、丁香等。

2. 活血化瘀 中医学认为"癥瘕""积聚"等肿瘤形成的机制与瘀血有密切的关系,而临床实践和实验研究也多证明,活血化瘀方药具有抗多种恶性肿瘤作用。常用方剂有大黄䗪虫丸、桂枝茯苓丸、血府逐瘀汤、失笑散等,常用中药有三棱、莪术、三七、川芎、当归、丹参、赤芍、红花、延胡索、乳香、没药、穿山甲、大黄、全蝎、蜈蚣、僵蚕、牡丹皮、斑蝥、蟾酥、五灵脂、降香等。

3. 软坚散结 肿瘤多为有形之块。"坚者削之""结者散之",软坚散结能软化,甚至消除肿块,肿物消除则气血经脉运行畅达,正气自复。现代医学研究发现,某些化痰软坚药能够直接杀伤肿瘤细胞,抑制肿瘤细胞的生长,逆转癌前病变,减轻瘤周围组织水肿,调整机体的免疫状态,调节神经内分泌功能的平衡。常用方剂有鳖甲煎丸、化积丸;常用中药有鳖甲、藤梨根、石见穿、莪术、八月札、海藻、昆布、地龙、瓜蒌、土鳖虫等。

4. 清热解毒 恶性肿瘤,尤其是中、晚期患者,常有全身和局部热象,如发热、肿块增大、灼热、疼痛、口渴、便秘、舌红、苔黄、脉数等,多由邪热瘀毒所致,治用清热解毒法。实验研究证实,许多清热解毒方药有抗肿瘤功效,常用方剂有黄连解毒汤、西黄丸、五味消毒饮、六神丸、片仔癀等,常用中药有白花蛇舌草、蒲公英、紫花地丁、败酱草、土茯苓、野菊花、金银花、连翘、青黛、山豆根、苦参、天葵子、穿心莲、半枝莲、黄药子、重楼、黄芩、黄柏、黄连等。

5. 以毒攻毒 恶性肿瘤系邪毒痼结机体,非攻不克,借有毒之品峻猛之性,在正气未衰情况下攻邪取效,"邪去则正安"。以毒攻毒法往往直接杀灭或诱导分化肿瘤细胞,刺激机体免疫系统,中和恶性肿瘤毒素。常用中药有斑蝥、全蝎、蜣螂、水蛭、蜂房、蜈蚣、土鳖虫、守宫、常山、生半夏、生南星、大戟、芫花、马钱子、生附子、乌头、雄黄、砒石、轻粉等。此类药物一般有效剂量和中毒剂量接近,临床需要极为慎重地选择药物和剂量、用药方式,适可而止,必要时利用炮制、复方等方法减毒增效。

目前,临床实践表明,中西医结合治疗肿瘤的临床获益优于单一的西医或单纯的中医治疗。中医药的治疗目标不仅仅是简单的肿瘤消亡或减小,也可以是带瘤生存或减轻症状。《素问·六元正纪大论》云"大积大聚,其可犯也,衰其大半而止,过者死","以平为期,而不可过"。

第四节 │ 治疗肿瘤的常用中草药、调护及治法的研究

一、具有抗癌作用的中草药

近年全国各地经过大量筛选,并经临床实践、实验研究证明,以下中草药有抗癌作用,如在辨证论治的基础上适当加用,能提高疗效。

(一) 对癌细胞有杀伤和抑制作用的中草药

1. 清热解毒类 包括半枝莲、白花蛇舌草、冬凌草、青黛、山豆根、穿心莲、白英、牡丹皮、龙葵、重楼、天花粉、黄连等。

2. 活血祛瘀类 包括三棱、莪术、三七、川芎、当归、丹参、赤芍、红花、延胡索、乳香、没药、穿山甲、全蝎、蜈蚣、僵蚕、牡丹皮、石见穿、斑蝥、蟾酥、五灵脂、喜树果、降香等。

3. 软坚散结类 包括鳖甲、藤梨根、石见穿、莪术、八月札、海藻、瓜蒌、地龙、牡蛎、土鳖虫、昆布等。其他还有长春花、秋水仙(茎、种子)、三尖杉(粗榧)、农吉利、紫杉、美登木、马蔺子、雪莲花、瑞香狼毒、芦笋等。

(二) 对免疫系统有调节作用的中草药

对免疫系统有调节作用的中草药包括黄芪、人参、女贞子、淫羊藿、枸杞子、冬虫夏草、黄精、灵芝、香菇、猪苓、北五味子、雷公藤、绞股蓝、刺五加、肉苁蓉等。

(三) 对肿瘤细胞有诱导分化作用的中草药

对肿瘤细胞有诱导分化作用的中草药包括葛根、乳香、人参、丹参、三尖杉、熊胆、巴豆、三七、刺五加、灵芝、莪术等。

（四）具有抗诱变作用的中草药

具有抗诱变作用的中草药包括山楂、杏仁、枸杞子、甘草、冬虫夏草、绞股蓝、大枣、党参、鹿茸、茯苓、丹参、女贞子、半枝莲、蛇床子、柴胡、大黄、牡丹皮、菊花、黄芪、白术等。

（五）能诱导肿瘤细胞凋亡的中草药

能诱导肿瘤细胞凋亡的中草药包括香菇、冬虫夏草、柴胡、当归、川芎、桂枝、茯苓、枸杞子、党参、五味子、芍药、黄芩、生地黄、甘草等。

此外，在民间和习惯上用来治疗肿瘤的中草药，对不同的肿瘤有一定的适用范围，如：八月札、白花蛇舌草、半枝莲、柘木、石见穿、急性子、铁树叶、黄药子、斑蝥等在消化系统肿瘤中用得较多；海藻、昆布、夏枯草、山慈菇、冰球子等常用于甲状腺、头颈部肿瘤；蜂房、白毛夏枯草、泽漆、鱼腥草等常用于呼吸道系统肿瘤；墓头回、蚤休、山慈菇等常用于妇科肿瘤等。

二、饮食治疗

包括肿瘤在内的许多疾病与饮食关系密切。饮食不仅可以提供人体生命活动所需要的营养物质，而且可以燮理阴阳，协调脏腑，通畅气血，既能扶正，又有祛邪作用。药食同源，药有四气五味，饮食中的谷物、瓜果蔬菜、禽鱼肉蛋等，亦有四气五味之别。药物是利用四气五味来调节机体脏腑功能失调及阴阳平衡而达到防病治病的目的，饮食也可以直接或间接地影响体内的阴阳平衡，对肿瘤的防治起作用。肿瘤患者的饮食应以辨证施膳、因人制宜为大则。

（一）饮食原则

1. **营养均衡**　宜新鲜洁净，品种多样；忌膏粱厚腻，忌暴饮、暴食、三餐不时，或进食过烫、过快，忌腥臊"发物"。"五谷为养，五果为助，五畜为益，五菜为充，气味合而服之，以补精益气"。

2. **根据体质选择食物，因人、因时、因地制宜，寒热搭配合理**　应用"酸甘化阴""苦能健胃"等方法增强患者食欲，纠正肿瘤本身所造成的机体营养不良、免疫低下状态，从而提高治疗效果及生存质量。

3. **选择应用有利于抑制肿瘤、抗癌的食物**　如：绿茶、绿豆、赤小豆、西瓜、冬瓜、薏米等利水之物，可以促使毒物排泄；海带、紫菜、牡蛎、芦笋、大蒜等具有软坚散结、消瘤的作用；洋白菜、甘蓝、菜花等具有破坏致癌物质的活力。

4. **善治未病**　如肿瘤术后患者往往会气虚血亏、气阴不足，饮食可加强补气生血、健脾益气、滋补肝肾、生津开胃之功，可酌情进食山药、大枣、桂圆、核桃、芝麻、莲子、河鱼、鸡蛋、瘦肉、荠菜、菱角、无花果、生薏苡仁、荸荠等。放射治疗期间或放疗后易见热毒过盛、津液受损、脾胃失调，可予养阴清热之品，如木耳、藕汁、梨汁、绿豆、西瓜、荸荠、石斛，忌茴香、桂枝、辣椒、葱蒜等香燥辛辣食物。放化疗常导致骨髓抑制，可予补脾益肾、补精生髓、益气养血之品，如猪骨髓、枸杞子、红枣、芝麻等。

（二）肿瘤患者的常用食物举例

1. **瓜果类**　如西瓜、冬瓜、桃仁、杏仁、柠檬、枇杷、核桃、猕猴桃、香橼、橙子、无花果、菱角、山楂、乌梅、橄榄、草莓、葡萄、苹果、梨、罗汉果、橘子、香蕉、石榴。

2. **香蕈菌藻类**　如香菇、银耳、木耳、猴头菌、灵芝、平菇、蘑菇、海藻、昆布、紫菜。

3. **蔬菜类**　如南瓜、丝瓜、茄子、扁豆、刀豆、萝卜、胡萝卜、黄花菜、洋白菜、莴苣、韭菜、大蒜、甘蓝、芦笋、西红柿、芹菜、香菜、木瓜、菠菜、香菜、慈菇、百合。

4. **动物类**　如鸡、鸭、鹅、羊、牛、鲫鱼、牡蛎、海参、海蛤、海蜇、田螺、鹅血、泥鳅、海马、乌龟、冬虫夏草、蜂蜜、蚕蛹。

5. **其他类**　如薏米、葵花子、豆腐、酸奶、菊花、茶叶、醋、茅根、芦根、莲藕、金线莲。

"药食同源"，合理的饮食可以为人体提供充足的营养，增强机体的抵抗力和免疫力，促进机体的康复,对肿瘤患者大有裨益;不合理的饮食会使患者病情加重或易于复发转移。大量的临床实践表明,肿瘤患者内郁化热,过食厚味,体内阳气偏盛者居多,所以饮食调理时不可盲目进补,特别是鸡肉、羊肉、海鱼、桂圆、荔枝、生姜等偏于燥热的食物,宜少用或慎用。

三、中医药治疗恶性肿瘤的特殊症状和并发症

(一) 癌性疼痛

癌性疼痛是癌瘤患者一个最痛苦的症状。根据其疼痛剧烈、持续不休、痛有定处的特点,其性质属血瘀疼痛。疼痛的病机主要是气滞血瘀,瘀结成块,癥瘕积聚引起的"不通则痛",但导致血瘀的机制又各有不同,当辨证论治。气滞胀痛偏盛者,治宜理气导滞,方选柴胡疏肝散加减;血瘀刺痛偏盛者,治宜活血通络,方选桃红四物汤加减。另可按疼痛部位选药,如:癌性头痛可用生石膏、寒水石、紫石英、牡蛎、桂枝、大黄等;肺癌胸痛可用延胡索、郁金、瓜蒌、西黄丸等;癌性腹痛,虚证可用白芍、甘草,实证可用川楝子、延胡索。此外,还有治疗癌痛的外用止痛药,如蟾酥、乳香、没药、穿山甲、延胡索、血竭、冰片等。

(二) 癌性胸水

恶性肿瘤累及胸膜,引起胸膜腔内积液,多为渗出性血性液体,治宜泻肺逐饮,方用葶苈大枣泻肺汤或十枣汤加减,也可在辨证的基础上选加龙葵、瓜蒌、白花蛇舌草、胆南星、守宫、白芥子;若正气已虚,则应兼顾正气,加扶正之品。

(三) 癌性腹水

癌性腹水多见于卵巢癌、胰腺癌、恶性淋巴癌等晚期,大多为渗出性血性腹水,可辨证施治。实证者健脾利水,活血散结,可选用党参、黄芪、大腹皮、茯苓、白术、桂枝、猪苓、车前子、薏苡仁、莪术、龙葵、半枝莲等组方。脾肾阳虚者可温补脾肾,化气行水,抗癌解毒,可用济生肾气丸加减。肝肾阴亏者宜滋养肝肾,利水散结,可用六味地黄丸加减。

(四) 骨髓抑制

恶性肿瘤进行化疗常可引起骨髓抑制,粒细胞及血小板减少。治宜益气养血,健脾和胃,滋补肝肾。选用生黄芪、鸡血藤、沙参、陈皮、木香、茯苓、枸杞子、鸡内金、焦山楂、女贞子、红枣、龟甲、紫河车、肉桂、淫羊藿、鹿角胶组方。

(五) 消化道反应

恶性肿瘤,尤其是放化疗期间,常可引起食欲不振、恶心、呕吐、腹胀、腹痛、腹泻等消化道反应。恶心呕吐为主者,可理气和胃,降逆止呕,胃热者清胃止呕,用炒陈皮、姜半夏、茯苓、竹茹、黄连、麦冬、炙枇杷叶、旋覆花(布包)水煎服;胃寒者温胃止呕,用炒陈皮、姜半夏、茯苓、炙甘草、党参、丁香、柿蒂、生姜、红枣水煎服。腹痛、腹胀用六君子汤加味;腹痛者加木香、延胡索、白芍;腹泻者加肉豆蔻、芡实、莲子肉、赤石脂、禹粮石。

四、中药治疗肿瘤多种给药途径研究

(一) 外用治疗

中药外治法通过体表给药,经皮肤、黏膜表面或经络吸收后药力直达病所,可避免口服经消化道吸收所遇到的多环节灭活作用及一些药物内服带来的副作用,因而具有副作用小、起效快、方便、经济的特点。金代《儒门事亲》记载"枯瘤方"、清代《串雅内编》的"枯瘤散"都是将药粉以冰或醋调匀,涂于肿瘤上,使其干枯而坏死,自然脱落;清代吴安业《理瀹骈文》是内病外治的专著,总结了大量的外治肿瘤的方法。在临床上,常用的外治剂型有膏药、油膏、掺药、箍围药、草药、散剂等。经络学说是中医学特有理论,针灸疗法可用于癌性疼痛、腹水及粒细胞减少的治疗,参见本书第九章第四节"针灸治疗"。

1. **敷贴法**　拔毒散、五虎膏、如意金黄散、外科蟾酥丸、阿魏化坚膏等敷贴于患处或肚脐、穴位治疗,起抗肿瘤、消除腹水、祛瘀生新、愈合创面等作用。皮癌净、信枣散(均含信石等成分)外敷可治疗皮肤癌及宫颈癌,蟾酥膏等于疼痛部位体表给药可祛邪止痛。

2. **吸入法**　对于肺癌、鼻咽癌、口腔癌等,吸入中药药液蒸汽、药面治疗,起消肿止痛、通窍开闭、平喘止咳等功效。

3. **喷吹法**　锡类散、八宝珍珠散等局部喷吹肿瘤表面治疗,起消肿拔毒、散结祛瘀、止痛等作用。

(二) 介入治疗

白及、莪术油、鸦胆子油及其微囊等通过血管介入治疗可用于肝癌、肾癌和一些肺癌脑转移、宫颈癌、消化道肿瘤中,也有用榄香烯、华蟾素、薏苡仁酯、斑蝥素以及山豆根注射液、复方丹参注射液等,毒副作用较少。超声或 CT 引导下经皮穿刺直接瘤内药物注射斑蝥素、莪术油等中药制剂,使肿瘤凝固、变性、坏死,用于肝癌、肺癌等肿瘤的治疗,目前尚处于进一步研究中。

(三) 靶向控释给药

纳米技术的出现,拓展了抗肿瘤中药活性成分介入的思路。把中药和微球相结合,如丹参酮纳米粒、蜂毒素微球、去甲斑蝥素微球、华蟾素精微球和羟基喜树碱明胶微球治疗肝癌等肿瘤,明显地提高了疗效而降低了毒副作用。

其他多途径给药还包括癌性胸/腹水的中药局部治疗、直肠癌的"灌肠"治疗、膀胱癌的膀胱内中药局部治疗、含漱中药治疗口腔肿瘤或放射性口咽溃疡等。中医的整体治疗和局部治疗相结合,进一步提高了中医治疗的疗效,减少了毒副作用。

五、防治肿瘤恶变、复发、转移、耐药的研究

中医注重"治未病",对于癌前病变的治疗积累了较为丰富的经验。预防肿瘤需要注意积极治疗一些具有癌变倾向的慢性病,如慢性肝炎及肝硬化,食管上皮重度增生,结肠、直肠息肉和消化道黏膜上皮重度增生等。

中医药在治疗癌前病变方面较有优势。举例来说,对于慢性萎缩性胃炎伴不完全型肠化生和中、重度不典型增生,临床和实验研究证实,中医药可以逆转慢性萎缩性胃炎的萎缩腺体,甚至使不完全型结肠化生及不典型增生逆转。机制主要有:①健脾益气、酸甘生津中药能提高胃内酸度,促进泌酸功能;②疏肝理气和胃中药可调节胃肠运动功能,增加胃窦张力,加快胃排空速度,阻止胆汁反流;③某些中药对幽门螺杆菌有抑制或杀灭作用;④益气活血清热方剂有促进胃黏液分泌,改善胃黏膜微循环,从而增强胃黏膜屏障的作用;⑤中药可调整患者的免疫功能,使异常的免疫功能被抑制,不平衡的体液、细胞免疫得以调整;⑥中药复方通过增加血浆和胃黏膜组织的环磷酸腺苷浓度,调整代谢紊乱的胃黏膜细胞,抑制胃黏膜的肠化、间变,甚至癌变。又如,在一些肝癌高发区,处于中医所谓"卑湿之地",居民往往脾虚湿象较为明显,并常有嗜酒,甚或酗酒的习惯。上述这些人群,以健脾、理气、化湿为主治疗,肝癌发生显著减少,提示中药干预研究的可能性和可行性,也有一些研究表明香砂六君子汤能防止肝硬化癌变。另有研究表明六味地黄丸治疗食管上皮细胞重度增生,可减少食管癌的发生率。

肿瘤复发与转移是临床肿瘤治疗失败的主要原因,中医药对预防复发转移有积极和重要的意义,目前主要侧重于活血化瘀和扶正培本两个治法的研究。中药于新生血管、促进肿瘤细胞凋亡、提高机体免疫等方面有一定作用,如近年有报道,某些补肾中药可以调节基质金属酶的活性,从而抗转移。肿瘤的治疗以多药耐药(MDR)的现象最为棘手,这也是导致肿瘤化疗失败的最主要原因之一。中医药具有逆转耐药途径的作用,主要通过阻断产生耐药的机制,使转运的蛋白表达降低,或通过对酶系统调控细胞参与耐药进行调节,改变其代谢过程。

近年来,在肿瘤的治疗方面,中医的干预提高了肿瘤的疗效,减少了毒副作用,改善了患者的生存

质量,甚至出现晚期恶性肿瘤带瘤生存数年的良好效果。中西医结合的优势互补,提高了肿瘤的治疗水平,被国际医学界誉为"中国模式的恶性肿瘤治疗"。

(陈 震 谢 甦)

复习思考题

1. 肿瘤的病因病机和主要病理变化是什么?
2. 简述中医治疗肿瘤的辨治要点及扶正祛邪的具体方法。

本章思考题解题思路

本章目标测试

附　录　｜方剂汇编

A

安宫牛黄丸(清《温病条辨》):牛黄　郁金　犀角(水牛角代)　黄连　朱砂　山栀　雄黄　黄芩　冰片　麝香　珍珠

安神定志丸(清《医学心悟》):茯苓　茯神　远志　人参　石菖蒲　龙齿

B

八珍汤(明《正体类要》):人参　白术　茯苓　当归　川芎　白芍　熟地黄　炙甘草

八正散(宋《太平惠民和剂局方》):瞿麦　萹蓄　车前子　滑石　甘草　栀子仁　木通　大黄

百合固金汤(明《慎斋遗书》):生地黄　熟地黄　麦冬　贝母　百合　当归　白芍　玄参　桔梗　甘草

白虎汤(汉《伤寒论》):石膏　知母　炙甘草　粳米

半夏白术天麻汤(清《医学心悟》):半夏　白术　天麻　茯苓　橘红　甘草　大枣　生姜

半夏厚朴汤(汉《金匮要略》):半夏　厚朴　茯苓　紫苏叶　生姜

半夏泻心汤(汉《伤寒论》):半夏　人参　干姜　黄芩　黄连　甘草　大枣

保元汤(明《博爱心鉴》):黄芪　人参　甘草　肉桂

保和丸(元《丹溪心法》):茯苓　半夏　陈皮　山楂　莱菔子　连翘　神曲

贝母瓜蒌散(清《医学心悟》):瓜蒌　贝母　天花粉　茯苓　橘红　桔梗

萆薢渗湿汤(清《疡科心得集》):萆薢　薏苡仁　黄柏　赤茯苓　牡丹皮　泽泻　滑石　通草

补肾活血汤(清《伤科大成》):熟地黄　杜仲　枸杞子　补骨脂　菟丝子　当归　没药　山茱萸　红花　独活　肉苁蓉

补阳还五汤(清《医林改错》):当归尾　川芎　黄芪　桃仁　红花　地龙　赤芍

补中益气汤(元《内外伤辨惑论》):黄芪　白术　炙甘草　陈皮　升麻　柴胡　人参　当归

C

苍耳子散(宋《济生方》):苍耳子　辛夷　薄荷　白芷

苍附导痰丸(清《叶天士女科证治秘方》):苍术　香附　陈皮　半夏　茯苓　甘草　枳壳　胆南星　生姜　神曲

柴胡疏肝散(明《医学统旨》):柴胡　陈皮　川芎　芍药　枳壳　香附　炙甘草

沉香散(宋《三因极一病证方论》):沉香　石韦　滑石　王不留行　当归　冬葵果　白芍　炙甘草　陈皮

程氏萆薢分清饮(清《医学心悟》):萆薢　黄柏　石菖蒲　茯苓　白术　莲子心　丹参　车前子

除湿胃苓汤(明《外科正宗》):苍术　厚朴　陈皮　猪苓　泽泻　赤茯苓　白术　滑石　防风　栀子　木通　肉桂　甘草　灯心草

川芎茶调散(宋《太平惠民和剂局方》):川芎　荆芥　防风　白芷　羌活　细辛　薄荷　甘草

D

大补元煎(明《景岳全书》):人参　山药　熟地黄　杜仲　枸杞子　当归　山茱萸　炙甘草

大柴胡汤(汉《伤寒论》):柴胡　黄芩　半夏　生姜　大黄　枳实　芍药　大枣

大承气汤(汉《伤寒论》):大黄　厚朴　枳实　芒硝

大定风珠(清《温病条辨》):白芍　阿胶　龟甲　生地黄　火麻仁　五味子　牡蛎　鳖甲　麦冬　甘草　鸡子黄

大秦艽汤(金《素问病机气宜保命集》):秦艽　石膏　当归　甘草　川芎　白芍　独活　羌活　防风　白芷　熟地黄　茯苓　黄芩　生地黄　白术　细辛

黛蛤散(宋《医说》):青黛　蛤壳

丹溪治湿痰方(元《丹溪心法》):苍术　白术　半夏　茯苓　滑石　香附　川芎　当归

丹栀逍遥散(明《内科摘要》):牡丹皮　栀子　柴胡　白芍　当归　白术　茯苓　炙甘草　薄荷　生姜

当归补血汤(元《内外伤辨惑论》):当归 黄芪

当归地黄饮(明《景岳全书》):当归 熟地黄 山药 山茱萸 杜仲 牛膝 炙甘草

当归六黄汤(元《兰室秘藏》):当归 生地黄 熟地黄 黄连 黄芩 黄柏 黄芪

当归四逆汤(汉《伤寒论》):当归 桂枝 芍药 细辛 甘草 通草 大枣

当归饮(明《校注妇人良方》):当归 生地黄 白芍 川芎 何首乌 荆芥穗 防风 蒺藜 黄芪 甘草

导痰汤(宋《济生方》):半夏 天南星 橘红 枳实 茯苓 炙甘草 生姜

地黄饮子(宋《圣济总录》):生地黄 熟地黄 巴戟天 山茱萸 石斛 肉苁蓉 五味子 肉桂 茯苓 麦冬 炮附子
　　石菖蒲 远志 薄荷 生姜 大枣

地榆散(宋《太平圣惠方》):地榆 茜草 黄芩 黄连 栀子

涤痰汤(明《奇效良方》):制天南星 半夏 枳实 茯苓 橘红 人参 石菖蒲 竹茹 甘草 生姜

独活寄生汤(唐《备急千金要方》):独活 细辛 防风 秦艽 肉桂 桑寄生 杜仲 牛膝 当归 川芎 生地黄
　　白芍 人参 茯苓 甘草

E

二陈汤(宋《太平惠民和剂局方》):半夏 橘红 茯苓 炙甘草 生姜 乌梅

二妙丸(元《丹溪心法》):苍术 黄柏

二仙汤(现代《中医方剂临床手册》):仙茅 淫羊藿 当归 巴戟天 黄柏 知母

二至丸(清《医方集解》):女贞子 墨旱莲

F

防风汤(宋《圣济总录》):防风 当归 赤茯苓 杏仁 黄芩 秦艽 葛根 羌活 桂枝 甘草 生姜

防风通圣散(金《黄帝素问宣明论方》):防风 荆芥穗 连翘 麻黄 薄荷 川芎 当归 芍药 白术 栀子 大黄
　　芒硝 石膏 黄芩 桔梗 滑石 甘草

防己黄芪汤(汉《金匮要略》):防己 黄芪 白术 甘草 生姜 大枣

附子理中汤(宋《三因极一病证方论》):炮附子 干姜 白术 人参 炙甘草

G

甘姜苓术汤(《金匮要略》):干姜 甘草 茯苓 白术

甘露消毒丹(清《医效秘传》):滑石 茵陈 黄芩 石菖蒲 川贝母 木通 藿香 射干 连翘 薄荷 豆蔻

甘麦大枣汤(汉《金匮要略》):甘草 小麦 大枣

膏淋汤(清《医学衷中参西录》):山药 芡实 龙骨 牡蛎 生地黄 党参 白芍

膈下逐瘀汤(清《医林改错》):五灵脂 当归 川芎 桃仁 牡丹皮 赤芍 乌药 延胡索 甘草 香附 红花 枳壳

葛根芩连汤(汉《伤寒论》):葛根 黄芩 黄连 甘草

固本止崩汤(清《傅青主女科》):熟地黄 白术 黄芪 当归 人参 黑姜

固冲汤(清《医学衷中参西录》):黄芪 白术 龙骨 牡蛎 山茱萸 白芍 乌贼骨 茜草 棕榈炭 五倍子

固阴煎(明《景岳全书》):人参 熟地黄 山药 山茱萸 菟丝子 远志 五味子 炙甘草

瓜蒂散(汉《伤寒论》):瓜蒂 赤小豆

归脾汤(宋《济生方》):人参 白术 黄芪 炙甘草 远志 酸枣仁 茯神 龙眼肉 当归 木香 大枣 生姜

桂枝甘草龙骨牡蛎汤(汉《伤寒论》):桂枝 炙甘草 龙骨 牡蛎

桂枝汤(汉《伤寒论》):桂枝 白芍 生姜 大枣 炙甘草

H

海藻玉壶汤(明《外科正宗》):海藻 陈皮 贝母 连翘 昆布 半夏 青皮 川芎 独活 当归 甘草 海带

虎潜丸(元《丹溪心法》):黄柏 龟甲 知母 生地黄 陈皮 白芍 锁阳 虎骨(狗骨代) 干姜

槐花散(宋《普济本事方》):槐花 侧柏叶 荆芥穗 枳壳

还少丹(宋《洪氏集验方》):熟地黄 山药 牛膝 枸杞子 山茱萸 茯苓 杜仲 远志 五味子 石菖蒲 楮实子

　　小茴香　巴戟天　肉苁蓉

黄连阿胶汤(汉《伤寒论》):黄连　黄芩　芍药　鸡子黄　阿胶

黄连解毒汤(唐《外台秘要》):黄连　黄柏　黄芩　栀子

黄连清心饮(宋《增补内经拾遗方论》):黄连　生地黄　当归　酸枣仁　茯神　远志　人参　甘草　莲子肉

黄芪汤(清《金匮翼》):黄芪　陈皮　火麻仁　白蜜

黄连温胆汤(清《六因条辨》):黄连　竹茹　半夏　陈皮　茯苓　甘草　枳实　生姜

黄芪补中汤(元《医学发明》):黄芪　人参　甘草　白术　苍术　陈皮　泽泻　猪苓　茯苓

黄芪建中汤(汉《金匮要略》):黄芪　白芍　桂枝　炙甘草　生姜　大枣　饴糖

黄土汤(汉《金匮要略》):灶心土　甘草　生地黄　白术　附子　阿胶　黄芩

活血止痛汤(清《伤科大成》):当归　苏木　积雪草　川芎　红花　乳香　没药　三七　赤芍　陈皮　土鳖虫　紫荆藤

藿香正气散(宋《太平惠民和剂局方》):藿香　紫苏　白芷　桔梗　白术　厚朴　半夏曲　大腹皮　茯苓　陈皮　甘草
　　生姜　大枣

J

加减苁蓉菟丝子丸(明《济阴纲目》):熟地黄　肉苁蓉　覆盆子　当归　枸杞子　桑寄生　菟丝子　艾叶

加减地黄丸(元《原机启微》):生地黄　熟地黄　牛膝　当归　枳壳　杏仁　羌活　防风

加减葳蕤汤(清《重订通俗伤寒论》):玉竹　生葱白　桔梗　白薇　淡豆豉　薄荷　炙甘草　大枣

加味二妙丸(明《证治准绳》):黄柏　苍术　当归　牛膝　草薢　防己　龟甲

交泰丸(明《韩氏医通》):黄连　肉桂

解语丹(元《永类钤方》):白附子　石菖蒲　远志　天麻　全蝎　羌活　胆南星　木香

金黄散(明《外科正宗》):天花粉　黄柏　大黄　姜黄　白芷　厚朴　陈皮　甘草　苍术　天南星

金锁固精丸(清《医方集解》):沙苑子　刺蒺藜　芡实　莲须　煅龙骨　煅牡蛎　莲子

荆防败毒散(明《摄生众妙方》):荆芥　防风　羌活　独活　柴胡　前胡　川芎　枳壳　茯苓　桔梗　甘草

橘皮竹茹汤(汉《金匮要略》):陈皮　竹茹　大枣　生姜　甘草　人参

蠲痹汤(清《医学心悟》):羌活　独活　肉桂　川芎　秦艽　海风藤　当归　桑枝　乳香　木香　炙甘草

K

开郁种玉汤(清《傅青主女科》):当归　白芍　牡丹皮　香附　白术　茯苓　天花粉

L

理中丸(汉《伤寒论》):人参　干姜　炙甘草　白术

良附丸(清《良方集腋》):高良姜　香附

凉血地黄汤(明《外科正宗》):生地黄　白芍　当归　川芎　黄连　天花粉　地榆　栀子　人参　茯苓　白术　甘草

两地汤(清《傅青主女科》):生地黄　地骨皮　玄参　白芍　麦冬　阿胶

苓桂术甘汤(汉《金匮要略》):茯苓　桂枝　白术　甘草

羚角钩藤汤(清《通俗伤寒论》):羚羊角　桑叶　川贝母　生地黄　钩藤　菊花　白芍　甘草　竹茹　茯神

六君子汤(宋《太平惠民和剂局方》):人参　白术　茯苓　炙甘草　陈皮　半夏　生姜　大枣

六磨汤(明《证治准绳》):沉香　木香　槟榔　乌药　枳实　大黄

六味地黄丸(宋《小儿药证直诀》):熟地黄　山茱萸　山药　茯苓　泽泻　牡丹皮

六一散(金《黄帝素问宣明论方》):滑石　甘草

龙胆泻肝汤(清《医方集解》):龙胆　生地黄　木通　泽泻　车前子　当归　柴胡　栀子　黄芩　甘草

漏芦散(宋《太平圣惠方》):漏芦　蛇蜕　瓜蒌

M

麻黄连翘赤小豆汤(汉《伤寒论》):麻黄　连翘　赤小豆　甘草　梓白皮　杏仁　生姜　大枣

麻黄汤(汉《伤寒论》):麻黄　桂枝　杏仁　炙甘草

麻子仁丸(汉《伤寒论》):火麻仁　芍药　枳实　大黄　厚朴　杏仁

麦门冬汤(汉《金匮要略》):麦冬　半夏　人参　甘草　粳米　大枣

妙香散(宋《太平惠民和剂局方》):木香　山药　茯神　茯苓　黄芪　远志　人参　桔梗　炙甘草　朱砂　麝香

牡蛎散(宋《太平惠民和剂局方》):黄芪　麻黄根　牡蛎

N

内补丸(清《女科切要》):鹿茸　菟丝子　沙蒺藜　白蒺藜　桑螵蛸　肉苁蓉　制附子　肉桂　黄芪　茯神　紫菀茸

Q

七福饮(明《景岳全书》):熟地黄　当归　人参　白术　炙甘草　远志　酸枣仁

七味白术散(宋《小儿药证直诀》):白术　茯苓　人参　甘草　藿香　木香　葛根

杞菊地黄丸(清《麻疹全书》):熟地黄　山药　山茱萸　泽泻　茯苓　牡丹皮　枸杞子　菊花

牵正散(宋《杨氏家藏方》):白附子　全蝎　僵蚕

茜根散(明《景岳全书》):茜草　黄芩　阿胶　侧柏叶　生地黄　炙甘草

羌活胜湿汤(元《内外伤辨惑论》):羌活　独活　藁本　防风　炙甘草　蔓荆子　川芎

青蒿鳖甲汤(清《温病条辨》):青蒿　鳖甲　生地黄　知母　牡丹皮

清肝达郁汤(清《重订通俗伤寒论》):焦栀子　白芍　当归　柴胡　牡丹皮　薄荷　菊花　炙甘草　橘白　鲜青橘叶

清骨散(明《证治准绳》):银柴胡　胡黄连　秦艽　鳖甲　地骨皮　青蒿　知母　甘草

清金化痰汤(明《医学统旨》):黄芩　栀子　桔梗　麦冬　桑白皮　贝母　知母　瓜蒌子　橘红　茯苓　甘草

清经散(清《傅青主女科》):牡丹皮　地骨皮　白芍　熟地黄　青蒿　茯苓　黄柏

清气化痰丸(明《医方考》):陈皮　杏仁　枳实　黄芩　瓜蒌子　茯苓　胆南星　制半夏　生姜

清热固经汤(现代《简明中医妇科学》):生地黄　地骨皮　龟甲　牡蛎　阿胶　黄芩　藕节　棕榈炭　栀子　地榆　甘草

清热调血汤(明《古今医鉴》):牡丹皮　黄连　生地黄　当归　白芍　川芎　红花　桃仁　莪术　香附　延胡索

清胃散(元《脾胃论》):生地黄　当归　牡丹皮　黄连　升麻

清瘟败毒饮(清《疫疹一得》):石膏　生地黄　犀角(水牛角代)　黄连　栀子　桔梗　黄芩　知母　赤芍　玄参　连翘　甘草　牡丹皮　竹叶

清燥救肺汤(清《医宗金鉴》):桑叶　石膏　生甘草　人参　胡麻仁　阿胶　麦冬　杏仁　枇杷叶

R

人参补肺汤(明《外科枢要》):人参　黄芪　白术　茯苓　陈皮　当归　山茱萸　山药

人参胡桃汤(宋《济生方》):人参　胡桃

人参蛤蚧散(宋《博济方》):人参　蛤蚧　茯苓　知母　贝母　杏仁　桑白皮　炙甘草

人参养肺丸(宋《太平惠民和剂局方》):人参　黄芪　茯苓　天花粉　杏仁　半夏曲　皂角子

人参养荣汤(宋《太平惠民和剂局方》):人参　白术　茯苓　炙甘草　当归　白芍　熟地黄　肉桂　黄芪　五味子　远志　陈皮　生姜　大枣

润肠丸(清《沈氏尊生书》):当归　生地黄　火麻仁　桃仁　枳壳

S

三拗汤(宋《太平惠民和剂局方》):麻黄　杏仁　甘草

三才封髓丹(元《医学发明》):天冬　人参　砂仁　黄柏　熟地黄　甘草

三妙丸(明《医学正传》):苍术　黄柏　牛膝

三仁汤(清《温病条辨》):杏仁　豆蔻　薏苡仁　厚朴　竹叶　半夏　通草　滑石

三子养亲汤(明《韩氏医通》):芥子　紫苏子　莱菔子

桑白皮汤(明《审视瑶函》):桑白皮　泽泻　玄参　麦冬　黄芩　旋覆花　菊花　地骨皮　桔梗　茯苓　甘草

桑菊饮(清《温病条辨》):桑叶　菊花　连翘　薄荷　桔梗　杏仁　芦根　甘草

桑杏汤(清《温病条辨》):桑叶　杏仁　沙参　浙贝母　淡豆豉　栀皮　梨皮

上下相资汤(清《石室秘录》):熟地黄　山茱萸　人参　沙参　玄参　麦冬　玉竹　当归　五味子　车前子　牛膝

少腹逐瘀汤(清《医林改错》):小茴香　干姜　延胡索　没药　当归　川芎　肉桂　赤芍　蒲黄　五灵脂

身痛逐瘀汤(清《医林改错》):秦艽　当归　桃仁　红花　五灵脂　香附　牛膝　地龙　羌活　甘草　川芎　没药

参附汤(明《正体类要》):人参　炮附子

参苓白术散(宋《太平惠民和剂局方》):人参　白术　茯苓　山药　莲子肉　白扁豆　桔梗　砂仁　薏苡仁　甘草

参苏饮(宋《太平惠民和剂局方》):人参　紫苏叶　葛根　前胡　半夏　茯苓　陈皮　甘草　桔梗　枳壳　木香　生姜　大枣

肾气丸(汉《金匮要略》):熟地黄　山药　山茱萸　茯苓　泽泻　牡丹皮　炮附子　桂枝

生脉散(金《医学启源》):人参　麦冬　五味子

圣愈汤(元《兰室秘藏》):人参　黄芪　当归　白芍　川芎　生地黄　熟地黄

失笑散(宋《太平惠民和剂局方》):蒲黄　五灵脂

十灰散(元《十药神书》):大蓟　小蓟　侧柏叶　荷叶　茜草　栀子　白茅根　大黄　牡丹皮　棕榈皮

十味温胆汤(元《世医得效方》):陈皮　半夏　枳实　茯苓　酸枣仁　远志　炙甘草　五味子　熟地黄　人参　甘草汁

实脾饮(宋《济生方》):白术　附子　干姜　炙甘草　木瓜　槟榔　茯苓　厚朴　木香　草果　大枣　生姜

石韦散(宋《太平惠民和剂局方》):石韦　芍药　白术　滑石　冬葵果　瞿麦　木通　当归　炙甘草　王不留行

疏凿饮子(宋《济生方》):商陆　羌活　秦艽　大腹皮　槟榔　泽泻　赤小豆　椒目　木通　茯苓皮　生姜

双合汤(清《杂病源流犀烛》):当归　川芎　白芍　生地黄　陈皮　半夏　茯苓　桃仁　红花　白芥子　甘草

水陆二仙丹(宋《洪氏集验方》):芡实　金樱子

四君子汤(宋《人平惠民和剂局方》):人参　白术　茯苓　炙甘草

四妙散(清《成方便读》):苍术　黄柏　薏苡仁　牛膝

四逆加人参汤(汉《伤寒论》):附子　干姜　人参　炙甘草

四逆汤(汉《伤寒论》):炙甘草　干姜　附子

四神丸(明《证治准绳》):肉豆蔻　补骨脂　五味子　吴茱萸　生姜　大枣

四物汤(唐《仙授理伤续断秘方》):熟地黄　当归　白芍　川芎

苏合香丸(宋《太平惠民和剂局方》):苏合香　龙脑　麝香　安息香　木香　香附　檀香　丁香　沉香　荜茇　诃黎勒　白术　乳香　乌犀角(水牛角代)　朱砂

苏黄止咳汤(验方):炙麻黄　蝉蜕　紫苏叶　紫苏子　前胡　五味子　牛蒡子　枇杷叶　地龙

酸枣仁汤(汉《金匮要略》):酸枣仁　甘草　知母　茯苓　川芎

缩泉丸(宋《妇人大全良方》):山药　益智　乌药

T

桃红四物汤(清《医宗金鉴》):桃仁　红花　当归　白芍　熟地黄　川芎

桃仁红花煎(宋《陈素庵妇科补解》):红花　桃仁　当归　香附　延胡索　赤芍　川芎　乳香　丹参　青皮　生地黄

天麻钩藤饮(近代《杂病证治新义》):天麻　钩藤　石决明　栀子　黄芩　川牛膝　杜仲　益母草　桑寄生　首乌藤　茯神

天王补心丹(明《校注妇人良方》):人参　玄参　丹参　茯苓　五味子　远志　桔梗　天冬　麦冬　柏子仁　酸枣仁　当归　生地黄

通窍活血汤(清《医林改错》):桃仁　红花　赤芍　川芎　麝香　老葱　生姜　大枣　黄酒

通乳丹(清《傅青主女科》):人参　黄芪　当归　麦冬　木通　桔梗　猪蹄

痛泻要方(元《丹溪心法》):白术　陈皮　白芍　防风

透脓散(明《外科正宗》):当归　黄芪　川芎　皂角刺　穿山甲(现已禁用)

菟丝子散(宋《太平圣惠方》):菟丝子　牡蛎　五味子　炮附子　肉苁蓉　鸡内金

托里消毒散(明《外科正宗》):人参　川芎　白芍　黄芪　白术　当归　茯苓　金银花　白芷　桔梗　皂角刺　甘草

W

完带汤(清《傅青主女科》):白术　山药　人参　白芍　苍术　陈皮　黑芥穗　柴胡　车前子　甘草

苇茎汤(唐《外台秘要》):芦根　瓜瓣　薏苡仁　桃仁

温胞饮(清《傅青主女科》):巴戟天 补骨脂 菟丝子 肉桂 附子 杜仲 白术 山药 芡实 人参

温肺止流丹(清《辨证录》):荆芥 细辛 人参 诃子 甘草 桔梗 石首鱼脑骨

温经汤(汉《金匮要略》):人参 当归 吴茱萸 川芎 白芍 桂枝 生姜 半夏 麦冬 牡丹皮 阿胶 甘草

温经汤(宋《妇人大全良方》):人参 当归 芍药 川芎 肉桂 莪术 牡丹皮 牛膝 甘草

温脾汤(唐《备急千金要方》):大黄 当归 干姜 附子 人参 芒硝 甘草

乌梅丸(汉《伤寒论》):乌梅 细辛 干姜 黄连 当归 炮附子 蜀椒 桂枝 人参 黄柏

乌头汤(汉《金匮要略》):制川乌 麻黄 白芍 黄芪 甘草 蜂蜜

乌药汤(元《兰室秘藏》):乌药 香附 木香 当归 甘草

无比山药丸(唐《备急千金要方》):生地黄 山药 山茱萸 怀牛膝 肉苁蓉 菟丝子 杜仲 巴戟天 茯苓 五味子 赤石脂 泽泻

吴茱萸汤(汉《伤寒论》):吴茱萸 生姜 人参 大枣

五苓散(汉《伤寒论》):白术 桂枝 茯苓 猪苓 泽泻

五磨饮子(明《医方考》):槟榔 沉香 乌药 木香 枳实

五皮饮(汉《华氏中藏经》):桑白皮 陈皮 茯苓皮 大腹皮 生姜皮

五味消毒(清《医宗金鉴》):金银花 野菊花 蒲公英 紫花地丁 天葵子

X

犀角地黄汤(唐《外台秘要》):犀角(水牛角代) 生地黄 牡丹皮 芍药

下乳涌泉散(清《清太医院配方》):当归 川芎 天花粉 白芍 生地黄 柴胡 青皮 漏芦 桔梗 木通 通草 白芷 王不留行 甘草 穿山甲(现已禁用)

仙方活命饮(明《校注妇人良方》):金银花 甘草 赤芍 皂角刺 白芷 当归尾 天花粉 贝母 防风 乳香 没药 陈皮 穿山甲(现已禁用)

香薷散(宋《太平惠民和剂局方》):香薷 白扁豆 厚朴

香砂六君子汤(宋《太平惠民和剂局方》):木香 砂仁 人参 半夏 白术 茯苓 陈皮 甘草 生姜

消风散(明《外科正宗》):当归 生地黄 防风 蝉蜕 知母 苦参 胡麻 荆芥 苍术 牛蒡子 石膏 甘草 木通

消渴方(元《丹溪心法》):天花粉 黄连 生地黄 藕汁 姜汁 蜂蜜 乳汁

逍遥散(宋《太平惠民和剂局方》):柴胡 当归 白芍 白术 茯苓 炙甘草 薄荷 生姜

小柴胡汤(汉《伤寒论》):柴胡 黄芩 人参 炙甘草 半夏 生姜 大枣

小承气汤(汉《伤寒论》):大黄 枳实 厚朴

小蓟饮子(明《玉机微义》):生地黄 小蓟 滑石 通草 淡竹叶 蒲黄 藕节 当归 栀子 炙甘草

小青龙汤(汉《伤寒论》):麻黄 桂枝 干姜 芍药 细辛 半夏 五味子 炙甘草

小营煎(明《景岳全书》):当归 白芍 熟地黄 山药 枸杞子 炙甘草

泻白散(宋《小儿药证直诀》):桑白皮 地骨皮 甘草 粳米

泻心汤(汉《金匮要略》):大黄 黄芩 黄连

新加香薷饮(清《温病条辨》):香薷 扁豆花 厚朴 金银花 连翘

辛夷清肺饮(明《外科正宗》):辛夷 石膏 知母 栀子 黄芩 枇杷叶 百合 麦冬 升麻 甘草

杏苏散(清《温病条辨》):杏仁 紫苏叶 陈皮 半夏 生姜 枳壳 桔梗 前胡 茯苓 甘草 大枣

宣痹汤(清《温病条辨》):防己 杏仁 滑石 连翘 山栀 薏苡仁 半夏 蚕沙 赤小豆

旋覆代赭汤(汉《伤寒论》):旋覆花 代赭石 人参 生姜 炙甘草 半夏 大枣

血府逐瘀汤(清《医林改错》):桃仁 红花 当归 生地黄 赤芍 枳壳 牛膝 柴胡 川芎 桔梗 甘草

Y

养精种玉汤(清《傅青主女科》):当归 白芍 熟地黄 山茱萸

养阴清肺汤(清《重楼玉钥》):生地黄 麦冬 玄参 贝母 白芍 牡丹皮 薄荷 甘草

一贯煎(清《续名医类案》):北沙参 麦冬 当归 生地黄 枸杞子 川楝子

益肾调经汤(现代《中医妇科治疗学》):巴戟天 杜仲 续断 乌药 艾叶 当归 熟地黄 白芍 益母草

益胃汤(清《温病条辨》):沙参 麦冬 冰糖 生地黄 玉竹

薏苡仁汤(清《类证治裁》):薏苡仁　川芎　当归　麻黄　桂枝　羌活　独活　防风　制川乌　甘草　白术　生姜

茵陈蒿汤(汉《伤寒论》):茵陈　栀子　大黄

茵陈五苓散(汉《金匮要略》):茵陈　白术　桂枝　茯苓　猪苓　泽泻

茵陈术附汤(清《医学心悟》):茵陈　附子　白术　干姜　炙甘草　肉桂

银翘散(清《温病条辨》):金银花　连翘　淡豆豉　牛蒡子　薄荷　荆芥穗　桔梗　甘草　竹叶　芦根

右归丸(明《景岳全书》):熟地黄　山茱萸　山药　枸杞子　菟丝子　杜仲　制附子　肉桂　当归　鹿角胶

右归饮(明《景岳全书》):熟地黄　山茱萸　枸杞子　山药　杜仲　制附子　肉桂　甘草

毓麟珠(明《景岳全书》):当归　熟地黄　芍药　川芎　人参　白术　茯苓　炙甘草　菟丝子　杜仲　鹿角霜　川椒

玉女煎(明《景岳全书》):石膏　熟地黄　麦冬　知母　牛膝

玉屏风散(元《世医得效方》):黄芪　白术　防风

越婢加术汤(汉《金匮要略》):麻黄　石膏　生姜　白术　大枣　甘草

越鞠丸(元《丹溪心法》):香附　川芎　苍术　神曲　栀子

Z

脏连丸(明《外科正宗》):黄连　猪大肠

真武汤(汉《伤寒论》):炮附子　白术　生姜　茯苓　芍药

镇肝熄风汤(清《医学衷中参西录》):牛膝　龙骨　牡蛎　白芍　天冬　麦芽　代赭石　玄参　川楝子　茵陈　甘草　龟甲

知柏地黄丸(清《医宗金鉴》):知母　黄柏　熟地黄　山茱萸　山药　茯苓　泽泻　牡丹皮

止带方(清《世补斋医书》):猪苓　茯苓　车前子　泽泻　茵陈　赤芍　牡丹皮　黄柏　栀子　牛膝

止嗽散(清《医学心悟》):荆芥　桔梗　紫菀　百部　白前　陈皮　甘草

止痛如神汤(明《外科启玄》):秦艽　桃仁　皂角子　防风　苍术　黄柏　当归尾　泽泻　槟榔　熟大黄

至宝丹(宋《灵苑方》):生乌犀骨(水牛角代)　朱砂　雄黄　生玳瑁　琥珀　麝香　龙脑　金箔　银箔　牛黄　安息香

炙甘草汤(汉《伤寒论》):炙甘草　人参　桂枝　生姜　阿胶　生地黄　麦冬　火麻仁　大枣

逐瘀止崩汤(清《傅青主女科》):当归　川芎　三七　没药　五灵脂　丹皮　丹参　艾叶　阿胶　炒蒲黄　龙骨　牡蛎　乌贼骨

左归丸(明《景岳全书》):熟地黄　山茱萸　山药　枸杞子　菟丝子　鹿角胶　龟甲胶　川牛膝

左归饮(明《景岳全书》):熟地黄　山茱萸　茯苓　山药　炙甘草　枸杞子

左金丸(元《丹溪心法》):黄连　吴茱萸

推荐阅读

［1］ 郭宏伟,徐江雁. 中国医学史［M］. 5 版. 北京:中国中医药出版社,2021.

［2］ 陈金水. 中医学［M］. 9 版. 北京:人民卫生出版社,2018.

［3］ 陈家旭,邹小娟. 中医诊断学［M］. 2 版. 北京:人民卫生出版社,2012.

［4］ 唐方,黄小波. 中医学［M］. 3 版. 北京:北京大学医学出版社,2019.

［5］ 国家药典委员会. 中华人民共和国药典(2015 版)［M］. 北京:中国医药科技出版社,2015.

［6］ 王建,张冰. 临床中药学［M］. 3 版. 北京:人民卫生出版社,2021.

［7］ 李冀,左铮云. 方剂学:新世纪第五版［M］. 北京:中国中医药出版社,2021.

［8］ 黄龙祥. 新古典针灸学大纲［M］. 北京:人民卫生出版社,2023.

［9］ 张伯礼,吴勉华. 中医内科学［M］. 10 版. 北京:中国中医药出版社,2017.

［10］ 周仲瑛. 中医内科学［M］. 2 版. 北京:中国中医药出版社,2007.

［11］ 陈红风. 中医外科学:新世纪第四版［M］. 北京:中国中医药出版社,2016.

［12］ 夏桂成. 实用中医妇科学［M］. 北京:中国中医药出版社,2009.

［13］ 詹红生,杨凤云. 中医骨伤科学［M］. 3 版. 北京:人民卫生出版社,2021.

［14］ 程海波,贾立群. 中西医结合肿瘤学［M］. 北京:中国中医药出版社,2023.

［15］ 许玲,徐巍. 中西医结合肿瘤临床研究［M］. 北京:人民卫生出版社,2021.

索 引